L'INOCULATION PRÉVENTIVE

CONTRE LE

CHOLÉRA MORBUS ASIATIQUE

PAR

J. FERRAN

AVEC LA COLLABORATION DES

Drs A. GIMENO ET I. PAULI

TRADUIT PAR

Le Dr E. DUHOURCAU (de Cauterets)

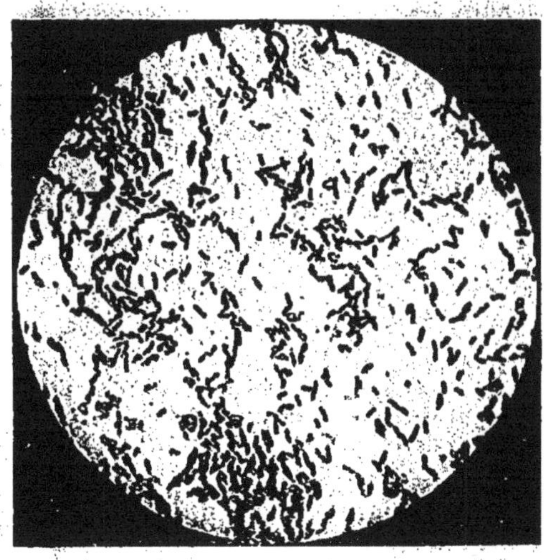

PARIS

SOCIÉTÉ D'ÉDITIONS SCIENTIFIQUES

4, RUE ANTOINE-DUBOIS, 4

PLACE DE L'ÉCOLE-DE-MÉDECINE

1893

L'INOCULATION PRÉVENTIVE

CONTRE LE CHOLERA

Châteauroux. — Typ. et Stéréotyp. A. Majesté et L. Bouchardeau.

L'INOCULATION PRÉVENTIVE

CONTRE LE

CHOLÉRA MORBUS ASIATIQUE

PAR

J. FERRAN

AVEC LA COLLABORATION DES

Drs A. GIMENO ET I. PAULI

TRADUIT PAR

Le Dr E. DUHOURCAU (de Cauterets)

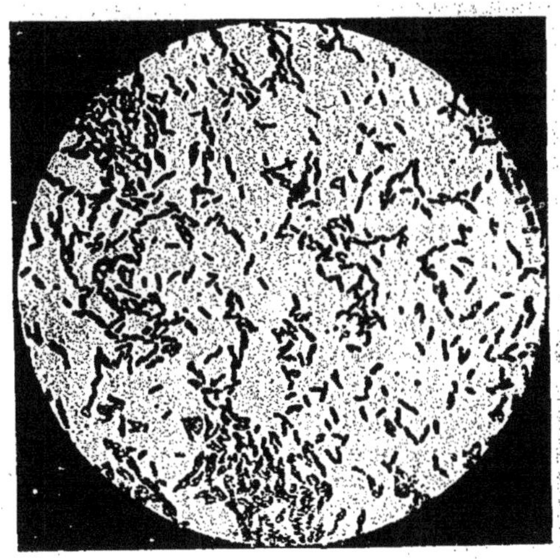

PARIS
SOCIÉTÉ D'ÉDITIONS SCIENTIFIQUES
4, RUE ANTOINE-DUBOIS, 4
PLACE DE L'ÉCOLE-DE-MÉDECINE

1893

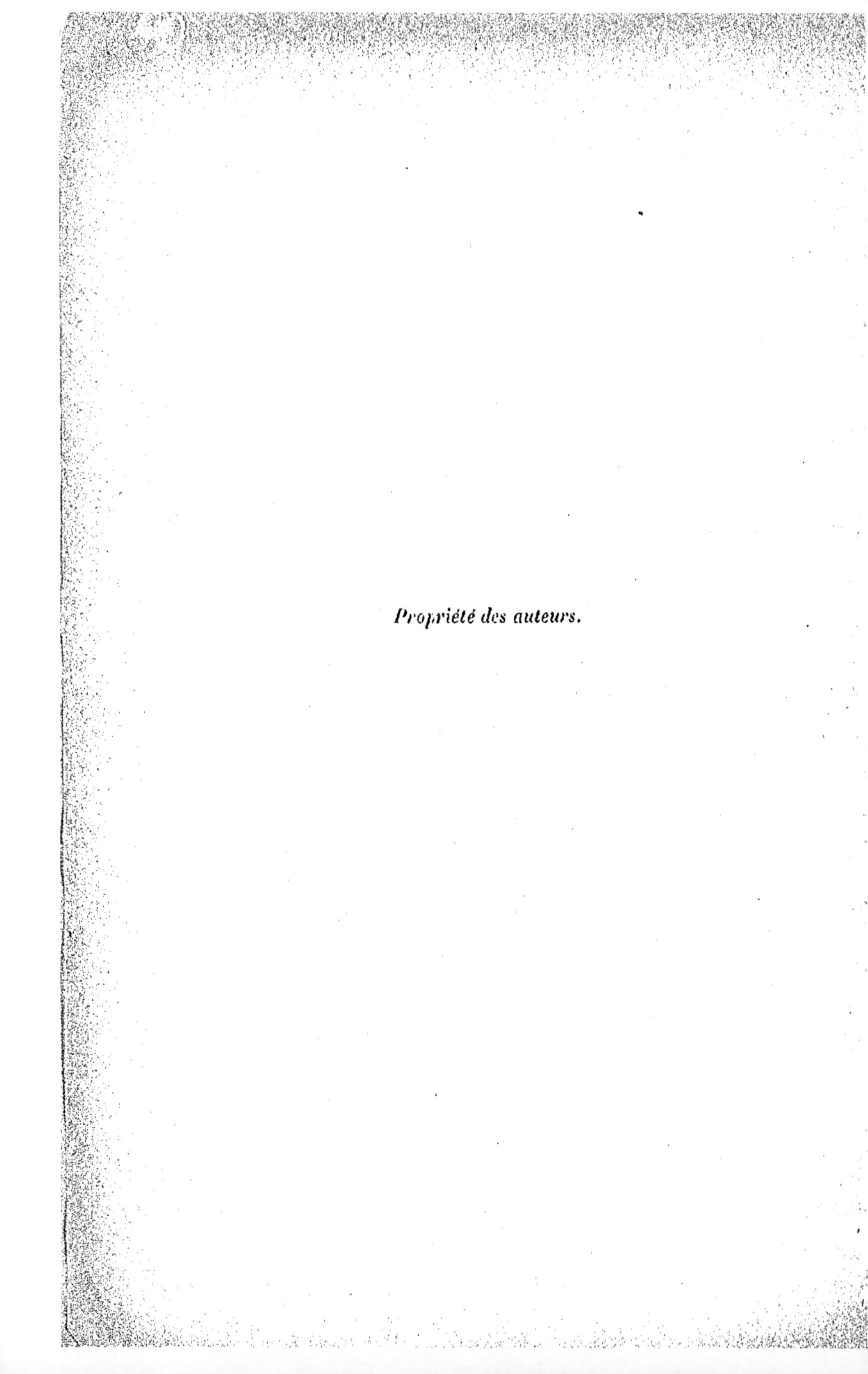

PRÉPARATION ET CLICHÉ DES AUTEURS

(GRANDISSEMENT 850)

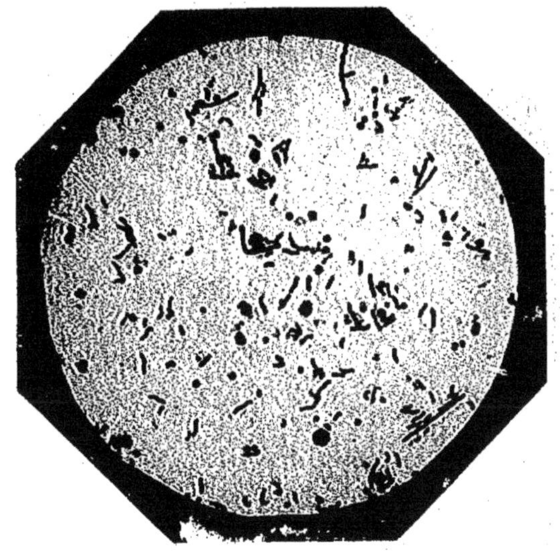

« *Sublato jure nocendi.* »

AVANT-PROPOS DU TRADUCTEUR

Lorsque, à la fin de 1884, les journaux de médecine espagnols, et particulièrement ceux de Barcelone, publièrent le détail des recherches du Dr D. J. Ferran sur la morphologie du bacille virgule, avec le récit des tentatives hardies de *cholérisation* faites sur lui-même d'abord, puis sur sa famille, ensuite sur des médecins, ses amis, je fus frappé de la sincérité de ces descriptions, et j'eus le sentiment qu'il y avait quelque chose de vrai, d'original, d'élevé, j'oserais presque dire de grand, dans les travaux et les essais du médecin de Tortosa.

Je crus bon de les faire connaître, verbalement d'abord à la Société de Médecine d'Angers, dans une de ses séances d'hiver, puis dans quelques articles de journaux, notamment dans la *Revue médicale d'hydrologie pyrénéenne*, fondée, cette année même, par le Dr F. Garrigou et moi, et en échange de laquelle je recevais nombre de journaux étrangers !

Ceci me valut d'entrer en rapports avec le Dr J. Ferran, qui, avec une aimable obligeance, me donna des détails circonstanciés, des renseignements précis sur ses essais de vaccination contre le choléra, sur la préparation de son vaccin, sur ses études diverses en un mot ; je pus ainsi publier un petit travail, qui eut les honneurs d'une traduction dans le journal portugais *Coïmbra medica*, et dans la *Rivista italiana di terapia e higiene*[1]. Et quand eut lieu la grande campagne anti-cholérique du Dr J. Ferran, avec ses péripéties de toutes sortes que chacun a pu connaître, — car la presse du monde entier en fut remplie, — je résumai tout ce que j'avais su par mes relations, médicales ou autres, avec l'Espagne, de l'œuvre du *cholérisateur* espagnol[2].

1. *Le Peronospora Ferrani et la vaccination cholérique*, — par le Dr Duhourcau (de Cauterets). — Toulouse, Edouard Privat, éditeur, 1885.
2. *Le choléra, d'après le Dr D. Jaime Ferran*, etc... id. Paris, G. Carré, 1885.

Je déclarais, en terminant ce volume, que, pour moi, il n'y avait pas à douter de la sincérité ni de l'honnêteté scientifiques du Dr J. Ferran, et que j'espérais le voir sortir victorieux de la lutte dans laquelle l'avaient entraîné son amour de la science et son dévouement pour l'humanité.

Plus tard, dans des voyages successifs en Espagne, où j'ai vu de nombreux confrères, je recueillis les impressions qu'ils avaient ressenties, l'opinion qu'ils s'étaient formée sur la *Ferranisation* et son auteur; je déclare que pas un seul des médecins espagnols ou portugais avec qui je m'entretins de cette question, toujours pleine d'intérêt dans la péninsule, ne manifesta de sentiments méfiants ou hostiles pour le Dr J. Ferran. Rares furent ceux qui se montrèrent incrédules ou formulèrent des réserves. La majeure partie se déclarèrent partisans convaincus, quelques-uns même admirateurs enthousiastes de l'œuvre du médecin catalan. A Barcelone, à Valence, à Madrid, à Séville, à Coïmbre, à Lisbonne, d'érudits médecins, des savants distingués, absolument dignes d'estime, me firent le récit de ce qu'ils avaient observé durant la campagne ferrannienne ; tous prodiguèrent des éloges à ceux qui l'avaient soutenue, sans ménager la critique à ceux qui l'avaient combattue; la plupart même manifestèrent leur surprise que le gouvernement espagnol n'eût su voir ni l'utilité considérable qu'il y aurait eu, pour son pays si éprouvé, à faciliter les inoculations anti-cholériques, ni l'honneur qui devait rejaillir sur l'Espagne d'une application courageuse et d'un contrôle impartial des découvertes du Dr J. Ferran.

Dans deux de ces voyages, j'ai eu des relations cordiales avec le microbiologiste de Tortosa, que je ne connaissais pas au moment où je m'occupai de ses travaux ; j'ai visité dans tous ses détails son laboratoire, j'ai feuilleté ses registres, parcouru les pièces officielles de sa campagne anti-cholérique ; chaque jour mon estime pour lui n'a fait que s'accroître, et j'ai voué à lui comme aux siens une franche et sincère amitié. Les luttes qu'il a eu à soutenir depuis qu'il dirige avec tant d'intelligence et de zèle le Laboratoire microbiologique municipal de Barcelone, créé pour ainsi dire à son intention et qui restera un honneur pour la noble cité catalane, luttes au courant desquelles il m'a tenu, ont montré qu'à une science profonde de sa profession, à une louable prudence dans ses travaux ou ses écrits, Ferran joint une force de caractère et une énergique activité qui méritent le respect de tous.

Aussi je m'associe de tout cœur à ce qu'a dit de lui le Dr C. Delvaille (de Bayonne), dans son remarquable livre où il rend compte de sa mission en Espagne, pour y étudier l'hygiène et l'assistance publiques, en 1892[1]. Tous ceux qui voudront sincèrement connaître le Dr J. Ferran, devraient lire les pages instructives que lui consacre son confrère béarnais ; ils y verront quels autres travaux sérieux et utiles le directeur du Laboratoire microbiologique de Barcelone a entrepris et menés à bonne fin, depuis sa campagne contre le choléra. Une œuvre comme celle conduite par J. Ferran jusqu'à ce jour suffirait à illustrer un homme, et l'Espagne, — trop défavorablement jugée au nord des Pyrénées, comme le prouve le livre du Dr C. Delvaille, — peut être fière de cette œuvre et de son auteur !

Donc, quand le Dr J. Ferran m'a demandé de traduire son ouvrage sur l'*Inoculation préventive contre le choléra*, dans le but de le faire mieux connaître en France, peut-être même dans d'autres pays étrangers, et pour revendiquer ses droits méconnus dans les travaux des savants russes, MM. les Drs Gamaléïa et Haffkine, je n'ai pas cru pouvoir refuser cette satisfaction à un estimable ami, et j'ai eu l'espoir que ma traduction pourrait être utile à la science, en aidant à la diffusion d'une œuvre méritoire, un peu aussi en renseignant ceux qui la liront.

J'ai donc traduit le volume que le Dr J. Ferran m'a fait parvenir après l'avoir revu et notablement augmenté de notes précieuses ou de sérieux documents. Cette édition française constitue pour ainsi dire un ouvrage nouveau du savant microbiologiste de Barcelone ; à ce titre, il présente un nouvel intérêt, au double point de vue de l'histoire et de la science du choléra.

Il ne m'appartenait pas d'ajouter quoi que ce fût à un ouvrage de ce genre : je m'en suis tenu à le traduire aussi exactement que possible, sacrifiant l'élégance du style à la reproduction fidèle, presque littérale, des idées et des faits qui y sont exposés. Aussi je demande l'indulgence des lecteurs pour les imperfections dont la traduction peut être responsable : la science n'exige pas des formes séduisantes pour pénétrer dans les esprits et les éclairer de sa lumière toujours vive, quel que soit le fanal dans lequel elle brille.

Certains chapitres ou passages de polémique, impossibles à éviter dans un livre de revendication, pourront paraître un peu vifs. On excusera l'auteur en songeant aux attaques passionnées dont il a été l'objet durant plusieurs années ; et l'on comprendra que si le traducteur a pu atténuer la vigueur des

1. Dr C. Delvaille. — *Une mission en Espagne. L'hygiène et l'assistance publiques*, avec une préface de M. le professeur *Brouardel*, doyen de la Faculté de médecine de Paris. — Paris, Société d'éditions scientifiques, — 1892.

expressions et en adoucir la forme, il devait reproduire le plaidoyer de celui qui était en cause, et fournir ses réponses aux critiques soulevées contre lui.

Cette réserve faite, avec l'espoir que ma traduction aidera à faire rendre justice au Dr J. Ferran, je la livre au public scientifique et médical, souhaitant qu'elle soit acceptée de lui comme l'œuvre elle-même le mérite.

Dr Dubourcau,
Lauréat de l'Académie de Médecine
de l'Ecole supérieure de pharmacie et des Hôpitaux
de Paris.
Médecin à Cauterets (l'été), à Pau (l'hiver).

L'INOCULATION PRÉVENTIVE

CONTRE LE

CHOLÉRA MORBUS ASIATIQUE

AVERTISSEMENT

Ce livre est une œuvre d'exposition de doctrines et, en même temps, de faits. Né à la chaleur de la discussion, il dut forcément soutenir la controverse ; pour ce motif, il revêt le double caractère didactique et critique. On ne s'étonnera donc pas si, dans certaines de ses parties, il développe des théories et, dans d'autres, expose et examine des faits. A ceux qui se rappellent les temps où il fut écrit, ceci ne paraîtra pas étrange. Les études bactériologiques n'étaient pas aussi répandues qu'aujourd'hui parmi les médecins, et il fallait faire connaître avec détails le fondement de notre doctrine, comme les résultats pratiques de la méthode.

Dans les années écoulées depuis, on a travaillé beaucoup, on a découvert des faits qui ont modifié certaines notions acceptées alors, lesquelles paraîtraient en partie vieillies maintenant ; mais nous n'avons pas voulu altérer sensiblement le texte de l'édition espagnole, et nous avons préféré le conserver tel qu'il vit le jour, malgré les progrès réalisés par la bactériologie moderne. Nous espérons que les personnes instruites sauront en tenir compte.

Toutefois, dans l'*Appendice*, nous publions quelques notes ou documents à l'appui de nos droits à la priorité de la découverte de la vaccine du choléra, ou pour éclaircir certains points traités antérieurement.

PROLOGUE DE L'ÉDITION FRANÇAISE

Il faut reconnaitre que les procédés techniques de l'hygiène moderne devront subir, avec le temps, une profonde et radicale transformation. L'hygiène offensive qui, dans ses franches attaques, détruit avec les désinfectants et brûle avec la vapeur, sera dominée et vaincue par l'hygiène défensive qui fortifie, remonte et couvre comme d'un bouclier les individus et les peuples, contre les causes de maladie.

La première poursuit ce qui est complètement irréalisable : elle est un Hercule impuissant à nettoyer les écuries d'Augias.

La seconde agit en un champ limité et connu : au lieu de modifier le milieu, chose difficile, elle éduque et perfectionne l'individu, dont elle garde la vie et surveille la santé, chose parfaitement faisable. Lutter de front contre les êtres invisibles qui nous entourent est une entreprise téméraire : ces infiniment petits sont des ennemis supérieurs à nos forces, qui se reproduisent sans cesse et qui trouvent dans leur petitesse même une garantie de sécurité contre nos attaques. Mais sur l'homme qui doit soutenir une lutte constante pour défendre sa vie, nous pouvons beaucoup et nous pourrons plus encore avec le temps. Le rendre invulnérable est le secret de la réussite; dans ce combat sans fin la cuirasse vaut mieux que l'épée !

De même, les causes de maladie pouvant résider dans tous les agents qui nous entourent et au milieu desquels nous devons précisément vivre, les détruire ne signifie pas grand'chose. La devise de l'hygiène doit être : « S'adapter au milieu ! »

Ceci est peu flatteur peut-être pour l'orgueil humain, mais la loi est inexorable ; la vie ne pourra jamais se concevoir sans l'accommodement, sans l'harmonie entre l'être qui vit et ce en quoi il vit. L'action pathogène des microbes est relative et contingente : toute cause de maladie cesse de l'être, quand l'individu est incapable de tomber malade. Pour Mithridate, les poisons qui auraient tué tout autre homme n'étaient pas des poisons, et une balle de fusil sera comme une petite pierre insignifiante pour la peau de l'hippopotame. Si l'on rend l'homme plus fort, qu'importe ensuite que tous les maux pleuvent sur lui ?

On ne peut vivre bien, et chaque jour mieux, d'une vie la plus saine possible, qu'en disposant les milieux naturels de façon à se rendre soi-même fort contre tout ce qui est nuisible, et à faire de ce tout quelque chose d'indifférent, ou plutôt de profitable.

Assainir un bourbier, éloigner des immondices, griller les vêtements dans une étuve, tuer des bactéries inconnues dans les recoins d'une chambre avec le chlore ou le sublimé, c'est une œuvre qui aide à conserver la vie ; mais cela ne suffit pas pour que, dans cette guerre sans trêve ni merci, nous ne soyons pas vaincus par le nombre. Nous luttons dans l'obscurité avec les infiniment petits, et ces petits se rient de nos lavages qui ne les entraînent pas en totalité, de nos vapeurs qui fréquemment ne les atteignent pas, et de nos isolements dont ils se moquent le plus souvent. Autant vaudrait lutter à visage découvert avec un essaim d'abeilles, quand un masque serait plus efficace et plus sûr.

La botanique cryptogamique pathogène est un accident de plus dans le milieu où nous vivons : c'est une flore qui végètera éternellement attachée à nous, se renouvelant sans cesse, et se modifiant en une interminable série de transformations sans fin ni compte. Espérer la détruire est une vaine chimère ; nous rendre insensibles ou indifférents à ses poisons est ce qu'il y a de plus rationnel. Tel doit être l'idéal de l'hygiène !

Les étuves et les visites d'inspection aux frontières sont simplement un moyen de chasser la peur, dans les épidémies ; quant au choléra, nous pouvons bien dire qu'il se rit du pestilentiel désinfectant versé dans les cloaques. Un coup de lancette de Jenner fit plus contre la variole que toute la thérapeutique des siècles antérieurs, et que tout ce que l'hygiène brillante de nos jours aurait pu tenter avec son eau bouillie, ses fumigations et ses quarantaines. Qui donc pourrait le nier ? La vaccine obligatoire a pour ainsi dire supprimé les varioleux en certains pays ; ce résultat aurait-il été obtenu avec le sublimé corrosif et les étuves à vapeur ?

Le jour approche où chacun se convaincra sans peine que le virgule cholérigène porte en lui son plus grand ennemi ! Le gouvernement éclairé qui prendra soin de le démontrer, par des faits indiscutables et évidents, fera plus pour l'humanité que tous ceux qui travaillent à fermer les ports et les frontières au terrible ennemi, et qui dépensent des millions en soufre et en brigades de désinfection. Alors la législation sanitaire internationale se transformera : le choléra aura perdu même le droit de s'appeler épidémique ; le commerce perdra le souvenir des perturbations causées par ses ravages, et l'arrivée d'un bateau ayant des cholériques à bord ne fera pas plus d'impression que la nouvelle de l'apparition de la variole dans un hameau inculte et isolé.

C'est ce bel idéal que nous poursuivons depuis 1885, à travers contrariétés et obstacles! Et quand, après cette terrible épidémie qui causa tant de malheurs dans notre pays, la atigante campagne que nous soutînmes durant plusieurs mois étant à peine terminée, nous songeâmes à contribuer solidement à la propagande de la salutaire pratique de l'inoculation anti-cholérique, nous crûmes que rien ne pouvait mieux qu'un livre servir à cet objet. Dans ce livre nous avons voulu exposer les fondements rationnels de notre méthode, et répondre sans passion et plus sérieusement que jamais aux arguments de nos adversaires, avec les éloquents résultats de l'expérimentation faite sur des milliers de personnes. Le danger passé et les passions un peu calmées, ce travail ne fut sans doute pas considéré et étudié avec tout l'intérêt que réclamait l'importance de son sujet, par ce vulgaire que seules la menace venant d'en haut ou l'angoisse imminente tirent de l'abandon et de l'apathie. Certains devaient croire sans doute que notre entreprise ne pourrait jamais renaître ; d'autres devaient juger que l'idée encore peu nette des inoculations anti-cholériques se transformerait totalement, par les recherches de nouveaux expérimentateurs. Quant à nous, nous étions assurés que cette idée ne mourrait pas et qu'au fond elle ne serait jamais oubliée, malgré qu'elle le fût en apparence : au contraire, le temps n'a fait que la fortifier et la confirmer dans des mains étrangères. Il ne fallait pas être grand devin pour penser ainsi : il suffisait de connaître l'orientation moderne de la bactériologie et la foi robuste due aux principes sur lesquels repose l'immunité.

En terminant l'édition espagnole de ce livre, nous disions, non sans motif, que nous confiions au temps la justice de notre cause, avec l'espoir que d'autres faits viendraient mûrir le fruit de nos travaux, vu que la chaleur des événements de l'épidémie, en 1885, avait déjà fait germer la semence. La nature infectieuse du choléra, la croyance en son immunité, la notion de sa cause et la doctrine générale des vaccins nous permettaient, en plus de la confiance que nous avions dans nos procédés, d'espérer qu'il ne se passerait pas longtemps sans que d'autres expérimentateurs nous suivissent dans la voie ouverte, à la recherche de l'unique ressource efficace contre le choléra indien. Nous affirmions dans ce livre, comme nous continuons à affirmer ici même, que l'hygiène cherchera en vain d'un autre côté un succès aussi assuré que celui de l'inoculation anti-cholérique.

Nous n'aurons pas trop à attendre pour voir la vaccine du choléra rendre inutiles les insupportables quarantaines et les désinfections dispendieuses.

Depuis sept ans qu'a paru l'édition espagnole de ce livre, le terrain se trouve mieux préparé qu'alors pour l'édition française. Les connaissances bactériologiques se sont étendues, au grand profit de la pathologie et de l'hygiène; ceux-là se font rares qui mettent en doute, et plus rares encore ceux qui nient le panspersmisme; le progrès a été colossal et effrayant. Les nouvelles doctrines ont tout envahi dans une conquérante poussée, et la tâche du laboratoire rivalise constamment avec celle de la clinique. L'immunité préoccupe autant, sinon plus, que l'action médicamenteuse, et les vaccins dérobent sans cesse du terrain aux drogues. L'hygiène grandit en géante et la thérapeutique reste en arrière; l'une essaie d'éviter les maladies à craindre et tâche de les rayer des cadres nosotaxiques, l'autre s'entretient dans des rêves prolixes, en découvrant des corps et encore des corps de la série aromatique, qui arrivent, tout au plus, à détruire des microbes dans les matras, ou à calmer des symptômes, comme la fièvre ou la douleur. Après Davaine et Pasteur, sont venus Gautier ouvrant la voie pour la difficile étude des albumines toxiques, Chauveau démontrant qu'une bactérie comme celle du charbon n'a pas besoin d'être pathogène pour être vaccinifère, Ch. Richet et Héricourt prouvant que le sérum des animaux indemnes est un milieu efficace pour une thérapeutique nouvelle, pleine de promesses, dont Pasteur a jeté les fondements avec son traitement de la rage, et que Koch a étayée davantage avec sa tuberculine.

En publiant de nouveau ce livre, traduit en une langue qui se prête admirablement, comme la langue française, à la diffusion des connaissances humaines par son emploi universel, les idées qu'il renferme ne paraîtront plus aussi étranges au vulgaire, bien que certaines d'entre elles doivent être un peu vieilles pour les savants, étant donnée l'époque où elles ont été publiées. L'inoculation anti-cholérique pourra être étudiée maintenant avec plus d'attention, et il y aura davantage moyen d'accorder une juste considération à celui qui le premier songea à elle, qui la vérifia sur les animaux, qui démontra son innocuité sur sa propre personne, et qui la porta, avant tout autre, sur le terrain de la pratique, en inoculant cinquante mille individus pour rendre patente son efficacité, au milieu d'une épidémie des plus meurtrières qu'ait mentionnées l'histoire.

Ce qui paraît incroyable, c'est que, peu d'années après cette campagne qui fit tant de bruit, après que les actes officiels des corporations scientifiques ont enregistré les notes relatant nos travaux, après que la presse de tous les pays s'est faite l'écho de nos idées et de notre pratique, après que de toutes parts des médecins ont pris la peine de venir examiner les résultats de nos efforts, après que rien n'est resté caché de nos pensées et de notre œuvre, grâce au concours de ceux qui étaient convaincus et à l'opposition de nos adversaires ; ce qui est incroyable, disons-nous, c'est que de nombreux expérimentateurs soient venus, en suivant le chemin par nous ouvert et battu, en calquant notre méthode et en en retrouvant les résultats, confirmer la vérité par nous découverte, sans rendre justice au médecin espagnol qui tenta et mena à bonne fin, sur des populations, au milieu d'une épidémie, ce qu'eux-mêmes ont essayé dans la sécurité du laboratoire. Et plus incroyable encore est-il qu'un savant, illustre plus que tout autre, connaissant exactement nos travaux inspirés de ses doctrines et de ses actes, ayant plus que personne aussi reçu de nous le juste tribut dû à son talent, ait oublié notre nom et se soit fait le porte-drapeau d'études étrangères, imitation servile des nôtres ! Et puisque l'occasion s'en présente, répétons que dans les quelques tentatives réalisées par eux pour découvrir une vaccine du choléra, ni Gamaleïa, ni Haffkine, ni Brieger n'ont fait autre chose que nous suivre, copier notre méthode et répéter nos expériences. Leur vaccin, comme le nôtre, n'est qu'une culture pure du bacille-virgule ; — eux, comme nous, l'atténuent par la chaleur et l'oxygène de l'air ; — leurs inoculations sont, comme les nôtres, des injections dans le tissu cellulaire sous-cutané ; — les effets observés par eux sont ceux que nous observons et obtenons depuis sept ans, sur les animaux et les hommes ; — et jusqu'à la période assignée par Haffkine comme nécessaire pour garantir l'immunité, il n'y a de différence que d'un jour avec celle que nous signalâmes et que l'expérience a confirmée. Ce livre est la meilleure justification de nos indiscutables droits à la priorité qu'aucun homme de science se disant loyal ne pourra nous disputer. Même dans le cas où les procédés que l'avenir réserve pour la vaccine du choléra seront plus parfaits que les nôtres (chose fort probable pour quiconque admet le progrès), même alors notre droit serait indiscutable, parce que la base de la méthode sera toujours la même : personne oserait-il prétendre enlever à Jenner la gloire d'avoir découvert la vertu préservatrice de la lymphe vaccinale, le jour où il serait indéniable que les bactéries trouvées dans cette lymphe sont douées de la même vertu dans une culture artificielle?

L'oubli volontaire de notre nom et de nos travaux est inqualifiable chez ceux qui les ont mis à profit: les études de Gamaleïa et de Haffkine peuvent n'être pas originales, mais ce qui est véritablement nouveau et inouï, c'est la conduite de ces hommes à l'égard de celui qui, avant eux et avant tout autre, a préconisé la réalité de l'inoculation anti-cholérique et prouvé pratiquement son efficacité.

Il est vrai que la légèreté, l'insolence et la calomnie avec lesquelles nous avons été et sommes encore jugés et attaqués par certains, ont contribué à fomenter cette conspiration du silence dont on a prétendu entourer nos travaux. Mais tous ceux qui les examineront de bonne foi et émettront sans passion aucune leur jugement, tous ceux-là devront nous rendre justice, comme finira par nous la rendre le temps, ce suprême défaiseur de toutes les intrigues et redresseur de tous les torts.

Malgré le nombre des années écoulées depuis, nous ne pouvons voir avec calme ce qui ce dit de nous, et ce qui circule dans la presse. Certains esprits superficiels et mal instruits parlent de nouveau, avec dédain et mépris, de nos cultures impures, de notre matériel réduit et pauvre, et du mercantilisme de notre entreprise! Comme si, lors même que tout cela serait vrai (ce qui ne le fut jamais), il pourrait en être moins certain que le bacille virgule atténué et injecté confère l'immunité contre le choléra morbus, ainsi que nous l'avons dit et prouvé, il y a sept ans, avant que le souci de s'en assurer ne fût venu à l'esprit d'expérimentateurs en retard! Nul ne saurait détruire le fait de la priorité de nos idées et de nos travaux sur la cholérisation préventive, tout comme sur les vaccines chimiques, citées et défendues par nous avant tout autre, comme il résulte d'une note remise, le 31 juillet 1885, à l'Académie des sciences de Paris; et cependant tout le monde les admet aujourd'hui dans la pratique de la bactériologie moderne, sans prendre la peine de nous citer!

Celui qui lira attentivement ce livre y trouvera des faits suffisants pour apprécier l'audace de la calomnie avec laquelle on nous a poursuivis et on nous poursuit encore.

Aucune des Commissions nommées en 1885, aucun des médecins venus de toute part dans le but d'étudier nos travaux, ne dirent autre chose de notre liquide prophylactique, sinon qu'il était une culture de virgules. Personne, pas même MM. Brouardel, Charrin et Albarran, qui nous traitèrent avec tant de légèreté et d'injustice, ne se permit d'affirmer que ce liquide était impur; le dernier de ces savants revint à Paris emportant plusieurs tubes de Welter remplis de notre vaccine, sur le contenu desquels il a gardé le silence, ce qu'il n'aurait certainement pas fait, étant donnée son hostilité manifeste, s'il avait trouvé en eux des preuves de notre impéritie ou de notre mauvaise foi. Les Drs Van Ermengem et Paul Gibier examinèrent à loisir la culture de tous les matras qu'ils voulurent voir, et toujours ils la trouvèrent pure ; et même en tirant du sang du tissu cellulaire des personnes inoculées, sur le point même de l'injection, deux ou trois jours après qu'elle avait été faite, ils purent ensemencer et régénérer en toute pureté de nouvelles cultures de virgules. De la première Commission nommée par le gouvernement espagnol jusqu'à celle envoyée par le gouvernement français, tous, défenseurs et adversaires, furent unanimes à affirmer que notre vaccine était un liquide de culture du virgule de Koch, et pas autre chose. Il n'existe pas un seul témoignage contre la pureté de nos cultures ; et puis, quand même il y en aurait, servirait-il à nier l'efficacité de la vaccination ? Quand donc la lymphe de Jenner a-t-elle été inoculée absolument pure ?

Quant à la pauvreté de notre matériel de l'année 1885 (bien avant que nous ne fussions à la tête du laboratoire microbiologique municipal de Barcelone, si bien doté), nous aurions bien peu de chose à en dire, parce qu'il est difficile de croire que des hommes de science en aient fait un argument sérieux. Le défaut des moyens d'étude est toujours relatif : la découverte du phosphore et de l'alcool se fit dans des cornues d'alchimistes ; Claude Bernard en réalisa de prodigieuses dans un laboratoire peu enviable au début ; et qui sait si nos instruments et appareils d'aujourd'hui ne paraîtront pas pauvres aux expérimentateurs des siècles à venir ? La découverte des spores du charbon faite par R. Koch, avec son microscope de médecin rural, a-t-elle perdu de son importance, parce qu'il la poursuit dans ses cabinets de travail de l'Institut d'hygiène, dans la Klosterstrass ? Les commissaires français furent les seuls à s'arrêter sur la pauvreté relative de nos outils d'alors : plein de l'influence et de la protection officielles, l'un de ses membres occupant un poste élevé dans l'administration, ils ne purent ou ne surent pas rendre justice à l'humble médecin qui, fort de son travail, sans solde ni subvention aucunes, poursuivi par les autorités de son pays, combattu, calomnié, n'avait que sa propre initiative pour soutenir cette pesante lutte. Après tout, pour deviner que la culture du virgule atténuée et inoculée en injection hypodermique conférait l'immunité contre le choléra, il ne manquait pas de microscopes coûteux ni de spacieux locaux. Tout élève sérieux de nos Universités obtient la culture pure d'une bactérie, et une modeste étuve suffit pour atténuer le virgule. Quelques douzaines de cobayes, une seringue hypodermique et quelques personnes de bonne volonté firent le reste pour nous, et il n'en fallut pas davantage pour découvrir la vaccine du choléra. La logique des commissaires français eût nié la découverte de l'Amérique, à voir les fragiles et petites caravelles qui traversèrent pour la première fois, et de part en part, l'Atlantique!

On a dit aussi de nous que nous nous étions faits marchands de santé et exploiteurs de la peur, et que notre entreprise, au lieu d'être scientifique, n'était plus que mercantile et industrielle. Et tout cela, parce que nous recouvrions dignement des honoraires pour notre travail! Nous n'avons jamais compris que de ceci on pût davantage faire un argument; si l'on a voulu dire que nous sacrifiions l'honneur professionnel à la spéculation et au lucre, nous repoussons énergiquement une accusation aussi vile, que rien ne détruira mieux que ce livre. Si l'on a voulu insinuer que nous aurions dû répandre les bienfaits de l'inoculation, durant des mois entiers, sans subvention aucune, pour trouver au bout, comme unique récompense, la ruine de notre modeste fortune, la persécution du gouvernement, la malveillance, l'ingratitude et la calomnie, il n'eût pas été mauvais que ceux-là nous eussent donné d'abord l'exemple, qui nous critiquèrent sans se souvenir des milliers de personnes inoculées gratuitement, et des populations qui reçurent en masse le même bienfait!

Il y a en ceci un fond d'hypocrisie sociale qui sert de masque à beaucoup: derrière lui, comme les antiques histrions, ces gens creusent la voix et jouent sur le théâtre du monde un rôle qui n'est pas entièrement d'accord avec la conduite qu'ils tiennent derrière les coulisses.

Le travail dans la science est excité par divers mobiles, tous nobles et élevés: la douce satisfaction de rencontrer la vérité, et celle non moins agréable de la montrer, parfois même le plaisir du sacrifice, le désir d'être utile, l'ardente soif de triomphes et de gloire dans la lutte avec l'inconnu et les difficultés, et aussi le besoin de posséder tout cela pour qui en a le droit par le travail sacré auquel il se consacre. Si ce dernier mobile n'était pas vrai, n'y aurait-il pas lieu de se scandaliser en voyant l'Académie des sciences de Paris offrir les cent mille francs du prix Bréant au vainqueur du choléra, croyant sans doute que ce prix peut être un des plus puissants stimulants d'une étude soutenue et d'une heureuse investigation.

En nous jetant à la face les honoraires touchés pour notre

travail, au milieu d'une persécution officielle acharnée et quand nous étions privé de toute protection de notre gouvernement, bien peu se souviendront des émoluments élevés dont jouissent, dans d'autres pays, les princes du laboratoire et de la science, et des maigres rendements que donne, dans d'autres mains respectables, ce qui commence par être une découverte scientifique et finit par se convertir en une entreprise industrielle. Les vingt-cinq mille francs de rente, transmissibles à sa veuve et à ses fils, que Pasteur touche comme récompense nationale, joints à bien d'autres mille de subvention pour son laboratoire, ne l'ont pas empêché de gagner, en quelques mois, plus de cent mille francs, par la vente de son vaccin contre le charbon, et même d'essayer de fonder des sociétés pour l'exploitation de ses découvertes, donnant ainsi prise aux attaques personnelles que Lutaud a dirigées contre lui, dans un travail récent, mais qui n'ont en rien obscurci le nom du savant et éminent académicien dont les travaux ont eu une si grande influence sur la science moderne !

Et n'y eut-il pas encore bien plus lieu de censurer les faits relatifs à la tuberculine de Koch, il y a deux ans, quand on vendait publiquement, à Berlin, les flacons de ce liquide inconnu, véritablement secret, et pour lequel l'inventeur, splendidement payé par son gouvernement, avait plus que personne le devoir de n'être ni réservé, ni cupide ?

Aucune des attaques dirigées contre nous, sur ce point, ne pourra invalider la vérité scientifique de nos travaux sur l'inoculation anti-cholérique. Les épidémies du fléau du Gange se répètent ; les études de laboratoire se poursuivent : hier, c'était Gamaléïa, aujourd'hui ce sont Haffkine et Brieger, qui tentent de continuer nos études, en nous donnant la satisfaction de voir contrôlé ce que nous avons déjà fait et dit, ce qui cependant causa une surprise si injustifiée, et souleva une si extraordinaire opposition !

Il semble qu'on trouve aujourd'hui, dans le travail des deux médecins russes, la vérité qu'on ne sut pas ou qu'on ne voulut pas voir, par légèreté ou par malveillance, dans les études d'un humble praticien espagnol, faisant ainsi une injustice manifeste à notre pays, si peu connu et apprécié par ceux qui ignorent ce qui se fait ici, avec quelle activité fébrile on y suit le mouvement de la science universelle, et quelle somme d'énergies se dépense dans nos cliniques, dans nos laboratoires et dans nos Universités.

Mais enfin, notre œuvre est là, dans ce livre ; et en le livrant maintenant à l'examen de tous, traduit en français par le premier des amis que nous ayons eus de l'autre côté des Pyrénées, dans les temps d'épreuve et de lutte, nous ne demandons qu'un jugement sérieux et du sang-froid pour l'apprécier. Plus que personne nous avons fait appel à la loyauté et à la bonne foi des hommes de science, dans le procès que nous soutenons, depuis 1888, contre les usurpateurs d'une priorité qui nous revient. Avec plus ou moins de bonheur, nous avons eu l'occasion d'être les premiers à imaginer l'inoculation anti-cholérique, et à démontrer pratiquement son efficacité. Et tant qu'il ne sera pas prouvé que, pour prévenir le choléra, il y a des moyens plus sûrs, dans leurs résultats, que l'emploi du bacille virgule atténué ou de ses produits vaccinogènes, nous prétendrons toujours être ceux qui sont arrivés le plus loin.

Telle est la force de notre conviction et telle notre foi dans la vérité que nous défendons, qu'aujourd'hui plus que jamais nous espérons voir enfin justice nous être rendue !

PRÉFACE DE L'ÉDITION ESPAGNOLE

Dans notre ouvrage sur le microbe du choléra intitulé : *Le bacille virgule, sa culture et sa morphologie*, œuvre que nous n'avons pas encore publiée et qui a déjà, cependant, été traduite en français, par le Dr Duhourcau, nous avons fait connaître nos études sur les particularités de la vie de ce microbe et exposé toutes les données acquises pour déterminer en nous la conviction que ce bacille possède des formes évolutives plus complexes.

Cette partie de nos recherches, quelle que soit la valeur que nos lecteurs lui accordent, revêt une importance extraordinaire, tant en ce qui concerne les progrès de la botanique cryptogamique, que pour les applications intéressantes qui peuvent être faites de ses déductions à l'étiologie et à la pathogénie du choléra.

La médecine n'est pas simplement une branche de l'histoire naturelle, dont le seul but soit d'entasser faits sur faits et de découvrir des vérités ; elle n'est pas une science expérimentale uniquement créée pour torturer des lapins dans le laboratoire, et découvrir les secrets de l'infiniment petit, à travers la lentille du microscope. La médecine a un objectif plus élevé et une fin plus utile, et pour variés que soient les moyens qu'elle peut employer, pour nombreux, enchevêtrés et difficiles que soient les chemins à parcourir pour arriver à son but, elle ne perd jamais de vue et ne peut jamais oublier les devoirs élevés qu'elle a à remplir.

Ces devoirs nous inspirent continuellement, nous, médecins, et nous excitent à travailler pour la santé de l'homme et pour le perfectionnement de l'espèce. Tout ce que nous faisons, par conséquent, tend vers cette fin et, parfois, le détail le plus insignifiant en apparence est celui qui détermine le plus d'élan dans la marche et les plus importantes conquêtes dans le combat.

Lorsque nous entreprîmes nos travaux sur le végétal microscopique que Koch avait découvert dans les intestins des cholériques, nous ne nous proposions pas de faire une étude d'investigation stérile, ni de travailler uniquement à une monographie botanique. Nous prétendions réaliser deux aspirations : éclairer, dans la mesure de nos forces, l'obscur chapitre de l'étiologie et de la pathogénie du choléra, et soumettre le phyto-parasite qui le produit à l'accomplissement des lois grâce auxquelles il a été permis à l'homme de changer les virus en vaccins.

La solution de ce problème présentait un très haut intérêt. Il s'agissait d'une maladie qui, née sur les basses rives du delta du Gange, avait déjà plusieurs fois parcouru le monde, creusant sur son passage parmi les vivants de lugubres et profonds sillons. Il s'agissait d'une maladie que la thérapeutique avait attaquée avec acharnement, sans jamais la vaincre ; d'une maladie qui faisait de nos jours autant de victimes que par le passé, troublant la tranquillité des peuples et détruisant leurs richesses, aussi fatalement que les anciennes pestes, d'une maladie enfin, contre laquelle les précautions timorées d'une hygiène presque impuissante et inutile ne servaient à rien !

Lorsque nous eûmes l'assurance d'avoir trouvé la prophylaxie de ce mal si redoutable, lorsque nous nous crûmes enfin en possession de la vaccine du choléra, l'invasion de cette épidémie en Espagne nous laissa à peine le temps nécessaire pour faire connaître nos travaux au monde médical, pour lui signaler les bases naturelles de notre découverte et la filiation des connaissances qui, par une irrésistible logique, nous avaient conduits jusqu'à elle.

La marche précipitée des événements nous obligea à mettre immédiatement en pratique nos procédés d'inoculation préventive. L'épidémie s'étendait et menaçait d'envahir, à bref délai, les contrées les plus peuplées de l'Espagne. Les populations nous réclamaient. Nous avions jusqu'alors inoculé seulement quelques amis et connaissances, qui nous avaient fourni la preuve de l'innocuité de nos injections sur l'homme, de même qu'auparavant les cobayes nous avaient démontré l'immunité cholérique. Ce petit nombre s'accrut promptement. Bientôt nous dûmes inoculer des centaines et des milliers de personnes.

La question, à peine née dans le silence de notre laboratoire, entrait de plain-pied dans la vie publique. Elle venait à peine d'être traitée avec une grande sérénité de jugement à l'Académie de médecine de Barcelone, que déjà, prise par le fatal engrenage des événements, elle était livrée à l'anxiété des profanes. Des cimes élevées de la discussion scientifique, elle descendait brusquement, sans transition, sur le terrain de l'appréciation commune. A peine avait-elle eu le temps d'être soumise à l'opinion des hommes de science, que déjà *tout le monde* avait une hâte fiévreuse de la connaître.

De cette manière, traînée et ballottée sans cesse, élevée

tantôt jusqu'à une invraisemblable apothéose, enfoncée d'autres fois dans la boue de calomnies injustes, dans lesquelles fermentaient le dépit des uns et la malveillance des autres, l'idée salutaire dut payer son tribut à la loi à laquelle est soumis, dans l'histoire, tout ce qui est nouveau. Puis, atteinte ici par la diffamation, blessée là par la méfiance, tombant aujourd'hui sous la persécution, pour atteindre demain jusqu'au triomphe, elle ne put, pour rehausser sa vérité, se montrer aux hommes de science telle qu'elle était et telle qu'elle est, nue comme la belle Phryné devant ses juges, sans être voilée par l'enthousiasme ou sans que l'ignorance vînt l'obscurcir!

La fatigue passée et l'esprit un peu reposé, l'heure est venue de faire entendre le langage de la raison et de présenter les preuves scientifiques de nos travaux. Ce livre les condense toutes. En le lisant, les esprits droits et les intelligences capables apprécieront si nous avons fait fausse route, quand nous assurions que l'homme avait en mains le moyen d'éviter, dans la mesure du possible, les ravages du choléra.

Nous confions au temps la justice de notre cause. Le terrain de la science moderne était bien préparé pour recevoir la semence. Les événements de l'été dernier l'ont fait germer; d'autres viendront qui mûriront le fruit.

PREMIÈRE PARTIE

CHAPITRE PREMIER

FONDEMENT NATUREL DE L'ÉTIOLOGIE PHYTO-PARASITAIRE

L'idée de l'existence dans l'air, dans l'eau et dans tout ce qui nous entoure, d'une multitude d'êtres invisibles qui se multiplient avec une incroyable rapidité et qui partout font palpiter la vie, est aussi ancienne que le microscope. Dès ses premières recherches faites avec la lentille, l'homme put deviner jusqu'à quel point extrême de division se réduit la matière organique vivante et avec quelle irrésistible puissance elle couvre et emplit tout, en s'étendant sur la terre. Dans la goutte d'eau qui, pour ces êtres invisibles, est un immense océan ; dans le grain de sable qu'ils transforment en semis fécond; dans la traînée d'air qu'ils rendent visible lorsque le soleil la frappe de ses rayons ; partout où on les cherche, on les trouve ; partout ils s'agitent et procréent, comme s'ils étaient les molécules impalpables d'une ancienne nébuleuse de matière active, laquelle, en se désagrégeant, aurait semé le monde de cette fine poussière de vie.

Ce qui tout d'abord appela l'attention, ce furent les animalcules, puis les restes et lambeaux de plantes microscopiques ; plus tard, les semences de ces plantes qu'emportaient au hasard le vent et les eaux ; enfin, des végétaux infiniment petits, mais complets, expression la plus abrégée de l'organisation en action, furent l'objet d'études approfondies. Aujourd'hui, ces petits êtres réclament encore le droit de jouer le rôle le plus important dans les phénomènes de l'activité invisible !

Protoplasme vivant et indépendant, sous forme d'êtres capables de fournir une abondante récolte dans le bulbe d'un cheveu, fils délicats, droits, arqués ou ondulés, libres parfois, d'autres fois unis et formés en rameaux, avec de petites têtes gonflées de semences et des palmes ou plumeaux, provenant de spores impalpables; forêts d'incroyable petitesse, qui représentent de fantastiques paysages sur la platine du microscope : toute une Botanique entièrement nouvelle a surgi sous les efforts de la science contemporaine.

Mais s'il a pu en être ainsi dès le principe, il y a encore peu d'années, tout cela servant simplement de sujet d'étude aux naturalistes infatigables, tout ne tarda pas à tomber dans notre domaine, à nous, médecins. Puisque tout est rempli par la vie que seule la lentille peut surprendre dans ses mystères; puisque ces êtres infiniment petits végètent partout, rencontrent dans tous les terrains des moyens de culture facile et sont doués d'autant d'indépendance que l'arbre ou l'homme, ils doivent certainement influer quelque peu sur la vie universelle. Les petites vibrations de la matière organisée, qui se produisent dans les profondeurs invisibles du monde animé, ne peuvent-elles se communiquer de quelque façon, par certaines ondulations incessantes, aux animaux et aux plantes supérieures?

Tout être vit aux dépens d'autres êtres vivants. La vie s'alimente de la mort; cet axiome trop connu est déjà vulgaire. Schiller a dit que l'amour et la faim soutiennent l'édifice du monde; c'est la formule poétique d'une autre grande vérité consacrée par la Biologie, quand celle-ci affirme que la conservation de l'individu et de l'espèce sont les deux buts poursuivis par les animaux et les plantes. Darwin, par son transformisme, a fait de ceci un des principaux articles de son credo, ce qui prouve que le naturaliste anglais et le dramaturge allemand, la science et l'art, la raison et le sentiment, expriment de la même façon une vérité naturelle, dont la portée paraît extraordinaire.

Mais si la vie est le résultat du conflit des énergies individuelles avec les énergies cosmiques, et si, d'un autre côté, celles-ci, en ce qu'elles ont pu être étudiées, ne diffèrent pas essentiellement des autres, la solution de n'importe quel problème biologique doit être abordée avec la même unité de jugement, avec le même critérium que l'étude des phénomènes physico-chimiques, si complexes que soient ceux-ci et si obscurs qu'ils paraissent.

Maintenant, si les êtres microscopiques nous accompagnent et nous enveloppent sans cesse, s'ils se trouvent dans l'air aspiré par nos poumons, dans l'eau et dans les aliments soumis à une torture chimique dans notre tube digestif, dans la poussière déposée sur notre peau, et dans l'instrument qui déchire nos chairs, c'est-à-dire si ces petites plantes peuvent vivre, croître et se développer dans notre corps (et, pour vivre, elles ont besoin de la vie de quelque chose qui vit à côté d'elles), quelle influence exercent-elles sur nous? Mais, nous-mêmes, nous ne vivons que parce que vivent nos cellules, dont la fédération constitue nos tissus, et dont l'autonomie relative, reconnue par tous les pathologistes contemporains, a déterminé une révolution si profonde dans la médecine moderne. Et si nous ne vivons que par la vie de nos cellules (et les cellules sont, après tout, les plantes parasites que seul le microscope découvre dans notre peau, dans nos muqueuses et parfois dans nos humeurs intérieures), que doit-il résulter de ce conflit de vies cellulaires? Leurs phénomènes se développent-ils en séries parallèles sans relation aucune, ou bien ont-ils entre eux une intime communication et une commune dépendance? Et s'il en est ainsi, la somme totale des vies partielles de nos cellules, qui est l'énergie caractéristique de la vie humaine, peut-elle échapper à l'influence des petites perturbations provenant du milieu de tous les protoplasmes?

Le problème se réduit donc, comme l'on voit, à étudier des phénomènes de vie cellulaire, puisque les cellules sont les dernières et irréductibles formes de nos éléments anatomiques, et que sont cellules aussi les microbes qui, à côté d'elles et jusque dans elles, vivent et se multiplient. Les termes sont connus : d'un côté, la cellule animale, que personne ne nie; d'un autre, la cellule végétale ou microbe, que tout le monde peut rencontrer dans nos humeurs et dans nos tissus. Existe-t-il une vraie concurrence vitale entre les deux? C'est ce que nous allons essayer de démontrer.

L'étude des phénomènes vitaux présentés par les plus rudimentaires organismes vivants, qu'ils aient déjà une vie d'apparence complètement autonome, comme les microbes, ou bien relative ou fédérée, comme les cellules de nos tissus ou des tissus végétaux, nous démontre que toutes leurs activités chimiques peuvent se résumer en deux classes :

1° Celle des cellules qui, par les fonctions d'un pigment spécial (chlorophylle ou autre), peuvent utiliser les énergies radiantes pour fabriquer directement la matière organique nécessaire à la constitution de leur protaplasma et, cela, aux dépens d'éléments minéraux ;

2° Celle des cellules qui, dépourvues de ce pigment ou pour une autre cause inconnue, ne peuvent se nourrir que de substances organisées préalablement élaborées par d'autres, mais jamais directement d'éléments minéraux.

A ces dernières appartiennent toutes les cellules animales,

par conséquent celles de nos tissus, et aussi quelques cellules végétales, comme les microbes. C'est-à-dire que ces derniers ne peuvent vivre, — et cela est vrai, — que des substances organiques et organisées, mortes ou vives, dans lesquelles ils se cultivent.

Ceci établi, il est démontré, *ipso facto*, que la présence de microbes dans notre corps doit constituer exactement un cas d'êtres qui y vivent en qualité de commensaux ou de parasites. Si les substances organiques des humeurs, sécrétées à la surface de la peau et des muqueuses, suffisent à l'alimentation du microbe, sans que celui-ci dégage de son protoplasma des produits toxiques de désassimilation pouvant être absorbés, le microbe végétera comme commensal, sans être pathogène, c'est-à-dire sans que nos cellules s'altèrent et sans que notre santé en soit troublée.

Mais d'autres fois, la vie des microbes ne s'effectue pas de cette manière. Il est prouvé que tous, pour pouvoir s'assimiler les substances organiques, sont obligés, auparavant, de les préparer convenablement, à l'aide de substances actives qu'ils sécrètent, véritables diastases que la chimie connaît. Ces diastases sont très nuisibles ; elles se mettent en contact avec les cellules de nos tissus, les baignent, les enveloppent, les pénètrent, leur créent un étrange milieu ambiant, tout à fait impropre, auquel celles-ci ne sont pas accoutumées, et elles augmentent l'instabilité chimique des composés albuminoïdes, du *plasma* normal. D'un autre côté, par l'effet de la désassimilation des substances dont ils se nourrissent, il se forme, dans les mêmes microbes, des principes toxiques (*ptomaïnes*), qui, excrétés, se répandent par tous les tissus voisins et qui, comme les diastases, sont absorbés et diffusés par la circulation.

Voilà pourquoi les cellules voisines du point où le microbe se cultive, comme celles des tissus plus éloignés, se trouvent sous l'influence des produits fabriqués par le végétal parasite. Et il en est de même dans le cas où le microbe, au lieu de vivre en un point fixe et déterminé, vit, croît et se multiplie dans le sang, et envahit tout avec une grande facilité.

Il découle de ces données certaines, que la chimie biologique a, de nos jours, rendues indéniables : 1° que les microbes étant des cellules végétales qui ont besoin, pour subsister, de s'assimiler de la matière organique, ils doivent, lorsqu'ils se trouvent dans notre corps, vivre aux dépens de notre propre substance ; 2° que beaucoup d'entre eux produisant, par leur nutrition, des substances toxiques démontrées dans le laboratoire, ils doivent être forcément des végétaux pathogènes, c'est-à-dire de végétaux déterminant des altérations profondes dans la vie de nos cellules, dans la composition de nos humeurs et dans la marche de notre santé.

Donc, la notion du parasitisme végétal se trouve clairement et brillamment confirmée par ces raisonnements indiscutables, d'après lesquels il n'y a plus aucun prétexte à nier que les microbes existant, dans de certaines conditions, dans ou sur notre corps, puissent être la cause spécifique des maladies et de la mort.

L'évidence du rôle intéressant que jouent dans l'éternel drame du monde tous ces êtres microscopiques, en exerçant un travail chimique continuel de destruction sur d'autres êtres supérieurs, vivants ou morts, pour décomposer la substance organique et coopérer à l'incessant mouvement de la matière sur la planète que nous habitons, donne encore plus de valeur à cette doctrine. La prodigieuse fécondité de ces espèces, leur petitesse et leur extraordinaire pouvoir d'adaptation à tous les milieux qui réunissent un peu d'aliment organique, de l'humidité et de la chaleur, la grande résistance qu'ils offrent à toutes les causes de mort, l'incroyable rapidité et la facilité incalculable avec lesquelles ils se reproduisent et se multiplient, favorisent à un point extrême ce travail continu qui, bien qu'exécuté par des ouvriers invisibles, est cependant capable de bouleverser le monde de la vie.

Dans un autre ordre de considérations, nous trouvons encore des raisons naturelles prouvant l'existence et la vérité du phytoparasitisme.

En étudiant les causes que les pathologistes appellent *banales* pour les distinguer des causes *spécifiques*, il est facile de voir que les modifications hygides, la pression atmosphérique, la température, la lumière, etc., comme les agents physiques qui agissent sur nous traumatiquement, doivent seulement être considérés comme capables de produire des maladies, les uns quand ils dépassent les limites posées par les conditions habituelles du climat, les autres lorsqu'ils exercent violemment leur action. Mais les oscillations de faible importance, les variations habituelles, sont impuissantes comme causes de maladies. S'il était possible de placer dans une chambre fermée un nombre déterminé d'individus sains et exempts de toute maladie et de toute infirmité, même les plus légères, et qu'on les soumît à toutes sortes de variations de pression, de chaleur, d'humidité, de quantité d'ozone, d'actinisme de lumière, de tension électrique, etc., etc., tant que ces variations ne dépasseraient pas les limites ordinaires qui caractérisent le climat sous lequel ces individus ont l'habitude de vivre, ils ne tomberaient pas malades et il serait matériellement impossible de leur causer, par exemple, une pleurésie ou une hyperémie cérébrale. Que l'on prolonge tant que l'on voudra l'expérience, que ce genre de vie devienne chronique, toujours selon les conditions indiquées ; que l'on exagère le froid durant de longues semaines, que l'on augmente pendant de longs jours la proportion d'ozone dans l'air, que l'on diminue longtemps la pression atmosphérique, mais toujours sans sortir des maxima et minima climatologiques habituels de quantité et de temps, en vain espèrera-t-on pouvoir, avec tout cela, produire un anévrisme ou engendrer une névralgie. C'est seulement par des changements considérables, par de profondes modifications dans les agents cosmiques, que nous les transformerons en agents pathogènes : ainsi agissent le froid intense et l'énorme tension électrique de l'éclair ; de même les grands traumatismes exercent leur action en détruisant les tissus et les organes.

Nous voulons parler, bien entendu, des maladies importantes, des graves altérations des tissus et des humeurs, des processus pathologiques qui, de préférence à tous les autres, réclament les secours de la thérapeutique. Ceux-là ne sont jamais produits par les oscillations communes et ordinaires des agents cosmiques ; car admettre le contraire serait nier l'accomplissement de la loi d'adaptation au milieu, à laquelle sont soumis l'homme, tous les animaux et toutes les plantes. Les êtres vivants s'adaptent aux conditions des milieux qui les entourent, et ils transmettent, de génération en génération, les modifications utiles acquises à leurs successeurs, afin de les rendre de plus en plus résistants aux variations. S'il nous était permis d'abuser d'un mot, nous dirions que nous sommes venus au monde héréditairement *vaccinés* contre les maladies que l'inclémence du temps peut occasionner.

Nous ne nions pas pour cela l'influence préparatoire que, par une action lente, ces causes exercent sur l'organisme : nous les admettons comme des causes prédisposantes ayant leur importance, comme des agents qui labourent et fument le terrain pour longtemps, jamais comme causes déterminantes de maladies graves, si leur action est renfermée dans les limites climatologiques, et si elle s'exerce sur des individus en état de santé parfaite, ou nullement disposés à les souffrir.

S'il en est ainsi, il faut donc chercher dans une autre classe d'agents l'étiologie de ces maladies qui sont précisément les plus redoutables et, entre les plus graves, les plus fréquentes. Il faut avoir recours au phyto-parasitisme ; il faut accorder un rôle étiologique à la cause vivante, à la plante microscopique, à celle que le hasard implante sur la peau, fait entrer dans l'estomac, ou conduit, à travers la blessure, au sein des tissus et dans le courant sanguin. De la sorte, la logique nous conduit de nouveau à la base naturelle de la doctrine que nous défendons, et suivant laquelle l'intervention des agents cosmiques est la plupart du temps indirecte, favorisant ou empêchant l'implantation et la végétation des microbes pathogènes, au dehors ou au dedans de notre corps.

En outre, l'évidence que ces maladies qui déciment l'humanité sont très souvent transmissibles, plus ou moins directement et avec plus ou moins de rapidité, nous fournit un autre argument puissant en notre faveur. Quelle est donc cette chose qui se communique et se propage comme s'enflamme une traînée de poudre? Quel est donc ce produit nuisible qui passe de l'homme malade à l'homme sain, tantôt par les vêtements, par le contact de la main, par la cuillère ou par le verre, et tantôt par l'intermédiaire de l'eau, de l'air ou du terrain? Quelle est donc cette substance qui croît, se multiplie et attaque plusieurs individus en même temps, agrandissant sans cesse son foyer de destruction et de mort, et qui, franchissant les distances, laisse partout d'indélébiles marques de son passage?

Il est impossible que ce soit un agent chimique, organique ou non, parce qu'un corps de cette nature ne se multiplie pas. Un poison tue un ou plusieurs individus, mais rien de plus. Ce qui, dès le début, a pu faire mourir trois ou quatre individus, ne croît ni n'augmente en quantité suffisante pour en faire tomber malades et en tuer des milliers.

Rien, en dehors des êtres vivants, ne peut se perpétuer par la reproduction. Quelques gouttes d'acide prussique pourront tuer une ou deux personnes, mais celles-ci une fois mortes, l'intoxication ne se propagera pas et n'attaquera pas les êtres bien portants : seule, une plante, imperceptible à première vue, se trouvera en condition de vivre et de croître dans le corps d'un premier malade, de s'y cultiver, d'en sortir, de se reproduire, d'être conduite par des véhicules morts ou vivants, minéraux ou organiques, air ou eau, sur un deuxième corps, puis sur un troisième et plus tard sur des centaines, se reproduisant en séries, n'ayant pour limites que son adaptabilité et sa possibilité d'existence. Le sens commun l'admet ainsi et l'observation le confirme.

Un autre ordre de considérations vient aussi renforcer celles que nous venons d'exposer. Aujourd'hui que, grâce à la chimie et à l'optique, le dualisme admis anciennement dans l'anatomie et la physiologie des animaux et des plantes a complètement disparu, comme aussi la différence que dans un temps on essaya d'établir entre ceux-ci et l'homme, l'unité s'impose dans l'étiologie et dans la pathogénie. Si la plus grande partie des maladies sont phyto-parasitaires chez les animaux et dans les plantes, sur quelles raisons se basera-t-on pour nier la même cause dans l'espèce humaine ? Les lois de la vie ne sont-elles pas les mêmes en tous, ou bien veut-on nous accorder l'absurde privilège de tomber malades ou de mourir d'une manière différente de celle des autres êtres ?

A quoi bon insister ? Le phyto-parasitisme considéré dans l'étiologie est déjà une nécessité, à la hauteur où sont parvenues nos connaissances. Si nous ne l'admettions pas, une grande partie de la pathologie resterait éternellement dans l'ombre, et ce serait précisément la partie la plus nécessaire aux études du médecin, car c'est celle qui intéresse le plus l'humanité.

CHAPITRE II

FONDEMENT EXPÉRIMENTAL DE L'ÉTIOLOGIE PHYTO-PARASITAIRE

Sur le terrain d'une philosophie naturelle, tout ce que nous avons exposé dans le chapitre antérieur est parfaitement acceptable; mais, de nos jours, la science est exigeante et demande des raisons et des preuves d'un autre genre : les expérimentateurs, les hommes de laboratoire s'empressent de les lui offrir avec un indestructible rigorisme de faits qui n'admettent pas de réplique.

Les bases sur lesquelles s'appuie la micro-biologie moderne, pour prouver qu'une maladie est due à l'action d'un végétal parasite bien déterminé, sont les trois suivantes :

1° *Démontrer dans tous les cas de la maladie, la présence du microbe dans les tissus et dans les humeurs, comme son absence constante chez les individus sains et chez tous les malades atteints de maladies d'un autre genre ;*

2° *S'emparer du phyto-parasite et le cultiver en séries, pur, c'est-à-dire sans aucun mélange de végétaux d'espèces différentes ;*

3° *Reproduire la maladie en question toutes les fois qu'on le désire, au moyen de microbes pris dans les dernières cultures de la série.*

L'esprit le plus réfractaire doit se déclarer vaincu et admettre le phyto-parasitisme d'une maladie dont la pathogénie microbienne est consolidée par ces trois preuves.

Si chez tous les malades atteints de la même maladie nous trouvons constamment le même microphyte, et que jamais nous n'ayons pu le découvrir chez aucun autre individu, malade ou bien portant, tout ce que nous avons dit dans le chapitre antérieur sera un motif suffisant pour établir une étroite relation de cause à effet, entre le végétal parasite et les altérations pathologiques observées. Mais si nous parvenons, en outre, à isoler le microbe, à le cultiver dans des milieux qui lui soient favorables, à le transporter d'un terrain sur un autre, en séries indéfinies, et si, avec des cultures des derniers termes de la série, où nous ne pouvons soupçonner ni voir autre chose que le microphyte, nous produisons la même maladie avec laquelle coïncida en premier lieu l'existence de ses prédécesseurs, nous ne voyons pas comment l'on pourrait nier la filiation étiologique : la maladie est produite par le microbe, et il n'y a pas de raison pour soutenir le contraire. Qui voit en cela le moindre doute ?

A l'origine de la doctrine phyto-parasitaire, les trois bases citées furent nécessaires, nous le comprenons ; mais, actuellement, alors que personne ne peut nier en principe l'existence de maladies produites par des parasites, la première de ces bases doit suffire.

En effet, après avoir constaté mille et mille fois que le microbe se trouve constamment dans le même tissu ou dans la même humeur de ceux qui souffrent d'une même maladie, quel que soit le pays qu'ils habitent, dans l'Inde ou en Europe, à la ville ou aux champs, et quelles que soient leurs conditions d'âge, de sexe, de profession, etc., il n'en faut pas davantage pour qui raisonne de bonne foi, surtout si l'on a la parfaite certitude que ce microphyte ne se rencontre chez aucun autre individu, ni malade ni bien portant.

De cette manière ont pris droit de cité dans la science les notions étiologiques et pathogéniques de la teigne, du muguet, de la gale et de l'helminthiase. Qu'a-t-on exigé pour croire que la gale était une maladie parasitaire ? — Voir seulement l'*Acarus* sous la peau de tous ceux qui étaient atteints de cette maladie ; personne n'a songé à saisir l'animal au fond des galeries épidermiques qu'il occupe et à le placer sur une peau saine, dans le seul but d'obtenir ainsi une preuve évidente. Le même fait s'est produit avec les teignes ; les champignons qui les produisent ont-ils été cultivés en culture pure, afin de les transplanter bientôt sur une autre tête et faire ainsi disparaître tous les doutes sur leur rôle pathogénique[1] ? Et la trichine ? N'a-t-il pas suffi de l'apercevoir entre les fibres musculaires de ceux qui sont morts de cette étrange maladie, pour qu'on lui attribuât

1. Le petit nombre de tentatives faites pour reproduire la gale et la teigne expérimentalement n'ont pas été nécessaires pour convaincre. Le seul fait de la présence du parasite dans le cuir chevelu est d'une force telle qu'il suffit d'examiner convenablement, au microscope, une petite croûte de favus et d'y découvrir l'achorion, pour ne pas douter de son action sur le follicule pileux et de son rôle dans la vie du cheveu malade.

leur mort, puisque dans des conditions physiologiques on ne la trouve dans aucune partie de notre corps et qu'on n'a pu la rencontrer dans aucune autre maladie? Pourquoi n'adopterait-on pas le même critérium pour concéder au virgule l'étiologie du choléra, et au bacille de la tuberculose celle de ce terrible mal? Pour nous, nous persistons à croire que la présence constante de l'un dans les intestins des cholériques, et de l'autre dans les crachats ou les cellules de la néoplasie, doivent suffire à qui prétend être logique; cependant, certains exigent de plus grandes preuves lorsqu'il s'agit de ces maladies, qui admettent sans hésiter que l'éclampsie d'un enfant est produite par les helminthes, uniquement parce que l'on trouve un ascaride dans ses vomissements, ou parce que des oxyures fourmillent dans son anus. Est-ce que nous devons subordonner notre jugement au plus ou moins de visibilité du parasite à l'œil nu? Ce serait absurde, parce que le microscope nivelle et égalise les conditions étiologiques. Est-ce que l'on admet plus facilement le parasitisme animal que le végétal? Ce serait une erreur grossière, parce que si l'animal sécréte des liquides irritants, le plus souvent il ne produit pas par eux de grands désordres, mais bien par l'action mécanique qu'il exerce; le végétal, au contraire, cause de vrais et terribles empoisonnements. Il y aurait donc plus de raison pour considérer comme pathogène la plante qui empoisonne, que l'animal qui dérange par ses mouvements, qui déchire les tissus avec ses griffes et cause des hémorragies par ses ventouses.

La première base, sur laquelle s'appuient les micro-biologistes pour accepter le phyto-parasitisme dans une maladie donnée, suffit, d'après nous, dans la majorité des cas.

L'on dira peut-être que la présence constante du microbe ne suffit pas, parce qu'il peut très bien arriver que les produits altérés de la maladie placent les tissus et les humeurs dans des conditions spéciales pour servir de terrain de culture à la plante parasite, dont le germe ne pourra vivre nulle part, si ce n'est chez des individus atteints de la même maladie. Nous répondrons à cela, en faisant remarquer qu'il est très singulier, comme nous l'avons déjà dit autre part, que le microbe apparaisse dès le commencement, lorsque le terrain n'a pas encore eu le temps d'être préparé, et plus étonnant encore qu'il ne manque chez aucun malade de la même classe, même s'ils habitent des pays différents. Pour l'admettre, il faudrait supposer à ces germes un incroyable don d'ubiquité, les faisant se trouver partout, juste à point pour s'implanter et vivre chez tous les individus atteints du même mal; ce serait aussi nier que quelques personnes puissent échapper à la contagion de semblable semence.

En outre, même en pensant ainsi, l'on ne saurait nier que ces microbes, que l'on considère comme épiphénomène et non comme cause, doivent se nourrir, puisqu'ils sont des cellules sans chlorophylle, de la substance organique du corps humain, et sécréter des diastases, des ptomaïnes, etc.; dans ce cas, ils constituent un nouvel élément étiologique, à ajouter au premier qui a déterminé la maladie de l'individu sur lequel ils se cultivent.

Aucune échappatoire ni aucun prétexte n'existent pour motiver le doute. La base première, celle de l'observation, est suffisante, la plupart du temps, pour assurer qu'un phytoparasite occasionne une maladie déterminée.

Le but de la seconde base est d'annuler la supposition que les effets du microbe pris sur le malade, et avec lequel on reproduit ensuite la maladie, puissent s'expliquer par l'action d'une substance chimique quelconque qui adhérerait à la plante et que celle-ci aurait reçue passivement des humeurs altérées. En réalité, cette base ne constitue pas une preuve, mais une garantie mettant à couvert de toute erreur. Si le microbe, isolé d'autres espèces, par conséquent pur, est cultivé dans un premier liquide de culture, si de celui-ci on le passe en petite quantité dans un nouveau liquide, de celui-là dans un autre, et ainsi de suite, en séries, il est impossible de croire que la petite quantité de matière active et toxique qui adhérait au microbe du premier liquide, ait pu arriver en quantité suffisante dans le dernier bouillon; et, comme de celui-ci on ne prend qu'un nombre relativement peu élevé de microbes pour reproduire la maladie, l'on ne peut nier que ce soit à eux que celle-ci est due et non à une autre cause.

On peut, d'une autre manière, démontrer la même chose, c'est-à-dire que la virulence est le propre du microbe et qu'elle dépend directement de son activité. En filtrant les humeurs dans lesquelles il vit, et en comparant ensuite l'action pathogène du liquide passé par le filtre de porcelaine avec celle des microbes qui ont été retenus après un lavage minutieux, le résultat prouve que seuls ces derniers font mourir et peuvent transmettre la maladie de l'animal mort à l'animal sain, en séries indéfinies, alors que pour le liquide filtré, s'il a une certaine action pathogène rappelant celle du microbe, cette action est plus faible, plus passagère et ne se transmet pas en séries.

Pour achever de démontrer l'existence du phyto-parasitisme dans une maladie et ne pas laisser le moindre doute, il n'y a plus qu'à remplir la troisième condition expérimentale : se servir du microbe cultivé pour reproduire la maladie. Cette preuve, qui paraît la plus décisive et qui le serait réellement, si elle pouvait se faire dans les conditions désirables, n'a pas, en général, grande force, pour divers motifs. L'expérience ne peut presque jamais se faire sur l'homme, parce que la morale scientifique s'y oppose, presque toute les maladies de ce genre étant très graves et par conséquent redoutables ; le terrain pour l'effet à obtenir est donc inégal : l'animal soumis à l'épreuve ne réunit pas en effet les mêmes conditions ; certaines maladies humaines n'attaquent pas les animaux, et enfin, pour d'autres maladies, ceux-ci présentent des résistances différentes, suivant les espèces. La voie d'introduction du microbe n'est pas toujours celle dont lui-même se sert, quand la maladie n'est pas provoquée par des moyens de laboratoire. Les traumatismes auxquels il faut parfois soumettre l'animal sujet à l'expérience, sont un obstacle de plus pour arriver à une notion juste et certaine de l'activité du microbe. Les altérations et changements morphologiques que ce dernier peut subir par les cultures et les manipulations capables de l'atténuer sans la volonté de l'expérimenteur, etc., etc., sont autant de difficultés qui gênent la conquête de la vérité. Cependant, en tenant compte de tout ceci, si l'on fait la preuve avec toutes les précautions nécessaires, elle peut encore être éloquente. Une piqûre faite à une poule avec une lancette trempée dans une culture de diplococcus du choléra, qui détermine la mort en quelques heures, est tellement frappante pour l'esprit le plus obstiné, que cette démonstration rend toutes les autres inutiles. Peu de faits sont, dans la science expérimentale, plus exacts, plus clairs et plus convaincants.

CHAPITRE III

INFLUENCE DE LA DOCTRINE PHYTO-PARASITAIRE EN MÉDECINE

La première notion du parasitisme qu'ait eue le médecin se référait, on le comprend bien, au parasite animal. L'existence des vers intestinaux, faciles à voir à toute heure, devait servir de base à cette croyance que les ennemis de l'homme, qui pouvaient s'abriter dans son sein, étaient des animaux, et non des végétaux, ceux-ci étant considérés comme impropres à vivre et croître dans notre corps. Animal était le parasitisme du P. A. Kircher, comme le fut aussi celui des pathologistes du premier tiers de ce siècle, alors qu'un Raspail faisait rouler autour de cette notion la médecine tout entière.

Quelques années plus tard, la découverte de bouquets de cryptogames dans nos cheveux, et celle du rôle joué par les germes, les ferments, les bactéries et les schizomycètes dans les phénomènes de décomposition de la matière organique, furent nécessaires pour que l'on vît clairement toute l'importance étiologique du végétal parasite dans nos maladies. On comprit alors que des plantes peuvent être semées et se reproduire sur la peau de notre tête et de notre barbe, dans le tartre de nos dents et dans les sucs des intestins; que la vie végétale ne se manifeste pas seulement dans les champs, mais aussi dans une goutte de liquide sanguin ou dans l'intérieur d'une cellule.

L'on peut dire, cependant, que la doctrine du phyto-parasitisme, avec les surprenantes découvertes du jour et le merveilleux changement produit, grâce à elles, dans nos idées médicales, est née avec Pasteur. L'éminent chimiste est celui qui lui a donné une vie puissante et une portée extraordinaire. C'est lui qui, pas à pas, a conduit l'esprit d'observation, des plus simples faits de la fermentation du sucre aux plus intéressants et plus graves problèmes de l'hygiène des peuples; c'est lui qui, enchaînant les phénomènes par une insensible gradation, a démontré l'indestructible unité qui règne en tout, comme l'analogie indéniable existant entre le grain de raisin qui fermente, écrasé, dans la cuve, et la cellule de nos tissus qui tombe malade au contact du poison du microbe. A lui est due la vraie base scientifique de la panspermie, et l'on peut dire que de lui seul provient l'élan qui a ébranlé les anciennes doctrines pathogéniques; que de lui seul provient la force de ce flot envahissant de connaissances nouvelles qui remplissent et inondent le champ actuel des travaux médicaux, menaçant d'abattre pour toujours les monuments séculaires de la tradition. « Les dieux s'en vont »; les dieux qui symbolisaient la force occulte, la cause inconnue, l'infection incompréhensible, l'épidémie, la constitution médicale, l'immunité salutaire! Les ombres disparaissent, tout s'éclaire par la notion exacte de l'étiologie vivante, par l'éclat d'une vérité nouvelle et par la conquête de moyens puissants permettant de dominer les plus terribles maladies.

On le nie en vain. Tout d'abord, quelques médecins seuls acceptèrent l'idée; aujourd'hui, la force de cette idée est telle que, malgré les grandes résistances et les efforts désespérés de l'incrédulité, la notion de la panspermie domine tout; elle a pénétré dans nos livres; nous la sentons palpiter dans les pages de la pathologie et de l'hygiène; elle est accourue dans les hôpitaux au secours du malade; elle a pris possession de nos chaires, elle intervient dans les discussions de nos académies qu'elle anime d'un véritable feu. Elle efface partout les anciens chemins, trace des routes nouvelles, et, élevant très haut, par l'enthousiasme qu'elle inspire, la nouvelle génération médicale, elle lui fait entrevoir des horizons jamais rêvés jusqu'ici!

Au commencement, c'est chez les animaux seuls qu'on était sûr de trouver les maladies phyto-parasitaires. On en connaissait quelques-unes avec certitude; bientôt la pathologie humaine paya son tribut. Aujourd'hui, les maladies déjà connues sont nombreuses; l'observation et l'expérience admettent comme certains chez l'homme, le charbon, le choléra morbus, la fièvre jaune, la tuberculose, la fièvre récurrente, la septicémie. Mais une démonstration, peut-être moins précise, quoique non moins éloquente, a prouvé aussi le phyto-parasitisme de la rage, de la fièvre aphteuse, du typhus, des néphrites d'une certaine espèce, de la pneumonie fibrineuse, des cystites, de diverses dermatoses, de la méningite épidémique, de la lèpre, de la blennorrhagie, de l'ostéo-myélite, de l'endocardite ulcéreuse, du goitre, du paludisme, de la parotidite épidémique, des fièvres exanthématiques, de la diphtérie, du croup, de la coqueluche, de quelques formes d'anémie, de la dysenterie, du choléra nostras, des granulations des muqueuses, de la syphilis, de l'actinomycose et de la furonculose. La liste croit rapidement, à mesure que se vulgarisent les procédés de recherches propres à cette sorte d'études, à mesure que le goût augmente et que la conviction s'enracine; si bien que l'on peut être assuré de voir avant peu les partisans des préoccupations cliniques, les fanatiques admirateurs de l'ancienne *x* étiologique, ne plus trouver de retranchements pour défendre leurs stériles doctrines de nosogénie.

Par ces appréciations, nous ne prétendons pas attaquer ni censurer ceux qui savent donner à l'observation du malade et à l'analyse de la maladie l'importance qui leur est due, sans oublier le haut intérêt que présentent, pour l'étude, les causes vivantes, entre autres modificateurs de la santé. Nous voulons seulement critiquer ceux qui accordent à la clinique une exagération absolue et, abandonnant les expériences du laboratoire, croient pouvoir tout résoudre au chevet du malade.

La médecine clinique a eu, dans le cours des siècles, de brillants jours de gloire que personne ne songe à contester. Mais le chemin, par elle tracé à l'art de prévenir ou de guérir, est invariable et suit, depuis Hippocrate, une ligne droite. Tous les efforts des cliniciens seraient impuissants à faire changer la route, s'ils l'essayaient. Les deux découvertes vraiment fécondes qui se sont faites dans la science, le cellularisme et la panspermie, ne sont certainement pas dues à la clinique. L'une a fondé la connaissance biologique sur l'unité de *protoplasma*, de forme et de fonctions de tout ce qui vit, et a mieux fait voir que quoi que ce soit, le point où doit être cherchée l'essence intime de la maladie ; l'autre nous a pourvus d'une étiologie animée que nous ne possédions pas, a transformé la pathologie, a ouvert un nouveau lit au cours de l'hygiène, et il lui manque bien peu de chose pour montrer à la thérapeutique l'absurdité de beaucoup de ses généreuses, mais inutiles hardiesses.

La résistance opposée par les médecins à l'acceptation du phyto-parasitisme s'explique, en grande partie, par le respect exagéré qu'ils ont pour les traditions de la clinique pure, que certains appellent la pratique, comme si, démontrer que la bactéridie, prise sur un malade atteint de pustule maligne, tue un lapin, était moins pratique que diagnostiquer une pneumonie ou administrer un purgatif.

Nous avons dit et nous répétons que la clinique peut enrichir, par des détails d'investigation et d'analyse, le musée de la nosognosie ; mais lorsqu'il s'agit de certaines maladies, incontestablement les plus graves et les plus funestes pour l'humanité, ses connaissances ne lui donneront pas plus, désormais, le moyen de les prévenir ou de les guérir, qu'elles ne le lui ont donné jusqu'à présent. Perfectionner les procédés de la percussion ou de l'auscultation, arriver au point extrême de la thermométrie et de la sphygmologie, n'oublier aucun moyen de recherche et d'analyse, doser l'urée et compter les globules du sang, tout cela permettra-t-il, sur un tuberculeux, de faire plus que déterminer l'existence et les limites d'une caverne, graduer la fièvre et calculer l'intensité de l'anémie? Quelle utilité thérapeutique d'importance transcendentale peut-il en résulter? — Quelque indication palliative : calmer la toux, diminuer l'hyperthermie, supprimer la diarrhée, toutes choses très bonnes, en soi, mais nullement radicales, ni définitives. Que l'on en vienne, au contraire, à la notion étiologique ; que l'on sorte de la sphère limitée de l'observation clinique, nécessaire, il est vrai, mais non unique ; que l'on cherche le secret de la cause spécifique ; que l'on tâche de bien connaître cette cause ; et quand on la connaîtra, on verra qu'elle réside en un être vivant qui végète en nous pour faire, de l'homme sain, un malade lui servant de champ de déjection pour son poison. Prouvons, si l'on veut, par l'expérimentation, que cette plante produit le tubercule et, avec le tubercule, la mort presque inévitable dans un temps plus ou moins long, et nous aurons découvert un champ nouveau, aussi étendu dans ses limites et aussi fécond en applications utiles que n'importe quel autre. Par la connaissance de cette cause vivante, nous connaîtrons, si ce n'est maintenant, du moins plus tard, les moyens de la détruire et, si cela ne se peut, la certitude d'empêcher son entrée dans le corps et d'éviter la maladie.

De longs siècles se sont écoulés sans que la clinique nous donnât, de la rage, autre chose que le diagnostic et le pronostic. Au contraire, la micro-biologie nous donne, dans le laboratoire, par la vaccination, l'arme nécessaire pour la combattre. Il y a longtemps que nous connaissions la fièvre jaune; est-ce que cette connaissance a jamais été de quelque utilité pour sa guérison? Eh bien, grâce à la panspermie, nous ne la guérissons pas, nous la prévenons, nous l'évitons en donnant l'immunité. La même chose se produit avec le choléra ; la même chose arrivera dans l'ordre hygiénique et dans l'ordre thérapeutique, avec les maladies, si nombreuses, signalées comme parasitaires, par la science moderne, et que nous, médecins, nous arriverons à dominer complètement.

Nous aurons fait, dans peu d'années, plus de progrès qu'en

plusieurs siècles, en portant l'étiologie des maladies les plus graves dans la catégorie des faits positifs et exacts, en effaçant de nos livres le *quid ignotum* des pestes, en simplifiant leur thérapeutique, et en agrandissant immensément le domaine de l'hygiène ! Et tout ce changement, si radical et si profond, aura été déterminé par la découverte d'invisibles végétaux que nous savons cultiver dans les matras de nos laboratoires !

DEUXIÈME PARTIE

CHAPITRE IV

L'IMMUNITÉ ET LES THÉORIES QUI L'EXPLIQUENT [1]

Plusieurs des maladies phyto-parasitaires admises comme telles offrent, dans leur étude, un phénomène remarquable : les individus qui en sont atteints une première fois ne le sont plus durant toute leur vie, ou, s'ils en souffrent, c'est à titre d'exception et à une époque relativement éloignée de la première attaque.

Ce phénomène est admis comme indéniable, bien que certains lui attribuent des limites plus étendues que d'autres, en faisant entrer dans l'ordre des maladies présentant cette particularité, un plus grand nombre d'entre elles. Mais tous reconnaissent, dans des limites plus ou moins étendues, que les attaques de ces maladies ne se répètent pas, ou du moins ne se répètent que très exceptionnellement : ce fait est si évident qu'il est admis depuis des siècles par le vulgaire.

De cette croyance naquirent l'ancienne idée de la variolisation, parmi les peuples asiatiques, et cette autre idée moderne, scientifique et féconde, que la cause vivante de ces maladies, maniée convenablement, doit mettre l'organisme à couvert d'une attaque mortelle de la maladie.

Ce phénomène s'appelle *immunité*, et l'homme de science a essayé de l'expliquer ; mais comme son processus intime est

1. Lors même que certains nieraient l'immunité sur le terrain de la pathologie naturelle, un fait la prouve et la démontre sur le terrain de l'expérimentation : les animaux soumis, dans le laboratoire, à l'action des microphytes pathogènes, s'ils échappent à la première attaque, meurent difficilement à la seconde, quand les microphytes employés sont les mêmes que ceux à l'influence desquels ils furent soumis la première fois. En revanche, les maladies communes, c'est-à-dire celles qui ne sont pas phyto-parasitaires, peuvent se renouveler autant de fois qu'on le désire.

fort obscur, sa nature permettant à peine une interprétation directe, il a fallu chercher cette explication dans des analogies biologiques, que l'on pourrait jusqu'à un certain point appeler grossières, et dans des faits de physiologie mal déterminés.

Les principales théories admises jusqu'à présent pour expliquer l'immunité, sont au nombre de quatre. Deux d'entre elles considèrent l'organisme animal comme un champ dans lequel se cultive la petite plante parasite, et supposent que, comme la terre qui a donné une première récolte d'un végétal demeure pauvre et épuisée pour en donner une deuxième, de même l'individu qui a servi, une première fois, de champ de culture à un germe morbide, est inutilisable, durant un temps plus ou moins long, pour une deuxième exploitation. Une autre théorie suppose que les cellules de nos tissus souffrent, à la première attaque, une modification moléculaire de nature telle, qu'elle les rend bientôt réfractaires à l'action nouvellement répétée du microbe. Enfin, d'aucuns soutiennent que les globules blancs du sang et de la lymphe, et même, si l'on veut, les cellules du tissu conjonctif et les endothéliums, sont chargés de détruire les microbes ou de les rendre inoffensifs. Ainsi essaie-t-on d'expliquer l'immunité !

Les quatre théories sont donc les suivantes :

1° Celle de l'*épuisement* du milieu ou du terrain dans lequel le microbe a vécu ;

2° Celle d'un *antidote* ou substance étrangère qu'une première culture laisse dans l'organisme et qui empêche le microphyte de se cultiver de nouveau ;

3° Celle de la *modification* des cellules de l'organisme malade, modification qui le rend impropre à la maladie pour un temps plus ou moins long;

4° Celle de l'*action destructive* attribuée aux corpuscules blancs, c'est-à-dire celle des phagocytes.

La théorie de l'épuisement est basée sur des faits d'économie agricole transportés dans la physiologie pathologique.

Un champ dont les principes fertiles ont été épuisés par une première récolte ne peut produire la deuxième si, auparavant, la nature et l'art ne lui rendent les principes utiles qui lui furent soustraits. Un organisme qui se laisse coloniser par un germe morbide ne consent à être colonisé, une deuxième fois, par le même germe, que si les principes utiles qui lui furent soustraits viennent à se régénérer.

La stérilité d'un champ se maintient durant tout le temps qui lui est nécessaire pour se météoriser, ou durant celui que l'on met à lui rendre artificiellement les éléments dont il s'est dépouillé. La stérilité d'un organisme, ou l'immunité, subsiste tant que dure la reconstitution des éléments qui lui furent enlevés par le microphyte.

Une plante qui a les mêmes besoins nutritifs qu'une autre, c'est-à-dire qui enlève au champ des principes de même qualité, stérilise le sol et le rend par suite inapte à la production d'une récolte de cette autre plante. Un germe morbide qui a les mêmes besoins nutritifs qu'un autre, lorsqu'il envahit un organisme, le rend plus ou moins inapte à la végétation du second. Théoriquement, l'on conçoit que comme un végétal rend le sol inapte à la culture de certaines espèces différentes, de même une cause morbide vivante peut mettre l'organisme à l'abri de l'invasion de quelques autres espèces de microbes pathogènes.

Si, en agriculture, cette interprétation donnée au fait de l'improductivité du sol après une première récolte, a amené la rotation des cultures, de même, en pathogénie, une semblable interprétation doit nous porter à admettre théoriquement que si une maladie infectieuse peut nous défendre des attaques de maladies analogues, elle nous laisse, en échange, aussi disposés qu'auparavant à contracter des maladies différentes, pour la cause vive desquelles notre organisme n'a pas été épuisé.

La théorie de l'antidote nous offre d'égales ressemblances. Toute plante, si l'on admet la loi biologique d'après laquelle les êtres sont obligés de mourir dans le milieu où ils vivent, parce qu'ils l'empoisonnent eux-mêmes avec leurs produits de désassimilation, rend le sol impur par les modifications qu'elle lui imprime ou par les toxiques qu'elle lui abandonne. Un sol impurifié de cette manière ne peut donner une deuxième récolte jusqu'à ce que les météores ou les engrais, par les germes et substances chimiques qu'ils lui fournissent, aient neutralisé ou détruit ces toxiques. Une cause morbide vivante se soumettant à une loi identique, dépose dans notre organisme des toxiques qui s'opposeront à une deuxième invasion, tant qu'ils n'auront pas été éliminés ou que leur action n'aura pas été neutralisée.

La stérilité du champ dure tout le temps qui lui est nécessaire pour se débarrasser du toxique produit. Pour la même raison, l'immunité durera tant que les poisons n'auront pas été éliminés ou détruits.

Toutes ces espèces végétales qui impriment au sol des modifications leur devenant réciproquement toxiques, ne pourront se cultiver l'une après l'autre dans un même champ. Toutes ces causes morbides qui laissent dans l'organisme des toxiques doués d'actions antagonistes réciproques, ne pourront pas non plus prendre la place les unes des autres, et s'implanter dans le même organisme.

Toute plante dont les principes éliminés dans le sol, tout en lui étant toxiques, sont favorables à d'autres espèces, laissera le sol convenablement préparé pour la culture de ces espèces. Tout germe morbide éliminant des principes toxiques qui peuvent convenir à un autre germe, favorisera, par son implantation, la culture de ce dernier.

Voilà comment la théorie de la rotation des cultures ou des jachères explique, pour un grand nombre, l'immunité et le changement de réceptivité morbide.

D'un autre côté, la théorie de l'épuisement a été fortifiée par les expériences de Raulin et de Pasteur. Raulin, étudiant les besoins nutritifs de l'*Aspergillus glaucus*, est parvenu à préparer à cette plante, avec des substances minérales et du sucre candi, un milieu dans lequel elle donne une récolte maxima. Parmi les éléments utiles à la plante contenus dans le liquide employé par Raulin, il en est dont la soustraction cause dans la récolte une diminution de 9/10. Cet élément est le zinc, qui entre dans la composition du liquide, dans la proportion de 0 g. 0019 par 1.000, soit la proportion de $\frac{1}{526.321}$ c'est-à-dire que, dans un peu plus d'un demi-mètre cube du liquide de Raulin, il entre seulement un gramme de zinc, proportion qui, bien que faible, est très favorable à l'*Aspergillus*. Une première récolte absorbe cette infinitésimale quantité de zinc, au point d'épuiser si complètement le milieu qu'un deuxième ensemencement donne une récolte neuf fois moindre.

Le même exemple peut également servir à fortifier la théorie de l'antidote. Le liquide de Raulin contient du fer, et la suppression de ce métal produit, mais d'une manière moins marquée que celle du zinc, une diminution graduelle des récoltes. Comme le fer ne semble pas entrer dans la composition des tissus de cette plante, l'on a supposé, avec quelque apparence de raison, qu'il devait neutraliser certain principe toxique éliminé dans le milieu, par l'*Aspergillus*, et avec lequel il formerait une combinaison stable.

Cette réceptivité du milieu, qui change si docilement quand on le prive des principes dont l'utilité ou la perniciosité sont liées à des quantités de matières extrêmement petites, change aussi d'une façon étonnante quand on lui ajoute des principes toxiques pour la plante et pour lesquels le végétal est un réactif tellement sensible, qu'il accuse par sa mort des quantités impossibles à apprécier par l'analyse chimique la plus scrupuleuse. Ainsi, par exemple, l'*Aspergillus*, semé dans le liquide de Raulin contenu dans un récipient en argent, accuse l'action de ce métal et ne vit pas, bien que, comme nous l'avons dit, l'analyse la plus scrupuleuse soit incapable de révéler cette trop petite quantité d'argent qu'incontestablement les parois du vase ont cédée au liquide.

Il convient de ne pas oublier ces faits, qui prouvent une fois de plus combien il est bon de s'habituer à voir dans les cellules autonomes (microbes), comme dans les cellules fédérées constituant des tissus, des réactifs excessivement sensibles aux petites causes, au point qu'il n'y a jamais de proportion entre l'insignifiance des causes et les effets extraordinaires qu'elles produisent sur les cellules.

Une de ces deux théories étant admise, il serait possible que beaucoup des effets pathologiques déterminés par les êtres infiniments petits fussent dus à une faible et insignifiante modification, et que, en vertu d'un mécanisme analogue, le microphyte étant sensible à ces modifications imperceptibles ne s'adaptât plus dans l'organisme modifié.

L'autre fait qui donne aussi de la valeur à ces théories, et dont la découverte est due à Pasteur, consiste dans la propriété qu'ont certains microbes de rendre réciproquement le milieu inutile. Si, en filtrant du bouillon de culture, on lui enlève une récolte de diplococcus du choléra des poules, et qu'on sème dans ce même bouillon, du *bacillus anthracis*, ce microphyte trouve le milieu épuisé et ne se reproduit pas. La même chose a lieu lorsque, le bouillon ayant donné une récolte de bactéridies, on l'ensemence avec des diplococcus du choléra des poules. Et, chose des plus remarquables dans le cas qui nous occupe, de même que ces microbes laissent réciproquement *vaccinés* les bouillons de culture dans lesquels ils se cultivent, de même cette substitution d'effets se produit dans les organismes vivants, de sorte qu'un animal inoculé avec des bactéridies est à l'abri des effets d'un diplococcus, et *vice-versa*.

Les théories de l'épuisement et de l'antidote s'emparent également du fait de l'inutilisation du milieu par chacun des microphytes. Les uns prétendent que les deux microphytes épuisent le milieu, en lui enlevant des principes qui leur sont également utiles. Les autres soutiennent que les deux déposent dans le milieu un toxique qui leur est également nuisible. Qui a raison ? Si l'on considère que dans le bouillon où l'on a cultivé le diplococcus du choléra des poules, il existe un toxique qui détermine en elles le syndrome de ce mal, mais, sans donner, d'après Pasteur, l'immunité, la conclusion sera que si ce toxique est le même qui s'oppose à l'obtention d'une deuxième récolte de microphytes, la théorie de l'antidote n'est pas applicable pour nous expliquer l'immunité.

La théorie de l'épuisement a été défendue par le plus grand nombre, et nous-mêmes nous l'acceptâmes dès le début, alors que nous n'avions pas encore cherché l'explication de l'immunité dans une voie plus positive.

Le microbe se cultivant dans notre organisme, disent ceux qui la défendent, et lui dérobant quelque principe, surtout si celui-ci se reconstitue difficilement, pour petite que soit la quantité soustraite, le terrain sera impropre à une deuxième culture de la même plante, car l'on sait que ces êtres nuisibles sont très sensibles à l'action des petites causes ; et si nous ne possédons aucun moyen de savoir, physiquement ou chimiquement, en quoi a consisté cette soustraction, nous ne pouvons non plus prétendre actuellement connaître la composition chimique de nos humeurs et de nos tissus, ni toutes les modifications complexes et intimes qu'ils souffrent continuellement.

C'est là, évidemment, une bonne défense de la théorie de l'épuisement, mais il est difficile d'admettre que l'immunité puisse durer parfois des années, comme dure celle de la petite vérole, alors que la rénovation de notre corps est incessante et la reconstitution de ses principes constitutifs assez rapide. Faut-il admettre que la formation d'une petite quantité d'une substance quelconque coûte des années à l'organisme ? L'on pourrait objecter à cela que le microphyte gêne la propriété des cellules de fabriquer et de recomposer cette substance, et que cette gêne peut durer tout ce temps ; mais alors, la théorie de l'épuisement se convertit en celle de la modification cellulaire, dont nous parlerons plus loin.

Ce qui n'a aucun fondement solide, ce qui est dépourvu de tout sens commun scientifique, et révèle une grande pauvreté de jugement expérimental, ou une extrême légèreté, c'est l'argument présenté par Klein contre la théorie qui nous occupe. Le bouillon préparé avec de la viande de bœuf vacciné contre le sang de rate au moyen de la bactérie atténuée, et ensemencé avec la bactéridie sans atténuation, permet à cette dernière de se cultiver. Il en est de même avec le bouillon obtenu de la chair de cobayes ou de rats morts de la bactéridémie. Un phénomène analogue s'observe relativement au rouget des porcs. Il est donc illogique de prétendre, dit Klein, qu'après une invasion de la maladie phyto-parasitaire, les humeurs et les tissus constituent un terrain défavorable pour une nouvelle attaque, puisqu'il ne manque aux liquides extraits aucun des principes nécessaires à l'ensemencement et à la culture artificielle du microphyte.

Si l'on veut bien se rappeler ce que nous avons dit, quelques lignes plus haut, sur la sensibilité de ces plantes, qui leur fait percevoir certaines modifications du milieu inappréciables ; si l'on calcule les profondes altérations que la mort, d'une part, et la cuisson, de l'autre, font subir aux chairs et, par conséquent, combien le bouillon extrait doit mal représenter la composition organique des tissus et des humeurs de l'animal vivant, l'on comprendra à quoi se réduit la pompeuse objection de Klein. Pour vérifier expérimentalement un fait ou une théorie, la première condition est de chercher, par tous les moyens, à provoquer les phénomènes dans les conditions les plus égales possible, et c'est là ce que le micro-biologiste anglais paraît oublier dans beaucoup de ses travaux [1].

En résumé, le susdit docteur paraît se décider pour la théorie de l'antidote, sans réfléchir que les faits présentés par lui pour combattre celle de l'épuisement détruisent complètement la première. En effet, si dans un bouillon préparé avec des viandes de bœuf vacciné, ou de lapins et de rats tués par la bactéridie, celle-ci se cultive bien, comment comprendre que dans ce même bouillon on trouve la substance qui devait servir d'antidote et empêcher le développement de la plante? Est-ce que la chaleur et la mort ont détruit cette substance? Ce serait pour nous une raison de plus pour affirmer que les conditions expérimentales dans lesquelles se place Klein sont, à tous égards, impropres et inadmissibles.

Les objections du docteur anglais pèchent encore plus parce qu'il résulte d'elles deux négations, dont l'une n'a pas de rapport avec les prémisses ; en effet, lorsque Klein nie que le sang et les tissus puissent se convertir en terrain défavorable

1. Si l'on s'étonnait de ce langage, nous recommanderions la lecture de l'article publié par Klein dans le numéro du 29 octobre 1885, du journal *The Nature*. Dans cet article, il est dit : « Ferran est plus près de Don Quichotte de la Manche que de Jenner » ; « il n'est pas familiarisé avec la culture du virgule comme Koch, Van Ermengen *et Klein même ;* » (quelle modestie !) « il est un inexpérimenté, totalement dépourvu d'instruction et des connaissances techniques nécessaires pour les investigations bactériologiques » ; « les cultures faites par lui ne sont qu'un amas bigarré de plusieurs espèces de bactéries » ; « les affirmations extravagantes de Ferran sur les formes particulières du virgule sont de pures sottises » ; « il ignore la théorie et la pratique des inoculations préventives, », et, enfin, copiant la phrase d'un correspondant du *Times*, il ajoute que « Ferran est un niais plein d'illusions conçues dans l'ignorance ».

Pourrait-on croire que ces inqualifiables invectives sont sorties de la plume d'un homme de science ?

pour une deuxième invasion, il nie que les causes vivantes puissent produire l'immunité, mais ensuite, il semble admettre ce qu'il vient de nier, en disant que le fait de l'immunité ne peut être dû à l'épuisement d'un composé chimique quelconque. Si l'immunité n'existe pas, comme il l'affirme, si elle n'est pas possible, il est parfaitement inutile de nier que l'épuisement de tel ou tel principe puisse la déterminer.

L'on a cité aussi comme argument contraire à la théorie de l'épuisement, mais favorable à celle de l'antidote, le fait que les ferments alcooliques ne vivent plus lorsque le milieu contient une certaine quantité d'alcool, même lorsqu'il est restauré par l'adjonction d'une nouvelle quantité de glucose. L'alcool constitue dans ce cas l'antidote s'opposant à ce que le *saccharomycète* continue à coloniser le milieu et à dédoubler la matière sucrée.

Si nous combattions la théorie de l'antidote avec les mêmes arguments dont Klein se sert pour combattre celle de l'épuisement, l'exemple que nous venons de citer serait d'une grande éloquence pour démontrer comment, par la cuisson, un milieu stérile peut devenir fécond, bien qu'en général on ait observé que les milieux stérilisés par le froid l'emportent sur ceux stérilisés par la chaleur, pour favoriser le développement de la vie des microbes. De cet exemple, il résulterait que faire bouillir le milieu de culture suffirait à lui rendre la fertilité, à cause de la perte d'alcool qu'on lui ferait subir.

Si donc il arrivait qu'un microphyte déterminât l'immunité en opérant comme agent réducteur, et que les produits des réductions fussent éliminés, accomplissant ainsi la loi de l'épuisement, il n'y aurait rien d'extraordinaire à ce que la mort ou l'action de la chaleur régénérassent ces principes, rendant aux humeurs et aux tissus la fertilité perdue. Dans un cas la chaleur régénérerait le milieu en éliminant le toxique, dans l'autre elle le restaurerait en régénérant le principe utile épuisé.

Dans ces théories de l'épuisement et de l'antidote, dont les principaux champions sont Duclaux et Klebs, l'organisme joue, comme l'on voit, un rôle complètement passif, se laissant spolier d'un principe utile au microphyte, selon l'une, ou servant de dépositaire à un toxique élaboré par le phyto-parasite, suivant l'autre.

La troisième théorie, que nous pourrions appeler physiologique, est due à Grawitz. D'après elle, les cellules, sous l'influence d'une première attaque d'une maladie, acquièrent une modification spéciale transmissible aux cellules filles, laquelle donne à celles-ci l'aptitude nécessaire pour se défendre contre les effets d'une deuxième invasion parasitaire. Dans cette théorie, la perte de l'immunité constituerait une espèce de phénomène de réversibilité ou d'atavisme ; chaque nouvelle génération cellulaire recevant par héritage une moindre quantité de modification, il doit arriver un moment où, suivant la loi de l'héridité, il ne subsistera plus que les caractères primitifs, les seuls vraiment utiles pour l'accomplissement des fins auxquelles sont destinées les espèces histologiques.

Comme, en dernière analyse, un processus chimique est celui qui influe principalement sur toute la vie des cellules, l'on peut dire que, dans le fond, la théorie de Grawitz ne s'éloigne pas des autres. Le Dr Klein combat cette théorie avec la même légèreté que celle de l'épuisement ; il ne parvient pas à comprendre que des caractères qui, étant donné l'état actuel de la science, échappent aux plus rigoureux moyens d'investigation, puissent se perpétuer par hérédité. Il dit : « après une attaque de scarlatine, les cellules des tissus connectifs, les hématies, les cellules hépatiques, etc., offrent le même caractère qu'auparavant. »

Cela ne peut être dit sérieusement par quiconque est médecin, naturaliste ou biologiste. Il se réalise continuellement dans l'intérieur du protoplasma cellulaire de tous les organismes, de profonds changements de composition, indéniables pour tous, sans que la forme et les caractères extérieurs varient en quoi que ce soit. Cette vérité, qui est du domaine du simple sens commun, est connue de tous ; jamais Grawitz n'a pu songer à dire le contraire, et personne n'a pu supposer cette énormité biologique pour se donner le plaisir de la combattre.

Il est clair qu'après la culture d'un microbe dans notre organisme, en admettant comme certaine l'hypothèse de Grawitz, les cellules hépatiques, les globules sanguins et les cellules du tissu connectif ne changent ni de caractère, ni de fonctions ; mais pourrait-on assurer que leur protoplasma, sérieusement menacé par les poisons du microphyte, n'a pas souffert des transformations inappréciables à première vue, mais non moins certaines pour cela ?

Niera-t-on que dans certaines maladies il y a des changements intimes dans la substance de la cellule nerveuse, parce que ceux-ci ne se manifestent pas à l'extérieur ? Ainsi donc, comme il est indiscutable que ces altérations et d'autres analogues peuvent se réaliser sans que la vue, même aidée par le microscope, puisse les percevoir, il n'est pas moins certain que ces altérations se transmettent par hérédité, alors même que cette transmission va se débilitant avec le temps et le continuel mouvement rénovateur de la nutrition.

Nous pourrions présenter des virgules du choléra asiatique dans lesquels le microbe ne révèle certainement pas des changements de forme ni de structure, comme ceux prétendus par Klein, et, cependant, ces bacilles montrent indirectement, par leurs réactions vitales et leur conduite dans les milieux de culture, certaines différences — pas très fondamentales — permettant de former avec ces virgules une variété dans le type caractéristique du microbe admis par tous. Eh bien, ces variantes dans les activités chimiques, qui ne sont appréciables que de façon indirecte, impliquent forcément un changement dans la composition intime du protoplasma, changement transmissible par hérédité et qui peut exercer une grande action dans la lutte pour l'existence, si imperceptible et inappréciable qu'il soit pour nous, malgré les moyens dont la science dispose.

La théorie de Grawitz qui, selon qu'on l'interprète, contient tant soit peu de métaphysique et échappe, par suite, à nos moyens d'étude exclusivement physiques et chimiques, interprétée dans le sens que lui donne son auteur, mérite au moins le même degré d'attention que les autres.

Dernièrement, le Dr Metschnikoff, s'appuyant sur le fait que les cellules amiboïdes incolores du sang de la *Daphnée* (puce d'eau) ont la propriété de s'entr'aider et de détruire les microbes pathogènes, cause d'une maladie phyto-parasitaire dont ces êtres souffrent, a fondé une autre théorie à laquelle nous donnons la quatrième place. D'après le professeur russe, si les cellules destructrices des microbes phagocytes peuvent arriver à détruire tous ceux qui se produisent, la maladie n'a pas lieu, tandis que si elles ne peuvent, pour une cause aujourd'hui encore inconnue, les détruire tous, ceux-ci se multiplient, et de cette multiplication résulte la mort de l'individu.

On a observé aussi que si l'on inocule à des grenouilles le *bacillus anthracis*, ces microbes se trouvent, après quelques jours, renfermés dans les leucocytes et sont devenus inoffensifs; tandis que si on maintient ces grenouilles inoculées dans un bain à 37° ou 38°, on ne trouve plus les microbes renfermés dans les leucocytes, mais bien circulant dans le sang, auquel cas ils peuvent produire la mort.

Il résulte de ceci, d'après l'illustre professeur Metschnikoff, que l'immunité peut très bien être liée à cette propriété des leucocytes, déjà connue depuis longtemps, de s'emparer des corpuscules étrangers et, par suite, des microbes considérés comme tels, s'opposant ainsi à leur multiplication. Dans cette théorie, le principal rôle actif est joué par l'organisme, dans lequel, parce qu'il existe une quantité suffisante de phagocytes pour englober tous les microphytes pathogènes, l'infection n'aura pas lieu. Les effets préventifs d'une première invasion s'expliqueraient de cette manière, par un grand développement et une plus grande activité des phagocytes, et l'infection par la prépondérance de la fécondité du microphyte sur ceux-ci.

Tout d'abord, nous acceptâmes volontiers la théorie de l'épuisement, mais bientôt l'étude attentive des faits nous conduisit à penser que, l'immunité appartenant à un ordre de phénomènes qui avaient été groupés sous une autre dénomination, toutes ces théories étaient de trop, et qu'il était plus convenable de fondre en un seul groupe les uns et les autres de ces phénomènes, en apparence distincts, et de chercher une théorie qui les expliquât tous. Les phénomènes auxquels nous nous référons sont compris dans ce que l'on appelle l'*Habitude médicamenteuse ou toxique* [1].

1. Quelques-uns ont aussi prétendu se servir, comme d'une arme contre la vaccination du choléra, de ce qu'ils appellent nos contradictions, et qui n'est qu'une rectification. Notre procédé prophylactique sera-t-il moins vrai parce que nous aurons modifié notre opinion sur l'immunité, quand l'étude de certains faits nous y a obligés ?

CHAPITRE V

L'INFECTION PHYTO-PARASITAIRE EST UNE INTOXICATION [1]

Etant donnée l'idée que l'on a aujourd'hui de la vie et le criterium à suivre dans l'étude de tous les phénomènes dont nous nous occupons, les modifications que les microbes produisent dans les cellules de nos tissus ne peuvent être indiscutablement que mécaniques, inductives ou chimiques, et toutes matérielles.

Les actions mécaniques grossières ne jouent pas un grand rôle dans les processus phyto-parasitaires ; nous l'avons déjà dit en comparant, dans un autre chapitre, l'action des parasites animaux à celle des végétaux. Seules quelques embolies et compressions que pourront très rarement causer les pelotons du microphyte prodigieusement développé, peuvent être mises au compte des effets mécaniques ; mais par leur rareté même, ce sont des quantités négligeables pour le problème.

Comme actions inductives, nous avons celles qui peuvent surgir des différences entre les potentiels thermiques et électriques du microphyte et de l'être envahi. Ces actions étant d'origine purement physique, il n'y a lieu, aujourd'hui, de les prendre en considération que quand elles contribuent à stimuler et à entretenir les actions d'ordre chimique.

Il reste, par conséquent, comme cause principale des modifications que peuvent s'imprimer mutuellement les êtres vivants, les seules actions chimiques, et ce qui, en excluant les autres

1. Dans ce que l'on appelle infection phyto-parasitaire, il faut tenir compte de deux actes : 1° de la colonisation de l'organisme humain par les végétaux microscopiques ou microbes ; et 2° de l'action sur l'organisme des substances toxiques élaborées par ceux-ci. Nous comprenons dans l'infection ces deux actes, que nous considérons comme intimement liés dans la maladie naturelle, bien qu'expérimentalement on puisse les séparer, en cultivant artificiellement les microbes hors de l'organisme d'un animal, et injectant dans celui-ci le poison élaboré par ces microbes.

actions, est le plus probable, se trouve pleinement confirmé par les études modernes faites sur la nutrition des microphytes.

L'on sait positivement que, en ceci, les microbes obéissent aux mêmes lois que les êtres supérieurs. Ils ne se nourrissent pas communément de la matière, sans auparavant la travailler d'une certaine façon, sans lui faire subir une espèce de digestion, en se servant pour cela de diastases très actives. Lorsque, après ce mécanisme chimique, ils ont absorbé la matière assimilable, ils la rendent plus complexe pour la faire ensuite descendre, par une série de dédoublements, jusqu'au rang de composés beaucoup moins compliqués, qu'ils finissent par expulser de leur protoplasma.

Nous voyons donc que, d'un côté, les microbes disposent, contre les substances organiques, de produits d'attaque doués de prodigieuse activité, et que, de l'autre, ils éliminent des produits de dénutrition, dont les propriétés toxiques sont analogues à celles des alcaloïdes que nous manions, tous les jours, comme les armes les plus appréciées de l'arsenal thérapeutique. Il faut en outre remarquer un autre fait important. Les cellules des tissus animaux, baignées par un plasma qu'ont altéré les poisons microbiens, fonctionnent mal, tombent malades et, ainsi que la chimie biologique l'a démontré récemment, élaborent des substances toxiques comme produits d'élimination (leucomaïnes) en plus grande quantité que dans l'état normal, et ces produits contribuent de leur côté à augmenter l'infection.

Si l'on y songe bien, tout ce qui caractérise l'action directe ou indirecte des microphytes pathogènes constitue une base suffisante pour croire que l'infection produite n'est autre chose qu'une intoxication plus ou moins complexe, mais analogue à celle que l'on peut déterminer avec des produits de laboratoire; la différence consiste uniquement en ce que, dans les maladies phyto-parasitaires, la cornue qui élabore le poison est vivante, se reproduit et habite dans l'organisme. Ceci seul suffit pour nous donner une idée des différences existant entre les intoxications dues à des poisons chimiques et celles occasionnées par les poisons que les êtres vivants élaborent.

Comme exemples mettant en relief le grand pouvoir toxique des principes actifs élaborés par les microphytes, il nous suffirait de citer *l'acquetta di Perugia* et *l'acqua toffana*, dont se servaient les empoisonneurs italiens, poisons que les recherches de Selmi nous permettent de considérer comme des produits analogues aux ptomaïnes, et dans la formation desquels devait entrer pour beaucoup le travail des microbes de la putréfaction [1].

Il y a aussi une autre raison pour croire que l'infection due au microbe est une intoxication semblable à celle que causent les substances toxiques appelées alcaloïdes (glucosides et anhydrides), extraites des plantes et qui s'emploient comme agents thérapeutiques. Les microbes sont aussi des plantes, et ceux même que l'on considère comme mono-cellulaires sont des cellules végétales ¨bres ou autonomes et, comme tels, en admettant l'unité des lois de la vie, ils doivent sécréter des principes analogues à ceux produits par les cellules confédérées qui forment les tissus des êtres supérieurs.

Tout, donc, porte à croire que l'infection microbienne est une véritable intoxication.

1. Le célèbre poison des Borgia se préparait en ouvrant en long un porc, en saupoudrant d'arsenic ses entrailles, et en l'abandonnant ainsi, pendant quelques jours, à la putréfaction. De cette manière, il devait se former une *arsine* en combinaison avec de vraies ptomaïnes.

CHAPITRE VI

ANALOGIES ENTRE L'INTOXICATION ORDINAIRE ET CELLE PRODUITE PAR UNE INFECTION

Les résultats produits par les empoisonnements dus aux microbes sont soumis aux mêmes lois qui régissent ceux causés par des agents chimiques d'une autre classe, par exemple, morphine, digitaline, composés arsenicaux, etc. Il suffit de réfléchir un peu pour le comprendre.

Le poison, inorganique ou organique, qui ne provient pas d'une cause vivante, c'est-à-dire d'un parasite, produit une intoxication qui, à circonstances égales :

1° Est proportionnelle à la quantité de toxique absorbé;

2° Est proportionnelle au temps pendant lequel celui-ci agit sur l'organisme ;

3° Est proportionnelle au poids de l'individu intoxiqué;

4° Varie suivant l'espèce de cet individu ;

5° Est en rapport avec la facilité d'absorption et la voie par laquelle le toxique pénètre ;

Et 6° est en rapport avec l'état et les fonctions des organes éliminateurs.

Si nous parvenons à démontrer que l'infection est aussi d'accord, dans sa manière d'être, avec l'intoxication ordinaire sur tous ces points, les ressemblances ne pourront pas être plus parfaites.

1° Toutes conditions égales d'ailleurs, le degré d'infection est directement proportionnel, dans de certaines limites, à la quantité de toxique élaborée par le microbe. Ceci est indéniable, et le syndrome qui est la manifestation sensible des altérations subies par les organes garde toujours un rapport avec le nombre des microbes et, par conséquent, avec la quantité de substances préjudiciables qu'ils élaborent. En outre, étant acceptée la prémisse établie dans le chapitre antérieur, que l'action du microphyte est chimique, il s'ensuit que le résultat de cette action chimique sera plus ou moins grand, selon que le sera aussi la quantité de l'agent qui doit déployer ses énergies pour la réaliser ;

2° A un être qui peut organiser des résistances, il ne saurait être indifférent qu'un agent malsain déploie contre lui son activité d'une manière subite ou d'une façon graduelle et lente. C'est pour cela qu'à une infection spontanée cet être résiste d'ordinaire bien mieux qu'à la même infection provoquée dans un but expérimental, dans le laboratoire. Dans le premier cas, il commence à entrer en fonction une quantité de toxique qui va croissant graduellement, à mesure que le microbe qui la produit se multiplie dans l'intérieur de notre corps ou dans celui d'un animal ; car d'habitude, dans l'infection spontanée, il s'introduit dans l'organisme un nombre de germes relativement limité, lequel, trouvant de bonnes conditions, se cultive et croît, donnant ainsi du temps aux cellules des tissus et à l'organisme entier pour éliminer le toxique, au fur et à mesure qu'il est absorbé, et pour mettre en jeu toutes leurs forces de résistance. Dans le cas d'une infection expérimentale, au contraire, le nombre de microphytes qui sont introduits d'une seule fois est relativement considérable ; ceux-ci colonisent le milieu avec beaucoup plus de rapidité et, dans un temps beaucoup moindre, élaborent la quantité de poison suffisante pour produire la mort, avant que l'organisme infecté puisse disposer de tous ses moyens de défense ;

3° Si l'on fait agir une même quantité d'énergies sur des masses distinctes, les rapidités d'action sont inversement proportionnelles à ces masses ; l'effet sera donc d'autant plus accentué que sera moindre la masse contre laquelle doit s'épuiser cette énergie. C'est pour cela que la quantité minima de toxique, mortelle pour les individus d'une même espèce et d'un même âge, développera plus promptement ses effets mortifères sur des individus de peu de poids que sur des individus plus pesants. Les faits ne s'adaptent généralement pas d'une manière rigoureuse à cette loi, parce que, comme les poisons n'agissent pas sur toute la masse de l'individu, mais de préférence sur des masses cellulaires déterminées, si celles-ci ne sont pas tout à fait en relation avec les autres, il peut se présenter le cas de deux individus, de même poids total et d'autres conditions égales, qui subiront diversement l'action de la même masse de microbes, et *vice-versa ;*

4° La nature des composés chimico-organiques normaux et la

manière d'extérioriser, au moyen de mouvements physiologiques, les modifications dont ils sont susceptibles sous l'action du toxique, varie selon l'espèce de l'individu.

Il importe de tenir compte de ce point, car il nous oblige à changer la dénomination de bien des maladies, si l'on croit convenable d'unifier les études biologiques, spécialement en ce qui concerne la pathologie comparée. Si un même agent ne produit pas sur des êtres de différentes espèces le même tableau syndromique, il serait préférable d'employer toujours le nom de la cause pour désigner la maladie, quels que fussent les groupements symptomatiques par lesquels les divers animaux les révèleraient ; de cette manière, nous ne serions pas exposés à tomber dans la grossière erreur de nier à cette cause sa spécificité pour produire des désordres déterminés chez quelques êtres, par la seule raison qu'elle les produit très différents sur des êtres d'espèce distincte.

Ainsi, la maladie de la bactéridie ou du *bacillus anthracis*, par exemple, correspondrait à tous les tableaux syndromiques que les poisons de ce bacille peuvent produire sur les différentes espèces ; et, de la même manière, la maladie du bacille virgule comprendrait, pour différentes qu'elles fussent, toutes les diverses modalités syndromiques que les poisons produits par ce bacille sont susceptibles d'amener sur des individus d'espèces différentes.

L'on obéit vraiment à un critérium fort peu rationnel pour juger cette question, qui est de grande importance pour la microbiologie, quant aux preuves que continuellement l'on exige d'elle. Beaucoup croient, — ou tout au moins, si cela ne se dit pas, on le fait entendre, — qu'une cause vivante doit produire sur des animaux d'espèce différente les mêmes effets. D'après ce système, le bacille virgule du choléra devrait occasionner à tous les animaux auxquels on le communiquerait expérimentalement, le vomissement, la diarrhée, les crampes et tout le nombreux et triste cortège de symptômes qui caractérisent cette maladie chez l'homme ; et comme il n'en est, ni ne peut en être ainsi, quelques-uns n'appellent pas choléra expérimental celui provoqué par l'injection du virgule chez les cobayes, ce qui nous conduirait à ne pas dénommer choléra morbus asiatique celui dont souffrent certaines personnes chez lesquelles il ne se présente ni vomissement, ni diarrhée (choléra sec des auteurs), ni cyanose, ni anurie. Cela est complètement dépourvu de logique. Si un microbe détermine une maladie chez l'homme et si, introduit ensuite dans un animal quelconque, il produit des altérations et même la mort, qui faudra-t-il considérer comme l'agent de ces changements pathologiques, si ce n'est le même végétal qui les produisait auparavant sur l'homme, bien que ses effets fussent distincts? Qu'importe que le syndrome ne soit pas égal? La cause cessera-t-elle pour cela d'être la même? La rage n'a-t-elle pas sur le chien et sur le loup, sur les poules et sur les lapins, des symptômes différents que sur l'espèce humaine? Cesse-t-on pour cela de désigner cette maladie sous le même nom, et quelqu'un doute-t-il que ce soit la même cause qui la produit?

Chaque espèce animale est un réactif vivant distinct pour le même agent pathologique, et répond à sa manière à l'action de ce dernier. Les poisons purement chimiques, la digitaline, la morphine, etc., produisent différents effets visibles, selon l'espèce zoologique sur laquelle ils développent leur action, et cependant personne n'a songé à dire que la cause n'était pas unique dans tous les cas. En bonne logique, donc, celui qui admet que le virgule est la cause du choléra morbus chez l'homme, ne peut pas nier, sans se placer vis-à-vis de lui-même en grave contradiction, que les modifications fonctionnelles et la mort produites par le virgule en culture pure, quand on l'injecte à un cobaye, ne soient analogues à celles observées sur l'homme. Il importe peu qu'on l'appelle, ou non, choléra chez l'animal; il suffit de reconnaître l'égalité de cause et l'identité de mécanisme intime par lequel cette cause agit sur tous les corps vivants dans lesquels elle se cultive. Tels sont les principes de bonne pathologie comparée que personne ne devrait oublier, et bien moins celui qui, chargé de l'enseignement public de connaissances médicales de cette sorte, a commis, pour nous combattre, un délit de lèse-science.

5° C'est une notion vulgaire que les effets d'une même quantité de toxique se graduent d'après la voie qui a servi à les introduire dans l'organisme; une fois le médicament ou le poison absorbés, ils se conduisent toujours d'après les lois ci-dessus énoncées, quel que soit l'endroit par lequel ils ont pénétré.

Cette voie d'absorption peut modifier les résultats d'une dose, tantôt en retardant sa diffusion, tantôt en la favorisant. Le microbe se soumet également à cette loi; le genre et la violence de ses effets sont en relation directe avec la voie ayant servi à son introduction, soit parce que les substances toxiques qu'il élabore sont absorbées plus ou moins bien, soit parce que, dans l'endroit par où on les introduit, elles peuvent végéter avec plus ou moins de facilité, croître ou mourir; car, en dehors de l'influence que la porte d'entrée exerce par ses conditions physiologiques, elle en exerce encore une autre par l'état dans lequel elle se trouve.

De même que l'émétine provoque plus facilement des vomissements, lorsqu'elle est introduite dans l'estomac que quand elle est injectée dans le tissu cellulaire, de même les microbes règlent la rapidité et l'intensité de l'intoxication qu'ils produisent d'après le point de leur invasion dans l'organisme. Le microbe du choléra, par exemple, ne produit pas des effets complètement semblables, lorsqu'il est introduit spontanément dans le tube digestif avec l'eau où les aliments, comme lorsqu'il est injecté sous la peau, et cependant personne ne peut douter, sans offenser la logique, que son poison n'agisse d'après un même mécanisme chimique dans les deux cas.

6° L'on sait quelle grande influence exerce sur l'intensité des intoxications, l'obstruction des émonctoires naturels par lesquels l'économie expulse les principes nuisibles, propres ou étrangers. Qu'il s'agisse de poisons venus du dehors ou des produits de la décomposition cellulaire de nos tissus, les organes d'élimination jouent un rôle très important pour garantir l'économie animale de leur pernicieuse action. Du moment, par conséquent, où ces organes fonctionnent mal, il se produit une grave intoxication dans le dernier cas, ou l'augmentation des intensités toxiques dans le premier[1].

La même chose se produit avec les poisons des microphytes parasites, et en ceci comme en tout le reste, la ressemblance ne saurait être plus parfaite.

Et pour qu'elle le soit encore davantage, en plus de toutes les circonstances ci-dessus, il convient de tenir compte de l'âge de l'individu, de la race, des conditions d'alimentation et de milieu auxquelles il a été sujet. Ceci entrant en ligne de compte, l'on peut dire que tous les individus d'une même espèce se trouvant dans les mêmes conditions, réagissent avec la même intensité contre les effets d'une même quantité de toxique. La théorie repousse l'intervention de caractères spéciaux pouvant modifier profondément l'intensité des intoxications, et les faits sont d'accord avec la théorie. En effet, la dose de toxique qui tue un animal d'un poids donné, cause également la mort de tous les animaux de même poids et de même race, qui sont nés et ont vécu dans de semblables conditions ; la plus grande résistance offerte par tel ou tel autre individu est due, très probablement, à une habitude ou à une tolérance inconsciemment préétablie.

1. Bouchard et Gautier fondent une pathogénie très rationnelle de certaines maladies, sur la seule difficulté d'élimination des toxiques que nos cellules fabriquent dans l'exercice de leur fonction nutritive.

Malgré la ressemblance que nous avons signalée entre une intoxication ordinaire et une infection, il existe cependant entre elles quelques différences, mais celles-ci sont plus apparentes que réelles.

D'une part, la quantité de matière pathogène qui pénètre dans l'organisme pour déterminer une infection spontanée, est généralement beaucoup plus petite que celle d'un empoisonnement ordinaire. En outre, l'infection offre une marche qui diffère, non seulement de celle déterminée par les poisons communs, mais aussi de celle que nous pouvons déterminer au moyen des poisons extraits des mêmes microbes pathogènes.

Les considérations suivantes font disparaître complètement cette apparente opposition.

Le tableau syndromique d'un empoisonnement est l'expression physiologique d'un travail chimique qui s'accomplit, des proportions définies de matière entrant toujours en jeu, et ceci n'admet pas de discussion ; par conséquent, la disproportion dans la quantité de matière active dans l'un et dans l'autre cas ne peut exister ; si le travail chimique est égal, la quantité de matière qui entrera en action sera aussi forcément égale.

Mais si l'on considère que dans le cas d'un empoisonnement par infection, la petite quantité de poison introduit est étroitement unie à l'être qui la produit, comme celui-ci peut vivre et se multiplier au sein des tissus, on voit qu'avec lui augmente la quantité de toxique. Si l'on se rappelle que, dans ces êtres vénéneux, tout comme dans les êtres supérieurs, la quantité de poison élaborée est proportionnelle à la quantité de la plante et au temps que celle-ci vit, l'on verra s'évanouir ces apparentes différences.

Le microphyte vivant seulement dans un tissu sans se reproduire, ne peut, dans le même temps, élaborer la même quantité de toxique qu'un autre de la même espèce qui, outre qu'il vit, se reproduit ; ceci est la conséquence de ce qui a été dit auparavant : la quantité de poison est proportionnelle à celle de la plante. Il en résulte donc que, dans ces empoisonnements, il faut faire attention, non pas tant à la quantité de matière ingérée qu'à la quantité de parasites qui se multiplient, et au temps qu'ils vivent dans l'organisme. Alors aussi cette dissemblance disparaît.

Si le syndrome et la marche des empoisonnements amenés par des causes vivantes ont une allure spéciale qui ne permet pas de les confondre avec le syndrome et la marche des autres empoisonnements (y compris ceux provoqués par les poisons absorbés après isolement des microbes qui les ont produits), cela est dû, premièrement, à ce que le toxique est un dans un cas et peut être multiple dans un autre. Lorsque les microphytes colonisent un milieu vivant, ils l'empoisonnent avec leurs ferments solubles, — la plupart étant des produits de transition, — et avec leurs ptomaïnes. Lorsque l'on injecte un toxique minéral ou d'origine cellulaire, mais isolé de l'être vivant, le poison est toujours un, ou tout au moins il n'est pas aussi complexe et, naturellement, le syndrome et sa marche doivent aussi être moins compliqués.

Nous ne dirons rien de la différence résultant de ce que certains sont transmissibles, alors que d'autres ne le sont pas, parce que cette différence est d'un autre ordre et n'a aucun rapport avec le point que nous avons discuté.

Il résulte, comme conséquence légitime de tout ce qui a été dit, que si les infections des microphytes parasitaires sont de vrais empoisonnements, la particularité qu'elles offrent de ne pas se répéter, c'est-à-dire l'*immunité*, est un phénomène soumis à la même loi que l'*habitude* qui s'établit pour les poisons communs.

CHAPITRE VII

L'HABITUDE ET SES LOIS

Lorsqu'une cause agit plusieurs fois de la même manière sur un organisme vivant, lorsqu'un phénomène se reproduit en lui un certain nombre de fois, cet organisme, qu'il soit animal ou plante poly-cellulaire, qu'il soit cellule autonome ou fédérée, ne manifeste pas les phénomènes de réaction toutes les fois avec la même intensité. Au contraire, la réaction va décroissant en tout ou en partie, rapidement ou lentement.

L'espèce de tolérance avec laquelle l'être vivant, chez lequel il en est ainsi, reçoit l'impression de causes qui auparavant frappaient au plus haut degré ses énergies, est ce que l'on nomme *coutume* ou *habitude*.

En réalité, tous les phénomènes vitaux sont réglés par la loi de l'habitude. L'adaptation de l'être dans le milieu où il vit, est le résultat de l'accomplissement de cette loi. Le premier organisme doué de vie qu'il y eut dans le monde, inaugura la série de tous ces phénomènes, modelant ses activités sur l'action des causes qui agissaient sur lui, créant de véritables habitudes dans les fonctions du protoplasme, et de véritables coutumes de mouvements moléculaires. Il transmit ensuite, par hérédité, les caractères d'adaptation et la possibilité de s'habituer, à tous les autres êtres qui devaient descendre de lui et former une longue chaîne animée.

Chez les animaux supérieurs et chez l'homme, les particularités de l'habitude sont très manifestes. L'action d'une même cause plusieurs fois répétée dans les mêmes conditions, et la répétition d'un même acte ne provoquent pas constamment les mêmes réactions; celles-ci vont en progression descendante. C'est ainsi que les phénomènes du fonctionnalisme nerveux se transforment lentement par l'habitude, et de tout à fait conscients qu'ils étaient au début, deviennent complètement inconscients, lorsqu'ils se répètent une ou plusieurs fois. Les mouvements de la marche, ceux qui ont pour but de saisir des ustensiles habituels ou d'exécuter des actes ordinaires, commencèrent, dès l'enfance, par avoir besoin du concours cérébral, et devinrent plus tard purement et absolument médullaires. Toute l'éducation physique et intellectuelle de l'homme est fondée là-dessus. Si l'habitude n'existait pas, si les organes n'amortissaient pas leurs réactions en présence de l'agression répétée des mêmes causes, la vie serait rendue impossible par la tension continuelle des énergies vitales. La douleur et la souffrance seraient continues et sans fin, et l'aptitude à souffrir de maladies qui ne cesseraient jamais de nous troubler deviendrait constante.

Sur le terrain de la pathologie, l'habitude diminue aussi la réaction de la cellule, de l'organe, du corps entier ; elle a une tendance à apaiser cette sorte de protestation que tout ce qui vit élève contre tout ce qui l'impressionne, et par laquelle se manifestent les altérations morbides, qu'elles soient inappréciables ou visibles, comme les symptômes. Il semble que, grâce à l'accomplissement de l'habitude, les molécules cellulaires vont acquérant une orientation marquée dans certain sens, à mesure que la constance et la continuité d'une même cause les rend moins obéissantes aux impressions nouvelles qui viendraient ensuite agir dans le même sens, semblables en cela à la girouette que les premiers souffles du vent obligent à se diriger dans le sens où les rafales la gêneront le moins.

L'habitude causée par les actions chimiques est la seule qui nous intéresse ici, puisque nous nous occupons de poisons qui n'agissent que chimiquement sur l'organisme.

Le pouvoir de l'habitude relativement aux substances toxiques a dû être, depuis l'antiquité, une croyance vulgaire. L'exemple presque légendaire que nous présente Mithridate le prouve. Ce monarque, craignant d'être empoisonné, s'accoutuma lentement à l'action des toxiques ; quand le malheur et le désespoir l'obligèrent à prendre du poison pour se suicider, il ne put atteindre son but. Le problème de cette tolérance habituelle relativement aux médicaments, qui ne diffèrent, en général, des poisons que par leur quantité et le but auquel on les destine, est également connu de tous par sa fréquence. Nous croyons que toutes les substances pharmacologiques établissent dans l'organisme l'habitude qui leur correspond ; si quelqu'une fait exception, cette exception doit être plus apparente que réelle, et il nous faut chercher le moyen de contrôler ce phénomène.

En employant certaines précautions, nous avons pu voir que certaines substances excessivement toxiques, paraissant constituer des exceptions, obéissaient très bien à la loi. Nous essayâmes, à ce point de vue, l'aconitine et la vératrine sur des cobayes, avec l'idée de mesurer le degré d'habitude que ces alcaloïdes pouvaient déterminer sur ces animaux. Et tout d'abord, nous recherchâmes la dose minima mortelle pour des cobayes d'un poids déterminé. Lorsque nous eûmes trouvé cette dose, qui était d'un demi-milligramme pour un poids de 300 gr., nous inoculâmes la moitié, soit 25 centièmes de milligramme, à un lot de cobayes dans les mêmes conditions, et, laissant s'écouler un intervalle de trois ou quatre jours, afin de les mettre à couvert des effets de ce que la thérapeutique appelle *l'accumulation d'action*, nous répétâmes cinq inoculations semblables, nous élevâmes ensuite la dose à quatre dixièmes de milligramme, et, laissant le même intervalle entre chaque inoculation, nous les renouvelâmes cinq fois; nous inoculâmes alors à ces cobayes et à un autre lot du même poids, qui n'avait pas été soumis à ces premières inoculations, la dose minima mortelle. Le résultat fut que les cobayes non accoutumés moururent, tandis que les autres résistèrent à l'action du toxique. Continuant l'expérience, nous leur injectâmes la dose minima mortelle, laissant entre chaque injection un intervalle de dix jours, nous arrivâmes à leur donner une tolérance double de celle obtenue dans la première expérience. D'autres expériences analogues, encore en cours d'exécution, en vue d'obtenir les mêmes résultats pour d'autres subtances toxiques, démontrent que toutes obéissent à la loi, quand on conduit avec soin l'expérimentation, évitant de commencer par une dose trop grande et se garant des effets de l'accumulation médicamenteuse; car, dans ce dernier cas, il est clair que la quantité du poison non encore éliminé s'ajoutant à celle nouvellement injectée, il se produirait des effets supérieurs au degré de tolérance atteint. En procédant avec ces précautions, il est toujours possible d'obtenir que l'animal tolère la dose minima mortelle et, très souvent, d'autres doses assez supérieures à celle-là.

L'habitude offre différents degrés. Jusqu'à un certain point, elle est proportionnelle au nombre de fois que l'action est répétée, ou à l'intensité de celle-ci. Ce que l'on observe en administrant l'opium et ses sels, révèle différents degrés dont est susceptible l'habitude. L'injection journalière de deux centigrammes de morphine calme complètement la douleur pendant les cinq premiers jours, p[illegible]s elle limite ses effets à l'assoupissement de cette douleur. Le 10e jour, les effets calmants ont diminué d'une façon notable, et, le 20e jour, cette dose est si complètement insuffisante et inoffensive, qu'il n'apparaît presque aucun des effets physiologiques du médicament. Nous avons donc acquis un degré d'habitude qui répond parfaitement à l'action de deux centigrammes de morphine. Si l'on double la dose, l'on observe les mêmes effets physiologiques qui furent obtenus avec la première : ceci prouve que l'habitude acquise pour résister à une dose déterminée ne met pas l'organisme à couvert des effets de la dose double ; cependant, il arrive un moment où les effets de cette deuxième dose deviennent également nuls, et il s'est par conséquent établi une habitude d'un degré supérieur. En progressant ainsi, il n'y a pas de médecin qui ne soit arrivé à faire prendre à ses malades, en une seule dose, une quantité de ce remède qui, employée la première fois, eût été plus que suffisante pour produire une intoxication rapidement mortelle.

Dans ces pratiques de thérapeutique, rien n'est facile comme de se convaincre, par exemple, qu'une quantité donnée d'une substance active répartie en cinq doses égales et espacées, ne donne pas une habitude semblable à celle qu'eût donné cette même quantité répartie en dix doses égales aussi ; il est non moins facile de se convaincre que si, au lieu de faire prendre une quantité donnée en cinq doses, nous donnons, dans un nombre égal de fractions, une quantité un peu supérieure, l'habitude que celle-ci produira sera plus grande que celle qu'eût pu donner la première. Cela se comprend facilement, si l'on se rappelle que les phénomènes de l'habitude se basent sur des actions chimiques, et toute fonction chimique n'est autre chose que la mise en mouvement des atomes pour établir de nouvelles positions d'équilibre à la place d'autres détruites ; cela implique un travail qui, tout d'abord, ne peut s'effectuer sans qu'il s'écoule un certain temps. Pendant que ce travail s'exécute, la substance active qui n'est pas encore entrée en fonctions, est éliminée par les émonctoires naturels, et suivant une loi d'osmose, elle l'est en quantité d'autant plus grande que nos humeurs sont plus saturées d'elle. Voilà donc pourquoi, par l'intervention du facteur *temps* dans la détermination de ces phénomènes, l'on en vient à déduire que deux quantités égales de substance active peuvent produire des effets inégaux, par cela seul qu'on varie les temps d'administration de l'une et de l'autre ; voilà comment aussi une certaine quantité de la même substance peut produire, en apparence, une somme de travail égale ou même supérieure à celle fournie par une autre quantité plus importante, en comprenant ce travail d'après ce qui se réfère à la production de l'habitude.

Nous avons dit que, pour nous, l'habitude avait ses limites : c'est une conséquence logique de notre manière de la comprendre. Si l'habitude dépend de certaines modifications chimiques de la matière vivante, elle doit forcément avoir un maximum qui coïncide avec la fin de la réaction, et ce maximum doit exister, parce que les quantités de matières entrant en action sont limitées. Ceci est pleinement confirmé par les faits. L'on acquiert de l'habitude pour résister à certaines quantités de poison, mais jamais pour celles qui leur seraient trop supérieures. La quantité maximum que l'on parvient à tolérer varie suivant la nature du toxique.

Pour une même quantité de toxique, le degré d'habitude possible à produire sera en raison inverse du poids de l'individu. Si l'on peut penser que l'action chimique s'exerce sur certains termes de la vaste série constituée par les composés albuminoïdes de l'organisme, et non sur toute la masse de celui-ci, comme la quantité de matière comprise dans ces termes conserve, relativement au poids total, une relation à peu près constante chez tous les individus de la même espèce, il s'ensuit que cette loi, quoique mal formulée, s'accomplit sensiblement bien dans tous les cas. Cependant, il serait plus convenable de la formuler ainsi : le degré d'habitude que nous pouvons obtenir avec une quantité donnée de matière sera inversement proportionnel au poids de la matière de l'individu sur lequel le toxique portera ses efforts.

Sur une autre question, — celle de la *stabilité de l'habitude* —, nous devons dire que l'habitude dépendant de certaines modifications matérielles, sa stabilité sera subordonnée à celle des modifications dont elle dépend, et comme les physiologistes attribuent au renouvellement total de la matière dans un organisme, un temps plus court que ne durent certaines habitudes, de deux choses l'une, ou les physiologistes se trompent dans leurs calculs (et dans ce cas l'on pourrait admettre que l'habitude pût être due à la persistance dans notre intérieur des éléments modificateurs), ou bien, au contraire, ils sont dans le vrai, et il n'est alors pas nécessaire, pour que l'habitude soit permanente, d'admettre la détention de ces éléments : il suffirait que les considérations d'équilibre moléculaire créées par le modificateur vinssent à persister.

Si l'unité de matière est un fait, comme porte à le croire tout ce que nous savons de plus fondamental, le dernier point serait le seul admissible, et, étant données nos convictions scientifiques, nous l'accepterions volontiers. Pour nous, l'hypothèse la plus admissible est celle qui veut que la persistance de l'habitude dépende peut-être de la persistance de la forme des édifices moléculaires créés par le modificateur, plus que d'autres changements pouvant se produire dans ces édifices. On sait que l'édifice architectonique d'une molécule, ou, ce qui revient au même, la manière dont se maintiennent groupés ses atomes constitutifs, ne change pas, même lorsque ses atomes sont remplacés par d'autres, faits d'une matière différente, mais doués d'une égale force dynamique ou d'une même énergie de combinaison. Et comme ces nouvelles positions d'équilibre moléculaire, étant anormales, doivent disparaître, il s'ensuit qu'elles retournent plus ou moins lentement à l'état primitif, faisant disparaître l'habitude avec elle.

Jusqu'à présent, et par une séries de considérations théoriques, nous avons démontré que l'habitude dépend de modifications chimiques plus ou moins stables, déterminées par le poison. Maintenant nous nous demandons : serait-il possible, en nous basant sur les faits, de déterminer quelqu'un des caractères de ces modifications ? Nous croyons que oui, en nous appuyant sur l'étude des oscillations thermiques qui se produisent dans les intoxications, et sur l'analyse qualitative et quantitative des produits excrétés. De cette manière, nous pourrions, en nous appuyant de même sur les principes fondamentaux de la thermochimie, supposer que la généralité des poisons qui rabaissent la température agissent comme de simples énergies auxiliaires, en déterminant la formation subite de composés très endothermiques ; ce travail absorbe une grande quantité de chaleur ; et comme il arrive un moment où l'action de ces énergies cesse, il se produit alors ce que dit Berthelot[1], à savoir que les conditions d'équilibre, qui avaient déterminé et entretenu la formation de ces combinaisons endothermiques, cessent de s'accomplir, pour la même raison, et bientôt les nouveaux composés se détruisent peu à peu d'une façon illimitée, abandonnant la chaleur absorbée par eux en se formant. Dans ce cas, l'on peut admettre que la modification chimique, de laquelle dépend l'habitude, peut être de caractère endothermique, instable et produite par synthèse.

Dans d'autres cas, surtout lorsque les modificateurs sont des ferments solubles de la nature des diastases, il se produit des réactions exothermiques, qui, si elles ne sont pas suivies de la formation subite de composés endothermiques, laissent libre une quantité considérable de chaleur. Alors, probablement, la modification de laquelle dépend l'habitude est exothermique, très stable, et effectuée par dédoublement.

1. Berthelot. *Essai de mécanique chimique.*

Certes, ceci ne dit rien de bien concret relativement à l'explication de certains phénomènes de l'habitude, puisque nous voulons démontrer que, dans le champ de l'hypothèse et des conjectures, l'on entrevoit déjà la possibilité, en un temps plus ou moins éloigné, de pouvoir se rendre compte du processus intime de l'habitude, et d'arriver facilement et simplement à le déterminer à volonté ; peut-être y arriverons-nous, grâce à quelque composé élaboré par la chimie de nos laboratoires, toujours plus docile à nos exigences que celle qui a pour cornue une bactérie.

CHAPITRE VIII

ANALOGIES ENTRE L'HABITUDE PRODUITE PAR LES POISONS ORDINAIRES ET CELLE QU'ÉTABLISSENT LES POISONS DES MICROBES

Nous avons prouvé, dans un des chapitres antérieurs, que les microphytes, lorsqu'ils infectent l'organisme dont ils sont les parasites, produisent une intoxication analogue à celle des poisons ordinaires. Nous pouvons également démontrer que l'immunité n'est pas, sur le terrain de l'infection, autre chose qu'une habitude semblable à celle établie par toutes les substances qui agissent chimiquement[1].

Les différences entre l'immunité et l'habitude sont très peu nombreuses, et arrivent à disparaître complètement, lorsque les poisons produits par la nutrition des cellules végétales, appelées microbes, sont administrés séparément, c'est-à-dire, isolés des cellules Dans ce cas, comme quand on veut créer une habitude pour un poison ordinaire, il faut réitérer les doses. En revanche, si le microphyte duquel provient le poison peut s'adapter dans notre organisme et y vivre en parasite, il arrive qu'une grande partie de l'habitude semble due à une petite quantité de toxique qui, à première vue, est représentée par le nombre relativement réduit de microbes absorbés, ce qui, si le fait était exact, constituerait une contradiction ouverte avec les lois établies. En réalité, il n'en est pas ainsi. Ce qui se produit réellement et positivement, c'est que l'habitude est, comme toujours, proportionnelle à la quantité de travail utile effectué par le

1. L'immunité se rapporte aussi à deux ordres distincts de phénomènes unis dans la maladie naturelle. Ces phénomènes sont ceux qui se relient, d'une part à la plus grande ou plus petite résistance que l'organisme oppose à sa colonisation par les microbes, et, de l'autre, à l'habitude que leur poison produit en lui.

On peut aussi séparer expérimentalement ces phénomènes.

toxique; mais comme le microbe vit, durant quelque temps, dans le corps humain, et que pendant tout ce temps il ne cesse d'élaborer des substances nuisibles, le travail chimique de l'intoxication s'effectue, pendant que cette élaboration continue et en dernier lieu, il en résulte qu'un degré déterminé d'habitude correspond directement au travail effectué par une même quantité de toxique.

Il semble aussi, à première vue, que l'habitude donnée par les poisons communs n'est pas aussi persistante et aussi stable que l'immunité donnée par une infection ; mais, si l'on observe bien, cette différence n'existe pas davantage. A notre avis, tout provient de ce que l'on n'établit pas bien la division entre l'immunité qui a rapport à la résistance que l'organisme humain oppose à sa colonisation par le microphyte, et celle qui a rapport à l'habitude donnée par ce microphyte, pour pouvoir résister à des doses mortelles du poison formé par lui. Nous en avons déjà parlé antérieurement : pour le poison isolé du microphyte, l'habitude est exactement égale à celle des poisons communs ; mais, comme dans la maladie naturelle l'infection comprend deux actes, adaptation du parasite dans le corps humain et sécrétion du poison, il faut tenir compte aussi de l'immunité pour cette adaptation. Expliquons bien ceci. Une habitude peu notable suffit, dans la plupart des cas, pour donner l'immunité à l'individu contre la maladie naturelle qu'il pourrait acquérir par l'introduction inconsciente dans son organisation d'un petit nombre de microbes ; mais cette même habitude, très peu considérable, n'est pas suffisante pour donner l'immunité et empêcher l'intoxication que l'on pourrait produire expérimentalement, par l'inoculation d'une grande quantité de poison du microbe, au moyen, par exemple, d'injections sous-cutanées.

Dans le but de vacciner une personne, inoculons-la avec une culture de microbes atténués. Il sera difficile que cette personne puisse acquérir spontanément la maladie naturelle produite par des microbes sans atténuation qu'elle aurait inconsciemment absorbés par l'eau, l'air ou les aliments, parce que le nombre de ceux qui pénétreraient ainsi est toujours faible, et parce que la vaccination a donné à l'individu une certaine dose de résistance pour empêcher que le microphyte s'enracine, se cultive et colonise le milieu. Mais, si nous soumettons ce même individu vacciné contre la maladie spontanée à l'injection d'une quantité un peu notable de toxique sécrété par le microbe, l'habitude acquise ne l'empêchera pas de ressentir les effets de l'intoxication, et nous arriverions même à déterminer sa mort, si nous lui donnions un nombre considérable de microbes par la même voie et dans les mêmes conditions de pénétration des microbes de la maladie naturelle.

L'on s'explique ainsi parfaitement qu'une personne vaccinée contre le choléra soit pourvue d'immunité contre les effets de cette maladie, et que cette même immunité ne l'empêche nullement de ressentir les effets d'une nouvelle injection sous-cutanée de la culture. En résumé, la vaccination donne l'immunité contre l'infection, mais ne donne pas une habitude suffisamment intense contre l'intoxication.

La mesure que nous employons pour reconnaître la valeur des différences, mesure qui est tout à fait impropre, nous induit aussi en erreur dans l'appréciation des différences entre le degré de stabilité de l'habitude produite par l'un ou l'autre des toxiques.

Pour mesurer le temps durant lequel subsiste l'habitude après une intoxication ordinaire, nous employons comme réactif le même toxique ; si, après avoir établi l'habitude pour pouvoir résister à la dose minima mortelle, nous voyons, plus tard, que cette dose est tolérée sans causer la mort, l'habitude pour cette dose et celles qui lui sont inférieures existe toujours. C'est là la vraie mesure de l'habitude. Nous mesurons à tort la persistance de l'habitude après une intoxication infectieuse, par le temps qu'emploie à se reproduire la même infection et par la graduation des symptômes ; nous nous servons aussi, pour ces mesures, des inoculations de preuve pratiquées avec le même microbe pathogène virulent : si l'habitude ou la tolérance subsistent, ces inoculations sont infructueuses ; dans le cas contraire, elles tuent. En ce qui concerne l'infection spontanée, cette mesure porte en elle une cause d'erreur, puisqu'il intervient une cause hétérogène dont nous ne nous occupons pas ; ce facteur est le degré d'adaptabilité du microphyte pour vivre dans l'organisme dans lequel on l'inocule. Il faut aussi, dans ce cas, tenir compte de ce fait, que l'habitude produite par la première infection a pu être entretenue et même renforcée par des infections ultérieures et inconscientes.

Après tout ce que nous avons déjà dit, relativement à la portée de l'immunité, on comprend facilement que la mesure de la persistance de l'habitude dans l'infection ne puisse s'obtenir autrement que par le moyen d'injections expérimentales avec la quantité minima du toxique microbien, préalablement extrait, tandis que la mesure de la résistance de l'organisme à être colonisé par le parasite ne pourra s'obtenir qu'en provoquant une infection expérimentale dans des conditions identiques, si cela est possible, à celles de l'infection naturelle.

Tout porte à croire que c'est la même modification chimique dont dépend l'habitude, qui s'oppose à ce que le milieu vivant puisse, une deuxième fois, être colonisé par le parasite toxigène et tout révèle également que la quantité de modification nécessaire pour s'opposer à l'implantation du microbe, pour la deuxième fois, est beaucoup plus petite que celle nécessaire pour porter l'habitude à un degré assez élevé; cela est tellement vrai qu'une faible modification suffit, dans la majorité des cas, pour mettre à couvert d'une deuxième infection spontanée, tantis qu'elle ne suffit pas pour garantir l'individu des mauvais résultats d'une infection provoquée convenablement, ainsi que nous l'avons dit plus haut.

Ceci concorde avec cet autre fait, très intéressant, que pour défendre des microbes un milieu putrescible non encore altéré, l'on a assez d'une dose de désinfectant incomparablement moindre que celle nécessaire pour arrêter une infection déjà commencée. Cela doit tenir à ce que l'infection commence presque toujours par un nombre très limité de germes, et que la modification préalable qu'ils doivent forcément déterminer, par leurs diastases, dans le milieu, pour permettre à celui-ci de les nourrir et de favoriser leur multiplication, est une modification chimique, dont la quantité et la rapidité dépendent de la masse du modificateur; comme cette masse est extraordinairement minime à cause, comme nous l'avons dit, du petit nombre de germes qui commencent l'infection, une petite quantité de n'importe quel agent paralysateur de l'action des diastases suffit pour que le milieu se trouve protégé contre ces agents destructeurs.

On sait que la majorité des antiseptiques sont d'énergiques paralysants de l'activité des diastases; lorsqu'ils n'agissent pas à doses coagulantes ou caustiques, ils limitent d'habitude leur action à assiéger par la faim le microphyte, donnant ainsi du temps à l'oxygène pour les tuer plus ou moins rapidement. Qui sait si la modification que les processus infectieux laissent dans notre organisme, n'agit pas d'une manière analogue pour nous garantir d'une deuxième infection ?

La conséquence de tout ceci est qu'il est bon de ne pas oublier que la mort produite par une infection virulente, pratiquée comme pierre de touche dans le but de vérifier si l'habitude existe, n'exclut nullement la possibilité que l'individu fût parfaitement à couvert d'une infection spontanée, bien qu'il n'ait pas toléré une injection virulente. Ceci est rigoureusement prouvé de diverses manières; beaucoup d'animaux qui ne souffrent jamais spontanément de certains processus morbides de nature phyto-parasitaire (ce qui indique qu'ils jouissent d'une immunité absolue), meurent lorsqu'on leur injecte une quantité suffisante d'une culture virulente ou d'un toxique isolé du microphyte. Si l'on injecte à un animal vacciné spontanément ou artificiellement, une dose suffisante de virus, il meurt, bien qu'il jouisse d'une réelle immunité contre une infection spontanée.

Ce double effet, obtenu grâce à la modification que déterminent les poisons (c'est-à-dire, d'un côté, habitude ou tolérance pour résister jusqu'à un certain point à des doses de toxique chaque fois supérieures, et, d'un autre côté, stérilisation de notre milieu vis-à-vis d'une deuxième implantation du microphyte dans notre organisme), nous oblige à donner des valeurs différentes aux termes *habitude* et *immunité*.

Donc, pour nous, l'habitude sera LA RÉSISTANCE ACQUISE CONTRE LES TOXIQUES, et l'immunité, LA RÉSISTANCE ACQUISE CONTRE L'INFECTION NATURELLE ET SPONTANÉE.

Ceci nous conduit tout naturellement à l'étude méthodique de ce qu'ont de commun toutes les vaccinations, pour appliquer ensuite tout ce que nous dirons à l'étude spéciale de la vaccination du choléra.

TROISIÈME PARTIE

CHAPITRE IX

ANTÉCÉDENTS HISTORIQUES DES VACCINATIONS

Même en admettant que tout ce qui a été dit jusqu'à présent ne suffise pas à expliquer l'immunité, son existence n'en serait pas moins un fait certain, que personne ne peut nier et qui depuis très longtemps a appelé l'attention des hommes [1].

Les premiers essais furent faits sur la prophylaxie d'une maladie redoutable qui, lorsqu'elle ne tue pas, défigure et laisse sur le visage les tristes marques de ses atteintes. Cette dernière circonstance, chez des peuples qui, comme les Orientaux, ont un absolu besoin de la beauté des femmes dont ils font grand commerce, pour remplir leurs harems et satisfaire leurs habitudes de polygamie, devait avoir une influence suffisante pour faire chercher tous les moyens de prévenir cette maladie.

On peut donc dire avec raison qu'il n'y a rien de nouveau

1. Dans les nombreuses polémiques de l'an passé, beaucoup de personnes attachaient une grande importance à l'interprétation de l'immunité, et semblaient vouloir dire que l'efficacité, réelle ou fausse, de notre procédé de vaccination contre le choléra, dépendait de telle ou telle explication que l'on donnerait de ce phénomène. Les hommes de science vraiment sérieux savent toute l'importance qu'ont, en médecine, les interprétations et les recherches purement théoriques qui, plus ou moins fondées, claires ou obscures, n'empêchent jamais la vérité des faits. Les choses en arrivèrent au point que plusieurs avancèrent qu'il ne devrait nous être permis de continuer nos inoculations que quand nous aurions démontré expérimentalement la présence dans le sang de la ptomaïne élaborée par le microbe ; par ailleurs, d'autres assuraient que la vaccination du choléra ne devait pas être vraie parce que, jusqu'alors, la science n'en avait pas parlé. Ce genre d'arguments est absurde, mais il n'est pas nouveau. Il y eut aussi des théologiens qui nièrent la découverte de Galilée, parce que, disaient-ils, elle était en contradiction avec l'Écriture sainte, car si Josué avait pu arrêter le soleil dans sa course, c'est qu'incontestablement celui-ci n'était pas immobile.

sous le soleil, car bien avant que la variole ne fût importée en Europe, les Arabes avaient observé qu'en déterminant chez un individu une petite vérole bénigne, on le mettait à couvert des dangers de la forme grave. L'on peut également assurer que, de temps immémorial, les Indiens et les habitants de l'Asie-Mineure, les Circassiens, les Géorgiens, les Turcs et les habitants de l'Afrique septentrionale employaient méthodiquement des procédés de variolisation. De même il semble que les Indiens se donnent l'immunité contre les morsures des serpents, en employant à cela leur poison même. Les jongleurs qui, dans ce pays, manient et domestiquent des reptiles venimeux, par lesquels ils sont parfois mordus, doivent avoir acquis par un pareil moyen leur résistance à l'action du poison.

La conséquence naturelle de la croyance en l'immunité fut que, du moment où il était reconnu que la première attaque de certaines maladies donnait à l'organisme de la force de résistance contre la deuxième, il fallait arriver à trouver le moyen de se procurer cette résistance d'une manière artificielle, même en suivant la voie indiquée par les faits morbides naturels.

La variolisation fut introduite en Europe, en 1731, par lady Wartley Montaigne, épouse de l'ambassadeur anglais à Constantinople, qui, en vue des bons résultats donnés par cette opération aux Turcs pour prévenir la variole, fit varioliser son fils. Quelques années après, la variolisation était déjà fort répandue en Angleterre. Il est vrai que, malgré les préoccupations populaires et la guerre soulevée par nombre de médecins, la famille royale et les grands du royaume donnèrent l'exemple. En France, le duc d'Orléans et sa famille se firent varioliser. Voltaire embrassa la cause avec enthousiasme. Cependant ce moyen prophylactique y rencontra une plus vive opposition qu'en Angleterre, à ce point qu'un jeune capitaine des gardes, inoculé, étant mort, la Cour s'alarma et le Parlement défendit les inoculations; mais quelques années plus tard, en 1768, elles furent qualifiées d'admissibles ou de tolérables par la Faculté de médecine de Paris [1].

En Espagne, l'inoculation de la variole fut très longue à s'implanter et à s'étendre [2]. Trente-six ans après que la Société de

1. Si l'on se rappelle la campagne de l'été dernier, relative à l'inoculation cholérique, l'on verra comment les mêmes faits de l'histoire se répètent dans le cours des siècles, ce qui ne doit pas étonner, car dans le drame de l'humanité, la scène ne change pas et les acteurs sont mus par les mêmes forces.

Le cas des Petites Sœurs des pauvres de Valence, si injustement et si calomnieusement interprété, peut servir d'exemple.

2. Il semble, cependant, que dans la province de Lugo, parmi les campa-

médecine de Londres eût déclaré que l'opération était utile et profitable, assez longtemps après que la Faculté de Paris l'eût approuvée, « dans notre Espagne, l'inoculation était encore » défendue par quelques *Ayuntamientos* [1], et ceux qui la prati» quaient, *même sur leurs propres enfants*, étaient traduits en » justice ». Comme en Angleterre, il est vrai, des personnes, du haut de la chaire, appelèrent la nouvelle méthode prophylactique « œuvre de Lucifer et invention infernale » ; il se trouva aussi, dans notre pays, des médecins pour affirmer que « l'inoculation répugnait au droit naturel, car c'était un mal moral et illicite », et que la pratiquer « c'était tenter Dieu » [2].

Cependant, vers la fin du siècle dernier, l'inoculation variolique commençait à entrer dans la pratique médicale usuelle. Mais la variolisation avait ses inconvénients : il fallait, pour la pratiquer, choisir des circonstances convenables, des individus complètement sains, le lieu, la saison ; il fallait inoculer le virus morbide lui-même sans l'atténuer ; il se produisait une maladie semblable à la variole, et bien que, dans l'immense majorité des cas, la maladie provoquée fût plus bénigne que la maladie naturelle, dans d'autres circonstances il n'en était pas ainsi.

L'immortelle découverte de Jenner donna un moyen plus sûr et complètement inoffensif. Des faits empiriques le conduisirent à la découverte du cow-pox, qui devait remplacer, dans les pratiques préventives de la variole, le virus pris directement sur les malades. La méthode du médecin anglais fut appelée *vaccination*, parce qu'il prenait la lymphe sur les pis de la vache, et, depuis lors, ce mot a été accepté par tout le monde et appliqué à toutes les inoculations prophylactiques qui, bien qu'improprement, sont encore appelées *vaccinations*.

L'on peut dire que le nouveau procédé fut inauguré, le 14 mai 1796, par Jenner lui-même. Il transporta la lymphe des bras de la vachère Nelmes à ceux de l'enfant Phipps. C'était déjà une méthode très différente de celle de la variolisation, bien que toutes deux fussent basées sur l'empirisme, car l'une procédait

gnards, on connaissait, depuis très longtemps déjà, la variolisation. Il en serait de même pour les habitants du comté de Galles, même avant le fait de Lady Montaigne.

1. Nom donné en Espagne à l'administration municipale, ainsi qu'à sa juridiction.

2. *Essai apologétique de l'inoculation*, par le docteur O'Scanlan, médecin espagnol. — Ouvrage imprimé en 1792.

Il semble, cependant, que notre célèbre Piquer, en 1757, ou du moins avant que la Faculté de Paris se fût prononcée sur la variolisation, ait rédigé un rapport favorable à cette pratique, en réponse à une consultation donnée sur ce sujet, par le Conseil suprême, au tribunal médical de Castille.

des nombreux exemples observés, prouvait que l'homme est difficilement attaqué deux fois par la variole, et l'autre découlait de l'observation de ce fait que les vachers contaminés par le cow-pox, en trayant leurs vaches, n'étaient pas attaqués par la maladie. Malgré l'égalité de la base, la prophylaxie de la variole avait changé. Le virus inoculé n'était plus celui pris sur des varioleux, qui exposait quelques-uns des inoculés à la mort ; c'était un autre virus, pris sur un animal, qui pouvait se manier et s'introduire sans danger dans l'organisme. La découverte était vraiment remarquable, et par son utilité sur le terrain de la pratique et par l'importante démonstration ainsi faite qu'un virus peut donner l'immunité contre un virus différent, ce qui a été pleinement confirmé de nos jours [1].

Il s'éleva une rude opposition contre Jenner. Les adversaires de la vaccination en vinrent à l'appeler sorcellerie, à la traiter de promiscuité dangereuse entre les bêtes et l'homme ; ils dirent que « le mélange des humeurs de la vache avec celles du corps humain devait, à la longue, produire des effets désastreux » ; quelqu'un parla de *minotaures* [2]. Jugenhous mettait en doute la vertu prophylactique de la lymphe du cow-pox ; Woodville assurait que ce virus n'était pas complètement inoffensif, et qu'il pouvait engendrer de très graves éruptions. L'on attribua à la nouvelle méthode des accidents faux et imaginaires ; Jenner fut qualifié d'exploiteur, et le célèbre Kant osa dire que la vaccination était « l'inoculation de la bestialité ». Malgré tous ces obstacles, la découverte de Jenner prévalut, et l'humanité dut lui être reconnaissante d'un moyen prophylactique sûr pour une maladie qui, seulement en Europe, et cela d'après les calculs de Lettrom, causait plus de deux cent mille victimes par an [3].

1. Nous avons dit que la bactéridie du charbon donne à un animal l'immunité contre le diplococcus du choléra des poules, et *vice-versa*. Le sang septicémique du lapin, chauffé à 55°, sert aussi de vaccine, non-seulement pour la septicémie, mais pour le charbon et pour le typhus de certains animaux (*Masse*).

2. *Jenner et la vaccine*, conférences historiques, par le docteur Lorain.

3. Des armes semblables à celles qui valurent à Jenner tant de dégoûts et de contre-temps ont été employées contre la vaccination anti-cholérique. On a dit également que nos inoculations ne préservaient pas du choléra, bien que l'on n'ait pu présenter aucun fait certain contre ceux établis si éloquemment par les statistiques. Nos bouillons, d'après les uns, étaient inoffensifs et ne pouvaient servir qu'à exploiter la crédulité des imbéciles, comme l'affirma, en plein Parlement espagnol, un sénateur aussi ignare que haineux. Nos liquides, d'après les autres, étaient des propagateurs de la maladie, et ces gens s'empressaient, par suite, de signaler notre présence comme dangereuse pour les populations et d'exciter contre nous la colère des habitants. L'on assura sur tous les tons que notre entreprise était l'âme d'une société mercantile et

Près de quatre-vingt dix ans après la trouvaille qui mit entre les mains des médecins le moyen le plus sûr pour éviter la variole ou diminuer la violence et l'intensité de ses ravages, l'idée de la prophylaxie de certaines maladies changeait complètement de direction et se transformait merveilleusement entre les mains de Pasteur. Le 9 février 1880, l'illustre chimiste annonçait à l'Académie des sciences de Paris qu'il était parvenu à donner l'immunité aux poules contre le choléra qui fait parmi elles tant de ravages, au moyen de la culture atténuée du diplococcus qui en est la cause [1].

Peu de mois après, le 12 juillet, Toussaint faisait connaître sa méthode d'inoculation contre le charbon bactéridien ou sang de rate. Il soumettait le sang d'un animal mort de cette maladie à une température de 55°, et le convertissait ainsi en une vraie vaccine, par atténuation du virus. Le 21 février 1881, Pasteur était parvenu à cultiver la bactéridie, à l'atténuer par la chaleur et l'oxygène, et à avoir ainsi, comme milieu prophylactique, non plus le sang, mais bien la culture pure du microphyte.

La voie était ouverte, large et féconde. La surprise et l'admiration qu'avaient causées, dès le principe, ces étonnants travaux, se changèrent bientôt en enthousiasme des plus stimulants. On entrevit parfaitement la pépinière de faits nouveaux que contenait la doctrine de ces vaccines, appelées *artificielles*, par opposition à la vaccine *naturelle* de la variole. Le champ était bien différent de celui des Indiens variolisateurs et de Jenner vaccinateur. Le virus prophylactique n'était déjà plus ce virus inconnu pris au hasard sur un varioleux, ou, par une sage routine, sur les pis d'une vache. C'était précisément la cause vivante de la maladie, le redoutable microbe même qui la produisait, qui, découvert à l'aide du microscope et grâce à l'intelligence de l'homme, se cultivait, se dominait, s'atténuait et

que nous nous proposions simplement d'exploiter la peur de la maladie, de même que l'on accusa l'espagnol Balmis, le propagateur de la vaccination par le monde, d'exploiter son voyage. Tout ce que l'on disait contre Jenner, ce que l'on a toujours dit des innovateurs, ce qui, de nos jours a été avancé contre Pasteur lui-même, a été répété contre nous ; tout cela ne nous a produit ni ne nous produira aucune impression, forts comme nous le sommes de la conviction qui nous soutient.

1. Guérin et Bouchut récusèrent Pasteur comme incompétent pour traiter cette question, et protestèrent publiquement contre ses doctrines et ses faits, qu'ils considéraient comme en complet désaccord avec ce que la science avait enseigné jusqu'alors.

Dans une autre occasion, en pleine Chambre des députés, alors que l'on discutait une proposition tendant à augmenter la dotation annuelle par laquelle le gouvernement français a récompensé si justement M. Pasteur, un député accusa aussi ce savant d'exploiter la vaccination contre les épizooties.

d'ennemi mortel se convertissait en auxiliaire utile et puissant.

Nombres d'expérimentateurs se lancèrent ardemment sur la nouvelle voie tracée. Depuis lors, seulement en six années, la poussée a été tellement forte qu'elle a complètement transformé l'hygiène.

Il faut avouer que nous devons aux professeurs vétérinaires la plus grande partie des services rendus sur ce terrain. Jamais la pathologie comparée ne fut aussi féconde en applications pratiques pour la vie de l'homme.

Chauveau, de Lyon, qui s'est tant distingué par des applications de ce genre, et à qui nous-mêmes devons, à propos de l'inoculation anti-cholérique, l'appréciation scientifique la plus correcte et la moins passionnée de nos procédés [1], fut le premier à découvrir que les virus se convertissent en vaccins, en les diluant et les inoculant à doses réfractées. Il publia son travail, le 4 avril 1882, à l'époque même où les infatigables expérimentateurs Arloing, Cornevin et Thomas menaient à bonne fin leurs études sur la vaccination du charbon symptomatique, et démontraient que les microbes virulents s'atténuent, non seulement dans le laboratoire et par des moyens artificiels, mais encore en les cultivant dans des humeurs ou dans des tissus où ils ne peuvent bien vivre, chez le même animal que l'on vaccine; ceci fit avancer d'un grand pas l'intéressante étude de l'atténuation des virus.

Bientôt suivirent Peuch, de Toulouse, et Pourquier, de Montpellier, donnant l'un après l'autre la vaccine contre la variole de l'espèce bovine (septembre 1882 et novembre 1885) ; Pasteur et l'infortuné Thuillier trouvaient celle du rouget des porcs (décembre de la même année); Thiermesse et Degive (octobre id.) réalisaient celle de la péripneumonie infectieuse de l'espèce bovine, en injectant le virus dans les veines, et Willem en l'inoculant dans la région caudale ; Rossignol découvrait celle de la fièvre aphteuse des vaches ; Tayan, celle du typhus, etc., etc...

On n'avait jusqu'alors rien tenté pour appliquer à la pathologie humaine le résultat de ces incessantes conquêtes de la science vétérinaire, qui laissaient entrevoir l'espérance de triomphes futurs ; mais la distance fut bientôt franchie [2]. Deux professeurs américains, les docteurs Domingo Freire, du Brésil, et Manuel Carmona, du Mexique, ont découvert la première vaccine artificielle pour l'espèce humaine, dans le but de prévenir la

1. Voir la *Revue scientifique*, n° du 19 septembre 1885.

2. Les essais de syphilisation de Sperino, Auzias-Turenne, Liebermann et autres, et ceux de rougeolisation de Katorna et de Salisbury, ne paraissent pas avoir été couronnés de succès.

fièvre jaune. L'un injectait la culture du microbe producteur de la maladie, atténuée dans des bouillons, de la gélatine ou du lait; l'autre injectait l'urine des malades atteints, évaporée à sec et puis diluée dans l'eau [1].

C'est avec ces antécédents que parut notre vaccine contre le choléra. Avait-elle assez de fondements scientifiques pour être vraie ? Nous le prouverons plus loin. Les détails historiques par nous brièvement transcrits démontrent déjà que notre doctrine et nos faits sont les simples corollaires de la doctrine et des faits constituant les applications de la panspermie à la prophylaxie des plus graves maladies de l'humanité.

Et comme s'il manquait quelque chose pour prouver jusqu'où peut atteindre la vaccination artificielle, Pasteur dernièrement est venu, non nous surprendre, mais augmenter notre enthousiasme par ses inoculations préventives de la rage [2].

1. Ces deux innovateurs ont rencontré la même opposition que tous ceux qui se sont trouvés dans leurs cas : Freire, spécialement, a été combattu, comme nous, par des hommes de science. On lui a dit que ses inoculés mouraient des suites de l'inoculation : qu'ils demeuraient plus exposés aux attaques de toutes sortes de maladies : que sa méthode ne devait pas donner l'immunité, car elle ne produisait pas la fièvre jaune expérimentale ; Rochard, médecin de la marine française, l'a traité sans pitié. Cornil et Babès, dans leur récent ouvrage, disent que ses investigations ne « méritent aucun crédit », et que « de semblables études ne peuvent être faites que par des hommes possédant parfaitement toutes les méthodes modernes de recherches propres à l'étude des bactéridies ».

Cependant, Freire a eu pour lui un élément qui l'a beaucoup aidé et que nous avons, dans notre campagne, toujours trouvé décidément hostile ; cet élément fut le gouvernement de l'empereur D. Pedro, du Brésil. Cet homme vraiment supérieur comprit, dès le premier moment, la haute importance des travaux de Freire ; il autorisa librement et sans entraves l'inoculation, fournit au médecin brésilien toute sorte de facilités pour sa louable et humanitaire entreprise.

Carmona aussi a eu, dès le premier moment, à Mexico, le gouvernement de son côté, à ce point que le Ministre de la guerre fit vacciner la garnison de la Vera-Cruz, ville continuellement dévastée par l'épidémie, et où l'on put apprécier les excellents résultats de la méthode. Cette protection officielle lui a été d'un grand appui contre la croisade du vulgaire et de quelques-uns de ses collègues.

(Voir *Doctrine Microbienne de la fièvre jaune et ses inoculations préventives*, par le docteur Domingo Freire, Rio-de-Janeiro 1885, et *Leçons sur l'étiologie et la prophylaxie de la fièvre jaune*, par le docteur Manuel Carmona. — Mexico, 1885.)

2. Le grand panspermiste n'a pas échappé, cette fois non plus, aux attaques de ceux qui sont incapables de le comprendre.

Un médecin russe, le docteur Zangué, dit très sérieusement que le résultat heureux des inoculations contre la rage pratiquées par M. Pasteur doit être attribué à un succès de hasard ; qu'il lui est mort des inoculés ; que beaucoup des individus soumis au traitement ne sont pas mordus par des chiens enragés, et enfin que la thérapeutique connaît des remèdes comme la *Scutellaria lacteriflora* et le *Carduus*, plus efficaces que celui de M. Pasteur.

Tout conspire, donc, pour que, dans ce monde inconnu jusqu'ici des microphytes pathogènes, le champ des conquêtes aille toujours s'agrandissant. L'hygiène, on le voit, doit retirer de ses acquisitions un grand profit.

On dira que tout ceci nous mène à une prophylaxie ennuyeuse, qui nous obligera à nous faire inoculer durant toute la vie. « Des critiques très railleurs, dit Jolly, ont demandé si M. Pasteur avait la prétention de nous remplir le corps de vaccins, comme les sauvages se couvrent d'amulettes, et si, sous prétexte de nous préserver de maladies, il faudra commencer par les acquérir toutes volontairement. Il a été parfaitement répondu à ces objections. Quelqu'un conseille-t-il aux Parisiens de se faire inoculer le virus charbonneux ? Ce serait bien inutile, car ce n'est pas sur les boulevards que l'on contracte le charbon. » Jolly a raison, les inoculations ne doivent être faites que quand on en a vraiment besoin ; celle de la fièvre jaune, celle du choléra, lorsque l'on est obligé d'aller dans les pays où ces maladies dominent, ou bien quand on est menacé d'une épidémie : il doit en être ainsi avec toutes les vaccines déjà découvertes et avec celles que le progrès continuel fera découvrir.

Ces difficultés de la pratique ne seraient jamais des obstacles, car elles n'ont aucune valeur en présence de l'utilité du recours prophylactique, surtout lorsqu'il s'agit de très graves maladies pour lesquelles la thérapeutique possède encore à peine des palliatifs.

Dans la lutte incessante de l'homme contre les êtres infiniment petits qui, de toutes parts, l'enveloppent et l'attaquent pour faire de son corps un champ de mort, nous devons nous déclarer presque impuissants, ou tout au moins très faibles pour les détruire. S'il ne nous est pas facile de les faire disparaître de l'air, de l'eau, et de tous les coins de la surface terrestre où ils habitent et se reproduisent par millions, cultivons-les au moins dans nos matras et dans nos tubes, adoucissons leur sauvage énergie, diminuons leur redoutable virulence, faisons-les nôtres et obligeons-les à nous servir contre leurs semblables. *Sublato jure nocendi !*

CHAPITRE X

DE L'ATTÉNUATION DES VIRUS

Le mot *virus* depuis très longtemps signifiait, en pathologie, un principe de composition inconnue qui, se servant comme d'un véhicule des humeurs ou produits morbides de l'économie, propageait par contagion certaines maladies ; il est employé vulgairement aujourd'hui comme synonyme de cultures spontanées ou artificielles de microbes pathogènes. Relativement aux maladies considérées comme phyto-parasitaires, dont le microbe, bien que soupçonné, n'a pas encore été découvert, le mot virus a la même signification que par le passé.

Par conséquent, lorsque dans ce chapitre nous parlons d'atténuation de virus, nous voulons parler des cultures de microbes connus, dont nous sommes parvenus à diminuer la virulence, ou bien des humeurs et produits pathologiques dans lesquels, sans aucun doute, il doit y avoir des végétaux pathogènes inconnus, dont nous diminuons l'énergie sans cependant les découvrir. Dans ce sens, nous considérerons comme des *virus*, la culture en bouillon du virgule cholérigène, la goutte de sang dans laquelle il y a des bactéridies, et la pulpe nerveuse desséchée que l'on prend sur un animal mort de la rage et qui sert, après atténuation, pour la vaccination d'après la méthode Pasteur.

Dans le chapitre précédent, nous avons dit que le mot *vaccination* était aussi un mot impropre ; mais il s'est généralisé et est devenu vulgaire, parce qu'il exprime très bien, pour les profanes, l'idée de la prophylaxie. Nous ne nous arrêterons pas à discuter sa convenance, quand on l'emploie pour désigner des procédés préventifs autres que celui du cow-pox. La généralité l'a accepté, et nous avec elle, car nous sommes convaincus qu'une fois le sens bien établi, le nom ne fait rien à la chose.

L'idée de la vaccination suppose toujours l'atténuation du virus, quel que soit le moyen employé pour l'obtenir. En effet, un microbe pathogène virulent, introduit dans un organisme et dans un tissu, ou mélangé à une humeur naturelle dans laquelle il vit bien, ne pourra jamais servir de vaccine, parce que, du moment où, inoculé, il trouvera dans l'animal ou l'homme d'excellentes conditions pour s'adapter, si la végétation est assez rapide et la quantité de plante vénéneuse assez considérable pour donner un poids de toxique supérieur à celui que l'individu peut tolérer, les effets de l'empoisonnement qui en résultera seront désastreux.

Tout le secret de la vaccination consiste donc à obtenir que l'inoculation ou ensemencement du virus dans l'organisme auquel on veut conférer l'immunité, ne donne pas lieu à une végétation assez exubérante et rapide pour que la quantité de toxique élaboré soit supérieure à celle pouvant être supportée par l'individu ; la marche de la végétation doit être telle que l'économie animale ait le temps d'organiser des résistances et d'acquérir ainsi un commencement d'habitude.

Cela peut s'obtenir de diverses manières, et l'on appelle *atténuation des virus* cette diminution d'adaptibilité des microbes sur les êtres vivants. Comme on le voit, cette atténuation se réduit à créer dans la nutrition du microphyte des conditions telles qu'elles le conduisent à une stérilité plus ou moins complète et relative, eu égard à la nature du milieu vivant qui doit lui servir de terrain de culture ; par cela même, un microphyte, inoffensif quand il est logé dans certains tissus ou dans des espèces animales déterminées, peut, au contraire, être extraordinairement toxique lorsqu'il se trouve dans d'autres tissus du même animal, ou dans d'autres animaux d'espèces différentes.

Examiné au microscope, le microbe atténué ne présente pas de grandes différences morphologiques permettant de le distinguer du microbe virulent. Il y a plus, il continue à vivre et à se reproduire dans les milieux morts, comme celui qui n'est pas atténué. C'est seulement sur les milieux ou êtres vivants que l'on note bien la modification reçue, et celle-ci se révèle, soit par une végétation lente qui permet à l'habitude d'équilibrer l'action du toxique élaboré, soit par une absence de végétation, le microbe se limitant à demeurer vivant, plus ou moins longtemps, dans le sein des tissus.

L'action des agents atténuants est de telle nature que, si elle est très graduée, elle cause la mort du microphyte. Ce qui le prouve, c'est que si, quand l'atténuation est très avancée, l'on ensemence une goutte de culture, cette goutte est loin de donner autant de colonies qu'une autre ensemencée avant son atténuation.

Pour déterminer les effets d'une infection, il faut tenir compte de ce que le nombre de microbes inoculés peut contrecarrer les effets produits par les actions atténuantes, ou, ce qui revient au même, de ce que, avec une grande quantité de microbes atténués l'on peut déterminer des processus infectieux aussi graves et aussi aigus qu'avec les microbes virulents. Il suffit de tremper la pointe d'une lancette dans une culture de bactéridies charbonneuses sans atténuation, et d'érailler la peau d'un cobaye, pour que l'animal meure en 24 heures ; l'on n'obtiendra pas ce résultat avec une culture atténuée, en en injectant de une à vingt gouttes, mais on l'obtiendra si on injecte plusieurs centimètres cubes. Il se produit, dans ce cas, une bactéridémie aussi fulminante que celle obtenue en employant le bacille non atténué.

Quelle interprétation faut-il donner de ce fait? Pour nous, il se produit ici ce qui a lieu toutes les fois qu'une espèce vivante quelconque tente de coloniser un milieu qui lui oppose des résistances : plus le nombre des colonisants sera élevé, plus la colonie disposera d'une somme d'énergies pour vaincre les résistances du milieu. Dans le cas en question, bien qu'il y ait beaucoup de microbes incapables de se reproduire ou pour ainsi dire morts, ils n'en possèdent pas moins une dose considérable d'énergie chimique condensée qu'ils cèdent au milieu, au bénéfice des microbes vivants qui n'eussent pu se suffire à eux-mêmes avec la leur. Il est alors évident que, comme dans les réactions chimiques la masse joue un rôle important, de même la plus grande quantité de matériaux d'attaque parvient à modifier avantageusement, pour le microbe, la matière ambiante, et alors les microphytes les plus vigoureux peuvent se nourrir et se reproduire au point de déterminer une infection aiguë et grave. Cette action évidente, exercée par la masse en un moment, que nous pourrions appeler critique ou initial, de la colonisation d'un milieu par un parasite, nous révèle qu'il doit être possible d'obtenir les effets d'une culture atténuée avec une culture virulente, simplement en la délayant plus ou moins dans un liquide inerte et en injectant des portions de ce liquide. Bien que tous les microbes ne se prêtent pas à cette pratique, celle-ci est employée pour convertir en vaccins certains virus.

Pour atténuer un virus, on peut suivre l'un de ces deux procédés généraux : agir sur le microbe s'il est connu, ou sur le virus s'il ne l'est pas, ou bien disposer les choses de telle façon que le terrain de culture où on le dépose dans l'animal qui va être vacciné, ne soit pas propre à son adaptation.

On sait que le degré d'adaptibilité de tout être dans un milieu dépend de conditions propres à l'être et d'autres propres au milieu, car la vie est toujours la fonction de deux variables : les énergies cosmiques et les énergies individuelles [1].

$$V = f\,(IC)$$

Il résulte de là que l'adaptabilité ou, ce qui revient au même, la virulence, peut s'atténuer en employant contre le microphyte les ressources dont nous disposons à cet effet, ou bien en modifiant convenablement le milieu, ce qui peut parfois s'obtenir, si ce milieu est complexe comme dans un organisme supérieur, en choisissant un point peu favorable à la multiplication du parasite.

Une foule de procédés atténuent la virulence en agissant directement ou indirectement sur le microbe. La généralité agit en favorisant l'oxydation du protoplasma du microphyte, en diminuant son activité diastasogène de manière que sa nutrition soit, à la fin, sérieusement compromise ; et comme se nourrir est, après tout, se reproduire, tout ce qui tend à diminuer cette fonction conspire évidemment contre la fécondité du parasite ou, ce qui revient au même, contre son adaptabilité. Mais tout cela est très relatif, à cause de la part d'action que le milieu exerce sur l'adaptabilité; et, comme nous l'avons déjà dit, le degré et le genre de modifications qui rendent impossible son adaptation dans certains organismes, non-seulement n'empêcheront pas son adaptation dans d'autres milieux différents, mais lui seront, au contraire, parfois favorables. Ainsi, par exemple, l'acide sulfurique enlève au bacillus anthracis son adaptabilité pour le cobaye, mais l'augmente pour le bœuf; le microbe du rouget du porc, cultivé sur des pigeons, acquiert une adaptabilité plus grande pour les lapins et moindre pour les rats, ce qui revient à dire que les pigeons augmentent la virulence de ce microbe pour les lapins et la diminuent pour les rats [2]. Cela provient, paraît-il, de ce que les protoplasmes d'animaux distincts offrent des degrés divers de digestibilité, en présence d'une modification déterminée causée par le milieu sur le microphyte.

Il est donc nécessaire de bien se pénétrer de cette idée que

1. *Traité de pathologie générale*, du docteur Letamendi.
2. Pasteur et Thuillier, *Note sur le rouget du porc*. — Voir *Comptes-rendus de l'Académie* et *Première étude sur le rouget du porc*, par M. Ch. Cornevin.

la virulence d'un microbe constitue toujours un état relatif, transitoire et nullement essentiel pour son existence, toutes les fois qu'il pourra disposer de milieux distincts auxquels il puisse s'adapter. Et la virulence ou adaptabilité est tellement relative et peu stable, que ce qui se produit quand on essaye de transplanter un microbe d'un être à un autre d'espèce différente, se produit aussi lorsque, chez un même être, on l'injecte dans des régions cellulaires différentes. Le terrible bacille du charbon symptomatique, qui se montre si actif injecté dans le tissu cellulaire lâche, est complètement inoffensif quand il est injecté dans les veines, dans la trachée, ou bien absorbé par la voie gastrique ; le bacille virgule, qui est si mortifère dans l'intestin, est peu à craindre lorsqu'il est injecté dans le tissu cellulaire.

Les agents, recours ou procédés que nous possédons jusqu'à présent pour atténuer la virulence sont assez nombreux. L'on peut, en effet, obtenir l'atténuation des virus :

1° En les diluant plus ou moins, suivant leur degré d'adaptabilité. Lorsque cette adaptabilité atteint une limite extraordinairement grande, comme il arrive avec le vibrion septique, le microbe du charbon symptomatique et le bacillus anthracis non atténués, le procédé d'atténuation par dilution est inapplicable, parce qu'il est dangereux et peu fidèle ;

2° L'on peut obtenir des effets atténuants en cultivant le virus dans des animaux qui jouissent de la propriété atténuante ;

3° L'on obtient ces mêmes effets en inoculant les microbes dans des tissus doués de peu de réceptivité ou impropres pour leur multiplication ;

4° Par l'action plus ou moins prolongée de l'oxygène et d'oxydants énergiques ;

5° Par l'action de la température, indépendamment de celle de l'oxygène libre, et probablement aussi par l'action de rayons calorifiques et lumineux d'une longueur d'onde déterminée, capables d'être retenus ou emmagasinés par l'eau, car il existe des diastases dont les activités ne peuvent entrer en jeu dans l'eau qui est restée exposée à la lumière, même si on la transporte ensuite dans un endroit obscur ; ceci est d'autant plus remarquable que, l'eau étant parfaitement diaphane pour les radiations les plus actiniques du spectre, on ne peut supposer avec raison que cet effet paralysant sur les diastases soit dû à l'action de ces radiations qui passent, sans s'arrêter, au travers de l'élément liquide. D'un autre côté, l'on sait que les radiations de la zone rouge et intra-rouge du spectre, qui sont précisément celles arrêtées par l'eau, sont peu capables d'effectuer un travail chimique, d'où il suit que nous sommes obligés d'admettre une intervention inconnue, que ne peuvent expliquer les ressources de la science actuelle. Quoi qu'il en soit, nous tenons à consigner, à ce propos, combien il serait convenable que les biologistes s'occupassent avec soin de l'étude de ces petites influences;

6° Enfin, l'atténuation de la virulence est obtenue par tous les agents chimiques capables de diminuer, dans chaque espèce de microbes, l'activité qui leur est particulière pour se nourrir des milieux vivants auxquels se rapporte l'atténuation. Ces substances sont, outre l'oxygène que nous avons cité et les corps oxydants, comme l'eau oxygénée, le permanganate de potasse, l'acide chromique et les chromates alcalins, etc., divers autres agents capables de donner à la matière organique composant le protoplasma du microbe, un certain degré de stabilité chimique, en déterminant une tendance à la coagulation, par exemple : le chlorure mercurique, l'alcool, les astringents, etc.

Cette manière de considérer l'atténuation des virus n'exclut pas absolument la possibilité, pour l'agent atténuant, de diriger son action contre le microphyte, de telle manière qu'il l'oblige à élaborer des principes moins toxiques; mais comme de l'activité chimique de ces principes dépend, sans aucun doute, le pouvoir d'adaptation, il résulte toujours que cette faculté d'adaptation dépend de la virulence, puisque même si, grâce aux actions atténuantes, la formule chimique du poison variait jusqu'à former un composé moins toxique, si la variation n'influait pas sur le pouvoir d'adaptation, il pourrait arriver que la quantité de plante vénéneuse suppléât au manque d'énergie du poison. Il est possible aussi que ces actions déterminent simplement des états polymériques dans les principes actifs du microphyte, et ces changements suffiraient pour expliquer la différence des résultats obtenus par son action, soit sur les milieux vivants, soit sur quelques milieux artificiels de culture.

CHAPITRE XI

DE L'ACTION DES VIRUS ATTÉNUÉS

Nous avons déjà dit que les quelques pathologistes qui n'admettent pas le critérium étiologique dans l'appréciation de la nature des maladies, étaient complètement dans l'erreur. L'organisme sain est toujours le même dans chacune des espèces vivantes ; ce qui varie suivant les différents cas pathologiques, c'est la cause de la maladie : par cela même, c'est la cause qui doit donner son caractère à la maladie. La pathologie actuelle, même avant les récents travaux de la doctrine phyto-parasitaire, tendait déjà vers ce but, et cette tendance est beaucoup plus prononcée depuis que nous connaissons la cause vivante de plusieurs maladies [1].

Les modifications somatiques qui constituent l'anatomie des maladies sont, dans la grande majorité des cas, l'effet indirect de l'action de la cause, et comme l'organisme sain est toujours le même, que seule la cause qui les produit varie, il est évident que selon ce que sera la cause, sera aussi la nature des lésions. De même, dans un champ, la trace laissée par la charrue ne sera pas égale à celle que laisseront la pelle ou la pioche.

Dans bien des points de l'étiologie, l'évidence de ces affirmations est parfaitement établie : aussi, donne-t-on à certaines maladies le nom de *a frigore*, parce qu'elles sont produites par la diminution de la température ; d'autres sont traumatiques, et d'autres sont appelées empoisonnements, parasitisme, etc. Pourquoi donc ne pas suivre en tout le même critérium ? Ainsi, par exemple, les blessures, suivant les causes auxquelles elles sont dues, se divisent en blessures d'armes tranchantes, pointues, contondantes, à feu, par avulsion, etc., etc. ; pourquoi ne pas

1. *Traité de pathologie générale*, du Dr Gimeno. Valencia.

adopter le même critérium étiologique pour toute la pathogénie ?

De cette façon, nous ne considérerions pas la maladie, sur le terrain vulgaire et usuel des applications médicales, comme étant caractérisée presque uniquement par les manifestations sensibles appelées symptômes, et certaines gens ne tomberaient pas souvent dans la grossière erreur de considérer comme différentes deux maladies qui ne le sont qu'en apparence, par les syndromes, alors que, dans le fond, il y a identité complète dans le processus intime de modifications produites par une même cause.

Que l'on en vienne aux exemples, et l'on verra que nous nous expliquons très rationnellement. D'aucuns croient qu'un microbe pathogène amenant la mort, une fois introduit par le tube digestif, ne détermine pas la même maladie, si on l'introduit par le tissu cellulaire, parce que le malade ne présente pas le même syndrome. En opinant ainsi, on oublie que le bacille de la tuberculose est cause de maladie et de mort, tout aussi bien quand il vit dans les poumons que lorsqu'il vit dans le péritoine ou dans les vertèbres, et bien que, suivant les cas, il se présente un cortège différent de symptômes, tous sont englobés sous la dénomination de tuberculose, nom que l'on donne à la maladie ; on oublie également que dans un autre ordre de causes, une balle de fusil peut tout aussi bien tuer en désorganisant le cerveau qu'en trouant le ventre, et cependant, bien que les syndromes qui précèdent la mort dans ces deux cas soient bien différents, la maladie, dans un cas comme dans l'autre, est qualifiée de blessure par arme à feu.

Les différences syndromiques d'action d'une même cause sur divers individus sont dues uniquement à la plus ou moins grande énergie avec laquelle cette cause agit, ou à la nature du point sur lequel elle dirige principalement son action. Ne pas le comprendre ainsi a donné lieu à de grandes discordances dans l'appréciation de l'identité d'effets des virus atténués et des virus vraiment pathogènes; discordances qui proviennent uniquement de la façon légère et superficielle avec laquelle ces questions sont étudiées. L'on a cru, par exemple, que pour pouvoir nier la spécificité morbigène d'un microbe, il suffit que le tableau syndromique produit en l'inoculant atténué, ou hors de son point de prédilection, ne concorde pas avec celui que déterminent les infections virulentes ou spontanées produites par ce même microbe, lorsqu'il n'est pas atténué; et, suivant cette manière de raisonner, fausse à tous les points de vue et sous tous les rapports, on commet l'erreur de croire que le syndrome produit par les virus atténués n'étant pas la reproduction exacte de celui de la maladie que l'on veut prévenir, il n'est pas possible que ces virus puissent donner l'immunité. Cela suppose vraiment un lamentable oubli de la partie la plus importante de la nosogénie. L'identité d'un processus morbide ne change pas parce que les symptômes sont plus ou moins gradués ou complexes; morphinisme ou saturnisme sont pour nous des intoxications tout aussi bien dans leur degré minimum, alors qu'elles offrent un tableau faible et incomplet, que quand elles présentent des symptômes plus nombreux et plus alarmants; en dehors de tout cela, ce que nous avons déjà dit sur l'habitude et sur l'immunité prouve assez éloquemment que l'on peut, dans tous les cas, obtenir cette dernière sans qu'il soit nécessaire de provoquer des désordres ressemblant, en quantité et en qualité, à l'intoxication ou à la maladie dans son degré le plus élevé.

Il résulte de tout cela que le microbe pathogène, atténué ou non, est toujours la cause d'un même ordre de modifications matérielles dans l'organisme dans lequel il est introduit, mais que ces modifications, suivant qu'elles sont plus ou moins profondes, se manifestent par divers symptômes, parfois très peu perceptibles. La virulence de la cause vivante, distincte selon qu'il y ait ou non atténuation, rendra le syndrome plus ou moins accentué et plus ou moins complexe, mais elle n'altèrera pas la nature des modifications intimes qui sont toujours de même ordre.

Les vaccines ne déterminent pas un syndrome égal à celui de la maladie naturelle, grave, mais elles n'en impriment pas moins à l'organisme des altérations de même nature que les virus correspondants, et ces altérations suffisent pour donner l'immunité, pour toutes les raisons exposées dans les chapitres antérieurs[1]. Les faits concordent admirablement avec ceci. Une goutte de lymphe du cow-pox, injectée sous la peau, confère l'immunité sans laisser de traces locales et sans produire autre chose qu'une fièvre légère. La vaccination contre le charbon symptomatique n'est jamais suivie de la formation de tumeurs charbonneuses; jamais les effets de la vaccination par le bacillus anthracis ne se révèlent par rien de semblable à une attaque mortelle de bactéridémie; de même, l'on n'observe jamais sur les poules vaccinées contre leur choléra, un tableau complet de cette maladie; on en peut dire autant du rouget des porcs, de la septicémie et de toutes les autres vaccines. Pour créer l'habitude à un poison, il

1. La preuve que les altérations produites par les virus atténués sont de même ordre que celles des virus vraiment pathogènes, nous est fournie par ce fait, que les premiers donnent l'immunité contre la maladie causée par les seconds.

n'est pas indispensable de produire un empoisonnement. Pour donner l'immunité contre un virus, il n'est pas nécessaire, il s'en faut, de déterminer le tableau complet d'une infection. Les substances toxiques développent toujours un tableau syndromique qualitativement et quantitativement proportionné à la quantité de toxique, au degré de résistance, et à l'espèce à laquelle appartient l'individu. Les virus atténués, comme agents toxigènes, agissent d'une manière identique.

Tout cela est tellement clair, si parfaitement admissible et si bien adapté à la logique, qu'il nous paraît chaque fois plus extraordinaire de rencontrer quelqu'un prétendant le nier.

En ce qui touche à la manière d'agir des virus atténués, il y a autre chose qui confirme non seulement leur action chimique, mais aussi l'explication de l'immunité par les lois de l'habitude auxquelles elle s'adapte.

Les vaccines artificielles, pour donner la certitude que l'individu vacciné est désormais indemne, exigent que l'opération soit répétée deux ou trois fois, et même davantage. On agit ainsi quand on inocule les moutons contre le charbon, les volatiles contre le choléra des poules, l'homme contre le choléra asiatique, et c'est ainsi qu'agit aujourd'hui Pasteur quand il vaccine contre la rage, soumettant les personnes mordues à un traitement continu de quelques jours, durant lesquels il répète plusieurs fois les injections du virus atténué, ou peut-être mort. Les vaccines artificielles sont donc placées dans le cas d'une substance toxique quelconque, laquelle, pour produire l'habitude dans l'organisme, est obligée d'obéir en tout aux lois qui déterminent cette habitude.

Nous devons parler aussi de l'action inconsciente inévitablement exercée sur les êtres vivants par les microbes qui doivent exister dans la nature, atténués par des procédés inconnus. Cette question se rapporte à deux faits dont l'étude est d'un grand intérêt: l'un est celui de l'apparition et de la disparition des pandémies sur les différents points habités du globe, et l'autre, celui de par lequel des personnes, placées dans les mêmes conditions que toute une population, pendant la durée d'une maladie infectieuse, ne sont pas attaquées, sans doute parce qu'elles sont vaccinées d'une manière insensible.

L'apparition et la disparition d'une épidémie ou endémie, tout comme le point obscur de la genèse des maladies phyto-parasitaires, ont toujours attiré l'attention des hygiénistes et des pathologistes, sans qu'ils aient jamais pu expliquer ces phénomènes. Un point encore ignoré de l'évolution du microbe cholérigène pourrait servir à les interpréter, mais pas complètement. Il faut admettre que les grandes énergies de la nature dans la chaleur, l'oxygène, etc., agissant lentement sur les végétaux pathogènes en de certaines circonstances, ou bien le passage et la culture répétés de ceux-ci sur des animaux dont l'organisme est pour eux un bon milieu d'adaptation, jouent le rôle d'agents ou de procédés d'atténuation, car c'est ainsi que nous obtenons l'atténuation dans les laboratoires. L'on pourrait s'expliquer de la sorte que les germes producteurs d'une maladie, après une culture de trois ou quatre mois durant une épidémie, passant successivement de l'eau ou de l'air à l'homme, et de l'homme, grâce à ses produits d'excrétion, de nouveau à l'air, à l'eau, à la terre et à tout ce qui l'entoure, et de ceux-ci une autre fois à l'homme, aux animaux, au milieu ambiant, etc., dans un mouvement continu de vie, en arrivent à diminuer et à dépenser leur virulence sous l'influence de causes complexes; une fois la virulence disparue, la maladie disparaît aussi, et beaucoup plus facilement, si, dans son évolution morphologique, le microbe arrive, au bout de ce temps, à une forme douée d'un degré d'activité pathogénique moindre que celle par laquelle débuta l'infection épidémique, et si l'on tient compte de l'état de vaccination naturelle où se maintient, au bout d'un certain temps, la plus grande partie de la population.

Ainsi, comprend-on encore que les personnes chez lesquelles il s'est introduit, en une ou plusieurs fois, rapidement ou lentement, une quantité suffisante de microbes atténués naturellement, soient à l'abri de l'attaque de la maladie, bien qu'elles vivent entourées des mêmes circonstances et dans les mêmes conditions que les personnes envahies. Si l'on n'acceptait pas ces vaccination inconscientes, il serait impossible de se faire une idée de la raison d'être de tous ces faits que, par erreur, l'on considère comme des raretés dans l'étude des épidémies, et qui sont la confirmation des lois naturelles auxquelles tout est sujet dans le monde [1].

1. Il est reconnu que les gens qui travaillent dans les latrines et les égouts ne sont généralement pas atteints du typhus. Les habitants des grandes villes, comme Paris, échappent plus facilement à cette même maladie que ceux récemment arrivés de province. L'immunité relative des indigènes par rapport aux étrangers, dans les endroits où l'on souffre endémiquement de la fièvre jaune, est encore un fait de même nature.

Carmona, de Mexico, cite le cas de quelques individus qui, nés à Cadiz, durant les épidémies de fièvre jaune qui sévirent sur cette ville, et, habitant ensuite l'Amérique, ont toujours présenté une notable immunité.

QUATRIÈME PARTIE

CHAPITRE XII

L'INTOXICATION PRODUITE PAR LE VIRGULE

L'étude expérimentale de l'action pathogène d'un microphyte, si elle ne s'effectue pas d'après le critérium que nous venons d'indiquer, se heurte à un grand nombre d'obstacles apparents, qui l'empêchent d'arriver à des conclusions pratiques et lumineuses. Si, suivant un autre raisonnement que celui qui a guidé ce travail, nous devions tirer une conséquence des résultats obtenus dans nos expériences relatives à la production du choléra, au moyen d'injections duodénales ou d'injections hypodermiques du bacille virgule, la spécificité du virgule n'aurait certainement pas d'autre appui que sa présence dans tous les cas de choléra et son absence absolue dans tout autre processus morbide; mais pour nous, le fait de n'avoir pas pu déterminer une maladie identique, en inoculant le microphyte à des espèces animales ou histologiques distinctes, ne signifie rien contre sa spécificité, et, par suite, des scrupules aussi dépourvus de fondement ne nous empêcheront pas d'arriver, par le chemin de la saine biologie, à des conclusions vraiment logiques et d'une fertile application.

Le bacille-virgule est de ces microphytes qui ne s'adaptent pas également bien aux divers points de l'organisme, et il est évident que s'il vit sur le point où il s'adapte le mieux, c'est-à-dire sur l'intestin, il déterminera une intoxication beaucoup plus grave que s'il vient à végéter sur le tissu ou sur l'organe qui lui offrent des conditions désavantageuses ; et non seulement la gravité du processus variera, mais encore ses traits les plus caractéristiques en seront notablement modifiés, par ce motif que l'organe qui reçoit le plus directement l'action de la cause est celui qui donne son caractère au tableau syndromique. Comme le syndrome des tuberculoses osseuse, cutanée ou pulmonaire, bien que ces affections soient identiques dans leur pathogénie intime et dans leur étiologie, offre des symptômes très différents, de même, bien que le choléra produit par le virgule vivant dans l'intestin et celui provenant de la présence du même microphyte sous la peau soient essentiellement une même chose, les deux processus morbides présentent des traits assez distincts.

En faisant disparaître la cause de ces différences, qui, dans ce cas, semblent consister dans la quantité seule de poison pouvant se produire dans l'un ou l'autre processus, les dissemblances syndromiques s'effacent ; et cela est si vrai que, quand on essaie sur l'homme la toxicité du virgule par la voie hypodermique, il suffit d'augmenter la richesse de la culture en germes, ou sa quantité, pour pouvoir obtenir des effets gradués au point de rendre presque nulles les différences avec le choléra spontané. Il y a peu de jours, le 21 mars de cette année, une jeune fille appelée Tomasa Picon Llull, modiste, habitant Barcelone, rue de Montesion, nº 17, troisième étage, qui se trouvait accidentellement à Tortosa, voulut se soumettre à une inoculation très toxique. Nous lui inoculâmes deux centimètres cubes d'une culture de densité exceptionnelle ; elle eût des vomissements opiniâtres qui durèrent six heures, un froid général et des frissons, 13 évacuations diarrhéïques, céphalalgie, prostration et inappétence, le tout suivi d'une réaction fébrile de 3[illegible]5. Les symptômes locaux furent : chaleur et rougeur, légère tuméfaction et douleur assez prononcée, surtout à la pression. Tous ces symptômes avaient disparu, le troisième jour, sans intervention thérapeutique d'aucune sorte. Plusieurs cas semblables se voient à la colonne d'observations de notre registre d'inoculations, et ils prouvent que si on élevait suffisamment la dose du toxique, l'on amènerait la mort avec le tableau classique du choléra intestinal.

La muqueuse de l'intestin offre au virgule une vaste surface de culture et des conditions extrêmement favorables ; il n'est donc pas étonnant que ce microbe élabore une grande quantité de principe actif, et que l'intoxication produite par cette voie soit mortelle dans la moitié des cas. Son premier effet, à en juger par ce qu'on voit quand on le cultive dans une chambre humide, sur un morceau d'intestin humain, doit être de digérer les cellules épithéliales, déterminant des érosions, des états congestifs ou hypérémiques, et des exsudations fibrineuses coagulables ou séro-sanguinolentes, lésions toutes confirmées par les autopsies. Avec l'évolution de ces processus, les phénomènes osmotiques sont profondément modifiés, un fort courant exosmotique verse dans l'intestin une grande partie des humeurs que la circulation recueille dans son vaste parcours à travers tous les organes; en même temps, un phénomène inverse d'endosmose, qui doit forcément s'accomplir, conduit probablement dans le torrent circulatoire les produits toxiques diffusibles, résultant des réactions complexes dues à la vie de ce microphyte. Tout cela crée dans l'intestin, et loin de lui, des conditions telles que le virgule en déloge les microbes qui le colonisent normalement, se rend à peu près maître absolu du terrain; ceci, étant donné le rôle important que ces microbes jouent dans le fonctionnalisme normal du tube digestif, ne peut manquer d'importance. A distance, soit par l'action des produits toxiques dialysés, soit par la spoliation des humeurs constituées par des matériaux dont l'extrême oxydabilité entretient la chaleur et la vie dans les interstices conjonctifs, il se produit des phénomènes généraux d'hypothermie très profonde, et des désordres nerveux, qui se traduisent par des crampes sur différents points, et par des vomissements.

La forte dérivation qui s'établit vers l'intestin laisse les reins inhibés pour l'accomplissement de leurs fonctions, ce qui contribue beaucoup à aggraver l'état du malade, parce que la direction du toxique étant endosmotique dans l'intestin, et la porte de sortie que pouvaient lui offrir les voies rénales, si elles eussent été libres, étant fermée, le poison s'accumule et la situation devient de plus en plus périlleuse.

Cette situation, le malade la reflète dans sa pâleur livide, ses yeux enfoncés, sa maigreur, sa froideur de marbre et sa voix éteinte. Lorsque la mort n'en est pas la conséquence, la chaleur renaît, et avec elle tous les nuages de ce sombre tableau se dissipent rapidement. Très souvent, une réaction fébrile plus ou moins accentuée ferme ce cortège de symptômes, et conduit à un complet rétablissement. D'autres fois, les altérations locales de l'intestin constituent la porte d'entrée d'un deuxième processus infectieux, de caractère typhoïde, plus grave, s'il est possible, que le cholérique. Lorsque les virgules ont épuisé le milieu et ne peuvent plus continuer à y vivre, ils laissent de nouveau le champ libre aux microbes de la putréfaction, lesquels, s'ils sont inoffensifs quand la muqueuse intestinale est saine, se montrent, au contraire, toxiques lorsqu'elle a perdu son intégrité, et déterminent le tableau de la typhoïde qui suit quelquefois le choléra.

Lorsque l'agent vivant du choléra, cultivé artificiellement en état de pureté, est injecté dans le tissu cellulaire sous-cutané, n'y rencontrant pas de conditions favorables à sa multiplication, il y vit et s'y multiplie à peine ; aussi ses effets sont-ils limités à ceux que peuvent déterminer les énergies chimiques inhérentes aux germes injectés, comme celles qu'ils pourront déployer durant leur vie relativement courte dans le sein de ce tissu. Dans ce cas, l'action locale se réduit à une tuméfaction légère, douloureuse et chaude, avec tension et rougeur plus ou moins étendues. Ces effets correspondent ou sont analogues aux phlegmasies que le virgule produit dans l'intestin, avec la seule différence que chaque tissu répond à l'action du virgule suivant ses fonctions.

L'on commence à observer les douleurs de la phlegmasie locale, 4 ou 6 heures après avoir pratiqué l'inoculation. Ces douleurs durent ordinairement 24 ou 26 heures, et se calment ensuite rapidement. Au quatrième jour, il ne reste qu'une légère et peu douloureuse démangeaison. Jamais, au grand jamais, l'inoculation du virgule, à cette dose, n'est suivie, chez l'homme, de formation d'escharres ni de suppuration. Nous appuyons cette affirmation catégorique et définitive, sur le résultat de 150.000 injections par nous pratiquées. S'il se forme parfois un phlegmon, ce n'est jamais le virgule qui le produit, mais bien quelque germe étranger pouvant être inoculé en même temps que lui, malgré les précautions antiseptiques les plus rigoureuses. Quant aux effets généraux déterminés par l'injection hypodermique, nous avons déjà dit qu'ils variaient suivant la densité de la culture injectée et suivant sa quantité. Ordinairement, ces effets consistent en frissons plus ou moins répétés, froid général avec horripilation et douleur gravative au front, bouche mauvaise, inappétence, fièvre montant parfois jusqu'à 38° 5, rarement jusqu'à 39°, suivie d'une sueur plus ou moins copieuse. Tous ces effets sont essentiellement fugaces : ils commencent 4 ou 6 heures après l'inoculation, et disparaissent, dans la majorité des cas, 24 heures après, toujours d'une manière spontanée, comme nous l'avons dit.

La même culture qui se montre peu active sur la plupart des individus, peut, sur quelques-uns, déterminer les symptômes que présenta l'inoculée Tomasa Picon, et, en outre, des crampes et de l'algidité.

S'il y a des individus qui se montrent assez tolérants, d'autres, en petit nombre, il est vrai, sont absolument réfractaires à l'action des doses ordinaires[1].

Sans que nous ayons fait des études spéciales sur la voie d'é-

1. Nous insérons à la fin de l'ouvrage quelques histoires cliniques d'individus inoculés, recueillies par les médecins mêmes qui les ont observées.

limination des toxiques engendrés par le virgule, le vaste champ d'observation que nous offrit l'épidémie de l'an passé, nous a fourni l'occasion de voir que chez les femmes qui allaitent, la glande mammaire constitue un des plus importants émonctoires du poison. Il y eut un assez grand nombre d'enfants qui, allaités par des femmes inoculées, eurent des vomissements, de la diarrhée et des crampes, et ces désordres, d'ailleurs très faibles, ne pouvaient être dus à l'absorption de l'élément vivant du contage, puisque le microscope ne put révéler le virgule dans le lait, et que ce dernier, ensemencé dans du bouillon et dans de la gélatine, ne se montra pas fécond[1].

L'urine des inoculés ne révèle rien de particulier, ni par l'examen microscopique, ni par la culture ; son aspect est normal. Elle se montre plus foncée en couleur, seulement dans les cas où la fièvre est assez marquée. Elle n'a pas été analysée chimiquement, dans le but d'y révéler la présence de l'élément toxique.

Les évacuations diarrhéiques des individus qui ont subi l'inoculation, lorsqu'elles existent, ne contiennent pas de virgules, quel que soit le procédé employé pour les découvrir[2].

1. Il n'est pas indiqué sur nos registres qu'il soit mort du choléra aucun des enfants à la mamelle qui eurent à souffrir de cette intoxication, produite par l'ingestion du lait de la nourrice vaccinée. Bonne note devrait être prise de ceci par le Dr N. Ketscher (de Saint-Pétersbourg) et le Dr Gamaléïa qui, récemment, ont constaté, *sans nous citer*, ces mêmes faits, en se servant du lait fourni par une chèvre préalablement infectée avec le vibrion cholérigène.

Un travail récent de Gamaléïa sur la dualité du poison cholérique ne fait que confirmer ce que nous avancions, en mars 1885, dans l'*Independencia Medica* de Barcelone : à cette date, nous écrivions : « L'activité du bacille-virgule paraît dépendre de deux substances douées d'actions différentes, puis qu'il est possible d'obtenir des cultures qui déterminent des altérations générales et locales de nature phlegmasique, et que, par contre, elles produisent un abaissement considérable de température. » A ce propos encore, ce confrère garde le silence, et sans doute ses travaux paraîtront avoir plus d'originalité !

2. Les ennemis de l'inoculation préventive contre le choléra ont, parmi leurs divers arguments, prétendu que les inoculés souffraient généralement de diarrhée, que dans cette diarrhée il pouvait y avoir des selles contenant des virgules, et que dans ce cas et pour cette raison, notre procédé prophylactique, bien que préservant d'un côté, pouvait, de l'autre, être une cause de propagation de l'épidémie.

Nous devons répondre :

1° Que la diarrhée est un des phénomènes les plus exceptionnels de l'inoculation et que, par conséquent, les inoculés qui en sont atteints sont très peu nombreux ;

2° Que, *dans aucun cas*, nous n'avons trouvé de virgules dans les selles des inoculés, et que *personne non plus ne les y a trouvés*. (Voir les rapports de tous ceux qui se sont occupés de cette question.)

S'il était si intéressant, pour quelques-uns, de démontrer la présence du virgule dans la diarrhée des inoculés, ce que ces détracteurs de mauvaise

L'examen du sang démontre, mais seulement sur ceux chez lesquels l'intoxication acquiert un certain développement, une très légère diminution du diamètre des hématies et, chez celles-ci, une plus grande propension à prendre la forme d'étoile connue de tous. Si on recueille ce sang en un point éloigné de celui de l'inoculation, on n'y découvre aucun microphyte ; la culture d'une ou plusieurs gouttes ne révèle pas non plus sa présence dans la circulation. Il est possible et même très naturel que le liquide injecté, en s'étendant, rompe quelque capillaire et que par là s'introduisent quelques germes ; mais ils doivent être si peu nombreux, que perdus comme ils le sont dans la grande masse sanguine, nous n'avons jamais pu les rencontrer, même en ensemençant 6 gouttes de sang. On peut seulement les découvrir vivants, durant deux ou trois jours, dans l'humeur qui suppure d'une très petite entaille faite au point d'inoculation. En tout autre endroit, il est parfaitement inutile de les chercher.

Le tableau typique du choléra que décrivent les auteurs et que nous avons tracé, se réfère au choléra acquis spontanément par la voie gastrique, mais non à celui que l'on a pu déterminer, jusqu'à présent, en ingérant des virgules dans un but expérimental. Dans ce cas, nos propres observations, plusieurs fois répétées dès que nous nous crûmes absolument indemnes, ne nous permettent pas d'assurer si le microphyte cholérigène, en sa forme de virgule, est capable de produire une attaque grave de choléra, semblable à celle qui suit une infection spontanée. Ce que nous pouvons répéter, c'est qu'alors que nous avions à peine acquis un commencement d'habitude par l'inoculation, l'examen de déjections diarrhéiques provoquées chez l'un de nous, nous fit reconnaitre une culture de virgules[1]. Nous ne

foi avaient de mieux à faire, était de prendre la peine d'examiner les déjections afin de prouver, par l'analyse bactériologique, que ce fait était vrai. Il y a eu environ 50.000 inoculés dans toute l'Espagne : c'est là, il nous semble, un matériel suffisant pour cette étude. Pourquoi ne l'ont-ils pas faite ? Sans doute parce qu'il est beaucoup plus facile d'inventer et de supposer des faits que de recourir à l'unique moyen de supprimer le doute.

Avec cette manière de juger, quoi d'étonnant à voir un professeur de la Faculté de Médecine de Valence ne pas hésiter à dire, dans un discours, que les virgules devaient passer du sang aux intestins, recherchant des conditions favorables à leur vie et à leur développement ?

1. Le fait d'avoir trouvé des virgules dans ces déjections servit aussi d'arme aux ennemis de l'inoculation anti-cholérique : ils prétendirent y voir la preuve, par nous confessée, de la présence du virgule dans les déjections diarrhéiques. Ils s'appuyèrent pour cela sur un paragraphe d'une lettre de l'un de nous (Ferran), adressée au Dr Duhoureau (de Cauterets), que celui-ci publia dans un opuscule intitulé le *Peronospora Ferrani*. Toulouse, 1885, page 17. Le paragraphe disait ceci :

«... Tout cela donnerait-il des résultats applicables contre l'infection sponta-

comprenons pas comment put s'effectuer l'infection; les déjections furent si peu douloureuses que, si nous ne les avions examinées par hasard, elles eussent passé pour une de ces indigestions communes, contre lesquelles on n'emploie pas de moyens thérapeutiques. Désirant étudier la marche normale de notre infection sans la moindre violence, nous nous abstînmes de changer en quoi que ce fût le régime habituel, nous abstenant également d'employer aucun remède; après la troisième ou la quatrième évacuation, il n'y avait en nous plus rien d'anormal. Si l'on ne veut pas tenir compte de la tolérance qu'avaient pu nous donner les quelques gouttes de culture que nous nous étions injectées, peu de jours auparavant, il faut convenir que le virgule

» née par la voie gastrique? (*La lettre en question fut écrite bien avant que » ne commençassent les inoculations publiques*). — Il n'est pas possible de » l'affirmer: ce que je puis assurer, c'est que, le 18 janvier dernier, j'ai eu » deux déjections diarrhéiques qui constituaient presque une culture pure de » spiritles et de virgules, que j'ai identifiés avec ceux provenant de vrais cho» lériques, en les soumettant à la culture. Sans prendre aucun remède, l'in» fection se réduisit à ces déjections; je n'éprouvai, d'ailleurs, aucun ma» laise.

» Ce fait pourrait-il être dû aux six ou sept injections de culture virulente » que j'avais reçues auparavant? — Je n'en sais rien, mais la chose est pos» sible. »

Ceux qui ont torturé le sens de ce paragraphe, ont voulu supposer que nous croyions nous-même possible, par les injections, la production de la diarrhée avec virgules, alors que nous avons attribué à l'action probablement préventive des injections, de n'avoir pas été atteint d'une infection grave spontanée.

En outre, le rapport de l'Académie Royale de médecine de Barcelone (11 mars 1885), rendant compte de ce fait, s'exprime ainsi :

« Enfin, il y a déjà longtemps, le Dr Ferran, sans doute infecté un jour par » le tube digestif, eut deux déjections isolées, en plus de celle normale du » matin, et dans la dernière il découvrit de vraies cultures pures de bacilles. » Il attribue l'absence de conséquences graves aux injections prophylactiques » qu'il avait déjà employées plusieurs fois. »

Que si l'on désire d'autres preuves, nous copions une note insérée à la page 346 de l'ouvrage du Dr Van Ermengen, intitulé : *Recherches sur le microbe du choléra*. Cette note s'exprime ainsi :

« Le Dr Ferran m'a écrit, le 23 janvier dernier, et me dit qu'il a été infecté » accidentellement, il y a peu de temps, et qu'il a souffert une diarrhée pro» fuse, dans les déjections de laquelle il a trouvé des bacilles virgules en telle » abondance, que le liquide constituait, pour ainsi dire, une culture pure... Il » attribue l'innocuité de l'infection dont il a été attaqué, et qu'il n'avait pas cher» ché à éviter, aux bons résultats de la vaccination. »

Le fait peut-il être plus clair? Eh bien, c'est là toute la base de ceux qui ont soutenu que la diarrhée des inoculés contenait des virgules. Les ennemis de l'inoculation savaient bien que cet argument était leur arme la plus puissante pour leur campagne de faussetés. Et dire que le temps se perdait en discussions byzantines sur la question de savoir si Ferran avait dit ceci ou cela, pendant que l'épidémie faisait des milliers de victimes; dire que l'inoculation était empêchée et combattue, au nom de la science et des intérêts de la santé publique!

peut passer dans notre organisme et s'y multiplier puissamment, sans occasionner des désordres appellant l'attention. Ceci, qui doit sans aucun doute se produire assez fréquemment aux époques d'épidémie, surtout au commencement, démontre combien les mesures d'isolement domiciliaire sont limitées dans leur portée et surtout illusoires.

En présence des Drs Van Ermengen et Paul Gibier, un de nous (I. Pauli), inoculé treize fois, avec 2 centimètres cubes de vaccin chaque fois, absorba 10 gouttes de culture pure de bacilles-virgules, sans obtenir d'autres effets qu'une grande fatigue, prostration des forces, et cinq ou six évacuations. Un autre (J. Ferran), bien avant ceci, alors qu'il avait reçu une seule division de la petite seringue à chaque bras, but une goutte de culture dans 50 cent. cubes d'eau : au bout de quelques heures, il eut trois déjections abondantes ; le tube intestinal, comme s'il avait été inerte et relâché, versait sans aucune difficulté son contenu en peu de fois ; il s'en suivit un état de profonde faiblesse et de refroidissement, avec tendances à la lipothymie. Enfin, une heure après, s'effectua le retour à l'état normal, par une réaction vraiment agréable et une sueur modérée.

Notre expérience peut être discutable, d'un côté, à cause de la perturbation que l'influence acquise par les virgules inoculés peut avoir exercée sur elle ; d'un autre côté, il faut considérer que, très probablement, jamais une infection spontanée ne s'effectue en absorbant une quantité aussi prodigieuse de germes. Ce fait, semble-t-il, devrait avoir contribué à masquer davantage les effets préventifs des inoculations, s'ils existaient alors, comme nous le croyons, et à déterminer un tableau plus grave et plus caractéristique, si réellement le choléra était occasionné par ce phyto-parasite injecté sous sa forme de bacille-virgule.

La Commission anglaise qui alla aux Indes étudier le choléra, affirme avoir vu beaucoup de personnes boire de l'eau chargée de virgules, sans constater le choléra. La discussion de ce fait offre un certain intérêt. Tout d'abord on pourrait discuter si ces virgules appartiennent réellement à l'espèce cholérigène ou à tout autre des similaires qui n'ont rien à voir avec le choléra ; mais même en admettant qu'ils appartinssent à l'espèce pathogène découverte par Koch, les conclusions de la Commission anglaise n'en seront pas moins dépourvues de toute valeur et de toute base sérieuse, tant que l'on ne démontrera pas l'impossibilité que les gens se servant de ces eaux fussent doués d'immunité, précisément à cause de l'usage qu'ils en faisaient, comme le sont la généralité des individus d'une population ayant souffert une épidémie, puisque, tout en continuant à boire une eau infectée, rien ne révéla en eux la présence de l'élément nosogène, jusqu'à ce que la maladie attaquât des individus étrangers non pourvus d'immunité. (Voir, au chapitre XIV, le cas du village de Succa, qui donne à cet argument une valeur extraordinaire.)

Un autre fait, du domaine scientifique vulgaire, est celui du Dr Rochefontaine ; celui-ci n'admet pas les objections qui peuvent être formulées contre les faits précédents, car l'on ne saurait supposer que ce confrère fût habitué au choléra, puisqu'il n'y avait pas, l'on peut dire, d'épidémie à Paris. Ce cas est beaucoup plus d'accord avec nos théories qu'avec celle de la Commission anglaise, puisque les virgules développèrent alors toute leur action nuisible caractéristique.

Nous insistons, par conséquent, sur la parfaite concordance qui existe entre ce fait d'observation vulgaire (que les épidémies de choléra commencent ordinairement par de nombreux cas de diarrhée, en général légère), et l'action que nous assignons au virgule introduit par la voie gastrique. C'est une hypothèse digne d'attention que, dans ces cas, la diarrhée est déterminée par le virgule, mais que bientôt, la semence répandue avec profusion de tous côtés, malgré le meilleur système d'isolement pouvant être établi, acquiert, si elle rencontre les conditions nécessaires, une plus grande toxicité et une résistance plus considérable à l'action du suc gastrique, en admettant que les effets atténués de la forme bacillaire du virgule soient dus à l'action des sucs digestifs de l'estomac. Notre manière de voir est appuyée par cette observation, plusieurs fois répétée, que les déjections fraîches d'un cholérique semblent être inoffensives, tant qu'il ne s'est pas passé un certain temps, considéré comme nécessaire à sa maturité.

Si donc le virgule, comme c'est probable, était seul capable de développer ces constitutions diarrhéiques qui précèdent les épidémies de choléra, constitutions qui donnent l'immunité à tous ceux qu'elles touchent, quoi de plus naturel que les virgules vus dans les eaux potables par la Commission anglaise, ne se révélassent par aucun désordre chez les individus qui se servaient de ces eaux ? Ce fait, conséquence forcée de l'immunité que donne le microbe cholérigène, se répète dans toutes les populations infectées, quand déjà l'on considère l'épidémie comme terminée, et parmi les populations indiennes d'une façon plus marquée, car, grâce à la persistance chez elles de l'agent nosogène, il est plus facile que l'immunité se soutienne par les vaccinations inconscientes réitérées qui doivent, sans aucun doute, s'effectuer. En un mot, tout cela nous dit quelle faible et très relative valeur il faut attribuer au fait en question, surtout si, prenant en considération les diverses phases par lesquelles a passé la découverte de Koch, nous remarquons l'esprit étroit et visiblement passionné avec lequel cette découverte a été accueillie par quelques savants anglais, représentants de la science officielle. Il semble qu'en cette question, si extraordinairement intéressante pour la Grande-Bretagne, il se soit renouvelé quelque chose de ce qui se passa au sein de l'Académie Royale de Londres, à propos de la découverte de Franklin. Il faut, cependant, espérer qu'à la fin le virgule et les découvertes qui dérivent de lui ne seront pas moins heureux, parmi les Anglais, que ne l'a été le paratonnerre.

Il découle de tout ce qui précède, comme une donnée positive, que le virgule inoculé dans le tissu cellulaire ne détermine pas une intoxication périlleuse, et aussi marquée que quand il vit dans l'intestin; c'est aussi une donnée hypothétique de grande valeur, que la végétation du virgule dans l'intestin ne détermine pas une intoxication grave, si on ne l'ingère pas sous un état mal connu, comme un de ceux que nous décrivons dans notre livre sur la culture et la morphologie du bacille virgule.

CHAPITRE XIII

EXISTE-T-IL UN CONTREPOISON POUR L'INTOXICATION PAR LE VIRGULE?

Ceci équivaut à demander : le choléra est-il guérissable? Il est très difficile de répondre catégoriquement à cette demande. Le choléra étant une intoxication par des microbes vénéneux, nous pourrions répondre, en ce qui touche cette intoxication, ce que nous dirions de tout autre processus analogue ; et en ce qui touche la participation qu'a, dans l'empoisonnement, la plante qui vit et se reproduit dans l'intérieur du conduit intestinal, nous répondrions ce qui peut, en général, s'appliquer aux processus infectieux, locaux ou généraux.

La guérison des intoxications est subordonnée à une multitude de circonstances : à l'énergie du toxique, à sa quantité, à la résistance de l'individu, à la facilité plus ou moins grande d'élimination. Nous ne dirons rien de la plus ou moins grande facilité d'absorption, parce que nous partons de l'idée qu'en disant empoisonnement, on suppose que l'absorption a eu lieu et que, à un degré plus ou moins élevé, la réaction propre du toxique s'est exercée sur les humeurs et les tissus. En ce cas, donc, la guérison n'est pas possible, si l'on a absorbé une quantité de poison supérieure au maximum tolérable par l'individu; cependant, si le poison est un de ceux contre lesquels la science en possède un autre capable de neutraliser son action, la guérison peut avoir lieu par antagonisme thérapeutique.

Lorsque la dose minima mortelle n'a pas été absorbée, le malade, pour grave que soit son état, guérit, même sans les secours de l'art.

D'après cela, le rôle de la thérapeutique devrait se réduire à peu près à zéro. Bien qu'il soit pénible de le dire, cela est vrai. La science, dans la grande majorité des cas, se trouve désarmée pour combattre avec efficacité ou quelques probabilités de succès, les empoisonnements consommés, dus à des toxiques pour lesquels on ne connait pas de contrepoison. Le choléra se trouve malheureusement dans ce cas. Nous ne possédons contre son toxique aucun réactif capable de faire disparaître les modifications intimes qu'il produit dans nos humeurs et dans nos tissus; nous manquons donc d'un agent qui soit pour lui ce qu'est, par exemple, l'atropine pour les effets de la morphine et de la pilocarpine. Toutes les ressources de la thérapeutique sont limitées à ce que l'on appelle le traitement symptomatique; or son efficacité est très discutable, si l'on remarque que, devant la statistique, pas un seul plan thérapeutique ne s'élève, sous le rapport des avantages, notablement au dessus des autres.

Si donc l'intoxication consommée n'a pas de contrepoison, et si l'absorption d'une dose de substance toxique non supérieure à la dose maxima tolérable n'offre pas de danger, tous les efforts du médecin doivent tendre à éviter l'accumulation, en empêchant, d'un côté, l'absorption, et facilitant l'élimination, de l'autre. Voilà donc, pleinement justifié, l'emploi d'un anexosmotique d'action élective, comme le laudanum, qui, respectant le fonctionnalisme de la peau et des reins, ces puissantes soupapes d'échappement pour les poisons, ferme la grande porte d'entrée que la muqueuse intestinale offre, par sa vaste surface, au toxique du virgule. A cette action anexosmotique, le laudanum en joint une autre thermo-régulatrice, très efficace pour ce que l'on appelle le traitement curatif du choléra, mais constituant simplement une prophylaxie qui, au lieu de s'appliquer dans un moment de choix, s'applique dans un moment de nécessité. En résumé, l'intoxication cholérique ne se guérit pas; elle se prévient.

En ce qui concerne le processus parasitaire local, la science manque également de ressources. Chez la plus grande partie de nos collègues, la croyance à la possibilité et à l'efficacité des médicaments microbicides est très enracinée, de sorte que, dans leurs prescriptions et dans leurs raisonnements sur les plans thérapeutiques et les résultats obtenus, on voit dominer surtout l'idée qui veut que, contre la maladie phyto-parasitaire, il n'y ait rien d'aussi rationnel que l'emploi des microbicides. Sans nier la logique de ce désir, nous opposons à cette croyance générale la nôtre, certainement très différente, tout en pensant que l'on pourra, un jour, employer une médication vraiment microbicide. Cependant, nous voyons ce moment encore beaucoup trop éloigné!

Jusqu'aujourd'hui, nous sommes convaincus que, laissant de

côté les maladies extérieures, le médecin n'a jamais employé, dans les processus internes, aucun agent qui tue directement les microbes pathogènes et, très rarement, des substances qui agissent comme de vrais antiseptiques. Pour que cela soit possible, il faudra trouver auparavant des antiseptiques et des microbicides directs qui, respectant les tissus et les organes, limitent leur action spéciale au microphyte pathogène ; or, étant donné le fonds commun qui enlace les processus vitaux de tous les êtres, soit qu'ils aboutissent à un élément autonome, comme est le microbe, soit à un élément fédéré, comme l'est une cellule d'un organisme supérieur, cela est, jusqu'à présent, presque impossible.

L'on objectera que, puisque cette électivité d'action constitue un fait fréquent entre les agents toxiques ou médicamenteux et les différentes espèces de cellules de notre organisme, il est possible que l'on trouve des agents qui la possèdent réduite aux microbes et respectant les éléments cellulaires. Cette objection n'est sérieuse qu'en apparence. Voyons pourquoi. En premier lieu, étant donnée notre grande complexité histologique, il est difficile que nous n'ayons pas en nous une espèce d'élément cellulaire réagissant, comme le ferait le microphyte, sous l'action que l'antiseptique ou le microbicide déterminent dans les composés chimico-organiques qui nous constituent. En outre, dans les actions électives médicamenteuses auxquelles peuvent se référer ceux qui soulèvent des objections de ce genre, il ne semble pas que l'on arrive, il s'en faut de beaucoup, à produire la mort de la cellule; car il suffit de modifier ses fonctions pour que, grâce à la solidarité fonctionnelle existant dans toute la fédération, les autres ressentent aussi cette influence. Si donc la modification n'était pas d'une nature telle, qu'elle pût causer la mort du microphyte ou paralyser son activité sans exercer aucune influence sur l'activité ou la vie des éléments cellulaires, l'on ne pourrait considérer comme antiseptiques ou microbicides spéciaux les agents qui la produiraient.

Il ne faut pas oublier que, s'il existe des antiseptiques et des microbicides, ceux-ci éteignent également la vie du microbe et celle de l'individu, et ne peuvent, par conséquent, être employés comme tels. Le sulfate de quinine lui-même, que l'on pourrait citer comme un modèle achevé de parasiticide spécial, est très loin de se présenter comme tel, du moment où l'on étudie un peu ses effets, et où l'on applique aux microbes et à leurs toxiques les lois que nous avons formulées au sujet de l'action des poisons. La masse de poison nécessaire pour tuer un être d'une espèce déterminée oscille toujours dans des limites très étroites. Si la dépression d'un accès de fièvre paludéenne était due à l'action parasiticide du médicament, l'on ne s'expliquerait pas, tout d'abord, pourquoi, par exemple, ni un ni trois grammes de sulfate de quinine, qui suffisent pour éviter un accès, ne sont pas suffisants, dans la majorité des cas pour empêcher sa réapparition, si l'on ne redonne pas le médicament. Si un gramme de ce même sel constituait la dose microbicide minima, et supprimait un accès en occasionnant la mort du microphyte, l'on comprendrait que certains de ces êtres, plus résistants, échappassent à son action, et pussent, dans un délai plus ou moins court, déterminer la réapparition des accès ; mais nous n'arrivons pas à concilier avec la loi ce fait, que quelques microphytes meurent avec une dose et que d'autres échappent avec une dose double. Il semble plus conforme avec les faits de supposer que cet agent anti-thermique doit agir comme paralysant général, direct ou indirect, des diastases de nos cellules et, spécialement, de celles du germe du paludisme. C'est seulement de cette manière que l'on peut aujourd'hui expliquer son action favorable sur toutes les fièvres, comme son pouvoir dépressif, bien que moins notable, sur la calorification physiologique. Ainsi s'explique la nécessité de maintenir pendant un certain temps l'organisme imprégné de sel de quinine, pour faire disparaître le germe morbide, en vertu d'un autre mécanisme inconnu.

Même en n'accordant aucune valeur à ces hypothèses, il n'en est pas moins évident qu'il n'y a pas dans ce médicament, considéré comme méritant le mieux le qualificatif de microbicide spécial, une action élective absolue. Quand la dose en est très élevée, l'organisme tout entier réagit aussi défavorablement que pourrait le faire le microbe lui-même.

En ce qui concerne la médication microbicide et antiseptique, le microphyte du choléra n'est pas en meilleure situation que celui du paludisme et que beaucoup d'autres. *In vitro*, nous pouvons l'attaquer de mille manières différentes : c'est peut-être le plus faible de tous les microphytes, au moins en forme de virgule ; mais lorsqu'il se loge dans l'intestin, il devient difficile de l'atteindre avec des microbicides directs. Les acides faibles qui le tueraient sont rapidement neutralisés dans l'estomac, et en outre, la bile, dans l'intestin, neutraliserait également son action. Quant aux autres agents employés à petites doses, ils ne parviennent pas à atteindre le point où se trouve le microphyte, et lorsqu'ils sont employés à grandes doses, ils sont aussi à craindre que lui. Nous ne possédons pas, donc, aujourd'hui, de médication microbicide ou antiseptique directe ; c'est donc de manière indirecte seulement que nous pouvons arriver à faire disparaître le microbe de l'intestin, en favorisant l'accomplissement de la loi : *tout être vivant s'éteint dans un milieu qui ne se renouvelle pas.* Le laudanum lui-même, lorsqu'il crée des obstacles à l'absorption du toxique et à la transudation séreuse, empêche le renouvellement du milieu, sans lequel ne peut continuer la prolifération du végétal pathogène ; en même temps, les microbes normaux de l'intestin sont favorisés dans leur lutte pour la vie, et leur pullulation est toujours désavantageuse pour le bacille virgule.

Le plan évacuant qui, partant de ces conceptions théoriques, semblerait devoir donner de bons résultats, produit des effets contraires, soit parce que, étant donnée l'atonie intestinale, il n'y a pas de contractions venant favoriser la chute et l'élimination des microphytes qui adhèrent à la muqueuse, soit parce que le courant exosmotique propre à la maladie, bien qu'exagéré par l'évacuant, ne peut s'opposer à la diffusion du toxique, ou soit enfin parce que l'expulsion d'une plus grande quantité de sérosité contribuerait à aggraver la situation du malade.

En résumé, la thérapeutique possède aujourd'hui l'opium seul, comme unique remède positif ; et celui-ci, manié avec courage et à temps, peut s'opposer à l'accumulation du toxique, à l'augmentation de l'hypothermie et, indirectement, à la végétation du microbe cholérigène. L'intoxication à son dernier degré n'a pas de thérapeutique efficace et sûre.

Devons-nous penser sérieusement à chercher par une voie différente quelque chose qui supplée à cette lamentable insuffisance ?

CHAPITRE XIV

INCUBATION. — RECHUTES. — RÉCIDIVES DU CHOLÉRA

Si le phyto-parasite révélait immédiatement son entrée dans notre organisme, ce serait d'une valeur extraordinaire pour le thérapeute ; l'art ne se verrait plus forcé, comme à l'heure actuelle, de se déclarer impuissant. Par malheur, depuis le moment de l'ingestion du germe toxique jusqu'à celui où apparaît la diarrhée, ce germe n'annonce sa présence par aucun désordre ; ainsi donc, toute la valeur qu'aurait la connaissance de la durée de cette période de travail latent, est d'un intérêt très secondaire et de peu d'utilité pratique.

De simples considérations théoriques, solidement appuyées sur des faits de laboratoire, nous disent que la période d'incubation, c'est-à-dire le temps qui s'écoule depuis l'absorption du germe jusqu'à sa végétation en quantité suffisante pour produire les premiers symptômes du mal, est extrêmement variable, et se subordonne au nombre de germes absorbés, à leur degré d'adaptabilité et aux conditions de réceptivité que l'individu leur offre.

En ce qui concerne le nombre de germes, il doit se produire dans l'intestin ce qui se produit dans un champ quelconque, dans un matras de bouillon, ou sur une plaque de gélatine. La rapidité dans la colonisation d'un milieu croît proportionnellement au nombre de colons, et décroît suivant qu'augmentent les obstacles présentés par le milieu. Ces résistances ou obstacles, s'il n'y a pas d'habitude et si l'individu est sain, nous devons les supposer sans aucune valeur, car l'intestin est toujours une terre très fertile pour la végétation du virgule ; ainsi donc, tout comme un litre de bouillon donne rapidement, en 6 heures, des indices de colonisation, quand on l'ensemence avec une goutte de culture du virgule contenant des milliers de germes, tout comme il a besoin de 2 ou 4 jours, si l'on en y dépose seulement un petit nombre, de même les premiers symptômes annonçant la présence du virgule dans l'intestin apparaîtront plus tôt ou plus tard, suivant que beaucoup ou peu de germes auront été absorbés.

En ce qui concerne le retard dû à l'adaptation des germes, nous avons pu observer jusqu'à trois jours de différence dans la rapidité de colonisation sur la gélatine, et cette énorme différence, alors qu'il s'agit de colonies sur plaques et d'une seule colonie, ne peut être attribuée à la différence numérique initiale, puisque toutes ou presque toutes les colonies proviennent d'un germe unique. Si le pouvoir diastasogène influe aussi dans l'intestin sur la rapidité de la colonisation, et s'il se produit dans les cultures naturelles ce qui a lieu dans les cultures artificielles, il est hors de doute qu'il existe des germes offrant un retard considérable dans leur adaptation ; cette influence, ajoutée à celle qu'exerce le nombre, nous oblige à assigner des limites extrêmement variables à la période d'incubation. En nous basant sur nos observations personnelles, nous lui assignerions une durée minima variant entre 3 heures et 4 jours, à en juger par le résultat de l'ingestion d'une goutte de virgules délayée dans un verre d'eau, et par le fait survenu à Tortosa, l'été dernier, dans le faubourg de Jésus. Les rues de ce faubourg sont parcourues par une canalisation ouverte, où coulent les eaux provenant du village del Régués ; les femmes habitant ces rues ont l'habitude de laver leur vaisselle dans le ruisseau. Quand le choléra fit son apparition au Régués, les aqueducs se contaminèrent, et immédiatement le choléra se présenta dans le faubourg en question, principalement dans les maisons avoisinant le ruisseau. La municipalité de Tortosa dévia le cours du ruisseau, et, au troisième ou quatrième jour, les invasions cessèrent. Cet exemple nous prouve bien éloquemment que, chez les derniers envahis, l'incubation ne put durer moins de trois jours. Les cas que l'on cite comme ayant eu une durée supérieure à cinq jours, sont tous très discutables et, après tout, très rares. Telle est la durée maxima que nous assignons à la période d'incubation du choléra morbus.

Arrivons aux rechutes. Dans une culture artificielle, il est évident que la végétation présentera de nouvelles poussées, chaque fois que l'on rétablira les conditions de fertilité du milieu. La même chose doit se produire dans l'intestin, si, pour une circonstance quelconque, l'on donne un nouvel aliment à la végétation, offrant aux germes restants une nourriture meilleure que celle que peut lui donner une transudation défavorablement modifiée par ses propres principes actifs. Ces prévisions théoriques se réalisent particulièrement chez les individus qui prennent du bouillon peu de temps après la cessation de la diarrhée : la situation peut alors s'aggraver, probablement parce que le liquide nutritif absorbé offre au virgule un champ fertilisé pour effectuer une deuxième poussée ; nous pourrions citer plusieurs cas de ce genre.

La question des récidives est plus importante que celle des rechutes. C'est un point d'intérêt capital pour la prophylaxie du choléra ; nous devons, par suite, le traiter plus longuement. Rechercher si le choléra est sujet, ou non, aux récidives, équivaut à déterminer s'il confère, ou non, l'immunité ou habitude. S'il ne confère pas l'immunité, il n'existe pas de prophylaxie au moyen de vaccines ; si, au contraire, il la donne, l'atténuation de la cause et la prophylaxie, en déterminant une intoxication, si légère qu'elle soit, deviennent rationnelles et probables

Il est bon de rappeler que la durée de l'immunité n'est pas égale dans toutes les maladies qui la produisent ; il est parfaitement démontré que celle de la bactéridie étant de 1 année, celle de la petite vérole dure 6 ou 7 ans. Cette durée n'est pas absolue pour diverses raisons.

Pour une même maladie, la durée de l'immunité sera d'autant plus considérable que la première attaque aura été plus intense et plus longue, et que cette même immunité sera entretenue plus longtemps par des invasions ultérieures inconscientes, pouvant jouer le rôle de vaccinations insensibles. Elle sera, au contraire, d'autant plus courte que plus légère aura été la première attaque, et que plus rapidement se détermineront des états particuliers pouvant s'effacer complètement. Car il est bien démontré que, tout comme certains états morbides donnent l'immunité, de même d'autres peuvent faire disparaître une immunité acquise. A ce propos, nous pouvons citer le cas d'un enfant à qui chaque fièvre nouvelle enlève l'immunité conférée par le cow-pox, obligeant ainsi à le vacciner de nouveau. Il est donc possible que un ou plusieurs individus, pour une circonstance quelconque, subissent plusieurs fois une de ces maladies, sans que pour cela la règle générale, même dans des cas semblables, soit détruite ; car les résultats de la statistique, en ce qui a rapport à la terminaison commune de la deuxième attaque, révèlent qu'il existe une certaine habitude.

En tenant compte de cela, le fait d'un individu ayant eu quatre fois le choléra, dans quatre épidémies différentes, outre qu'il est excessivement rare, ne signifie absolument rien, sinon que la durée de l'immunité conférée par le choléra est moindre que le temps ayant séparé ces épidémies l'une de l'autre. L'observation de Stoufflet, la plus notable que nous ayons vu opposer à l'immunité, bien analysée, constitue un argument en sa faveur. Stoufflet cite deux individus ayant eu le choléra 4 fois, cela équivaut à 4 individus l'ayant eu 2 fois; et, considérant que le choléra tue 50 0/0 de ceux qu'il attaque, la moitié eût dû mourir. Il en cite ensuite 3 qui l'eurent 3 fois, ce qui équivaut à 4 qui l'auraient eu deux fois et 1 une fois, la moitié eût dû également mourir; enfin, il parle de 11 individus qui l'eurent 2 fois : au total, cela ferait 19 malades contractant 2 fois le choléra sans en mourir. Veut-on un exemple plus frappant de ce que nous affirmons, à savoir que, même dans les cas les moins heureux, une première attaque de choléra confère un peu d'immunité?

La même chose s'observe, si l'on prend tous les cas des individus ayant eu 2 fois le choléra dans une même épidémie; toujours ceux qui meurent de cette deuxième attaque sont si peu nombreux, que cela même prouve l'immunité, et autorise à se demander si ceux qui meurent de la deuxième attaque eurent vraiment le choléra la première fois.

Lorsque nous fûmes délégués par la municipalité de Barcelone pour étudier l'épidémie de 1884, à Marseille et à Toulon, on nous recommanda de rechercher si le choléra donnait l'immunité. Il résulte de nos recherches que, parmi les malades sortant de l'hôpital du Pharo, tous pauvres, qui retournaient aux mêmes habitations et au même régime qu'auparavant, pas un seul ne revint une deuxième fois à l'hôpital. Ceci mérite d'être pris en considération, car l'agent cholérigène révèle, par les nouvelles invasions qu'il occasionne, sa persistance durant toute l'épidémie, sur différents points d'une même localité; et comme ceux qui échappent à une première attaque continuent généralement à vivre sur le même point où domine la cause, si le choléra ne leur donnait l'immunité, les récidives, au lieu de former l'exception, constitueraient la règle.

Un autre fait non moins intéressant indique aussi que le choléra confère l'immunité. Quand les premiers cas apparaissent, une grande masse de population, précisément celle dont la position aisée lui permet d'adopter cette mesure, s'éloigne du foyer de l'épidémie, pour revenir dès que le dernier cas a été compté. Aussitôt ces émigrés revenus, on observe toujours une recrudescence. — A quoi est-elle due et qui donc lui fournit un aliment? — Sont-ce ceux qui n'ont pas quitté la ville, et qui restent plus ou moins indemnes? — Ordinairement non; les nouvelles victimes sont les individus récemment arrivés, lesquels n'ont pu acquérir la même habitude que ceux qui restèrent au milieu du foyer.

Ce fait est prouvé par le suivant : quand, l'année d'après, l'épidémie se renouvelle, comme il arrive très souvent, elle est moins intense, s'acharne sur les individus qui n'eurent pas le choléra l'année antérieure, et, principalement, sur ceux qui émigrèrent, lesquels, n'ayant plus peur, optent, cette année-là, pour ce qui leur est le plus commode et le plus économique, c'est-à-dire restent chez eux.

Il y a plus ; à quoi est due en grande partie l'extinction des épidémies, si ce n'est à l'immunité profonde et prolongée qu'elles donnent aux populations ?

En premier lieu, le germe se répand dans les villes ou villages qui lui offrent des conditions de vie favorables. Dans les populations envahies, ceux qui, par leurs conditions d'existence, ne s'exposent pas au contage, y échappent ; vient ensuite une grande masse de gens qui, plus ou moins légèrement, ont la diarrhée et se trouvent ainsi vaccinés ; la moitié des attaqués, c'est-à-dire la proportion qui généralement se sauve, est également douée d'immunité, et, enfin, vient la masse des émigrés qui ordinairement fournit le contingent le plus faible. Nous voyons donc qu'une épidémie de choléra n'en suit pas immédiatement une autre dans un pays, d'abord parce qu'il y a des localités dont les conditions topographiques ne sont pas favorables à la diffusion de l'élément contagieux, et, en deuxième lieu, parce que, dans les localités où les conditions sont propices, toute la masse des habitants devient indemne.

Si l'on ne s'explique pas l'extinction du choléra de cette manière et par l'atténuation spontanée de la majeure partie des germes, on ne peut non plus l'expliquer par la disparition des végétaux toxiques qui le produisent, comme le prouve la recrudescence qui s'observe au retour des émigrés. La réapparition de l'épidémie dans la même localité, au bout d'un an, n'aurait pas lieu sans la persistance des germes ; et s'il est évident que ceux-ci persistent, l'on ne comprend pas comment, si une première attaque ne conférait pas l'immunité, le fléau ne reparaîtrait pas.

Nous avons recueilli, durant la dernière épidémie, un fait très éloquent qui prouve jusqu'à l'évidence que le choléra, non seulement confère l'immunité, mais encore que, à l'égal du charbon symptomatique, il vaccine inconsciemment. Sueca, ville de la province de Valence, fut atteinte par la dernière épidémie. A la fin de l'été, alors que depuis longtemps l'on n'enregistrait plus aucun cas, il arriva, pour la récolte du riz, un grand nombre d'ouvriers venant de points éloignés; immédiatement, le mal reparut, mais ce qu'il y a de remarquable, c'est que les individus atteints provenaient presque tous de villes et villages qui n'avaient pas été envahis; ceux qui venaient de localités où s'était manifestée l'épidémie, n'étaient pas attaqués, bien qu'ils n'eussent pas souffert le choléra d'une façon ostensible. La nouvelle épidémie causa parmi les étrangers environ 40 victimes[1].

En ce qui concerne la durée de l'immunité, l'on ne peut rien dire, à moins de la déduire de la périodicité qu'observent les épidémies dans les régions où le germe est indigène. Étant admis qu'une population ne peut fournir un grand aliment au choléra tant que dure l'immunité, il faut admettre que le temps qui s'écoule entre deux épidémies, parmi les populations indiennes, nous donnera approximativement la durée de l'immunité, laquelle, d'après cela, est d'environ 4 ans.

Si l'immunité suffit pour nous rendre compte de la non réapparition du choléra dans un délai relativement court (car elle est une simple modification de l'organisme qui tend graduellement à s'effacer), elle ne parvient pas à nous expliquer pourquoi l'épidémie ne reparaît pas parmi nous, au bout de 4 ou 5 ans, si, pour une raison ou pour une autre, les germes ou leurs activités ne s'éteignaient pas. Les conditions géographiques doivent forcément intervenir ici, en s'opposant à l'acclimatation du germe dans les milieux naturels de la localité. Ne pouvant régénérer son énergie en s'introduisant dans l'organisme humain, à cause de l'immunité qu'il crée, la nature ne lui offrant pas, d'un autre côté, les conditions que l'homme lui refuse, le microbe cholérigène périt dans la lutte contre d'autres germes analogues et contre les inclémences naturelles; de sorte que la réapparition du mal, dans un délai éloigné, devient pour ainsi dire impossible, si le microbe n'est pas de nouveau importé.

En admettant que, malgré certaines différences syndromiques très naturelles, l'intoxication cholérique déterminée spontanément par la voie gastrique est égale à celle produite artificiellement par la voie hypodermique, rien de plus facile que de vérifier expérimentalement la détermination de l'habitude produite par le virgule; et comme non seulement l'ha-

1. On peut également citer le village de Beniopa, près de Gandia. Durant l'automne de 1884, il fut rudement éprouvé par l'épidémie. Plus tard, en 1885, durant l'été, quand toute la campagne de Gandia était infectée, Beniopa fut le seul village qui n'eut pas le choléra; il était cependant entouré d'autres villages qui en souffrirent durant longtemps.

bitude et l'immunité sont des phénomènes qui marchent unis, mais comme aussi à un degré d'habitude pour le toxique, correspond presque toujours un degré beaucoup plus élevé de résistance à la colonisation par le microphyte, tout ce qui révèle un certain degré de tolérance indique un autre degré incomparablement plus grand d'immunité.

Il suffit de s'inoculer 2 cent. cubes d'une culture pure et très dense en virgules, et de répéter une deuxième injection au bout de 5 ou 8 jours, pour se convaincre, par la comparaison des résultats, que le poison du virgule établit la tolérance. Si la culture n'est pas devenue plus dense durant le temps qui s'écoule entre l'une et l'autre inoculation, l'on observe que les symptômes généraux s'abaissent considérablement, de même, quoique d'une manière moins marquée, que les symptômes locaux. Si la culture a augmenté de densité, ou bien si c'est une culture plus dense que l'on applique pour la deuxième fois, les différences en intensité de tous les symptômes peuvent s'effacer, et même s'accentuer dans un sens opposé, c'est-à-dire que les symptômes peuvent apparaître plus gradués dans la deuxième inoculation que dans la première.

La propriété qu'a ce microbe d'établir la tolérance, se révèle encore davantage lorsque l'on pratique sur un même sujet diverses inoculations à des doses progressivement croissantes ; de cette façon, l'on arrive à tolérer en une seule fois une dose qui eût été périlleuse employée tout d'abord.

Enfin, pour terminer ce que nous avons dit sur l'immunité, nous citerons ici les propositions formulées par le Dr Fauvel, dans son Mémoire présenté à l'Académie des sciences de Paris[1].

Propositions du Dr Fauvel.

« 1° Les ports de l'Inde dans lesquels le choléra est endémique ne sont jamais le théâtre d'une grande épidémie ;

2° Ce fait dépend de l'immunité générale, mais non absolue, dont jouit la population native de ces ports ;

3° Cette immunité n'existe pas, dans les foyers endémiques, pour les étrangers à la localité qui se trouvent dans des conditions d'aptitude pour contracter le choléra ;

4° Les épidémies de choléra qui se développent dans ces régions de l'Inde où le choléra n'est pas endémique, proviennent des foyers d'endémie, et sont favorisées par les grands pèlerinages indiens ;

1. *Acquisitions scientifiques récentes concernant l'étiologie et la prophylaxie du choléra.* — Paris, 1883.

5° Les épidémies observées parmi les pèlerins de la Mecque sont en rapport également avec les foyers d'endémie cholérique ;

6° Une épidémie grave de choléra confère au pays ou à la localité où elle a régné, une immunité plus ou moins complète et plus ou moins durable, dont il est impossible de formuler la loi relativement à l'Europe, mais qui, dans les Indes, semble durer plusieurs années ;

7° Dans le Hedjaz, et en général dans les régions peu peuplées de l'Arabie, le choléra a une faible tendance à se propager parmi les habitants autochtones ;

8° Le fait d'une grande épidémie de choléra dans un pays quelconque est une preuve que le choléra n'y est pas endémique. »

A ce témoignage de Fauvel, nous devons ajouter tous ceux que cita, provenant de différents auteurs, notre ami, le Dr D. Angel Pulido, dans la célèbre discussion de l'été dernier, à l'Athénée de Madrid, discussion à laquelle il prit une part si brillante.

Pour ne pas enlever de la force à l'argumentation du Dr Pulido, nous transcrirons intégralement plusieurs passages de son discours [1].

« Nous commencerons par rappeler quelques passages de Colin lui-même, épidémiologue distingué, bien que par trop attaché aux anciennes doctrines, et l'un des plus franchement opposés à l'immunité du choléra, opinion qu'il exprime par des paragraphes comme les suivants, dont nous ne ferons pas la critique, nous bornant à consigner qu'ils expriment une idée absolue d'immunité, aujourd'hui que l'on ne doit admettre pour aucune maladie.

Il s'exprime ainsi à la page 850 de son ouvrage (*Traité des maladies épidémiques*, Paris, 1879) :

« *Une première épidémie de choléra n'atténue* QUE TRÈS MOMENTANÉMENT *les aptitudes de la population ; les attaques individuelles ne conférant aucune immunité, l'affection ne sera pas soumise, comme la variole, la fièvre typhoïde, même la peste et la fièvre jaune, à des disparitions de plusieurs années; certaines villes ont été attaquées 8 à 10 fois, en moins de 40 ans.* »

Et à la page 373, traitant le même sujet, il dit :

« *Parmi les maladies contagieuses, le choléra présente, même hors de son foyer originel, le caractère spécial de reparaître sur un point, à de courts intervalles, avec un degré d'intensité relativement considérable; certaines villes ont été, en quelques années,*

1. *La cuestion Ferran. Actas de la discussion habida en el Ateneo de Madrid* (julio 1885).

le théâtre d'épidémies d'une insigne gravité; 10 ou 12 attaques, de 1830 à 1873. Il diffère des autres maladies en ce qu'il ne confère aucune immunité par une attaque antérieure. »

Ce jugement de Colin, rigoureusement analysé pour sa valeur affirmative et pour les faits sur lesquels il s'appuie, n'exprime pas autre chose, si ce n'est que les individus et les peuples montrent qu'ils ne jouissent pas d'une immunité durable autant qu'il leur est possible, et le mal se répète même parfois; mais il ne soutient pas qu'un individu résidant dans un milieu cholérigène ne puisse acquérir l'immunité par habitude, ni que dans la période qui suit une attaque de choléra l'individu ne soit pas préservé contre une autre attaque. Et la preuve qu'il en est ainsi, relativement au premier point, est que Colin se voit obligé de présenter cette immunité dans d'autres passages de son ouvrage, comme le démontrent les citations suivantes.

Au paragraphe 6, relatif à l'immunité conférée par l'habitude à la cause morbide ou néocomie, il s'exprime ainsi (page 235) :

« *Pourquoi les soldats sont-ils plus particulièrement prédisposés aux attaques des foyers miasmatiques? N'est-ce pas parce qu'ils sont si fréquemment de nouveaux venus dans ces foyers? nouveaux venus dans les campagnes infectées par la malaria; nouveaux venus dans les localités où déjà allaient s'éteindre, vue l'habitude des anciens résidants, la fièvre jaune, le choléra, dont les germes semblent revivre au contact des gens qui ne jouissent pas de cette habitude?*

» *A la fin de la guerre de Crimée* (1854-1856), *le choléra ne frappait plus que les régiments nouvellement débarqués, et il respectait les troupes accoutumées au milieu épidémique.* »

Plus loin, page 837, Colin dit, s'occupant du choléra indien, de l'habitude que l'on acquiert envers lui, et de la formation du milieu cholérigène :

« *Il se produit, parmi ces populations, la même chose avec l'excédent du nombre des nouveaux venus, qui très souvent à Paris et dans d'autres grandes villes, fournissent un contingent notable à l'épidémie; cette influence s'est manifestée d'une manière beaucoup plus surprenante en de certaines épidémies militaires qui se sont soutenues, pour ainsi dire, par l'arrivée de troupes neuves au milieu d'agglomérations attaquées du choléra.* »

Et plus bas, dans une note, il éclaircit cette idée en rappelant qu'à Constantinople, en 1854, alors que l'épidémie n'attaquait aucun des soldats débarqués au commencement de la guerre, elle se perpétuait par l'attaque des régiments incessamment envoyés de France en Orient.

Que l'on remarque donc comment Colin lui-même, malgré

son opinion absolue contre toute immunité dans le choléra admet et explique une immunité par l'habitude.

Passons maintenant à d'autres citations plus autorisées, car Colin est loin d'être un grand écrivain sur le choléra, et par ce qu'il dit dans son livre de cette maladie, il montre qu'il n'a pas beaucoup approfondi sa connaissance nosographique.

Parmi les anciens écrivains, nous trouvons déjà le fameux Moreau de Jonnes qui, dans sa *Monographie ou traité complet sur le choléra morbus pestilentiel* (traduction de D. J. Gualb, Aviles, 1832), dit ceci, page 9 :

« *Lorsque le choléra morbus se présente pour la deuxième fois dans une population, ses effets mortifères ne sont pas étendus et il ne se propage pas autant que la première fois ; si l'on en excepte quelques cas rares ou douteux, il n'attaque pas deux fois le même individu, bien que celui-ci se trouve dans les mêmes circonstances où il contracta la première infection.* »

Puis, à la page 17, il parle ainsi :

« *Généralement, le choléra morbus n'attaque qu'une seule fois le même individu, de même que la première espèce de ces maladies; tout au moins, le contraire est rare et n'est pas suffisamment prouvé...*

» *Un phénomène analogue produit la résistance dans les prisons, dans les hôpitaux, et dans l'usage habituel de certaines substances vénéneuses.* »

Plus tard, notre Sàmano, l'écrivain espagnol le plus complet et le plus consciencieux qui ait traité du choléra, dans son ouvrage si connu, *Monographie du choléra morbus asiatique* (Madrid, 1858, 2 tomes), écrit sur ce sujet particulier, ce qui suit (t. II, p. 251) :

« Rares sont *les cas pratiques confirmant les rechutes, encore moins les récidives ; mais comme en médecine pratique, ce qui s'est présenté une première fois comme phénomène de la maladie ou provenant d'elle, peut se reproduire une deuxième fois, il y a une raison puissante pour admettre les rechutes et les récidives dans le choléra morbus asiatique.* »

Un auteur dont le texte a été exploité par quelques ennemis de la doctrine de l'immunité, bien que fort injustement, comme nous le verrons bientôt, se rapproche déjà de nos jours. Cet auteur est Griessinger, dans son *Traité des maladies infectieuses* (Paris, 1868).

Voici son fameux paragraphe, tant de fois lu par les uns et les autres, dans les discussions soutenues à propos des vaccinations anti-cholériques. Il dit ainsi (page 441) :

« *Une première attaque de choléra affaiblit puissamment, dans la majorité des cas, la susceptibilité morbide, même pour un temps très long, mais elle ne la détruit pas complètement; il y a de nombreux exemples de récidive et, qui plus est, pendant la même épidémie, il peut arriver qu'un individu soit atteint trois fois du choléra. Une vraie récidive après le rétablissement de la convalescence se produit quelquefois, mais cela est rare. Le fait d'avoir été longtemps soumis à l'action du miasme cholérique semble diminuer, dans les épidémies, la prédisposition morbide; les étrangers qui arrivent dans une localité au moment où la maladie sévit, ceux qui après avoir fui le choléra y retournent, paraissent être attaqués plus facilement que ceux qui sont restés exposés d'une manière permanente à l'infection.* »

Il me semble que l'immunité se présente ici très clairement, bien que ce ne soit pas une immunité absolue; mais, comme nous le verrons, l'immunité absolue n'est donnée par aucune maladie infectieuse. Cependant, s'il existait encore des doutes, je puis présenter d'autres citations du même auteur, dans lesquelles il s'exprime dans le même sens.

Il dit à la page 451, en parlant du choléra :

« ... *On peut admettre qu'il y a pour tout ce qui a rapport à l'infection une habitude progressive qui en modère les effets. Beaucoup de faits parlent en faveur de cette hypothèse.* »

Et plus loin encore (page 515) :

« *L'on observe parfois une nouvelle apparition de la maladie, au commencement de la convalescence, surtout après de grands écarts de régime. Les vraies récidives après une guérison bien complète sont rares.* »

Proust, un des plus illustres monographes sur le choléra, dit, à la page 130 de son ouvrage (*Le choléra, étiologie et prophylaxie* (Paris, 1883), après un long article consacré à raisonner sur l'immunité dans cette maladie :

« *En somme, les faits nouvellement acquis se rapportent à des questions d'immunité qu'ils éclairent par un côté jusqu'ici inconnu.*

» *L'étiologie et la prophylaxie du choléra peuvent, en particulier, tirer de là de nouvelles indications.*

» *Ces faits, en outre, paraissent être l'expression d'une loi qui embrasse toute une autre catégorie particulière de maladies pestilentielles, dues à un contage, et qui laissent après elles une immunité plus ou moins durable.* »

Écoutons ce que dit Koch, dans sa conférence des 26 et 29 juillet 1884 :

« *Pour l'étiologie du choléra, au point de vue théorique, c'est aussi un fait intéressant, qu'après un certain temps il disparaisse des pays où il n'est pas endémique. Nous pourrions nous l'expliquer, en premier lieu, par l'espèce d'immunité que l'homme acquiert pour cette infection comme pour d'autres, sans que cette immunité soit très durable, car s'il y a très peu d'exemples de personnes attaquées deux fois durant la même épidémie, il y a, en échange, un grand nombre d'individus atteints dans des épidémies successives. Et tout comme un individu acquiert l'immunité, un pays peut aussi l'acquérir.* »

Dans la discussion soutenue par le Conseil Impérial sanitaire de Berlin, le 29 juillet 1884, à propos du questionnaire sur le choléra, un des points soumis à la délibération fut précisément celui de l'immunité, et l'opinion générale peut se résumer dans les phrases suivantes du docteur Leyden :

« *Il doit exister une certaine immunité contre une deuxième attaque. Cependant, cette immunité n'est pas absolue. Il est arrivé que certaines personnes ont été attaquées dans des épidémies différentes, et la dernière attaque a été mortelle... Il est au contraire très rare, d'après ce que je sais, que le même individu soit attaqué deux fois de suite dans la même épidémie. J'ai, cependant, observé un cas notable à Kœnigsberg, durant l'épidémie de 1866. Le Dr Nevisoreski en a parlé dans sa thèse, le patient fut soigné par moi à l'hôpital : il n'y a donc pas lieu de douter du diagnostic.* »

Nous terminerons cette citation d'auteurs, déjà presque insupportable, par une des lois approuvées par la conférence de Constantinople, sur le choléra, loi destinée à faire voir l'influence des agglomérations

« *En pareil cas* (l'on parle des agglomérations de personnes dans de mauvaises conditions hygiéniques), *la rapidité de l'extension est proportionnée à la concentration de la masse agglomérée ; la violence de l'épidémie est, toutes circonstances égales, d'autant plus prononcée que les individus composant l'agglomération ont moins souffert l'influence cholérique, ou qu'ils sont restés indemnes ; en d'autres termes, les individus qui ont déjà subi l'influence d'un noyau cholérique, jouissent d'une espèce d'immunité relative et temporelle qui contrebalance les effets de l'agglomération.* »

Nous arrêtons là les extraits du discours du Dr Pulido.

L'on voit donc que les témoignages écrits, et les autres raisons exposées antérieurement, forment une base suffisante pour faire accepter l'immunité produite par le choléra.

De sorte que, avec le critérium des auteurs et des faits observés, on peut assurer que le choléra morbus asiatique est une maladie qui, comme d'autres maladies infectieuses, place l'organisme attaqué pour la première fois dans des conditions spéciales, grâce auxquelles il est à couvert, jusqu'à un certain point, d'une nouvelle invasion [1].

1. Le lecteur qui désire connaître l'opinion des écrivains les plus en vue, antérieurs à l'époque actuelle microbienne, relativement à l'immunité, aux rechutes et aux récidives dans le choléra, peut consulter avec profit un très intéressant travail dû à la plume féconde et élégante de ce même médecin publiciste, le Dr D. Angel Pulido, membre de l'Académie royale de Médecine et de Chirurgie, de Madrid ; ce travail, écrit à propos de notre campagne anti-cholérique, a été publié dans un volume intitulé : *Études Médicales*. (Madrid, 1889, imprimerie de D. Enrique Teodoro.)

Nous aurions désiré le transcrire à la suite de ce chapitre, mais des circonstances, qui nous forcent à donner à ce livre la moindre étendue possible, ne nous l'ont pas permis.

CHAPITRE XV

RÉCEPTIVITÉ ET TOLÉRANCE INDIVIDUELLES

L'on abuse trop fréquemment d'une hypothèse infondée, pour expliquer pourquoi certains individus contractent une maladie phyto-parasitaire, et d'autres non. L'on dit que cela provient d'un degré différent de réceptivité. Nous comprenons parfaitement que, dans certaines affections infectieuses dont l'élément nosogène est introduit au sein des tissus, le plus ou moins d'intégrité de la peau et des muqueuses joue un rôle important au sujet des divers degrés de résistance que ces tissus peuvent offrir à l'invasion ; mais dans d'autres maladies, comme le choléra, dans lesquelles le parasite ne pénètre pas au sein des tissus et vit seulement dans l'intestin, trouvant toujours libres les portes d'entrée et de sortie du tube digestif, nous ne nous expliquons pas cette réceptivité individuelle distincte, à moins qu'elle ne soit due à une immunité conférée auparavant par une infection analogue inconsciente, ou par toute autre capable de donner une certaine résistance contre le choléra[1]. Ceci, d'accord avec

1. Si l'on se rappelle tout ce que nous avons dit quand, dans les chapitres antérieurs, nous avons parlé du rôle que les virus atténués spontanément dans la nature jouent dans ce que nous appelons la vaccination inconsciente ou insensible, l'on comprendra mieux ce que nous voulons démontrer ici. A cela servira un peu aussi ce que nous avons dit dans le chapitre sur le fondement naturel de l'étiologie parasitaire, à propos de l'action des causes communes et des causes vivantes.

Dans ce même sens, les résultats des expériences des docteurs Arloing, Cornevin et Thomas, consignés dans leur ouvrage sur le charbon symptomatique, sont également très éloquents ; il en résulte que l'immunité dont jouissent les bovidés adultes contre le charbon symptomatique, est due uniquement et exclusivement à des vaccinations qui passèrent inaperçues.

Dans l'état physiologique complet et à égalité de conditions, tous les individus ont une réceptivité égale. Si l'un parait l'avoir moindre, c'est qu'il a acquis, directement ou par héritage, une immunité relative, quelle que soit la cause à laquelle cette immunité doive être attribuée.

la doctrine que nous avons exposée, est corroboré par de nombreux faits. Que deviennent ces différents degrés de réceptivité, lorsque le choléra tue tous les membres d'une nombreuse famille ? Que sont-ils devenus lorsqu'il a également causé un nombre incalculable de victimes parmi les individus d'une armée, d'une prison ou d'un couvent ? Ces différences de réceptivité seront d'autant plus fréquentes que le nombre de cholérines précédant toute épidémie cholérique aura été plus grand.

Laissant de côté les cas d'immunité préétablie, et ceux dans lesquels on ne contracte pas la maladie parce que, favorisé par les circonstances, on n'absorbe pas de germes, nous admettons (et les faits l'affirment) une égale réceptivité chez tous les individus d'une même race. Ces mêmes faits sont, s'il est possible, plus éloquents, s'il s'agit de démontrer que, à part une habitude antérieurement acquise, une fois l'adaption du microphyte effectuée, tous les individus semblables et égaux offrent sensiblement le même degré de résistance [1].

Ce dernier point est très facile à démontrer dans les autres processus infectieux. Que l'on inocule le bacille de la tuberculose à cent mille lapins, tous succomberont. Que l'on inocule le *bacillus anthracis* virulent à tous les animaux que l'on voudra, et tous mourront ; il en sera de même avec le germe du charbon bactérien, avec celui du charbon bactéridien, avec le germe du virus de la rage, et avec tous ceux maniés aujourd'hui par la science.

En résumé, théoriquement, cette foule de différences individuelles, indéfinies, innées ou acquises, grâce auxquelles on a prétendu pouvoir expliquer les diverses manières dont l'organisme répond à l'action des agents nosogènes, sont, pour le cas qui nous occupe, complètement indifférentes. Laissant donc de côté l'influence que peut exercer une habitude contractée ou héritée, nous répétons que tous les individus d'une même race,

1. L'égalité de réceptivité se démontre par ce qui se voit quand la septicémie fait des ravages dans un hôpital ; les opérés ou blessés qui échappent sont très peu nombreux, et ce petit nombre d'exceptions ne s'explique qu'en admettant que les individus qui en sont l'objet n'ont pas été attaqués par le microphyte spécifique.

Doléris cite un cas très curieux, celui de l'accoucheur Dr David Rutter qui, inconsciemment, communiquait la fièvre puerpérale à toutes les accouchées qu'il opérait. Il se désinfectait, se lavait, prenait toutes sortes de précautions, rien n'y faisait ; il en arriva jusqu'à ne plus exercer durant assez longtemps, mais dès qu'il recommença à pratiquer son art, il redevint de nouveau le véhicule du contage. On s'aperçut plus tard qu'il souffrait d'un ozène rebelle, auquel on attribua le phénomène. Toutes les accouchées que Rutter assista furent envahies par la maladie. Où étaient ici les fameuses différences de réceptivité ?

soumis aux mêmes conditions mésologiques, ont un coefficient égal de réceptivité et de tolérance pour une de ces causes morbides vivantes, à partir du moment où une circonstance accidentelle et fortuite lui a ouvert une porte d'entrée ou a favorisé son adaptation dans notre organisme. Donc, à part l'influence qu'exerce une habitude préétablie, cette apparente diversité d'aptitudes à se laisser envahir par les agents nosogènes, est due, plutôt qu'à toute autre chose, à la difficulté de réunir le concours de toutes les circonstances nécessaires pour que le germe vivant s'introduise et s'adapte. Lorsque ces circonstances se trouvent réunies, la maladie attaque tout le monde de la même manière, et les petites différences individuelles sont bien peu de chose, ou rien, en présence de l'identité, de la constance et de l'adaptabilité de la cause vivante pathogène.

Pour cette raison, dans le choléra comme dans les autres processus infectieux, la gravité différente qu'acquiert le mal doit être attribuée à des conditions propres du microphyte, lesquelles modifient sa facilité d'adaptation ou sa virulence, et aux effets d'une habitude préétablie par des vaccinations inconscientes ou insensibles, bien que l'agent producteur de celles-ci soit tout autre. A part ce que nous avons dit et qui se rapporte directement à l'individu ou au microphyte, la probabilité plus ou moins grande de gagner le mal dépend du concours d'autres circonstances étrangères à l'individu attaqué et au microbe qui l'attaque.

CHAPITRE XVI

CHOLÉRA EXPÉRIMENTAL. — INTOXICATION CHOLÉRIQUE CHEZ LES ANIMAUX

C'est là une question d'un grand intérêt : elle nous montre la marche vacillante suivie par les expérimentateurs, marche due, d'un côté, à ce que leurs tentatives de cholérisation étaient prématurées, car ils ne possédaient pas les moyens d'investigation et les connaissances nécessaires pour se servir de l'agent cholérigène, et d'autre part, à ce qu'il manquait une théorie capable de diriger les recherches et de donner leur véritable interprétation aux faits observés.

L'on peut dire que cette sorte d'investigations fut inaugurée par Magendie, Leyden et Thiersch. Le Dr Thiersch imprégnait de matières diarrhéiques du papier, et le mélangeait ensuite aux aliments qu'il donnait aux rats servant à ses expériences. Sur 36 de ces animaux, 12 seulement moururent avec des symptômes cholériques. Il put observer que les déjections employées n'étaient actives que quand on les administrait entre le 3e et le 9e jour après leur expulsion. La faible proportion de réussites obtenues est un motif suffisant pour douter de la nature cholérique des accidents observés par Thiersch sur ses rats[1].

Ch. Robin produisit des accidents cholériques chez des chiens, en leur injectant des déjections dans la trachée. La même matière, injectée dans l'estomac, se montra inactive.

Legros et Goujon n'obtinrent aucun résultat en inoculant avec la lancette des déjections et du sérum sanguin ; mais ils confirmèrent les résultats de Ch. Robin, en injectant dans la trachée ou dans les veines, des matières diarrhéiques et du sérum. Celui-ci leur donna des résultats variables, se montrant plus actif

1. Schmitt et Gutten ont obtenu dans l'Inde des résultats opposés à ceux de Thiersch.

lorsqu'il provenait de malades arrivés à l'algidité, que quand il provenait d'autres malades entrés dans la période de réaction; mais, à l'encontre de Thiersch, ils croient que les déjections fraiches sont plus actives que les anciennes.

Guttmann et Bagensky obtinrent des résultats analogues, mais ils ne purent rien observer de caractéristique dans les autopsies qu'ils pratiquèrent. Les injections intra-veineuses et trachéales ne se prêtant pas à une interprétation correcte des résultats, par les divers accidents qu'elles pouvaient occasionner, ils se bornèrent simplement à pratiquer des injections hypodermiques et stomacales. La valeur de ces expériences fut considérablement diminuée par les résultats négatifs qu'obtinrent Halmagrand, en s'inoculant lui-même, avec la lancette, des liquides de cadavres cholériques, et Bartolow en ingérant des déjections cholériques.

Tout récemment, les deux Commissions française et allemande qui allèrent étudier le choléra en Egypte, essayèrent la cholérisation sur divers animaux (1883). Les résultats obtenus furent négatifs; les tentatives du Dr Koch eurent, sur toutes les précédentes, une valeur extraordinaire, parce que, comme il avait manié la cause vivante du choléra à l'état de pureté, elles étaient à l'abri des objections, sérieuses sous beaucoup de rapports, que l'on peut faire aux travaux des investigateurs qui le précédèrent. A partir des essais de Koch, les expériences revêtent une garantie plus rigoureusement scientifique.

Les Drs Nicati et Riestch, mettant à profit l'épidémie de 1884, commencèrent une série d'expériences de cholérisation sur des animaux d'espèces différentes, employant préférablement les injections duodénales précédées de la ligature du canal cholédoque. Ils furent induits à faire cette ligature par l'idée que la bile était peut-être nuisible au virgule. Les résultats obtenus étaient très certains; car, outre l'influence du traumatisme et l'intervention possible d'autres agents morbides vivants, il fallait compter sur les conséquences que pouvait avoir, pour le fonctionnement normal de l'organisme, la suppression d'une excrétion aussi importante que celle de la bile. Enfin, convaincus que s'il intervenait tant de facteurs, il ne serait pas facile de rechercher auquel d'entre eux appartenait la plus grande part du résultat final, et voyant, en outre, que la bile n'était nullement nuisible au microphyte, comme ils l'avaient d'abord cru, ils s'abstinrent de la ligature du canal cholédoque. Les résultats obtenus ne pouvaient que concorder avec ceux de Koch, incertains comme ceux obtenus par d'autres expérimentateurs qui les suivirent sur cette voie.

Les tentatives de cholérisation faites après préparation préalable des voies gastriques par des agents devant favoriser l'adaptabilité du bacille-virgule, comme, par exemple, des injections de teinture d'opium, des injections alcalines, ou de liquides alcoolisés, etc., n'obtinrent non plus aucun succès. Si l'on examine attentivement les groupes d'observations publiées, l'on voit, dans toutes, la plus grande inconstance des résultats, ou l'intervention possible d'un autre microphyte révélé par les autopsies, et que quelques investigateurs confessent avoir rencontré; nonobstant, l'on persiste à déprécier, dans ces cas, la part qui peut correspondre à l'autre phyto-parasite, pour attribuer au virgule toute la responsabilité de ce qui arrive.

Dès lors, celui qui est accoutumé à juger sainement tout ce qui touche aux études expérimentales de ce caractère, doit s'étonner autant de la discordance des résultats, que de la ténacité de certains expérimentateurs à ne pas y voir l'objection la plus concluante que la nature elle-même oppose à leur mauvaise manière de l'interpréter. En effet, si nous faisons attention à ce qui se passe dans les autres processus infectieux, de nature phyto-parasitaire, que nous pouvons aujourd'hui déterminer artificiellement, nous ne pouvons nous empêcher d'être surpris de la manière fatale dont s'accomplit le principe de causalité. Sur tant d'animaux soumis à l'expérience, tant meurent ou tant se sauvent; les exceptions sont si rares, que l'on peut affirmer qu'il n'échappe pas un individu sur mille à l'action de la cause pathogène. Il ne pouvait en être autrement avec le virgule, si réellement les animaux soumis à l'expérimentation étaient doués de réceptivité pour cet agent : ou ils devaient mourir tous immédiatement, ou bien tous devaient échapper à l'action de la cause vive du choléra.

Convaincus de la valeur de ces raisons d'analogie, logiques et puissantes, nous voulûmes répéter les expériences de cholérisation par la voie intestinale, et, à part quelques autres que nous avons déjà publiées, nous donnons le résultat des dernières, conformes en tous points à ceux des premières.

Voici comment nous avons procédé :

1re *Expérience.* — 40 cobayes ont été soumis, en deux fois, à une injection d'eau stérilisée dans l'intestin, après l'extraction préalable d'une anse intestinale, par une courte incision pratiquée sur la paroi de l'abdomen. Les plus rigoureuses précautions antiseptiques ont été prises. Les animaux étant étendus sur le dos, on rase le poil de toute la zone d'opération, et on la lave avec une solution de bichlorure de mercure à $\frac{1}{1000}$. Au-dessus de l'ombilic et sur la ligne blanche, nous pratiquons une incision linéaire d'un centimètre de longueur, en maintenant toujours les tissus et les organes, mis à découvert, baignés dans la solution antiseptique. Le péritoine pariétal une fois incisé, avec un petit crochet à pointe mousse, on amène l'anse au bord de l'incision, et avec la petite seringue de Pravaz pourvue d'une *aiguille très fine*, l'on y injecte de 1 à 4 centimètres cubes d'eau stérilisée, suivant la grosseur des animaux. Après une lotion très soignée au bichlorure, on réduit la portion herniée et l'on pratique deux points de suture, en comprenant dans la ligature le péritoine pariétal. Le résultat a été toujours le même : tous les cobayes ont parfaitement supporté l'opération, à l'exception du premier que nous opérâmes, ce qui fut dû sans doute à ce qu'ayant employé la solution antiseptique avant que tout le sel ne fût dissous, quelque petit fragment introduit dans le péritoine détermina une péritonite mortelle en trois heures.

De cette expérience il résulte que l'influence du traumatisme, quand l'opération est pratiquée avec les précautions requises et telle que nous la faisons, ne doit pas être prise en considération pour le résultat final ; par conséquent, ce qui se produira après l'injection d'une culture de virgule, au lieu d'eau, pourra être attribué rigoureusement à ce phyto-parasite.

2e *Expérience.* — Nous commençâmes par vérifier la valeur toxique d'une culture de virgules, en l'injectant hypodermiquement dans l'abdomen et les cuisses de plusieurs cobayes d'un poids à peu près égal, en commençant par un centimètre cube et en augmentant la dose d'une de ces unités chez chaque animal, à partir du premier inoculé. De cette manière nous eûmes comme résultat une dose minima mortelle, pour la culture que nous employâmes, de 4 cent. cubes pour les cobayes pesant environ 250 gr. Ceci connu, nous prîmes 50 cobayes que nous divisâmes en deux lots : l'un composé de 20 individus dont le poids oscillait entre 230 et 270 grammes, et les restants, au nombre de 30, formaient l'autre lot, composé d'individus tous d'un poids un peu supérieur.

En suivant les détails opératoires déjà décrits, nous injectâmes tous ces cobayes, dans le duodénum, avec une aiguille *très fine*, donnant à ceux d'un poids moindre 2 cent. cubes de culture dont nous connaissions la toxicité et la virulence, et 4 cent. cub. à ceux du second lot. Tous, à l'exception de deux appartenant au 2e lot, se portaient parfaitement bien, mangeant avec avidité une fois les 4 premières heures après l'opération passées, heures durant lesquelles ils s'étaient montrés apathiques et tristes. Les deux qui tombèrent malades moururent, l'un au bout de 35 heures, et l'autre au bout de 39, à la suite d'une péritonite, qui avait pu être déterminée par le virgule, ou par un petit bacille droit que l'examen microscopique révéla dans la sérosité péritonéale. Nous devons faire remarquer que dans cette expérience nous ne primes pas le soin de soumettre les animaux à un jeûne préalable, comme l'ont fait d'autres expérimentateurs.

3° *Expérience.* — Un lot de 25 cobayes, de différentes conditions d'âge et de poids, fut soumis, suivant le poids, à une injection de 2 à 3 cent. cubes d'une même culture de virgules. L'injection fut pratiquée dans le duodénum, avec la petite seringue de Pravaz pourvue de l'aiguille que nous employons ordinairement pour la vaccination anti-cholérique, laquelle est un peu *plus grosse et plus courte* que les aiguilles ordinaires. Comme liquide antiseptique, nous employâmes, durant l'opération, une solution de chlorure mercurique à $\frac{1}{1000}$. Les animaux n'avaient pas mangé depuis 6 heures. Sur ce nombre de cobayes, 14 se montrèrent complètement sains, allègres et de bon appétit, après les 4 ou 6 premières heures; les 11 restant ne sortirent pas de la position ramassée qu'ils adoptent après l'opération, mais, au contraire, leur situation s'aggrava: ils devinrent de plus en plus tristes, ayant le poil hérissé; un froid général les envahit; ils poussaient des cris plaintifs; les lèvres étaient livides; quelques-uns eurent des déjections muqueuses, d'autres vomirent une petite quantité d'un liquide verdâtre, et enfin la mort survint, accompagnée de légères convulsions, phénomène qui ne se présenta pas chez tous [1].

L'autopsie ne révéla en eux aucune lésion qui autorisât à qualifier de cholérique le tableau syndromique qu'ils présentèrent. L'examen au microscope démontra la présence du virgule en culture impure dans le péritoine. Quatre d'entre eux présentèrent un bâtonnet droit dans le sang; dans la cavité péritonéale, les virgules se trouvaient chez les uns mélangés avec des coccus, et chez d'autres avec des coccus et des bacilles droits. En examinant attentivement la surface externe des intestins, l'on pouvait voir, chez quelques-uns, le point par où avait pénétré l'aiguille assez hyperhémié, et des indices faisant croire qu'il y avait eu déversement dans le péritoine d'une petite portion du contenu de l'intestin. La séreuse péritonéale offrait, chez tous, des preuves évidentes d'inflammation.

1. Beaucoup d'infections aiguës expérimentales se ressemblent ; de là vient que certains, ne tenant pas compte de ce fait, ont confondu le tableau de ce pseudo-choléra avec celui de la mort produite exclusivement par le virgule. C'est là une autre preuve en faveur de nos idées, lorsque nous soutenons que la note caractéristique de la maladie expérimentale ne doit pas se voir dans le syndrome, mais bien dans la cause à laquelle elle est due.

La discussion de ces expériences démontre que, pour le virgule pas plus que pour d'autres agents infectieux, la loi ne se change en caprice, mais que les faits se produisent d'une manière fatale et constante, tout comme dans les infections déterminées par d'autres microphytes pathogènes. Le virgule ne peut pas s'adapter dans l'intestin du cobaye ; au contraire, son poison doit se neutraliser au contact des sucs contenus dans l'intestin, puisque la même quantité de culture injectée sous la peau se montre incomparablement plus active que lorsqu'elle est injectée dans l'intestin. Ces résultats si constants montrent le côté vulnérable d'autres expériences analogues, présentées par certains, en faveur de la cholérisation produite par l'adaptation du virgule dans l'intestin du cobaye. Cette adaptation, par ce que nous avons personnellement vu dans d'autres laboratoires, ne peut être considérée que comme une culture *post mortem*, obtenue sur les intestins placés dans une chambre humide, parfois développée parallèlement à un processus infectieux d'une autre nature, et durant une longue agonie pendant laquelle l'intestin se montre complètement inerte. Quand on opère avec toutes les précautions nécessaires, la conséquence à tirer des résultats obtenus est que la muqueuse intestinale des cochons d'Inde vivants et sains n'offre aucune réceptivité pour le bacille virgule, même si on l'injecte à des doses pouvant être considérées comme massives. L'ensemencement accidentel du virgule dans le péritoine, et l'intervention d'un autre microphyte provenant de l'extérieur par défaut de précautions antiseptiques, ou venu de l'intestin lui-même à travers la suture, nous expliquent ces processus infectieux qui ont été considérés comme des choléras expérimentaux par certains observateurs.

CHAPITRE XVII

CHOLÉRISATION PAR VOIE HYPODERMIQUE

Depuis le moment où nous remarquâmes l'incohérence des résultats obtenus en cherchant à produire le choléra expérimental par la voie digestive, nous crûmes que là n'était pas le chemin qui devait nous conduire à un résultat pratique et d'une application immédiate ; le virgule n'étant qu'un champignon vénéneux comme tout autre, dont les activités toxiques pouvaient être étudiées chez les animaux comme chez l'homme, indépendamment du phénomène d'adaptabilité en un point déterminé, nous choisimes l'hypodermie comme l'unique voie propice à l'étude de ses effets.

Ayant démontré, par ce que nous avons dit déjà, que le virgule ne s'adapte pas au tissu cellulaire et qu'il ne peut, par conséquent, se reproduire au point de se généraliser dans l'organisme, il n'y a dans cette étude d'autre critérium que celui que nous appliquerions à l'étude de tout autre poison. Il faut cependant tenir compte d'une petite différence, et cela dépend de ce que, comme le microphyte ne meurt pas de suite après l'injection, mais au contraire vit encore pendant trois jours, il continue, pendant tout ce temps, à produire du toxique : de sorte que, à la quantité de substance vénéneuse injectée primitivement, vient se joindre celle récemment élaborée. Tout ceci contribue fortement à modifier la marche de l'intoxication, à tel point que, si l'on oubliait cette particularité due à la présence du microbe vivant, on pourrait croire que ce processus est une véritable infection, alors qu'il y a réellement plus d'empoisonnement qu'autre chose.

Ceci dit, voyons quel a été le résultat de nos expériences de cholérisation par la voie hypodermique chez les animaux.

Les cultures de bacille virgule peuvent être douées d'activités variables, suivant leur richesse en germes, le plus ou moins d'oxydation de ces derniers, et aussi suivant diverses autres circonstances non encore bien déterminées. Cette variabilité dans le degré de leurs activités est loin de constituer un obstacle capable d'empêcher que les résultats obtenus soient parfaitement comparables entre eux; il suffit d'essayer au préalable l'activité des cultures chez les animaux d'une espèce et d'un poids déterminés, et l'on connaît ainsi leur coefficient de toxicité.

Les cultures de virgules les plus toxiques que nous ayons obtenues tuent, en six heures, les cochons d'Inde d'un poids de 130 grammes, à la dose de deux centimètres cubes. Autant l'on soumet d'animaux de cette espèce et de ce poids à l'action de l'une de ces cultures, autant il en meurt sûrement, avec la même rapidité et la même certitude. Nous pratiquons cette injection dans les parois de l'abdomen et dans les muscles. On observe dans cette partie une forte phlegmasie et un léger engorgement, douloureux spontanément et à la pression; les animaux se plaignent d'une façon pitoyable, deviennent très rapidement algides, tristes et convulsifs; leur poil se hérisse; on voit en eux des tremblements partiels, la couleur des muqueuses devient livide; ils se montrent indifférents devant la nourriture qu'on leur présente, et vomissent quelquefois un liquide verdâtre, tandis que d'autres fois il se produit un peu de flux muqueux rectal, et ils meurent avec ou sans convulsions, mais si froids qu'ils produisent, quand on les touche, l'effet d'un être mort depuis quelques heures déjà.

L'examen d'une goutte de sang prise dans l'endroit de l'inoculation nous fait voir les hématies, sphériques, et hérissées de pointes fines. Quand on les voit dans la sérosité qui suinte d'une coupure pratiquée à l'endroit où se fit l'injection, les microbes injectés y paraissent fort nombreux; ils y choquent les hématies, et ils leur impriment, par leur course vertigineuse, des mouvements qui sembleraient leur être propres, si l'on ne se fixait pas suffisamment sur cette espèce de projectiles vivants. Le mouvement des hématies est surtout favorisé par la grande instabilité que leur donne la sphéricité acquise: si la culture introduite n'est pas très virulente, il n'est pas facile de se rendre compte des changements de forme déterminés par le poison du virgule dans les hématies.

Le microscope ne démontre pas la présence de virgules dans le sang pris en dehors du point de l'inoculation; mais l'ensemencement d'une ou de plusieurs gouttes de liquide dans une petite quantité de bouillon, la révèle clairement par sa fécondité: dans ce cas, le milieu paraît avivé au bout de deux ou trois jours. Si le liquide nutritif tarde si longtemps à paraître trouble, c'est évidemment que la quantité de germes contenus dans la goutte de sang doit être extraordinairement réduite.

Qu'une goutte ensemencée puisse révéler la présence des germes dans le sang des cobayes et non dans celui de l'homme, la raison en est bien claire ; la petite quantité de germes que l'on y découvre prouve évidemment qu'ils ne s'adaptent pas dans le sang, pas plus qu'ils ne s'y reproduisent, mais que très probablement ils y pénètrent par les ruptures capillaires que produit le liquide injecté, en se faisant de la place à travers le tissu cellulaire. Ces portes d'entrée accidentelles doivent se produire chez le cobaye en égal nombre que chez l'homme, quand le nombre d'injections reçues par l'un et l'autre est le même; il est tout aussi probable que le nombre des germes qui pénètrent dans le sang est égal chez les deux. Mais comme la masse de sang est, comparativement au nombre de ces germes, extraordinairement grande chez l'homme et relativement petite chez les cobayes, il doit en résulter que, si l'ensemencement de quelques gouttes de sang d'un homme qui aura reçu des injections hypodermiques de bacille virgule produit un bon résultat, le cas est forcément accidentel et problématique ; tandis que la semence d'une ou de plusieurs gouttes de sang d'un cobaye qui aura reçu les mêmes injections est presque toujours féconde.

Avec les déjections de ces cobayes soumises à la même expérience que le sang, on obtient des résultats négatifs, ce qui indique que les germes pouvant être contenus accidentellement dans le sang ne pénètrent pas dans l'intestin.

La rapidité extraordinaire avec laquelle survient la mort à la suite de l'injection de cultures douées du maximum de virulence, prouve évidemment qu'il ne peut, dans ce cas, être question d'un processus infectieux ordinaire, dont l'évolution exige toujours beaucoup plus de temps; ce cas ressemble en tous points à un empoisonnement commun.

Lorsque la toxicité de la culture est plus faible, les phénomènes se réalisent d'une autre manière. D'abord, la phlegmasie locale a plus de temps qu'il n'en faut pour faire son évolution ; il se forme une escharre qui n'a rien de fétide et qui, en se détachant, laisse un ulcère bientôt cicatrisé spontanément et sans suppuration ; dans les cas de très faible toxicité, il n'y a pas de formation de pareille escharre. Quant aux symptômes généraux, au lieu de la grande hypothermie, il apparaît un froid plus ou moins passager, suivi de fièvre de un à deux degrés au-dessus de la température ordinaire. Lorsque la mort en est le résultat, elle est précédée d'une dépression thermique plus ou moins accentuée ; dans certains autres cas, on ne remarque pas ce grand froid initial et l'hypothermie se manifeste seule d'une façon continue et moins notable.

L'examen microscopique n'a révélé dans aucune de ces expériences, quand elles ont été bien faites, l'intervention d'un germe autre que le virgule dans la production de tous les phénomènes

Le virgule détermine donc, en injection hypodermique, une véritable intoxication, laquelle, si l'on tient compte de l'égalité de la cause et des autres particularités, ne peut être identifiée, comme processus pathologique intime, qu'avec le choléra produit par la présence du virgule dans l'intestin de l'homme. Ce raisonnement est le seul admissible, à moins que l'on ne veuille voir dans le choléra autre chose qu'une intoxication produite par le bacille de Koch.

Etant prouvé que le virgule, injecté hypodermiquement, détermine des effets toxiques constants et comparables, il est facile de vérifier expérimentalement : 1° *si cette intoxication crée une habitude ;* 2° *si cette habitude est suffisante pour s'opposer aux effets d'une dose mortelle.* Et comme de semblables expériences donnent un résultat affirmatif, on doit considérer comme découvert le vaccin du choléra.

CINQUIÈME PARTIE

CHAPITRE XVIII

CHOLÉRISATION PRÉVENTIVE CHEZ LES COBAYES

Quiconque aura suivi d'une manière impartiale, dans les chapitres précédents, la filiation des connaissances exposées, aura compris quelle a été en nous la genèse de l'idée de l'inoculation prophylactique du choléra morbus asiatique.

Il était question d'une maladie phyto-parasitaire clairement démontrée, dont la cause vivante était connue et pouvait être isolée et cultivée. L'immunité, quoique courte, d'une attaque de cette maladie, avait été suffisamment prouvée par le témoignage de respectables praticiens, ainsi que par des faits résultant d'une observation personnelle et ayant beaucoup d'analogie avec ce cas. Pouvions-nous, nous appuyant sur les données de la microbiologie moderne et sur la doctrine des vaccins artificiels, devenus chaque jour plus puissants en raison des conquêtes du laboratoire et de la pratique, croire fermement que le choléra pût avoir son vaccin ?

Pour nous le problème était résolu, en principe, du moment où le fait de l'immunité n'était pas douteux, et où celui de la découverte du bacille virgule était indiscutable. Il ne restait plus qu'à trouver le moyen d'utiliser le virgule, en cultures, comme le vrai vaccin contre la maladie même dont il était la cause. Et dans l'espoir de découvrir ce moyen, douce espérance dont la réalisation devait mettre entre les mains de l'humanité une arme puissante contre l'un des plus terribles maux qui l'affligent, nous nous consacrâmes à cette étude, dès notre retour de Marseille.

Une partie des travaux que nous avons publiés dans nos ouvrages furent le résultat de cette étude, alors que nous n'étions pas encore bien persuadés d'avoir trouvé ce que nous cherchions, et aussi avant d'avoir commencé nos vaccinations publiquement, sur une grande échelle, lorsque enfin nous eûmes la certitude d'être arrivés à la vraie solution pratique.

Plus tard, à la fin de l'épidémie, durant laquelle notre vie ne fut que hasards, nous continuâmes les recherches que nous publions aujourd'hui en même temps que nos premières.

Voyons maintenant de quelle manière nous sommes arrivés à prouver expérimentalement la vertu prophylactique des cultures artificielles du virgule cholérigène chez les cobayes, preuve sans laquelle nous ne voulûmes pas pratiquer les inoculations sur nos semblables.

En nous occupant des effets produits chez l'homme par les injections du virgule, nous indiquâmes qu'une seconde injection ne produisait pas, d'habitude, des symptômes aussi gradués que ceux obtenus par une première faite quelques jours auparavant, avec des cultures également virulentes dans les deux cas. Il était impossible de pousser plus loin notre vérification, à cause de la nature du sujet soumis à l'épreuve, mais il n'en était pas de même chez les cobayes, sur lesquels l'expérience pouvait se faire de telle manière que la démonstration en résultât d'une complète évidence.

Le procédé que nous employâmes dès le principe, nous l'avons perfectionné depuis. Après s'être rendu compte de la dose minima mortelle de culture que l'on veut employer pour des cobayes d'un poids déterminé, on injecte la moitié de cette dose à un lot de cobayes, deux ou trois fois, à cinq ou dix jours d'intervalle. Ceci fait, on prend un autre lot d'un poids à peu près égal à celui des cobayes du premier lot, et l'on injecte sur chacun des individus des deux lots la plus faible dose mortelle. Le résultat est toujours des plus éloquents : les cobayes habitués résistent, tandis que tous les autres meurent. Pour obtenir ce résultat, il est indispensable que l'injection qui doit servir de preuve ne dépasse pas de beaucoup, dans ses effets, la limite maxima de résistance ; si l'on voulait dépasser de beaucoup cette limite, il serait nécessaire d'obtenir auparavant une habitude plus profonde, en répétant les injections préventives. Plusieurs expérimentateurs ayant négligé de prendre ces précautions, parce qu'ils ont suivi un critérium différent de celui adopté par nous, se sont absolument trompés en cherchant à contrôler les résultats par nous obtenus. Il convient donc que, tenant compte de ce que la toxicité des cultures est très variable, l'on en détermine d'abord la puissance, en cherchant la plus faible dose mortelle pour des cobayes d'un poids déterminé, afin de s'en tenir ensuite à cette dose dans l'expérience probatoire, si l'on veut obtenir un résultat concluant, c'est-à-dire qu'il ne meure pas un seul des animaux déjà habitués. Il ne faut pas croire cependant pour cela que la valeur de l'habitude ainsi obtenue doive être circonscrite en d'aussi étroites limites, car les résultats sont encore éloquents, alors même que la plus faible dose mortelle est dépassée pour l'injection d'épreuve.

Après nous être convaincus, à maintes reprises, que le phénomène résultant de ces expériences plusieurs fois répétées était une preuve de l'immunité obtenue chez les cobayes, nous fûmes fondés à croire que nous avions trouvé le vrai moyen d'arriver à la vaccination de l'homme; car si, comme nous le savons très bien, à un faible degré d'habitude il en correspond un autre très considérable d'immunité, il y avait lieu d'espérer qu'en créant une certaine habitude toxique chez l'homme, on lui donnerait de la résistance contre l'infection spontanée du choléra morbus.

CHAPITRE XIX

CONTROLE DE L'ACTION DU TOXIQUE ÉLABORÉ PAR LE VIRGULE

Comme on a pu le voir, le but principal de tout ce que nous avons dit jusqu'ici a été de démontrer que les maladies contagieuses sont simplement des processus toxiques, plus ou moins aigus et complexes, et que l'immunité qui en résulte est intimement liée à un phénomène d'habitude toxique, dû à une modification de l'organisme ; celle-ci, en lui donnant une plus grande résistance contre le poison, le laisse stérile pour une seconde culture du microphyte pathogène; de tout cela, il résulte que, d'un côté, décroissent les dangers de l'intoxication grave au cas où l'infection viendrait à s'effectuer, et d'un autre côté, les risques de voir cette infection se réaliser diminuent eux-mêmes d'une façon extraordinaire. Afin de donner toute sa valeur à cette théorie, il était nécessaire d'obtenir expérimentalement, avec le microphyte mort, ou bien avec son toxique isolé au moyen de procédés chimiques, les mêmes résultats que ceux obtenus avec le virgule inoculé vivant. Nous avons rendu compte du contrôle expérimental de ce qui précède, dans nos deux dernières notes adressées à l'Académie des sciences de Paris, que nous transcrivons ci-après.

Note remise à l'Académie des sciences de Paris le 31 *juillet* 1885, *par le Dr J. Ferran, sur le vaccin chimique du choléra* [1].

« Dans ma dernière note adressée à cette savante Académie,

1. Nous ignorons si, avant nous, quelque autre a employé le terme *vaccin chimique*, et s'est exprimé sur ce sujet aussi explicitement et aussi catégoriquement que nous l'avons fait, en 1884, en 1885, et dans ce livre. Nos recherches sur cette question bibliographique sont restées sans résultat, et bien que la doctrine établie par nous, en 1884, ait fait les plus rapides progrès, bien qu'on ait beaucoup écrit à son endroit, chacun commet, sauf l'illustre M. Chauveau (*Archives de médecine expérimentale*, 1re année, no 2, page 109, mars 1889), l'injustice de ne pas nous citer.

j'exposais l'idée que l'immunité déterminée par les injections hypodermiques du bacille virgule pouvait être interprétée comme étant le résultat de l'habitude de l'organisme au poison de ce microbe. Ma supposition avait pour fondement cette circonstance que le bacille virgule ne pouvait se reproduire dans le tissu cellulaire; mais ceci était insuffisant pour démontrer, d'une manière irréfutable, qu'il était question seulement d'une habitude semblable à celle que peut produire une substance chimique dépourvue de vie, parce qu'il était logique d'admettre que le microphyte, quoique ne se reproduisant pas, continuât à vivre, et que les effets prophylactiques pussent s'attribuer à des phénomènes purement vitaux.

Un chemin bien direct m'était donc tout tracé pour arriver à élucider la nature vraie du phénomène : je n'avais qu'à étudier les effets pathogènes et prophylactiques d'une culture morte.

Si, après m'être assuré de la mort d'une culture au moyen d'une semence qui demeure infructueuse, j'injecte à un lot de cochons d'Inde une quantité de deux à huit centimètres cubes de culture morte, ces animaux deviennent malades avec tous les symptômes décrits dans ma première note. Si, une fois rétablis, je leur injecte une dose de culture vivante, capable de déterminer la mort chez des animaux semblables et de même taille, ils supportent impunément cette dose, tandis que ceux qui n'avaient pas été déjà inoculés au moyen de la culture morte meurent sous l'action de la culture vivante.

Ainsi donc, étant établi que cette culture morte ne manque pas d'action sur l'homme, puisqu'elle produit chez lui presque tous les mêmes effets que ceux qu'y produit la culture du bacille vivant, il est logique d'admettre que ces injections soient préventives contre le choléra asiatique.

Si l'effet finissait par se généraliser, on devrait appliquer à l'étude des effets obtenus par le vaccin artificiel, le même critérium qu'à celle des résultats produits par certains médicaments et certains poisons. L'intensité des phénomènes cliniques serait toujours en rapport avec le poids de l'individu et la quantité de vaccin ou de matière toxique injectée. D'après cela, la mort par le choléra serait due à l'adaptabilité extraordinaire du champignon cholérigène à l'intestin, car la quantité de la plante vénéneuse qui se forme dans ce milieu est très considérable, et l'intoxication cholérique est de beaucoup au-dessus du maximum de résistance individuelle. Ceci ne se présente pas quand on peut limiter la dose du poison, en limitant la production du bacille, comme cela se voit dans la vaccination, et surtout si nous

nous servons d'une culture morte, dans laquelle cette limitation est encore plus certaine, plus absolue.

Le plus ou moins d'adaptabilité d'un microbe mort ou vivant, le plus ou moins de facilité d'en perpétuer l'espèce, est, chez les microbes, comme chez tous les êtres, le résultat de deux facteurs, également puissants, le sujet et le milieu. Cela étant ainsi, l'on comprend aisément que l'adaptation puisse se réduire à zéro, de même qu'elle peut augmenter sans qu'on exerce une action directe quelconque sur le champignon pathogène : il suffit, pour cela, de changer les conditions du milieu.

Nous avons deux exemples de ce qui précède dans le microbe du choléra et dans celui du charbon symptomatique. Dans le premier cas, le tissu cellulaire, ne se prêtant pas à l'adaptation du bacille virgule, change celui-ci en vaccin sans que ses principes aient perdu leur toxicité; et, dans le second cas, on obtient le même effet d'une façon toute différente par rapport à la bactérie spécifique : l'un et l'autre de ces microbes seraient mortels, si on les logeait dans un terrain favorable à leur multiplication, le duodénum pour le bacille virgule, et le tissu cellulaire lâche pour le microbe du charbon symptomatique.

Par ce qui précède, le problème des vaccins chimiques paraît résolu. Je me permets en outre d'émettre, dès à présent, cette idée qu'il est possible d'obtenir des vaccins chimiques de tous les microbes pathogènes, dont les principes actifs ne seraient pas altérables par des causes capables d'amener leur mort ; il importerait fort peu, d'ailleurs, pour obtenir ces résultats, que leurs principes actifs puissent, ou non, être isolés par la chimie. Nous avons donc en perspective la possibilité d'obtenir l'immunité contre le choléra, au moyen de formes pharmacologiques, dont la base est le champignon cholérigène ou son principe actif, si toutefois il est logique de prévoir que ces moyens ne finiront pas par acquérir la valeur pratique des injections hypodermiques de bacille vigule.

Ce fait, que les champignons pathogènes morts produisent l'immunité contre leur propre effet, ne manque pas d'analogies dans les études toxicologiques. Dans certains villages de l'Aragon, où les champignons macroscopiques vénéneux poussent en abondance, les gens de la campagne, poussés par la misère, finissent par en manger des quantités, après s'y être peu à peu habitués, non sans souffrir de graves altérations dans leur santé, altérations quelquefois suivies de mort et produites par les premières ingestions de ces thallophytes.

Le fait de la non altération de la toxicité des champignons microscopiques après leur mort, ne manque pas non plus de précédents: on sait que certains microbes pyogéniques déterminent la formation du pus, même quand on les a injectés après leur mort.

Je ne m'attarderai pas à démontrer l'importance de cette théorie des vaccins chimiques, ni à détailler l'immensité des horizons qu'elle ouvre à la bactériologie appliquée, car l'évidence en est complète.

Je prie l'Académie de vouloir bien prendre cette note en considération, en vue du concours pour le prix Bréant. »

Le 13 janvier 1886, nous adressâmes à cette même Académie la note suivante[1] :

Le principe actif du « bacille virgule » comme cause de mort et d'immunité.

« Dans une note adressée par l'un de nous à l'Académie des sciences, le 31 juillet dernier, il était dit que le bacille virgule, injecté mort, donne l'immunité contre les effets du même bacille injecté vivant, et il en résultait la possibilité de nous défendre contre les maladies virulentes, en ayant soin de nous habituer à la substance chimique active des microbes qui les engendrent. Nous venons apporter aujourd'hui de nouvelles preuves en confirmation des idées déjà émises.

Première expérience. — On prend dix cochons d'Inde, du poids de 130 grammes chacun, et on les inocule hypodermiquement dans les proportions suivantes :

1	cent. cube	de culture morte	à 2	cobayes.
2	—	—	à 2	—
3	—	—	à 2	—
4	—	—	à 2	—
5	—	—	à 2	—

Huit jours après, on répète la même opération dans le même ordre et les mêmes proportions. Une troisième inoculation a lieu dans les mêmes conditions, après un nouvel intervalle de huit jours.

Les effets obtenus par ces diverses opérations sont, quoique moins prononcés, les mêmes que ceux décrits dans notre première note; et, si nous tenons compte de la matière injectée, nous sommes autorisés à établir :

1° Que ces effets sont proportionnels, jusqu'à un certain point, à la quantité de matière injectée ;

2° Que ces effets décroissent à mesure que de nouvelles inoculations sont pratiquées sur l'animal.

1. J. Ferran et I. Pauli.

Deuxième expérience. — On détermine d'abord la plus faible dose de culture vivante qu'il est nécessaire d'inoculer à un cobaye pour le tuer sûrement ; et, quelle qu'elle soit, on l'injecte à dix cochons d'Inde, précédemment inoculés à doses différentes de microbe mort. Le phénomène que l'on observe alors est l'opposé de celui remarqué dans la précédente expérience.

Les effets sont en proportion inverse avec les doses de culture morte injectées dans la première expérience. C'est ainsi que les cobayes, qui furent inoculés au moyen des doses les moins fortes, sont précisément ceux qui subissent, à un plus haut degré, les effets de cette seconde inoculation.

L'habitude, c'est-à-dire la résistance acquise, augmente, jusqu'à un certain point, en raison de la quantité de toxique injectée.

Troisième expérience. — On a extrait d'une culture de bacille virgule son principe actif, par un des procédés employés ordinairement pour obtenir ces substances ; il faut surtout éviter l'action de l'oxygène.

On dissout, dans six centimètres cubes d'eau, le principe actif extrait d'un litre de culture de bacille virgule.

Voici les résultats obtenus par l'injection de ce liquide :

On injecte à six cobayes, d'un poids de 130 grammes chacun, un centimètre cube de ladite solution, dans les tissus cellulaires des parois abdominales. Dix jours plus tard, on procède à une nouvelle injection, à la dose de deux centimètres cubes; et, au bout de dix autres jours, à une troisième injection, à la dose de trois centimètres cubes. Enfin, après un nouvel intervalle de dix jours, on prend un nouveau lot de six cochons d'Inde, qui n'ont point été inoculés, et l'on injecte à chaque individu des deux lots, une dose mortelle de culture de bacille virgule vivant.

Les six cobayes qui avaient reçu les inoculations de la ptomaïne et qui, par conséquent, avaient acquis un certain degré de tolérance, résistent parfaitement et se montrent assez indifférents à l'action pathogène du microbe virgule; les six autres meurent sans exception.

Quatrième expérience. — On prend six cobayes, d'un poids d'environ 130 grammes, et on leur injecte, toujours hypodermiquement, un centimètre cube de culture vivante. Au bout de cinq jours, nouvelle injection, à la dose de deux centimètres cubes ; et, huit jours plus tard, une troisième, à la dose de trois centimètres cubes. Enfin, après un nouvel intervalle de vingt jours, à compter de la première inoculation, on prend un autre lot de six cobayes de même poids, qui n'aient pas déjà subi l'inoculation préventive, et l'on injecte à chaque individu des deux lots, une dose mortelle de ptomaïne extraite des cultures du bacille-virgule. Les résultats sont surprenants : les cobayes vaccinés résistent, tous les autres meurent.

Pour que les résultats soient concluants, il importe au plus haut point, dans toutes ces expériences, qu'il y ait la plus complète uniformité dans le poids des animaux, dans la nature du bouillon et dans la densité ou richesse en germes des cultures. Le bouillon dont nous nous sommes servis se compose de 16 litres d'eau, 180 centimètres cubes de bouillon Cibils, 30 grammes d'extrait de viande Liebig, et 30 grammes de gélatine.

Les matras qui reçoivent les cultures, contiennent un litre et sont à demi pleins. On en renouvelle l'air intérieur en ayant soin de ne pas agiter le contenu. Température d'incubation, 37°. Age des cultures, six jours.

Les procédés employés pour extraire la ptomaïne des cultures ont été essayés sur du bouillon ne renfermant pas de microbes, mais avec des résultats tout à fait négatifs, comme on doit le supposer.

Conclusions. — 1° Le coma-bacille mort donne la résistance contre les effets du bacille vivant ;

2° Le principe actif du bacille virgule, isolé au moyen de procédés connus, donne l'habitude pour résister aux effets du microbe vivant, et *vice versa*.

Conclusion finale. — Dans ces expériences, la cause qui engendre l'immunité et celle qui provoque la mort sont les mêmes, et de nature essentiellement chimique ; en conséquence, l'immunité n'est autre chose qu'un fait d'habitude, qu'on peut obtenir au moyen d'agents purement chimiques. Ce phénomène appartenant, comme cela est prouvé, à un ordre de faits connus depuis longtemps, celui de l'habitude médicamenteuse au toxique, toutes les théories imaginées pour expliquer l'immunité sont superflues.

La théorie qui explique le mieux en quoi consiste l'habitude, pour l'arsenic et la morphine, expliquera aussi comment, au moyen de la vaccination, on peut arriver à acquérir l'immunité contre toutes les maladies qui la produisent spontanément.

Nous accompagnons cette note de quatre préparations faites avec la culture employée dans nos expériences, et nous prions l'Académie de vouloir bien prendre ces documents en considération pour les effets du prix Bréant. »

Il est donc démontré, d'une manière évidente, que, pour ce qui concerne les effets de l'habitude ou de la tolérance, il y a une véritable réciprocité d'action entre une culture vivante et une autre culture morte, et aussi entre une culture vivante et le toxique que l'on peut en extraire. Il convient seulement de faire observer, comme simple renseignement, qu'une dose de culture vivante donne toujours un degré d'habitude de beaucoup supérieur à celle que l'on peut obtenir avec une égale dose de culture morte. Ceci s'explique par ce que nous avons déjà dit, à savoir que le virgule vit un certain temps dans les tissus où il a été injecté, temps qui n'est pas perdu pour les effets de la création de l'habitude, attendu que, pendant qu'il vit, l'élaboration du principe modificateur continue sans interruption; tandis que, si l'on injecte une dose de culture morte, la quantité de principe actif qu'elle contient s'épuise rapidement en entrant en action, vu que de nouvelles doses ne viennent pas le suppléer.

Il en résulte que la dose de culture morte équivalente à une autre de culture vivante pour la production d'un degré déterminé d'habitude, doit toujours être très supérieure, en quantité, à cette dernière. Ceci montre combien il serait peu pratique d'avoir à procurer l'immunité au moyen d'un nombre considérable d'injections hypodermiques.

Au sujet de notre dernière note, nous devons encore consigner ici, à titre de renseignement, que les effets locaux du toxique isolé de la culture du virgule sont beaucoup moins prononcés que ceux produits par la culture vivante.

CHAPITRE XX

LE VACCIN DU CHOLÉRA

Nos lecteurs tant soit peu versés dans les connaissances de la microbiologie auront compris, par les données précédemment exposées, en quoi doit consister et ce que doit être le liquide que nous employons dans l'inoculation préventive contre le choléra.

Ceux qui, dans les premiers temps où nous pratiquions nos inoculations, se demandaient ce qu'était notre vaccin et qui prétendaient voir en lui un *secret*, donnaient des preuves d'une grande légèreté. En effet, s'ils avaient voulu se donner la peine de *lire attentivement* non seulement la *note* que nous avions présentée, le 31 mars, à l'Académie des sciences de Paris, note publiée dans les *Comptes rendus* de cette respectable corporation, mais encore le rapport de l'Académie royale de Barcelone (11 mars 1885), publié *in extenso*, ou par extraits, par presque tous les journaux scientifiques ou professionnels du pays et de l'étranger, et même par quelques journaux politiques des plus répandus[1]; s'ils avaient voulu, répétons-nous, être parfaitement édifiés, ils auraient bientôt compris en quoi consistait le fameux *secret* de notre vaccin.

Il est dit dans un passage du rapport de l'Académie de Barcelone :

« On sema une semence provenant d'une colonie, dans un matras contenant 50 c. c. de bouillon, en se servant pour cela d'un tube capillaire stérilisé, que l'on introduisit à travers le bouchon de coton, et poussant ensuite la semence au moyen d'un courant d'air filtré. La culture, terminée après six heures d'incubation à 37°, fut divisée en deux parts égales.

1. *El Mercantil Valenciano* le publia en entier, et en fit un tirage à part, qui fut répandu à profusion et que tout le monde put lire.

Une partie fut filtrée à travers une bougie Chamberland, convenablement disposée à cet effet, qui avait déjà servi pour de l'eau ordinaire, mais qui fut stérilisée, ainsi que le reste de l'appareil prêt à fonctionner, au moyen d'un stérilisateur Pasteur à 150°. Pour obtenir la pression nécessaire, nous eûmes recours à celle de la fontaine ou robinet du laboratoire, transmise comme l'indique le dessin de la fig. 6. Le liquide filtré fut rendu complètement stérile, et l'on n'y aperçut aucun corps étranger. Un ou deux centimètres cubes en furent injectés à des petits cochons d'Inde, et il n'en résulta que des troubles légers.

La seconde partie du liquide ne fut pas filtrée. Injectée, elle produisit des troubles très profonds. »

Plus loin, en parlant de l'action chez l'homme du bacille virgule injecté hypodermiquement, le même rapport dit, d'une manière qui ne permet pas le moindre doute, et dans les termes que nous soulignons à dessein :

« Avec les *mêmes cultures employées chez les animaux, de caractères microscopiques identiques* (spirilles, virgules), on pratiqua sur l'homme plusieurs inoculations qui, si elles eurent *pour objet de prévenir la maladie*, n'en produisirent pas moins des effets pathogènes pouvant nous servir de type pour décrire l'action morbide que ces cultures déterminent sur notre espèce. »

Ayant expliqué précédemment comment on opère pour l'ensemencement et l'entretien de la culture, en vue des inoculations sur les cobayes, et ayant dit, en outre, dans ce dernier paragraphe, que les injections préventives chez l'homme se pratiquent avec les *mêmes cultures employées chez les animaux, de formes microscopiques identiques*, nous avons assez clairement démontré en quoi consiste notre vaccin [1].

Dans la *Note* présentée à l'Académie des sciences de Paris, nous fûmes au moins aussi explicites que l'est le rapport de l'Académie de Barcelone, si tant est que nous ne le fûmes pas davantage.

Nous y disions :

« Quand une culture de bacilles virgule, dont la semence provient de colonies ayant évolué sur plaques (celles-ci provenant

1. Il était dit, en outre, dans la *13e conclusion* du rapport de cette Académie : « 13° *En diminuant les doses ou en atténuant, par la seule action de l'oxygène et du temps*, l'énergie des cultures, on obtient un liquide moins actif qui laisse, après un malaise peu accentué, les cochons d'Inde capables de résister aux effets des plus fortes doses ou des cultures les plus virulentes. »

Nous avons souligné quelques mots afin que l'on remarque la clarté avec laquelle y est expliqué le *fameux secret ;* on traitait encore ainsi notre vaccin, quatre mois après.

de germes pris directement dans les déjections d'un cholérique), est injectée dans le tissu cellulaire d'un cochon d'Inde, il se produit deux ordres de faits, etc.

. . . .

» On obtient le maximum de virulence en semant une goutte de magma blanc opaque, provenant d'une ou de plusieurs colonies, dans du bouillon très nutritif et légèrement alcalin, l'incubation ayant lieu dans une étuve à 37°, pendant le temps strictement nécessaire pour que le bouillon devienne trouble.

. . . .

» Les cultures en série dans de la gélatine conservent assez bien leur virulence ; dans le bouillon, au contraire, elles *s'atténuent* au bout d'un certain temps.

. . . .

» L'injection dans la région du triceps brachial, de huit gouttes d'une culture virulente, très fraiche, etc. »

Après tout cela, deux faits restaient très nettement définis, à savoir que : 1° l'on pouvait réellement obtenir un liquide qui produirait des effets atténués ; 2° l'homme supporte parfaitement les cultures douées d'une très grande virulence.

Cette note fut lue à la séance du 13 avril et publiée, comme nous l'avons déjà dit, dans les *Comptes rendus* de l'Académie.

N'importe quel bactériologue, si peu expérimenté fût-il, avait donc des données suffisantes pour obtenir des cultures vaccinales contre le choléra; tous les médecins également, quelque faibles que fussent d'ailleurs leurs connaissances en cette matière, pouvaient comprendre en quoi consistait le liquide dont nous nous servions pour les inoculations, et que ce liquide était simplement *la culture, dans du bouillon, d'une goutte de magma, prise dans une colonie de virgules sur plaque de gélatine, laquelle culture restait dans l'étuve à 37°, jusqu'à ce que le liquide fût devenu extrêmement trouble.*

Il en résulte donc que, quand la pratique des inoculations commença publiquement, vers la fin du mois d'avril, *personne n'avait le droit de dire que nous nous étions réservé le secret du vaccin du choléra* [1]. Et que d'injures inconcevables ne nous

1. En admettant même que la *Note* de l'Académie des sciences de Paris, publiée dans ses *Comptes rendus*, ne fût pas encore parvenue à la connaissance du public médical d'Espagne, le rapport de l'Académie de Barcelone dont il a été question devait suffire.

Il est vrai que, quand parurent cette note et ce rapport, la majeure partie des médecins n'y prirent point garde, ou leur accordèrent peu d'importance, ou bien n'en surent point comprendre le contenu. Différemment, on ne s'explique pas comment, à la fin de mai, le Conseil supérieur de santé de Madrid se hasardait à discuter encore si le vaccin du choléra était, ou non, un a-t-on pas injustement adressées à ce sujet, en Espagne et à l'étranger[1] !

C'est pourquoi nous adressâmes, au mois de juillet, à l'Académie des sciences de Paris, comme ampliation à notre première note, une communication dans laquelle nous faisions voir que, depuis le 31 mars, nous n'avions gardé aucune réserve sur la nature de notre liquide d'inoculation. (Voir l'*Appendice* de cet ouvrage.)

Nous avons toujours employé comme vaccin du choléra les cultures pures du microbe cholérigène en bouillon, ne renfermant autre chose que des virgules et des spirilles. Une fois le bouillon ensemencé, on favorise la végétation au moyen de l'incubation dans l'étuve, à la température de 37°, pendant le temps nécessaire pour que le liquide ensemencé devienne très trouble.

La virulence de la culture dépend de plusieurs causes ; de la force nutritive du bouillon (bouillon de viande avec gélatine, par exemple), de la densité de la culture, et de la provenance de la semence. La culture la plus atténuée est celle du bouillon le moins nutritif; la moins dense est celle dont la semence provient d'un autre bouillon et non de colonies procédant de selles diarrhéiques de cholériques. Dans des conditions contraires, on peut obtenir le maximum de virulence. Quel que soit d'ailleurs le degré de virulence dans les cultures, il convient de faire observer que l'homme les supporte parfaitement à la dose variable, suivant le cas, de deux à quatre centimètres cubes, quelquefois à une dose plus forte.

Ceci expliquera à nos lecteurs pourquoi, dans nos différentes notes, nous avons parlé de cultures atténuées et de cultures non atténuées.

remède secret. Il y eut même un membre de l'Académie de médecine de Valence, D. Constantino Gomez, vacciné d'après notre système, qui, au mois de juillet, affirmait, dans un document officiel, qu'on ignorait encore ce qu'était notre vaccin, alors qu'au mois de mai précédent, nous avions présenté à cette Corporation une note des plus détaillées concernant notre méthode, travail pour lequel nous obtînmes le titre d'Académicien correspondant.

1. L'éminent M. Pasteur, rendant compte à l'Académie de Paris de la découverte du vaccin contre la rage, a été encore moins explicite que nous ; et néanmoins, ce qu'il dit dans sa communication suffit à n'importe quel bactériologue pour savoir en quoi consiste son virus rabique atténué ; cela suffit également pour le préparer.

CHAPITRE XXI

PRATIQUE DES INOCULATIONS

La majeure partie des précautions à prendre pour vacciner un nombre plus ou moins grand d'individus, sont consignées dans les *Instructions* suivantes, adressées aux médecins qui doivent pratiquer l'inoculation, et que nous remîmes, l'été dernier, à nos confrères, imprimées sur une feuille volante. Nous les transcrivons *in extenso*, ci-après, pour montrer combien nous avions soin d'indiquer les moindres détails relatifs à l'opération.

« *Instructions pour la pratique des inoculations préventives contre le choléra morbus asiatique, suivant la méthode du Dr Ferran :*

1° Le vaccin cholérique n'est autre chose qu'une culture pure, en bouillon, du *bacille virgule*. La facilité avec laquelle on peut le conserver assez longtemps permet de le transporter à de grandes distances [1], en ayant soin de porter à la main les caisses contenant les matras, ou d'en tenir le couvercle toujours en haut ;

2° La chaleur ni le froid ne sont des obstacles à sa conservation, lorsque le vaccin doit être employé dans peu de temps : dans le cas contraire, il y aurait lieu de le conserver en lieu frais pendant les fortes chaleurs ;

3° Le vaccin se met dans des matras, modèle Ferran, aplatis et à goulot court. Le bouchon de caoutchouc doit être parfaitement ajusté et traversé par deux tubes de cristal : l'un, droit et court, dépasse à peine la partie inférieure du bouchon,

1. En disant que le vaccin peut se transporter à de grandes distances, nous entendons celles que l'on peut parcourir en 4 ou 5 jours ; encore faut-il, chaque 24 heures, renouveler l'air du matras, afin d'éviter l'auto-digestion du virgule, laquelle, s'il est enfermé dans un vase hermétiquement clos, s'opère rapidement et change le vaccin vivant en vaccin chimique.

sort de deux centimètres environ au-dessus de la surface supérieure, et est fermé au moyen de coton stérilisé, protégé lui-même contre les sédiments atmosphériques par un petit capuchon de verre; l'autre tube de cristal est plus long, il touche, par un de ses bouts, le fond du matras et est recourbé à sa partie supérieure, qui se termine en tube capillaire pouvant être fermé à la lampe ;

4° Pour employer le vaccin, il faut, en allant opérer, préparer d'abord deux choses : la petite seringue pour l'injection hypodermique, et le récipient où doit être déversé le liquide du matras. Les seringues doivent être montées sur métal, sans mastic d'aucune espèce et sans caoutchouc ; leur capacité sera d'un centimetre cube ; leurs aiguilles plus grosses et plus courtes que celles dont on se sert d'ordinaire. Avant de commencer la vaccination, on doit remplir deux ou trois fois la seringue d'eau bouillante, qui s'aspire et se rejette avec l'aiguille en place : cela s'appelle stériliser l'instrument; ainsi l'on détruit les germes étrangers qui pourraient s'y trouver, et l'on évite les phlegmons et les abcès. On ne saurait apporter trop de soins à observer cette prescription : en opérant ainsi, des milliers d'inoculations pourront être faites sans avoir à craindre aucun accident. Nous ferons observer que passer l'aiguille à travers la flamme pour la stériliser, est une très mauvaise habitude ; car, en opérant ainsi, on la détrempe. On doit également, pour contrôler le bon état de la seringue, avant de s'en servir, s'assurer que le piston est bien ajusté, et qu'il ne s'échappe aucune goutte du liquide par l'emboîture de la canule, car ce défaut doit suffire à faire rejeter l'instrument. Si la seringue prend de l'air parce que la rondelle de cuir, placée au bout du tube pour en faciliter l'ajustage, se trouve sèche, ou que le piston l'est lui-même, il faut laisser quelques instants la seringue démontée dans de l'eau chaude. Il convient d'ailleurs d'avoir à sa disposition plusieurs seringues et un nombre suffisant d'aiguilles, s'il y a un grand nombre d'inoculations à pratiquer ;

5° Le petit vase dans lequel on devra recueillir le vaccin pour en remplir la seringue, pourra être un petit verre, une capsule, une tasse ou tout autre objet analogue [1]. Il faut d'abord le laver et l'essuyer avec grand soin, et le passer ensuite à travers une flamme d'alcool ou de gaz, pour le stériliser ;

6° Ces précautions prises, il faut casser l'extrémité capillaire

1. Nous nous servons d'un petit vase de porcelaine muni d'un couvercle.

du long tube du matras, enlever le capuchon en verre du tube court, mais jamais le bouchon de coton : on adapte à ce dernier un autre tube de caoutchouc, ou bien le bout d'un petit appareil insufflateur de Richardson, comme celui des pulvérisateurs. On chauffe aussi légèrement à la flamme l'extrémité capillaire pour la stériliser et l'on introduit de l'air dans le matras, soit en soufflant à travers le tube de caoutchouc dont il a été question, soit en se servant de l'insufflateur Richardson : l'air injecté repousse le vaccin, qui sort par le plus long tube, et que l'on reçoit dans le vase ou la tasse stérilisés. On recouvre le récipient, soit d'une feuille de papier passée à la flamme, soit d'une lame plane de cristal stérilisée de la même manière ; chaque fois que l'on aura à remplir la seringue, on enlèvera le couvercle pour le replacer aussitôt ;

7° On ne doit jamais enlever le bouchon de caoutchouc qui ferme le matras, ni celui de coton placé à l'extrémité du tube court et droit de cristal, car les germes contenus dans l'air extérieur pénètreraient au dedans et enlèveraient ses propriétés à la culture, ce qui pourrait occasionner des accidents locaux et généraux chez les inoculés. S'il arrive que le coton, par suite des secousses dans le transport, s'est mouillé au point d'empêcher l'air de pénétrer au moment d'extraire le liquide pour vacciner, on peut lui en substituer un autre ; à cet effet, on l'enlève avec la pointe d'une aiguille, et on le remplace rapidement par une autre boule de coton phéniqué ou salicylé : il n'y a aucun inconvénient à le faire, à condition de procéder proprement et avec rapidité. Si le coton, quoique mouillé, n'est pas un obstacle à l'introduction de l'air, il vaut mieux ne pas le changer ;

8° La vaccination terminée, on passe de nouveau à la flamme l'extrémité capillaire du tube recourbé, jusqu'à complète évaporation du peu de liquide qui peut y rester ; on le ferme de nouveau en fondant son extrémité à la lampe ; on enlève de l'autre extrémité le tube de caoutchouc qui a servi à introduire l'air, et l'on remet sur le coton la petite cloche protectrice ;

9° Si, après avoir vacciné toutes les personnes présentes, il restait du liquide dans le récipient, on le ferait bouillir, et ainsi serait détruite la culture qui ne doit pas servir à une autre opération, car elle pourrait se mélanger avec d'autres germes atmosphériques ;

10° La technique pour la pratique de l'inoculation est la même que pour toutes les injections hypodermiques. La région du triceps brachial doit être choisie de préférence pour la pratiquer ;

11° La dose est de un centimètre cube, soit le contenu de la petite seringue, sur chaque bras, pour les individus de tous âges et de toutes conditions ;

12° Au bout de cinq jours, on peut recommencer l'opération, c'est-à-dire revacciner, en suivant les mêmes instructions[1]. »

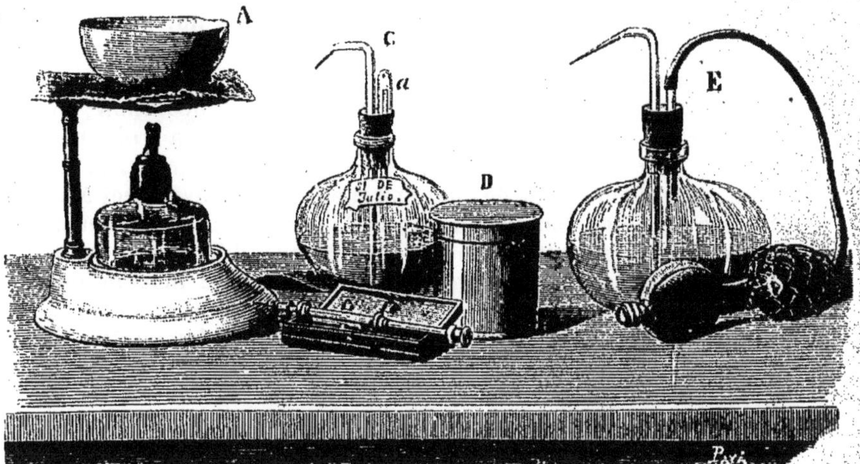

A. Support, lampe, et capsule où l'on fait bouillir l'eau pour stériliser la seringue. — B. Petite seringue pour l'inoculation. — C. Matras Ferran avec le vaccin : le tube court est recouvert d'une petite cloche en cristal *a*. — D. Vase de porcelaine avec couvercle, pour renfermer le vaccin, et où on le prend en aspirant avec la seringue. — E. Matras disposé pour transvaser le vaccin.

Il est bon de recommander, en outre, à celui qui pratique les inoculations, de ne pas fumer pendant l'opération, pour ne pas souiller le vaccin par les bactéries de la bouche arrivées jusqu'aux doigts, et aussi de se laver les mains de temps en temps avec une solution d'acide borique à 3/100, au cas où il aurait plusieurs personnes à vacciner dans la même séance. Ces précautions, jointes aux précédentes, ne doivent jamais s'oublier, pour si excessives que certaines d'entre elles puissent paraître ; car elles réduisent à si peu de chose les légers accidents possibles que, nous ne craignons pas de le dire, ceux qui se produisent dans la vaccination par le cow-pox, contre la variole, sont de beaucoup plus nombreux.

Quant à la partie à chosir pour les injections hypodermiques, nous préférons à toute autre la région brachiale postérieure,

1. Nous avons modifié ces deux instructions (la 11e et la 12e) comme on le verra plus loin.

soit parce qu'elle est la plus commode, soit parce que la douleur y est moins sensible et que l'hyperhémie y prend moins d'extension. Il convient de conseiller aux personnes qui veulent se faire vacciner, de se laver, quelques moments auparavant, la partie du bras où doit se faire l'injection, au moyen d'une éponge imbibée dans une solution antiseptique de bichlorure de mercure à 1/1000, et de se présenter, le bras nu, à l'inoculateur, si surtout elles sont en nombre.

La quantité de liquide prophylactique à injecter est de 1 c. c. cube à chaque bras, pour la première inoculation ; de 1 1/2 c. c. pour la seconde, et de 2 c. c. pour la troisième, s'il y a lieu d'y recourir. Cette dose s'entend pour toutes les personnes, depuis l'âge de cinq ans et au-dessus ; avant cet âge, la dose doit être diminuée de moitié [1]. Il serait bon également d'avoir, pour les revaccinations, des seringues différentes, quant à leur capacité, de celles qui ont servi pour les inoculations primitives, de sorte que chacune d'elles contînt exactement la dose à injecter dans chaque cas. L'étui de l'inoculateur devrait donc renfermer trois seringues contenant : la première 1 c. c., la seconde 1 1/2, et la troisième 2 c. c. [2].

Les effets locaux et généraux produits par les injections ayant été indiqués en leur temps, nous ne croyons pas devoir en répéter ici la description.

A chaque personne vaccinée, il était remis une carte semblable au modèle ci-après :

1. Cette limite d'âge peut être abaissée jusqu'à deux ans pour les enfants robustes et bien nourris.

2. Lorsque nous commençâmes à pratiquer les inoculations à Alcira, dont la population fut la première à s'y prêter généreusement, donnant ainsi un grand exemple d'abnégation, d'amour de l'humanité et de dévouement à la science, nous faisions des injections de 1/2 c. c. à chaque bras. L'expérience nous démontra bientôt que la dose pouvait être élevée à 2 c. c. (1 c. c. à chaque bras) sans le moindre inconvénient et avec une garantie plus sûre de succès.

RECTO

N° du Registre

Revacciné

M

a été soumis à la vaccination préventive contre le choléra « MÉTHODE FERRAN »

_______________le .... 188 .

INOCULATION PRÉVENTIVE CONTRE LE CHOLÉRA
MÉTHODE
FERRAN

J. FERRAN.

VERSO

OBSERVATIONS

1° La vaccination anticholérique est confirmee par les etudes faites dans le laboratoire; nous ne pouvons la présenter autrement au public.

2° Cette opération a eu pour base les principes scientifiques qui ont servi à l'éminent M. Pasteur, dans la découverte des vaccines du charbon du choléra des poules, du rouget des pores et de la rage. Ces divers traitements ayant été contrôlés expérimentalement, sont déjà rangés dans la catégorie des faits positifs.

3° La vaccine contre le choléra, pas plus que les autres, n'empêche pas absolument l'envahissement de la maladie : il y a tout lieu néanmoins d'espérer que l'attaque en sera bénigne; il ne faut pas croire non plus que la vaccine évite absolument la mort.

4° Il est à supposer que l'immunité que peut donner la vaccination anticholérique n'a pas une durée illimitée. Il en est de même de certains autres vaccins, celui de la variole, par exemple. En tout cas, la vaccination anti-cholérique préservera l'organisme pendant un certain temps, que l'expérience n'a pas encore détermine. Il est nécessaire également que les personnes vaccinées se soumettent à la revaccination avant dix jours écoulés.

5° Comme il faut un certain temps au vaccin anticholérique pour procurer l'immunité à la personne inoculée, nous avertissons que toute attaque de choléra, survenue dans les cinq premiers jours de l'inoculation, est tout à fait en dehors de l'influence préservatrice du vaccin, dont l'action ne peut être assurée qu'après ce laps de temps.

6° L'existence d'une épidémie cholérique dans une localité ne saurait être un obstacle pour la vaccination; au contraire : alors, plus que jamais, il convient d'y recourir, comme on le fait pour la vaccination au cow-pox pendant les épidémies de variole.

7° La vaccination anticholérique ne peut jamais être la cause d'une attaque de choléra.

8° Aucun des moyens, appelés jusqu'à ce jour préservatifs contre le choléra, n'offre pour les hommes de science les garanties de l'inoculation préventive.

9° Les pauvres qui justifieront de leur indigence seront vaccinés gratuitement.

Cette carte, comme on le voit, portait, outre la date et le nom de chaque individu, un numéro correspondant à celui du registre général. Le timbre, apposé au bas et à gauche du recto de la carte, prouvait que la personne qui la possédait avait été inoculée ; la seconde opération y était constatée par un second timbre portant le mot *Revacciné*.

Sur le revers de la carte, et sous le titre de *Observations*, la personne vaccinée pouvait lire tout ce qu'il lui était nécessaire de savoir sur les garanties d'immunité qu'on pouvait lui donner, et le temps que le vaccin pouvait tarder à lui procurer cette immunité, en tenant compte du laps nécessaire à l'incubation du choléra. L'une de ces observations lui donnait également l'assurance que l'inoculation ne pouvait, en aucun cas, être la cause d'une attaque de choléra, et d'autre part, il lui était recommandé de recourir à la revaccination, afin de rendre plus durable l'action préservatrice [1].

Nous donnons ci-après le modèle d'un feuillet du registre des vaccinés : on y verra que tous les renseignements nécessaires pour établir une bonne statistique y étaient consignés avec le plus grand soin.

1. Au début nous ne pouvions pas calculer la durée de l'immunité obtenue par la vaccination ; mais, d'après les résultats observés pendant la dernière épidémie, et d'après nos études postérieures, nous croyons pouvoir affirmer que cette durée est au moins égale à celle que laisse une attaque de choléra.

INOCULATION PRÉVENTIVE CONTRE LE CHOLÉRA

(VACCINATION ANTICHOLÉRIQUE)

Méthode FERRAN

Numéro du registre	Noms et prénoms	Lieu de naissance	Domicile	Rue ou place	Age	Profession	Observations

Ces livres restaient entre les mains des médecins des localités où se pratiquait l'inoculation, et étaient remplis par ceux-là mêmes qui étaient chargés de vacciner.

Voyons maintenant comment se faisaient les statistiques, ce qu'elles étaient, et quelles garanties d'exactitude et de moralité médicale elles pouvaient offrir.

Dès que l'inoculation était terminée, dans une localité, sur toutes les personnes ayant manifesté le désir d'être vaccinées, une copie du registre était déposée à la mairie. Le secrétaire adressait chaque jour, à notre laboratoire, une note, dûment légalisée par les autorités, indiquant la marche de l'épidémie. Cette note donnait le nombre de personnes vaccinées qui avaient été atteintes du choléra, et de celles qui avaient succombé ; elle fournissait le même renseignement au sujet des personnes non vaccinées. Nous inscrivions nous-mêmes ces renseignements sur des registres spéciaux, ouverts pour chaque localité, ce qui nous permettait de suivre exactement les effets de l'inoculation ; enfin, nos registres étaient collationnés avec ceux tenus dans les mairies, et certifiés conformes par MM. les maires.

Dès que l'épidémie avait cessé dans une localité, les médecins de l'endroit, titulaires des bureaux de bienfaisance ou particuliers, qui avaient tenu le registre des vaccinés, soigné tous les malades, pris des renseignements sur chacun d'eux et sur ceux qui avaient succombé, ces médecins, dis-je, allaient contrôler leurs renseignements avec ceux de la mairie et de la justice de paix, et c'est alors qu'ils établissaient la statistique, prenant pour base le chiffre officiel de la population, mentionnant, avec toutes les particularités qui méritaient quelque intérêt, le nombre des vaccinés, des revaccinés, de ceux qui ne l'avaient point été, comme le nombre de cas et de décès correspondant à chaque catégorie. Cette statistique faite, comme nous venons de le dire, par le médecin ou les divers médecins des localités, complètement en dehors de notre intervention, puisqu'il y a beaucoup de ces localités où nous ne sommes pas allés, était visée par le maire ou le secrétaire de la mairie, par le juge de paix et par le curé de la paroisse, et quelquefois même légalisée par un notaire [1].

A Alcira, les médecins ont fait mieux encore : ils ont publié une statistique détaillée de tous les cas qui se sont produits et de tous les décès survenus pendant l'épidémie, donnant pour

1. Toutes se trouvent dans l'*Appendice* que nous publions à la fin de cet ouvrage. On y verra avec quel scrupule elles furent établies pour pouvoir offrir et mériter toute la confiance désirable.

chaque individu, les noms, prénoms, âge, profession et domicile, ainsi que l'indication: vacciné ou non vacciné [1]. Ceci pourrait se faire aussi bien pour la statistique de toutes les localités, car les registres ont été tenus partout avec le même soin et le même scrupule; mais le nombre considérable de personnes qui se firent vacciner vers la fin de l'épidémie, le travail immense et les dépenses extraordinaires que suppose une statistique de ce genre, portant sur plus de cinquante mille personnes, la rendent très difficile. Cependant, les livres registres étant entre nos mains, nous les tenons à la disposition de quiconque voudra les examiner.

La vaccination se fit partout, avec le plus grand succès, par les médecins chargés de la pratiquer. Au début de l'épidémie, nous faisions nous-mêmes les inoculations dans certaines localités; mais il nous fut bientôt impossible de nous rendre partout où l'on nous réclamait. L'expérience nous a démontré que, lorsqu'il y a un grand nombre de personnes à inoculer, la tâche peut être de beaucoup simplifiée, tout en étant plus parfaite que l'an dernier; voici comment :

Le local choisi pour l'opération doit être vaste, aéré et bien éclairé [2]. On a presque toujours opéré dans une des salles de la mairie du lieu. Il convient d'avoir une pièce dans laquelle les personnes désirant être vaccinées puissent se mettre les bras nus et laver la partie à opérer avec la solution de bichlorure, préparée à cet effet. Ensuite, elles devront entrer à tour de rôle dans la salle où se trouvent les médecins inoculateurs, et leur présenter, en même temps que le bras nu, la carte d'inoculation. De cette manière, on gagne beaucoup de temps; un opérateur assez expérimenté peut inoculer six personnes en une minute. La rapidité dans l'inoculation est d'une très grande importance, surtout si le choléra existe dans la localité et si les

1. Le corps médical d'Alcira, à la tête duquel figurait, tant pour son savoir que pour son honorabilité, le Dr José Estruch, mort récemment, et auquel nous sentons maintenant plus que jamais le besoin de rendre un souvenir de notre gratitude et de notre sincère amitié, a toujours fait preuve, pendant toute la campagne de l'inoculation, du même enthousiasme, du même zèle et de la même probité scientifique.

En attendant le moment où nous pourrons, dans un nouvel ouvrage qui aura pour titre : « *Historia de la vacunacion colerica en España* », rendre publique et éclatante la conduite des médecins d'Alcira, et de nombreux confrères d'autres localités, qu'il nous soit permis de leur adresser ici un éloge et un souvenir bien mérités.

2. Durant les travaux de la première Commission officielle, les vaccinations se firent, au Puig, dans une très petite et mauvaise salle, où l'agglomération occasionna deux ou trois lipothymies, que certains crurent devoir attribuer à l'inoculation.

personnes à inoculer sont nombreuses; car, en premier lieu, on évite l'encombrement et la confusion qu'occasionne toujours la panique, et, en second lieu, comme un grand nombre d'individus sont inoculés en très peu de temps, les résultats sont plus remarquables et plus certains, à bref délai. Il est absolument indispensable de ne permettre à personne de se retirer sans avoir été vacciné, une fois inscrit sur le registre d'entrée, à moins d'effacer complètement le nom de celui qui sortirait ainsi, ou d'écrire une note à la colonne des observations; il faut retirer en même temps la carte de vaccination. Autrement, la statistique serait fausse, et il pourrait en résulter que tel individu sorti ainsi fût atteint du choléra et mourût, n'ayant pas été vacciné, bien que paraissant l'avoir été, d'après son inscription sur les registres.

Un autre conseil que nous sommes obligés de donner et que nous croyons très important : c'est de vacciner, autant que possible, dans une séance, ou dans un très petit nombre, une grande masse d'individus, surtout si le choléra menace. L'expérience nous a prouvé combien il était prudent d'agir ainsi; ce n'est pas que l'inoculation doive fomenter l'épidémie, ni augmenter, durant les premiers jours, le danger pour celui qui vient d'être vacciné, comme certains, à tort ou malicieusement, le croient ou font semblant de le croire. Mais nous voudrions mettre la vaccination à couvert de ce qui peut arriver très facilement, quand l'épidémie règne déjà dans la localité : à savoir que tel ou tel individu, en allant se faire vacciner, porte déjà inconsciemment en lui le germe de l'épidémie, et meure le lendemain, ou dans les quatre jours, sans que la culture prophylactique ait pu lui servir, ce qui ferait croire à certains que l'inoculation a été la cause de la mort.

Les adversaires de la vaccination cholérique exploitaient certains de ces cas avec un semblant de succès; rien n'arrêtait leur malveillance, pas plus les observations imprimées au verso de nos cartes, que ce que le sens commun médical aurait dû leur dicter.

CHAPITRE XXII

PHÉNOMÈNES REMARQUABLES OBSERVÉS CHEZ LES PERSONNES INOCULÉES

Quand, après nos expériences sur les cobayes, nous jugeâmes à propos de passer à l'étude des effets de l'inoculation sur l'homme, nous commençâmes par nous soumettre nous-même à la ponction de la lancette chargée d'une goutte de culture de virgules, puis à l'injection hypodermique du même liquide. Nous augmentâmes progressivement la dose, depuis le dixième du contenu d'une seringue ordinaire de Pravaz, jusqu'à un demi-centimètre cube, soit, pour chaque bras, la moitié du vaccin contenu dans cet instrument. Nous inoculâmes ensuite notre famille et quelques amis ; vinrent enfin les inoculations faites, à Barcelone, pour servir d'étude à l'Académie de médecine, et dont nous donnons les histoires cliniques dans l'*Appendice* de cet ouvrage.

Ces expériences nous portèrent à croire que l'injection sous-cutanée de la culture pure du microbe cholérigène était complètement inoffensive chez l'homme ; c'est pourquoi lorsque, sur les instances de notre collaborateur, le Docteur D. Amalio Gimeno, professeur à la Faculté de médecine de Valence, nous nous rendîmes à Alcira, où l'épidémie commençait ses ravages, nous n'hésitâmes pas un seul instant à procéder à la vaccination de ses habitants, qui, pour la plupart, se prêtèrent généreusement à ces expériences [1].

Plus de 50.000 individus ont été inoculés [2] en diverses contrées

1. La nature de cet ouvrage ne nous permet pas d'y insérer certains détails qui tous seront consignés dans la *Historia de la vacunacion colérica en España*.

2. Parmi ces 50.000 individus, plus de 300 médecins ont été inoculés, et aucun d'eux n'est mort, malgré qu'ils n'aient pris aucune précaution pour éviter le contage.

de l'Espagne, dans un espace d'environ cinq mois ; un grand nombre d'entre eux se sont soumis à une seconde opération, beaucoup même à une troisième. On peut dire qu'il a été fait, par bon nombre de médecins, plus de 150.000 injections hypodermiques avec la culture du virgule. Chez aucune des personnes inoculées, absolument chez aucune, il n'y a eu d'accidents graves résultant de l'inoculation : nous l'affirmons de la manière la plus formelle et sans crainte d'être démentis. Il n'y a certainement pas eu plus de *cinquante* cas de phlegmons sur les bras des individus vaccinés, durant toute l'épidémie ; l'injection sous-cutanée de n'importe quelle substance médicamenteuse, journellement employée, en produit, comme on le sait, un nombre bien plus considérable, sans que, pour cela, les médecins qui en font un usage continuel s'en inquiètent outre mesure. Or, si l'on compare le nombre d'inoculations avec celui des phlegmons occasionnés par elles, on trouvera une proportion moyenne d'un phlegmon pour 3000 injections. Encore la plus importante de ces phlegmasies a-t-elle été circonscrite : elle a peu suppuré et n'a tardé que quelques jours à disparaître complètement. Il n'y a eu, en un mot, ni phlegmons très étendus, ni suppurations abondantes, ni érysipèles graves, et moins encore des amputations de membres, comme se plurent à l'inventer les calomniateurs, et comme l'ignorance et l'animadversion s'empressèrent de le croire.

On peut voir, dans quelques-unes des statistiques publiées à la fin de cet ouvrage, en quoi consistèrent certains de ces phlegmons. A Cambrils, par exemple, il s'en produisit au plus dix, et ce maximum n'a été atteint nulle autre part. Les pessimistes de profession, et les nombreux diffamateurs de notre œuvre salutaire, donnèrent cours aux bruits les plus absurdes, que s'empressèrent de répandre la presse nationale et de l'étranger, parlant d'innombrables phlegmons, de bras amputés et de gangrènes les plus graves. La population elle-même de Cambrils protesta en ces termes :

« Les soussignés, demeurant et domiciliés dans la ville de Cambrils, province de Tarragone, appartenant à toutes les classes sociales de la population, et s'étant tous prêtés volontairement à servir de sujets d'expérience à l'inoculation anti-cholérique du Dr Ferran, en présence de la Commission officielle, croient de leur impérieux devoir, et dans un but d'honnêteté et d'impartialité, de protester, devant leur pays et devant le monde entier, contre les racontars bas, vulgaires et mal intentionnés, que les adversaires du célèbre microbiologiste ont publiés, tant à Madrid que dans le reste de la nation, cherchant ainsi à discréditer un système scientifique qui, à lui seul, est appelé à constituer, suivant leur humble avis, une vraie gloire nationale.

» Ce qui est arrivé à Cambrils, est ce que les médecins disent généralement pouvoir arriver avec toute autre injection hypodermique médicamenteuse que celle du Dr Ferran. Quelques marins, dix à peine, voulurent, immédiatement après avoir subi l'inoculation, se livrer à la pêche, leur occupation habituelle ; ce furent précisément les seuls chez qui l'on remarqua quelques phlegmons superficiels, limités au point de l'inoculation ; ces phlegmons disparurent tous, d'ailleurs, sans autres complications.

» Que signifient ces rares accidents auprès des treize cents injections faites dans la ville de Cambrils ?

» Et comment juger ceux qui, dans une intention perverse, ont publié la nouvelle de membres amputés, de *fistules malignes*, et mille autres faussetés, avec l'unique objet de faire de l'opposition systématique et une guerre à outrance, au procédé du Dr Ferran, que plus de 50.000 Espagnols inoculés bénissent et acclament comme leur sauveur ?

» Bon gré, mal gré, la vérité triomphera à son heure, et alors les habitants de Cambrils, des premiers vaccinés, tiendront à honneur d'avoir contribué à former une des pages les plus brillantes de l'histoire de la vaccination anti-cholérique.....

» Cambrils, le 8 septembre 1885. »

Ce document était couvert de signatures, parmi lesquelles celles du maire, du juge de paix, de médecins, de pharmaciens, d'un colonel en retraite, et des personnes les plus honorables de la localité.

D. Pablo Riba, médecin titulaire de cette ville, se crut également obligé de nous délivrer un certificat, dont l'original fut remis par l'un de nous, le Dr Gimeno, à M. Villaverde, alors Ministre de l'Intérieur, afin d'effacer de son esprit la mauvaise impression que la calomnie y avait gravée ; voici d'ailleurs la copie de ce certificat :

« Je soussigné, médecin chirurgien, résidant à Cambrils, province de Tarragone, seul chargé des soins à donner aux malades pendant la présente épidémie,

» Certifie : Que, ayant eu l'occasion d'étudier les effets produits par les injections hypodermiques, prophylactiques du choléra, suivant la méthode du Dr Ferran, j'ai pu constater que ceux obtenus dans cette ville ne sont pas différents de ceux qu'il attribue lui-même à son liquide prophylactique, et que, sur mille trois cents injections pratiquées dans cette localité, c'est à peine si l'on compte comme accidents, dépourvus d'ailleurs de toute importance, vu leur peu de gravité, dix phlegmons environ, à la partie même où ces injections furent pratiquées, phlegmons développés, pour la plupart, chez des pêcheurs qui se livrèrent à de rudes travaux, peu après l'inoculation ; d'ailleurs, plusieurs sont déjà complètement guéris, et les autres le seront avant peu.

» Etant donnée la proportion relative entre ces accidents et le nombre d'injections pratiquées, tous les médecins ayant une certaine expérience peuvent affirmer, en toute sécurité, que les accidents de même nature, déterminés par les injections médicamenteuses, quelles qu'elles soient, et quelquefois même par celles pratiquées seulement avec de l'eau distillée, sont beaucoup plus nombreux.

» En foi de quoi, je signe le présent, à Cambrils, le 7 septembre 1885. — Pablo Riba. »

Par ces documents, on peut comprendre combien, à chaque pas, nous avions à faire d'efforts pour détruire l'effet des attaques injustes et inqualifiables, incessamment dirigées contre notre procédé prophylactique du choléra.

Et, comme il n'y eut pas d'accidents locaux importants, il n'est pas non plus possible de citer des accidents généraux capables de menacer la vie d'un seul inoculé, et moins encore de causer la mort. On raconta, dès le début, qu'il était mort deux femmes, à Masanasa, par suite de la vaccination. Plus tard aussi, on attribua à la même cause la mort de plusieurs religieuses de l'Asile des petites sœurs des pauvres de Valence. Mais, pour l'un comme pour l'autre de ces cas, nous répèterons ce que nous avons déjà dit dès le principe : à savoir, que, pendant les cinq premiers jours suivant l'inoculation (nous calculons en effet que cet intervalle est à peu près nécessaire à l'incubation du choléra), il peut arriver que certains individus *meurent du choléra*, le vaccin n'ayant pu produire ses effets prophylactiques, parce que ces individus, sans s'en rendre compte, étaient déjà contaminés et portaient en eux le germe latent de la maladie, au moment où ils furent inoculés. Or, les deux femmes de Masanasa, comme les religieuses décédées, moururent toutes *du choléra*, dans les cinq jours qui suivirent l'inoculation.

Une calomnie grave, plus grave encore par le cynisme incroyable avec lequel elle fut soutenue, aussi longtemps que possible, fut celle publiée par la *Correspondencia de Valencia*, laquelle assurait, au mois d'août, que toutes les personnes inoculées de Oliva avaient succombé, et que les preuves de ce fait existaient dans les archives du gouvernement civil de la province. Une semblable nouvelle ne pouvait avoir été publiée sans autorisation : l'autorité supérieure avait donc agi de complicité avec les calomniateurs, faisant preuve, en cette circonstance, de la plus inqualifiable légèreté [1]. Plusieurs autres journaux de Valence ayant nié le fait, la *Correspondencia* insista de nouveau, en publiant les noms des personnes inoculées qui auraient succombé; c'étaient, d'après ce journal :

« Catalina Real y Portella, 34 ans, mariée, ménagère, décédée le 22 mai. — Micaela Bertomeu Vicens, 4 ans : 23 mai. — Josefa Gregori Arlandiz, 33 ans, mariée, ménagère : 23 mai. — Maria Riera Malonda, 95 ans, veuve, cultivatrice : 23 mai. — Rosa Rius Pardo, 33 ans, mariée, cultivatrice : 24 mai. — Teresa Ferrer Gilabert, 30 ans, mariée, cultivatrice : 2 juin. »

Devant cette audacieuse affirmation, et certains d'ailleurs qu'elle était fausse, nous fîmes rédiger, à Oliva, l'acte notarié suivant :

Dans la ville d'Oliva, le 13 août 1885 : Par devant nous, D. Manuel Batllés y Mayendie, notaire de l'Illustre Collège de Valence, résidant en cette ville, et en présence des témoins désignés d'autre part,

Ont comparu :

Bartolomé Alimañy y Sifres, âgé de 48 ans, veuf. — Miguel Bertomeu y Doméneeh, marié, âgé de 42 ans. — José Gregori y Llacer, marié, âgé de 67 ans. — Salvador Morato y Riera, veuf, âgé de 44 ans. — Carlos Collado y Martinez, veuf, âgé de 45 ans. — Sebastian Ferrer y Ciscar, marié, âgé de 29 ans. — Miguel Gregori y Ribera, veuf, âgé de 27 ans. — Salvador Pons y Arnal, célibataire, âgé de 28 ans. — Francisco Sanz y Camps, célibataire, âgé de 32 ans. — Adelino Gimeno y Torres, célibataire, âgé de 18 ans ; — les six premiers comparants laboureurs, et les quatre derniers appartenant au commerce, tous domiciliés dans ladite ville de Oliva, à l'exception de Salvador Pons, qui habite Valence, et munis de leurs cédules personnelles qu'ils nous ont exhibées ; lesdites cédules portant les n^os trois mille seize, deux mille neuf cent cinquante-sept, quatre mille sept cent quinze, six cent sept, deux mille deux cent quatre-vingt-dix-neuf, quatre cent quarante-sept, trois cent dix, trente-neuf mille neuf cent vingt-cinq, huit cent treize, et mille sept cent quatorze, d'où il conste, à notre avis, qu'ils ont la capacité légale nécessaire pour faire la présente déclaration, affirmant d'ailleurs être en pleine possession de tous leurs droits civils, lesquels déclarent, savoir :

1. Le Gouverneur civil, D. José Botella, fut un des ennemis les plus acharnés de nos travaux. C'est lui qui fournit à M. Brouardel quelques-unes des fausses données contenues dans le rapport si célèbre que l'on connaît. L'histoire lui réserve, en tout ceci, une bien triste page. Nous montrerons dans notre nouvel ouvrage tout ce qu'il fit pour nuire à une cause aussi humanitaire.

Bartolomé Alimañy y Sifres, que son épouse Catalina Real y Portella mourut dans ladite ville de Oliva, rue Mayor, à l'âge de 41 ans, le 22 mai dernier, *sans avoir été inoculée* suivant le procédé Ferran;

Le sieur Miguel Bertomeu y Doménech, que sa fille Micaela Bertomeu y Vicens mourut dans la maison qu'il habite, en cette ville, rue Mayor, le 23 mai dernier, à l'âge de 4 ans, *sans avoir été vaccinée* suivant ledit procédé Ferran;

Le sieur José Gregori y Llacer, que sa fille Josefa Gregori y Arlandis, épouse de José Savall y Alimany, mourut le 23 mai dernier, à l'âge de 33 ans, même ville, rue Moreral, *sans avoir été vaccinée* suivant ledit procédé Ferran;

Le sieur Salvador Morato y Riera, que sa mère, Maria Riera y Molanda est décédée dans ladite ville de Oliva, rue Abadia, le même jour, 23 mai, à l'âge de 95 ans, *sans avoir été vaccinée* suivant le procédé Ferran;

Le sieur Carlos Collado y Martinez, que son épouse Rosa Rius y Pardo est décédée dans cette même ville, rue San-Bernardo, le 24 mai dernier, à l'âge de 33 ans, *sans avoir été inoculée* suivant le procédé Ferran;

Le sieur Sebastian Ferrer y Ciscar, que sa fille Teresa Ferrer y Gilabert est décédée dans cette ville de Oliva, rue San-Jorge, le 1er juillet dernier, à l'âge de 28 mois, *sans avoir été inoculée* suivant le procédé Ferran;

Le sieur Miguel Gregori y Ribera, qu'il fut inoculé suivant le procédé Ferran, le 6 juillet dernier, dans la ville de Gandia, et qu'il lui fut délivré une carte portant le numéro 24.004;

Le sieur Salvador Pons y Arnal, qu'il fut inoculé suivant le procédé Ferran, dans le village de Rafelcofer, de cet arrondissement, le 3 dudit mois de juillet;

Le sieur Francisco Sanz y Camps, qu'il fut inoculé suivant ledit procédé, à Valence, le 24 juin dernier;

Et le sieur Adelino Gimeno y Torres, qu'il fut inoculé le 7 juillet dernier, dans la ville de Gandia, suivant le procédé Ferran.

Ainsi dit et déclaré, en présence des témoins, D. Ricardo Navarro y Marty de Veses, avocat; Constantino Carpi y Cervello, écrivain, tous deux domiciliés dans cette ville de Oliva, et Eusebio Moratal Morant, clerc de notaire, domicilié à Beniarjo. Les six premiers ont déclaré ne savoir signer, ce que font les témoins sur leur demande.

En foi de tout quoi, nous, notaire, avons signé : — Miguel Gregori. — Salvador Pons y Arnal. — Francisco Sanz. — Adelino Gimeno. — Ricardo Navarro. — Constantino Carpi. — Eusebio Moratal (ici le seing). — Manuel Ballés y Mayendie.

Il résulte donc, d'un acte notarié, que pas une des personnes décédées citées par la *Correspondencia de Valencia*, N'AVAIT ÉTÉ INOCULÉE, malgré les attestations qui, suivant ce journal, existaient dans les archives du gouvernement civil de la province. Cependant, le gouverneur, malgré la fausseté manifeste de cette nouvelle qui jetait le ridicule sur son autorité, ne pri aucune mesure : il se borna seulement à se taire.

Toutes les affirmations soutenues contre l'inoculation anticholérique étaient de cet ordre, et toutes furent contestées et démenties de la même manière, par nous ou par nos amis.

Si aucun accident local ou général de quelque importance ne se produisit chez les personnes vaccinées, nous devons dire aussi que dans certains états physiologiques, comme la grossesse et l'allaitement, les injections furent complètement inoffensives. Il conste sur nos registres, qu'un grand nombre de femmes furent inoculées pendant leur grossesse, sans qu'il survint ni avortement, ni délivrance prématurée, ni dystocie d'aucune espèce, ni suites de couches pathologiques. Dans certaines des statistiques que nous publions, des citations confirment ce que nous venons de dire (voir celle de *La Union*, etc., etc.) : nous rappellerons en ce moment, le cas de l'épouse de notre ami, le médecin d'Alcira, D. Pedro Pla, qui fut vaccinée 15 jours avant son accouchement, et revaccinée en pleine période puerpérale, sans qu'il survint le moindre accident désagréable.

Nous pouvons en dire autant de la période de l'allaitement ; c'est d'ailleurs un fait notable, comme nous l'avons fait remarquer ailleurs, que les enfants à la mamelle répondent, par des vomissements et par la diarrhée, à l'action du toxique du virgule, lequel s'élimine sans doute par les glandes mammaires de la mère.

Nous avons eu l'occasion d'observer un autre phénomène très curieux, à propos de l'action des injections du virgule. Elles n'ont produit aucun effet appréciable sur trois dartreux, ni sur deux alcooliques, dont l'un était en état d'ivresse au moment de l'inoculation ; son état fit qu'il ne se souvint même pas d'avoir été vacciné et qu'il se présenta une seconde fois pendant la même séance : il reçut ainsi quatre injections, et, malgré cela, les manifestations locales et générales furent complètement nulles. Nous n'essayerons pas d'expliquer ces faits, car nous manquons absolument de base à ce sujet.

Nous ne nous expliquons pas non plus suffisamment certains cas, qui prouvent que l'injection sous-cutanée de la culture du virgule peut, dans certaines circonstances, produire des effets thérapeutiques. Les plus importants que nous ayons eu l'occasion d'observer, ont trait à quelques guérisons de maladies paludéennes rebelles aux remèdes ordinaires, à deux ou trois malades de paralysie rhumatismale des bras, et à un assez grand nombre de malades de l'estomac (catarrhes chroniques), dont quelques uns ont recouvré complètement la santé, tandis que l'état des autres s'est très sensiblement amélioré. Nous ne possédons pas des données assez claires, ou pour mieux dire, nous ne savons pas encore trouver une hypothèse facilement applicable à ces faits cliniques, qui auront peut-être un jour une grande importance. Enfin, les microbes sont des végétaux doués de propriétés très actives, et c'est un axiome thérapeutique que tout ce qui est capable de modifier l'organisme, d'une manière quelconque, peut servir d'agent destiné à rétablir la santé. Si les poisons de toute espèce, depuis la morphine jusqu'au curare, servent à cet objet, pourquoi ne pas admettre que le toxique des microbes pathogènes en général, et particulièrement celui du virgule, puisse être utilisé, tôt ou tard, comme modificateur des humeurs et des éléments histologiques altérés ?

Nous ne voulons pas donner à entendre, par là, que la culture du virgule doive entrer, d'ores et déjà, dans le terrain de la thérapeutique et servir à toute espèce d'applications. Ce serait une exagération trop excessive, à laquelle nous ne nous laisserons jamais aller. C'est une simple donnée pour une bactériothérapie à venir, qu'il ne faut pas non plus interpréter comme l'ont fait ceux qui sont allés plus loin que Cantani lui-même, en soutenant l'existence d'une lutte invraisemblable entre des êtres microscopiques vivants; mais bien dans le sens d'actions et de réactions chimiques, dans lesquelles le microbe n'intervient que par des propriétés actives. C'est là le seul terrain sur lequel les thérapeutes doivent porter la question.

Nous n'avons plus, pour terminer, qu'à nous occuper des aspects différents sous lesquels apparaît une attaque de choléra, chez une personne inoculée. Il est permis de dire, dès à présent, en se basant sur les données statistiques, que les inoculés atteints du choléra se sauvent en nombre proportionnellement plus grand que ceux qui ne se sont pas prêtés à l'inoculation. En outre, le choléra se présente généralement, chez les inoculés, sous deux formes différentes : ou bien très léger, tous les symptômes étant peu accentués, les vomissements et les déjections très rares, les convulsions absentes, l'hypothermie et la cyanose très légères, suivies d'une réaction sans importance et qui disparaît promptement; ou bien avec un syndrome très marqué, de fréquentes déjections, des vomissements abondants et d'une grande violence, des convulsions fréquentes et douloureuses, mais avec une hypothermie et une cyanose très peu marquées, tous les symptômes disparaissant très rapidement et sans qu'il soit, pour ainsi dire, besoin de recourir aux ressources thérapeutiques. Les personnes inoculées, chez lesquelles le choléra se présente sous cette dernière forme, peuvent bien être un sujet d'alarme pour ceux qui ignorent jusqu'où va, dans ce cas, l'action prophylactique de l'inoculation. Mais cette alarme se calme bientôt, car il n'y a pas à attendre longtemps pour que les syndromes changent complètement d'aspect, et que la réaction modérée conduise bientôt et sans trouble, à la convalescence, laquelle, d'ailleurs, est de très courte durée chez les inoculés atteints par l'épidémie; il y a des personnes qui, après deux jours, se sont trouvées complètement guéries : les médecins de toutes les localités où la vaccination a été pratiquée sur une grande échelle peuvent en témoigner. (Voir la statistique de *La Union.*)

Tous ces faits démontrent clairement que, même dans le cas d'invasion du choléra, les personnes vaccinées se trouvent dans de meilleures conditions que celles qui ne le sont pas, pour résister à la virulence de la maladie.

Voilà jusqu'où va l'action prophylactique du vaccin cholérique; elle suit d'ailleurs, en cela, les lois auxquelles tous les vaccins sont assujettis.

CHAPITRE XXIII

L'INOCULATION N'EST PAS UN DANGER POUR LES POPULATIONS

Nous avons prouvé, dans le chapitre précédent, que la vaccination cholérique est complètement inoffensive pour les personnes qui s'y soumettent, puisqu'elle ne produit pas d'accidents locaux ou généraux de quelque importance. Pour établir cette preuve, nous n'avons pas eu recours à des raisonnements spécieux, pas plus qu'à des théories plus ou moins acceptables, mais à des faits de la plus sévère exactitude. En vain l'on discutera dans les Académies ou dans les Athénées, la question de savoir si l'injection sous-cutanée du virgule, par notre procédé, peut, ou non, occasionner des troubles graves, lorsqu'il a été démontré, par les milliers d'inoculations pratiquées, que ces troubles n'existent pas, et qu'il n'y a ni septicémies qui tuent, ni phlegmons ou gangrènes qui exigent l'amputation. Ceci n'est pas douteux; nos 50.000 inoculés environ, dont pas un n'a protesté ni réclamé contre la vaccination cholérique, sont l'argument le plus puissant, le plus catégorique que l'on pourra jamais jeter à la face des savants de cabinet qui ont publié tant de pamphlets fantaisistes, sans avoir jamais assisté à une seule inoculation, et de ces alarmistes de profession qui ont cherché, mais sans y parvenir, à détruire par le mensonge notre œuvre de salut.

Nous voulons également prouver que la pratique de l'inoculation n'est pas dangereuse, qu'elle n'agrandit pas le foyer de l'infection, pas plus qu'elle ne propage l'épidémie, et que les individus vaccinés, lorsqu'ils vivent au milieu d'autres personnes non soumises à l'inoculation, ne constituent pas un danger pour celles-ci, mais sont plutôt la preuve de la vertu prophylactique de notre vaccine.

Quelques médecins qui ont été témoins du résultat indubitable des inoculations, ou qui connaissent la moralité scientifique et l'honorabilité sociale de leurs collègues, dont la signature fait foi, ne peuvent nier que la vaccination cholérique préserve de la maladie : ils admettent, dès à présent et de bon gré, cette action préventive ; mais, trop rebelles pour accepter tous les bénéfices de ce procédé, ou trop mal intentionnés, ils ont recours à un autre argument pour combattre la pratique des inoculations. Ils admettent comme certain que les personnes vaccinées peuvent facilement échapper aux attaques du choléra, mais ils soutiennent, en revanche, qu'elles peuvent se changer en véhicules de la matière contagieuse, et être de véritables *marchandises contaminées*, comme les qualifia en pleine assemblée un membre de l'Académie de médecine de Madrid[1]. Ils citent à l'appui de leurs thèses, plusieurs cas de familles dont la maladie a attaqué seulement un ou plusieurs membres non vaccinés, respectant tous ceux qui s'étaient soumis à la vaccination, et divers exemples de maisons dans lesquelles le choléra fit des victimes, seulement dans les étages habités par des personnes non vaccinées, tandis qu'il n'y en eut pas une dans ceux occupés par des familles inoculées. Ils ajoutent qu'à Valence même, le choléra apparaissait parfois dans des maisons, peu après qu'on avait inoculé les voisins d'à côté, et que ces faits, comme ceux cités plus haut, donnent à croire que les individus vaccinés ont été les vecteurs de la cause de la maladie.

Cette déclaration, à nos yeux, n'est rien moins que logique. Quelles preuves donne-t-on pour la soutenir? Pourquoi ce fait se produit-il seulement dans les localités infectées, et jamais dans celles qui ne le sont pas? Si tous les membres d'une famille vivent en commun et sont assujettis à la même alimentation, boivent la même eau et respirent le même air; si les uns sont attaqués et les autres non, et que ceux-ci soient précisément les inoculés, quelle raison y a-t-il pour attribuer à ces derniers la contagion des autres? Comment démontrer cette contagion? Il ne suffit pas, en effet, de le dire simplement ; il faut encore indiquer la manière, et les principes sur lesquels se base une telle supposition. Il serait bien plus raisonnable de convenir que, tous les individus qui composent une famille étant sous l'influence des mêmes agents modificateurs et sujets à l'action de la même cause, si dans cette famille ceux-là seuls tombent malades du choléra qui n'ont pas été inoculés, et si ceux qui l'ont été sont épargnés, si, enfin, ce fait se produit non une

1. Le Dr Taboada, qui fut délégué spécial de M. Romero Robledo, alors Ministre de l'Intérieur, pour diriger dans toute la péninsule les lazarets, cordons, désinfections, fumigations et les atrocités sanitaires de toute nature.

fois, mais à plusieurs reprises, il serait plus raisonnable de convenir que la vaccination place ceux qui l'ont subie dans des conditions bien supérieures de résistance. En admettant même que l'on refusât d'être absolument de cet avis, on serait forcé de convenir que notre raisonnement est plus naturel que celui des pessimistes qui croient voir dans les inoculés des foyers de contagion. Ceci d'ailleurs, en bonne logique, ne saurait être admis en aucune manière.

Et, de plus, comment les individus vaccinés auraient-ils pu propager la contagion? Serait-ce par la diarrhée? A peine quelques-uns en sont-ils atteints, et encore n'expulsent-ils pas de virgules avec les déjections. Aucun des argumentateurs qui parlent ainsi n'a vu ces déjections, et n'a pu par conséquent les analyser. (Et cependant des milliers de vaccinés auraient pu servir de matière à observation, en supposant toutefois que beaucoup de ceux qui parlent, uniquement par ouï-dire, soient capables de s'en rendre compte et d'en faire la démonstration, bien que cela soit de la plus grande simplicité pour tout bactériologue.) Or, si les déjections des personnes inoculées ne contiennent pas l'agent du choléra, comment pourront-elles contribuer à propager la maladie? Peut-être, disent certains, sera-ce la méthode adoptée pour l'inoculation; une gouttelette de la culture qui s'échappe de la piqûre faite au bras par l'injection, la moindre négligence en la pratiquant, quelque chose enfin qui contribue à ce que les vêtements de la personne inoculée soient tachés avec le bouillon de l'inoculation, et portent à la maison le germe vivant de la maladie.

Ceci paraît être une raison des plus puissantes : nous n'y répondrons pas, nous souvenant que ceux qui, l'été dernier, s'en servirent le plus pour alarmer l'opinion publique, sont précisément pour la plupart ceux qui niaient et qui nient encore que le virgule occasionne le choléra; en agissant ainsi, ils ont donné et donnent encore aujourd'hui des preuves d'un contresens scientifique impardonnable, ou d'une mauvaise foi digne de la plus sévère censure. « Que l'on fasse les inoculations, disaient nos contradicteurs, dans des localités exemptes de toute épidémie; alors on verra si la vaccination avec la culture du virgule fait naître l'épidémie ou la propage: c'est le meilleur moyen de savoir d'une façon certaine ce que nous devons penser sur ce grave sujet. »

L'inoculation se fit dans ces conditions et absolument comme le désiraient ceux qui argumentaient ainsi. Dans le village de la Roda, province d'Albacète, complètement exempt d'épidémie, 1.764 individus furent vaccinés et 961 revaccinés: pas un seul cas de choléra ne se produisit dans cette localité, ni avant, ni après les inoculations. A Salsadella, province de Castellon, le choléra n'existait pas non plus ; 1.057 habitants furent inoculés, le 27 août ; 426 d'entre eux furent revaccinés, le 7 et le 8 septembre : l'épidémie cholérique n'y a pas paru. Et si l'on ne veut pas tenir compte de ces faits, malgré le témoignage officiel des autorités et des médecins de ces localités, nous pourrions encore fournir, comme preuve concluante, les travaux opérés à Ondara, sous la surveillance de la seconde Commission nommée par son Excellence, M. le Ministre de l'Intérieur. Le choléra n'existait pas dans la ville de Ondara, lorsque furent pratiquées, le 9 et le 10 août, 1.205 inoculations, sous les yeux de ladite Commission officielle; depuis, il se présenta un seul cas chez une personne venant de Madrid : 36 heures après son arrivée à Ondara, elle tomba malade, mais guérit ; il n'y eut pas un seul autre cas dans le restant de la population[1].

Veut-on des preuves plus convaincantes encore ? Si les individus inoculés étaient réellement des véhicules de contagion, ils auraient certainement allumé l'épidémie dans ces diverses localités. On voit, par conséquent, combien peu fondée est la crainte d'un semblable danger.

Les inoculations pratiquées, en outre, à Barcelone, pour servir de sujet d'étude à la Commission nommée, à cet effet, par l'Académie de médecine, furent faites en février et mars 1885, et ne propagèrent pas l'épidémie ; il en fut de même à Tortosa. Les Dr Gimeno (notre collaborateur), Garin et Colvée y furent inoculés, le 31 décembre 1884, et partirent, le lendemain, pour Valence, sans que le choléra fît son apparition dans cette dernière ville, jusqu'à ce qu'il y fût importé, cinq mois après, des villages de la Rivera du Jucar.

Mais, dira-t-on, ces faits étant exacts, et en admettant comme chose possible que quelques germes, procédant du liquide du vaccin, puissent se trouver, à l'état sec ou légèrement humide, sur les vêtements des personnes inoculées, il y a un motif de douter du rôle étiologique attribué au virgule comme cause du choléra morbus. A ceux qui raisonnent ainsi, on pourrait demander s'ils ont la prétention de connaître toutes les particularités de la vie de ce microbe, et s'ils ne font aucun cas de toutes les données exposées dans nos travaux sur cette délicate et intéressante question. On donne, et nous avons donné nous-mêmes des raisons de la plus haute valeur pour prouver que l'agent cholérigène est le bacille virgule découvert par Koch ;

2. Voir les statistiques publiées dans l'*Appendice*.

nous venons en outre de présenter des faits irréfutables, affirmant que la pratique de l'inoculation ne propage pas l'épidémie et qu'elle n'est pas, en conséquence, un danger pour les populations. Si cela demande à être expliqué, on ne saurait en charger ceux qui, au lieu d'en confier le soin à la froide et saine raison des vrais hommes de science, n'ont d'autres conseillers que les impulsions de leur passion et les soucis de leur amour-propre.

Au surplus, ces mêmes exemples, cités par nos contradicteurs pour prouver que les personnes vaccinées sont une cause de propagation de la maladie, vont nous servir à démontrer éloquemment la parfaite immunité que donne la vaccination cholérique. Il y a, en effet, plusieurs cas de familles ou établissements dans lesquels le choléra n'a attaqué que des individus n'ayant pas pu, ou n'ayant pas voulu se soumettre à la vaccination, tandis que tous ceux qui ont été inoculés sont demeurés indemnes. Les deux femmes du « Centro protector de la mujer » d'Alcira, qui seules ne furent pas vaccinées, furent les seules attaquées. A l'hôpital des cholériques de la même ville, tous les médecins, toutes les sœurs de Charité, tous les domestiques, à l'exception du concierge, étaient inoculés; le concierge seul fut pris du choléra et mourut. Dans les statistiques que nous publions de Liria, d'Adzaneta, d'Alcala de Chisvert, de Villanueva de Castellon, d'Albérique et de Belgida, l'on peut voir plusieurs cas de familles dont tous les membres n'étaient pas vaccinés, et dont ceux-là seuls furent attaqués qui ne s'étaient pas soumis à l'opération. Le même fait se produisit dans plusieurs autres localités.

Mais le cas le plus remarquable fut celui de Enguera ; il est si éloquent que nous ne pouvons résister au désir de le rapporter ici, dans tous ses détails, persuadés qu'il intéressera grandement tous les esprits observateurs.

Entre les 25 et 27 juin, les personnes ci-après désignées furent inoculées à Valence :

Mme Facunda Ferrer, âgée de 45 ans, veuve et propriétaire ;

Mlle Antonia Ferrer, âgée de 22 ans, célibataire ;

M. Miguel Galarza, âgé de 20 ans, célibataire, étudiant en médecine ;

Encarnacion N., âgée de 18 ans, célibataire et servante. Tous quatre nés à Sagunto, et domiciliés à Valence ;

Primitivo Perez, âgé de 22 ans, célibataire, employé de commerce, né à Enguera, domicilié à Valence.

Ces cinq individus inoculés partirent, le 10 juillet, se rendant à Enguera. Quoique le choléra existât dans cette dernière localité depuis trois mois, ils furent soumis, dès leur arrivée, à une quarantaine de quatre jours, après quoi ils entrèrent en ville, et furent logés rue San-Antonio Abad, n° 1. Cette maison était vaste, et se composait de rez-de-chaussée et premier étage. Les chambres à coucher étaient au premier ; le rez-de-chaussée servait aux occupations journalières. Outre les cinq inoculés récemment arrivés de Valence, il y avait dans la même habitation et vivant en communauté avec eux, treize personnes nées et domiciliées à Enguera, et dont aucune n'avait été soumise à l'inoculation ; c'étaient :

Num. 1. José Antonio Martinez, âgé de 36 ans, marié, architecte ;

Num. 2. Carmen Pérez Martinez, 28 ans, épouse du précédent ;

Num. 3. Adolfo Martinez Pérez, 7 ans, leur fils ;

Num. 4. Facundo Martinez Pérez, 2 ans, frère de ce dernier ;

Num. 5. José Martinez Pérez, 8 jours ;

Num. 6. José Pérez Martinez, 31 ans, marié, commerçant ;

Num. 7. Matilda Ubeda Sarrion, 27 ans, épouse de ce dernier ;

Num. 8. José Pérez Ubeda, 6 ans, leur fils ;

Num. 9. Dolores Pérez Ubeda, 2 ans, sœur de ce dernier ;

Num. 10. Alfredo Pérez Ubeda, 3 mois, troisième enfant des époux Pérez ;

Num. 11. Francisco Pérez Martinez, 23 ans, célibataire, étudiant en médecine ;

Num. 12. Teresa Martinez Gazuelo, 40 ans, célibataire ;

Num. 13. Dolores N., 20 ans, servante.

Comme nous l'avons déjà dit, il y avait communauté de vie entre ces 13 personnes non vaccinées, et les 5 personnes vaccinées, venues de Valence ; tous buvaient de la même eau, mangeaient des mêmes aliments, et se servaient du même cabinet d'aisance.

Le 23 juillet, Mathilde Ubeda, inscrite ci-devant sous le n° 7, fut attaquée par le choléra, et mourut le 25 ;

La fille de cette dernière, n° 9, attaquée le 24, mourut le même jour que sa mère ;

Les n°s 2 et 4 sentirent les premiers symptômes le 25, et moururent le 26 ;

Le 26, ce furent les n°s 11, 1, 8 et 12 qui furent attaqués ; les trois premiers moururent le 27, et le quatrième le 28 juillet.

Les cinq individus inoculés donnèrent aux malades les soins les plus assidus ; le contact entre eux fut continuel, sans qu'ils prissent la moindre précaution de désinfection pour eux-mêmes.

Le petit Facundo Martinez (n° 4) couchait avec son oncle, Primitivo, lequel était des inoculés ; il fut attaqué pendant la nuit, et son oncle se réveilla inondé par les déjections du petit malade.

Les cinq survivants non inoculés quittèrent la maison, le 28, après le dernier décès, et depuis ce moment, il n'y eut plus de nouveaux cas.

Les cinq inoculés retournèrent à Valence, où régnait encore l'épidémie, et ne souffrirent pas le moindre malaise, malgré leur contact avec les malades, leur fatigue physique, et l'immense et triste impression morale, produite en eux par la maladie et la mort successive de huit personnes, en si peu de jours.

De ce récit résultent plusieurs considérations : en premier lieu, cette statistique (comme d'ailleurs toutes celles que nous citons plus loin), est à l'abri de toute critique, bien qu'elle soit limitée à un nombre restreint d'individus : ils habitaient tous la même maison et étaient soumis au même régime ; le cabinet d'aisance même leur était commun, et cependant la terrible maladie envahit et tua huit personnes des treize qui n'avaient pas été inoculées, et respecta entièrement les cinq qui, peu de jours auparavant, avaient été vaccinées à Valence. Nous ne croyons pas qu'il puisse y avoir ni arguties, ni objections capables de diminuer en quoi que ce soit la force dominante de ce fait.

Passons à la question de la contagion. Les cinq inoculés de Valence transmirent-ils la maladie aux treize habitants de la maison qu'ils allèrent occuper à Enguera ? Le penser serait absurde, et plus ridicule encore serait-il de le soutenir. Outre que l'épidémie régnait dans cette localité, quand ils y arrivèrent, et qu'elle continua ses ravages encore après, il est à remarquer que les individus inoculés le furent, à Valence, du 25 au 27 juin, tandis que le premier cas se produisit dans la maison de la rue San-Antonio Abad, le 23 juillet, c'est-à-dire près d'un mois plus tard ; ils furent soumis, avant leur entrée en ville, à une quarantaine de quatre jours, bien que le choléra existât déjà à Enguera ; il n'est donc pas raisonnable de soutenir qu'après un si long espace de temps, des personnes parfaitement saines aient pu être le véhicule de la contagion. A quelle extrémité devrait nous conduire une pareille idée en traitant de l'étiologie du choléra !

L'hypothèse de la contagion est donc inadmissible ; mais ce qui est absolument hors de doute, ce qui a été prouvé de la façon la plus brillante, c'est l'action prophylactique du vaccin du choléra.

CHAPITRE XXIV

LA LÉGISLATION SANITAIRE INTERNATIONALE ET LA VACCINATION CHOLÉRIQUE

La seule annonce du voisinage du choléra est, pour les nations, une cause de trouble et d'abattement. Les traces que laisse une épidémie cholérique sont si épouvantables, et l'équilibre de la vie sociale est si brusquement rompu, qu'il n'est point étonnant qu'on la craigne ainsi, et qu'on emploie tous les moyens imaginables pour en empêcher l'envahissement, ou l'arrêter dès qu'elle a fait irruption au milieu de nos contrées.

Tout le monde est aussitôt sur pied : ce sont, ici des quarantaines terrestres et maritimes, des lazarets ; là des cordons sanitaires, des détentions, des séquestrations de tout genre ; ailleurs des fumigations plusieurs fois répétées, et des désinfections minutieuses ; partout enfin les mesures de toutes sortes, qu'à tort ou à raison, l'on croit efficaces pour arrêter les progrès du mal, ou l'étouffer dans le foyer même de ses désastres. Devant un ennemi de cette nature, tout ce que l'on peut faire, en pareil cas, paraît encore peu de chose, et même, la plupart du temps, tout ce que l'on fait n'a pas sa raison d'être, et rien n'en prouve le bien fondé.

Et cependant, malgré tant de mesures préventives et tant de précautions de toute espèce, le choléra glisse ses germes au travers des fissures d'une législation sanitaire qui n'est pas toujours suffisante ; car,soit la négligence ou l'intérêt commercial, soit la fraude et la subornation, soit encore l'impossibilité de tout prévoir rendent tout inutile : quarantaines, cordons sanitaires et lazarets.

L'histoire des épidémies est riche en exemples d'assauts douloureux, donnés subitement par le choléra, à des pays qui se croyaient en sûreté, derrière les baïonnettes de leurs soldats ou les agents préposés à la surveillance de leurs ports.

Les congrès médicaux se sont succédé, et les médecins de toutes les nations ont bien des fois organisé avec soin la résistance contre le choléra : mais le choléra, venant des terres lointaines des Indes, a continué à visiter nos côtes ; les sages décisions prises par les hommes de science, dans les assemblées où la santé des peuples est discutée avec une grande hauteur de vues, n'ont servi à rien, pour lui barrer le passage et arrêter sa course.

Quel enseignement ceci nous donne-t-il ? C'est qu'il sera toujours difficile de lutter avantageusement contre cet ennemi invisible qui, de temps à autre, nous amène la mort ; et d'autant plus difficile encore, que les communications deviendront plus rapides, que le commerce avec l'Asie prendra plus d'extension, et que les nations européennes travailleront avec plus d'ardeur et de courage à étendre sur elle leur domination.

Il est question, en effet, d'un germe microscopique qu'un homme déjà atteint de cette maladie peut porter en lui, sans qu'on ait pu s'en rendre compte au moment où il a subi la visite médicale ; qui peut être transporté par la cargaison du navire, par quelques marchandises commerciales, par le linge de l'équipage ; germe qui revêt sans doute diverses formes de végétation et offre des degrés divers de résistance aux causes de destruction, germe contre lequel on édicte vainement des lois de protection, car il se charge lui-même de porter au loin et sans être inquiété, la maladie qui doit décimer les peuples. C'est pourquoi la législation sanitaire sera toujours défectueuse, il sera chaque jour plus difficile, vu nos relations qui se multiplient sans cesse avec l'Asie, de jouir de repos et de paix devant cette maladie qui nous menace constamment, depuis la Chine ou le Tonkin, depuis l'Inde ou l'Arabie.

Il est bien plus inutile encore d'isoler les populations, dans l'intérieur même d'un pays envahi par le choléra. Nous donnons plus loin quelques passages d'une lettre par nous adressée, en avril 1885, au président de l'Athénée Mercantile de Valence, en réponse à une consultation qu'il nous avait demandée à propos des inutiles mesures sanitaires que l'on prenait alors dans cette province. En les citant ici, nous avons un double but : prouver que notre opinion n'a pas varié, et faire voir en même temps que la publicité donnée à cette lettre, dans la presse, fut le premier acte qui nous valut les mauvaises grâces du gouverneur civil de la province et du Ministre de l'Intérieur, tous deux partisans des cordons sanitaires et des quarantaines, comme si ces mesures étaient l'unique moyen d'étouffer l'épidémie [1]. Voici les passages auxquels nous avons fait allusion :

« Sachant que le virgule est la cause du choléra, et dans quelles conditions il vit et se multiplie, toutes connaissances que nous avons acquises en peu de mois, il s'ensuit que la science a aujourd'hui une opinion différente de celle de l'an dernier, au sujet de la prophylaxie des maladies et sur les quarantaines, les lazarets, les cordons sanitaires et l'isolement individuel. Voulez-vous encore mieux? Ceux qui, comme moi, connaissent le *virgule* et ont l'habitude de le voir vivre et se reproduire, de le voir tuer des cobayes et des chiens, et produire des troubles chez les hommes; ceux qui, en un mot, savent comment il se propage, considèrent comme complètement illogiques les mesures sanitaires conseillées par l'hygiène, lors de cette dernière épidémie.

» Nous n'avançons pas ceci, d'ailleurs, légèrement et au hasard. Les conditions nécessaires à la vie du microbe cholérigène sont en très petit nombre : humidité, chaleur, une petite quantité de matières organiques, et c'est tout. Partout où il trouve ces éléments, il se reproduit aussitôt par milliers et par millions : dans la boue du chemin, dans l'eau d'un puits, dans un petit coin de canal d'arrosage, dans le suc d'un fruit, dans la tige d'une plante, dans le pli d'un chiffon humide, etc., etc. Si parfois la vie de ce petit être s'éteint facilement au contact d'autres microbes, tels que ceux de la putréfaction, dans d'autres cas difficiles à soupçonner et impossibles à préciser, il n'en continue pas moins à vivre longtemps en cachette et à végéter en silence, jusqu'à ce que, par suite du changement des conditions, l'occasion se présente à lui de se reproduire davantage et de s'étendre avec rapidité, comme une traînée de poudre qui s'enflamme. C'est ainsi que mes amis, les docteurs Nicati et Rietsch, de Marseille, ont démontré que le *virgule* vit plus de 80 jours dans les eaux sales des ports de mer ; c'est ainsi également que j'ai pu moi-même prouver son existence dans une culture abandonnée depuis trois mois dans le laboratoire. On remarque donc deux particularités dans la vie de ce microbe : facilité extraordinaire de végéter partout où se rencontrent un peu d'eau, une certaine température et une petite quantité de substance orga-

1. Si l'un de nous (Dr Gimeno) a pu être jadis partisan de l'isolement, l'expérience lui démontra d'une manière palpable son inutilité. En effet, malgré que l'on eût entouré, en 1884, le village de Beniopa d'un cordon sanitaire (et il y avait contribué en sa qualité de membre du Conseil provincial de santé), cela n'empêcha pas la maladie de se propager quelque temps après. Et il est humainement impossible d'établir un cordon dans des conditions meilleures que ne le fut celui de Beniopa.

nique ; possibilité de vivre caché, sans manifester sa présence par ses effets malfaisants, et cela pendant un temps plus long qu'on ne le croyait récemment encore. Dites-moi maintenant, mon cher et respectable ami, est-il possible à l'homme, avec toutes les mesures restrictives du monde, d'attaquer le germe du virgule dans tous les coins et recoins, dans le jardin potager, dans la maison, dans les latrines, dans les eaux potables, avec la garantie certaine de l'avoir détruit et avec l'entière confiance d'en empêcher la propagation dans l'avenir ? Assurément non, l'expérience nous en donne la preuve. Chercher à envelopper l'invisible, au moyen d'un cordon sanitaire, c'est, croyez-moi bien, une pure extravagance.

» Je vais, à ce sujet, mettre sous vos yeux quelques exemples pratiques, capables de mieux vous convaincre. A quel moment forme-t-on les cordons de troupes à la frontière d'un pays, pour l'isoler ? — Lorsque l'existence du choléra y a été reconnue officiellement : or plusieurs jours se sont alors écoulés en incertitudes et tergiversations, soutenues et alimentées, non par les médecins, si calomniés dans ces temps-ci (tous, d'ailleurs, jeunes et vieux, têtes blanchies ou mentons imberbes, savent très bien diagnostiquer la maladie), mais par ce même esprit public qui a peur et qui proteste contre les mesures de restriction ; et, pendant ces jours d'irrésolution, il y a eu plusieurs cas de choléra, les déjections ont eu le temps et l'occasion de semer les germes par les courants d'eau, la terre a pu s'en imprégner, ces germes ont pu être entraînés hors de la localité infectée, et, par les rivières et les fleuves, atteindre d'autres pays, quelquefois très éloignés de leur point d'origine. L'expérience ne nous force-t-elle pas impérieusement d'ailleurs à admettre le rôle important que jouent les courants d'eau dans la propagation de l'épidémie ? Il a pu arriver, en outre, que, dans l'intervalle qui a précédé l'établissement des cordons sanitaires, plusieurs personnes soient entrées ou sorties ; que quelqu'une d'entre elles fût déjà atteinte d'une légère diarrhée qui, en raison même des conditions spéciales de l'organisme attaqué, ne laisse pas que d'être une très légère cholérine ; or, si cette cholérine n'est jamais une preuve de l'existence du choléra, il n'en est pas moins vrai que les virgules expulsés avec les déjections peuvent en porter le germe au milieu de populations très éloignées. Ceci peut arriver, car on n'a jamais établi ni cordons sanitaires, ni lazarets, ni quarantaines, ni fumigations, du vivant du premier attaqué.

» Passons maintenant à l'isolement individuel dans la maison du malade : la science a démontré lors de la dernière épidémie, que les déjections les plus riches en virgules sont d'ordinaire les premières ; et les premières sont précisément celles dont l caractère cholérique est le moins prononcé : c'est à peine si le malade se sent indisposé ; obligé à aller à la selle sans dérangement et presque sans douleur, il le fait, soit au cercle, soit au théâtre, soit encore chez un ami, et n'y ajoute aucune importance. Quelques heures plus tard, son état s'aggrave, il se met au lit, appelle un médecin qui fait connaître aussitôt la nature de la maladie ; on isole le malade, sa famille, les voisins, la maison entière. A quoi tout cela sert-il, si les germes des premières déjections ont été semés auparavant dans différents endroits, et si, depuis plusieurs heures déjà, ils courent à travers les égouts, avant même que le malade soit sorti de chez lui ?

» Les mesures restrictives seraient bonnes, en théorie, si le germe cholérigène n'était pas un être microscopique qui échappe aux investigations ordinaires, qui peut s'infiltrer, être entraîné, et dont les centaines et les milliers peuvent, en quelques heures, se changer en de nombreux millions, dans un recoin lointain et retiré, dont on ne soupçonne même pas l'existence.

» C'est pourquoi les cordons sanitaires n'ont jamais produit de résultats efficaces ; les hygiénistes eux-mêmes qui les conseillent,ne les admettent, comme absolument praticables, que pour des nations ou des localités peu commerçantes, aux communications difficiles, dont les conditions topographiques et le climat offrent de sérieuses garanties de sécurité. Peut-être objectera-t-on que l'Espagne, en 1884, grâce à son isolement, ne fut pas envahie par l'épidémie ; mais, sans même considérer que cela n'est pas complètement exact, comme le prouvent les villes des bords de la Sègre et de l'Ebre, Alicante et Beniopa, cet argument peut être retourné. Comment expliquer que l'épidémie ne s'étendit pas en France au-delà du littoral de la Méditerranée, qu'elle se cantonna en Italie dans les villes de Naples, Spezzia et Gènes, et que les autres nations de l'Europe, sans quarantaines terrestres, cordons ni lazarets, en communication constante avec les contrées infestées, en soient restées complètement indemnes ?

» Les conditions vitales du microbe, alors même qu'elles ne seraient pas complètement définies, nous en fourniraient une explication plus précise. Vouloir cerner des êtres microscopiques au moyen de cordons militaires, ressemble assez à cette idée irréalisable d'un enfant qui s'obstinait à vouloir remplir un panier d'eau.

» Je ne ferai pas appel à des arguments d'un autre genre, car je ne crois pas nécessaire de rappeler celui, si connu d'ailleurs, que les cordons sanitaires sont antihumanitaires, troublent affreusement la vie des peuples, causent au commerce un préjudice considérable, etc., etc. Ce qui a été dit nous paraît suffisant.

» Il faut donc, mon cher ami, qu'il se crée à ce sujet une véritable opinion publique. Soyez sûr, d'ailleurs, que cette opinion, opposée aux mesures restrictives, aura pour base des connaissances solides et positives de la science actuelle. Ces connaissances, le corps médical les possède depuis quelques mois à peine, et elles n'ont pas encore eu le temps d'arriver, sous forme de conseils techniques, jusqu'aux sphères gouvernementales. Travaillons tous à obtenir ce résultat le plus promptement possible.

» Votre ami sincère et dévoué. *Q. B. S. M. Jaime Ferran.* »

Le jour où la vaccination cholérique sera une réalité pour tout le monde et où elle aura pris place dans tous les esprits, grâce à son évidence indiscutable, ce jour-là, on aura trouvé, dans la législation sanitaire internationale, la solution du problème prophylactique du choléra à l'égard des peuples, de même que nous l'avons déjà trouvée nous-mêmes à l'égard des individus.

Avec un peu de bonne volonté de la part des gouvernements européens, il serait extrêmement difficile, pour ne pas dire impossible, que le fléau du Gange vînt jusqu'à nous ; et, s'il arrivait parfois que l'on ne pût l'éviter, on aurait constamment entre les mains le remède pour étouffer l'épidémie dans le premier port où elle aurait paru.

Sachant, en effet, que le choléra vient uniquement par mer, depuis que le progrès lui ouvrit un passage à travers l'isthme de Suez, il suffirait de charger une Commission internationale, en Egypte, d'exiger de tous les passagers et des équipages des navires traversant le canal dans la direction de la Méditerranée, un certificat constatant qu'ils ont été vaccinés contre le choléra, par des médecins spéciaux, dans les ports d'embarquement (Calcutta, Hongkong, etc.). Dès leur arrivée à Suez, Ismaïlia ou Port-Saïd, ils devraient subir une nouvelle inoculation. Et, comme il arrive, la plupart du temps, que le choléra pénètre en Afrique et en Europe, parce qu'il y a eu à bord des décès à suite du choléra, ou qu'il y reste encore des malades au moment du débarquement, on éviterait, par ce moyen, les invasions dans la mesure du possible, de telle sorte qu'avec un peu de soin dans le service de la vaccination, dans les ports d'embarquement, c'est à peine s'il y aurait quelques cas à bord. Si enfin, parce qu'il aurait déjà porté en lui le germe de la maladie, au moment de l'inoculation, un des individus était attaqué en pleine mer, dans les cinq premiers jours, le restant des passagers serait, grâce à l'inoculation subie, à l'abri de l'infection ; encore y aurait-il un moyen d'éviter ceci : il suffirait de vacciner tous les passagers, si cela était possible, quelques jours avant l'embarquement. La vaccination en Egypte assurerait le succès, et offrirait à l'Europe de plus sérieuses garanties.

Mais si, malgré ces simples précautions, le choléra, transporté, non par les individus, mais par les marchandises (ce qui est plus difficile, suivant l'opinion même de Koch, exprimée devant le Conseil supérieur de santé de Berlin), faisait son apparition dans un port de la Méditerranée et s'implantait dans un point déterminé de l'Europe, les cordons et les lazarets seraient encore complètement inutiles. Tout individu porteur du certificat de vaccination pourrait, à son gré, sortir du pays envahi par le fléau et circuler librement, pourvu que la vaccination eût été faite par des médecins au service de l'État, et avec les garanties exigées par la loi.

Ces mesures donneraient une plus grande sécurité contre l'invasion d'une épidémie cholérique ; et nous verrions disparaître, une bonne fois, les entraves que rien ne justifie et qui enrayent en ce moment les relations commerciales, appauvrissent les populations, et troublent l'ordre, dont on n'a jamais tant besoin que dans les cas où règnent des maladies aussi terribles.

De quel droit, dira-t-on peut-être, rendrait-on obligatoire pour tous la vaccination contre le choléra, si une seule personne venait à protester contre cette pratique? — Du droit qu'ont certains gouvernements de rendre obligatoire la vaccination contre la variole. Nous répétons donc que le jour où la science aura consacré dans tous les pays la vérité de nos travaux, ce jour-là on aurait le droit d'obliger tout le monde, au nom de la santé publique menacée, à se soumettre à une opération simple et inoffensive, puisque cette opération aurait pour effet d'arrêter les maux les plus désastreux.

N'impose-t-on pas déjà aujourd'hui les détentions individuelles dans les lazarets, les ennuis de l'isolement et des fumigations exagérées, toutes inutiles et préjudiciables?

Salus populi suprema lex est.

SIXIÈME PARTIE

CHAPITRE XXV

L'ACADÉMIE ROYALE DE MÉDECINE DE BARCELONE ET SON RAPPORT

Nous allons tâcher, dans cette partie de notre ouvrage, de faire connaître, en les commentant lorsqu'il y aura lieu, les opinions émises par les Sociétés scientifiques, les Commissions et plusieurs savants du pays et de l'étranger, sur nos divers travaux publiés, soit en monographies et brochures, soit dans diverses publications périodiques, et jusque dans des journaux officiels. Cette partie sera comme le complément nécessaire de notre livre ; elle renfermera les appréciations diverses émises sur cette question par les critiques qui ont cru devoir intervenir pour les résoudre, les uns à cause de leur position, les autres, à tort ou à raison, à cause de leur nom seul.

L'Académie royale de médecine de Barcelone mérite la première notre attention. Nos travaux lui furent soumis avant qu'à tous autres, par le conseil municipal de la ville qui nous avait délégués, quelques mois auparavant, pour aller étudier le choléra à Marseille.

L'Académie nomma une Commission composée des docteurs Bertran, Carreras, Giné, Rodriguez Mendez qui en fut le rapporteur, Roig et Soler. Ces commissaires travaillèrent deux longs mois à vérifier les résultats de nos investigations : ils firent preuve, devant cette tâche laborieuse, de la plus louable assiduité et du plus grand scrupule, afin de se mettre en garde contre toute cause d'erreur ; ils y mirent tant d'habileté technique, que nombre de ceux qui commentèrent ensuite leur rapport, auraient sans doute désiré savoir en faire usage.

Le laboratoire bactériologique des fils du docteur Carreras, pourvu de tous les appareils modernes pour les études de ce genre, fut constamment à la disposition des commissaires, qui eurent d'ailleurs d'intelligents auxiliaires dans ces Messieurs, dont les connaissances microbiologiques n'étaient pas communes.

Après une longue discussion et l'approbation de l'Académie, le rapport de la Commission parut d'abord dans tous les journaux de médecine de Barcelone, où le puisèrent ensuite les autres organes de la presse.

Nous nous bornons à en donner ci-après les conclusions; car, publier le rapport *in extenso* serait répéter une grande partie de ce que nous avons déjà dit ailleurs, dans notre ouvrage, au sujet de notre technique, ou de l'action du virgule, et dont nos études postérieures nous ont fait rectifier quelques détails [1].

CONCLUSIONS DU RAPPORT DE L'ACADÉMIE ROYALE DE MÉDECINE DE BARCELONE

« Voici, Monsieur le Président, le résumé des faits examinés par la Commission, et son opinion personnelle. Ce n'est pas seulement pour obéir à l'usage et aux convenances, mais encore dans le but de mieux préciser sa manière de voir, qu'elle établit, sur le terrain scientifique, les conclusions suivantes :

» 1° Le micro-organisme décrit par MM. Finckler et Prior, et observé dans le choléra sporadique, n'est pas celui découvert par Koch dans le choléra asiatique ;

» 2° Le bacille-virgule de Koch ne représente qu'une des phases du micro-organisme, dont l'évolution morphologique est assez complexe;

» 3° Le bacille virgule de Ferran, recueilli à Marseille et cultivé à Tortosa et à Barcelone, est identique à tous égards à celui de Koch, et celui de Van Ermengem est également pareil à ces deux derniers, d'où il résulte que les trois représentent exactement un seul et même microbe ;

» 4° Les études attentives et consciencieuses du Dr Ferran, contrôlées avec soin par la Commission, et rectifiées comme il a été dit précédemment, prouvent, sans le moindre doute, que ce phyto-parasite, dans toute sa morphologie, parcourt les phases suivantes : thalle filamenteux spiroïde ; apparition des spores dans ce dernier ; état libre et germination de ces spores ;

» 5° Il existe constamment, en outre, dans certaines phases de la culture, des corps sphériques, dont le rôle doit être l'objet de

1. Le rapporteur de la Commission, Dr Rodriguez Mendez, professeur à la Faculté de médecine de Barcelone, est le premier hygiéniste de notre pays ; convaincu que la microbiologie moderne constitue une vérité, il s'est fait un panégyriste enthousiaste de ses triomphes auxquels il contribue grandement dans les pages de *La Gaceta medica catalana*, qui paraît sous sa direction.

nouvelles études, et plusieurs autres formes moins stables, qui ne sont certainement pas étrangères au microphyte ;

» 6° En dehors de toute autre influence, les injections des liquides de culture ont pour effet une action pathogène très marquée, souvent mortelle, parfois même rapidement, sans que les symptômes ni l'autopsie fassent songer à une autre maladie connue, qui ne soit le choléra. Cette action est révélée par les principaux symptômes de l'infection cholérique [1] ;

» 7° Cette infection, obtenue au moyen des injections hypodermiques, n'est pas caractérisée, comme de raison, par des troubles gastro-intestinaux et des symptômes qui en sont la conséquence ; elle présente, chez les cochons d'Inde, les signes des infections rapides, mais avec un froid très vif, des mouvements spasmodiques, douloureux en apparence, et de la cyanose ;

» 8° Le sang des cochons d'Inde inoculés, ensemencé dans le bouillon, dans la gélatine en tubes ou en plaques, reproduit toutes les formes qui caractérisent le micro-organisme en question, et celles-ci peuvent se transmettre de nouveau, en répétant l'opération, en séries interminables ;

» 9° Les phénomènes déterminés par l'injection hypodermique existent tous chez l'homme ; mais, la dose injectée étant moins forte, il en résulte que ces phénomènes n'atteignent ni un grand développement, ni une grande violence ;

» 10° Ces faits ont été confirmés en grande partie par Van Ermengem (formes sphériques, syndrome des inoculations, et, en outre, diarrhée séreuse dans les cas d'injection pratiquée dans le duodénum vide, diarrhée qui contient des virgules cultivables en série, ayant atteint la 42e chez les cobayes, et causant toujours la mort) ;

» 11° De tous les faits rapportés résulte la conviction scientifique que l'on a découvert et décrit le micro-organisme producteur du choléra : cette conclusion ne pouvait être ni précise, ni formelle, avec les seuls travaux de Koch, quoiqu'elle pût s'appuyer sur des preuves multiples ; et enfin l'on en a acquis aujourd'hui une nouvelle confirmation ;

» 12° Au point de vue où se place la Commission, il n'y a pas grande importance à déterminer l'état taxonomique du phytoparasite ; il est nécessaire, en effet, pour résoudre cette partie de

1. Cette conclusion fut modifiée en grande partie et rédigée comme suit : « 6° En dehors de toute influence, les injections des liquides de culture ont pour effet une action pathogène marquée, souvent mortelle, même assez rapidement ; et, l'inoculation étant faite avec des produits cholériques, en tenant compte, en outre, des phénomènes observés avant et après le décès, il est permis d'admettre qu'il y a analogie avec le choléra morbus asiatique.

la question d'une manière satisfaisante et définitive, de bien étudier les différentes formes insuffisamment connues dans les cultures vaccinales, et d'être mieux fixés qu'on ne l'est encore aujourd'hui sur la classification des cryptogames ;

» 13° En diminuant la dose, ou en atténuant l'énergie des cultures par la seule action de l'oxygène et du temps, on arrive à posséder un liquide d'action moins intense, qui produit chez les cobayes des altérations peu accentuées, leur donne la résistance nécessaire pour supporter les effets de plus fortes doses ou de cultures plus virulentes ;

» 14° Ces mêmes expériences faites sur l'homme, mais à une plus faible dose, ont prouvé la préservation chez lui aussi évidemment que chez les animaux ;

» 15° Ces déductions relatives à la prophylaxie, font concevoir l'espérance que l'on aura trouvé le moyen d'éviter le choléra, mais il n'est pas possible de l'affirmer, sans que la preuve en soit faite en temps d'épidémie ;

» 16° Diverses substances, très nuisibles pour l'homme, n'enrayent en rien l'évolution du microbe ; certaines même, comme la calabarine, la favorisent et l'accentuent extraordinairement.

» Sur le terrain scientifique, la Commission n'a plus rien à ajouter. Le sujet était si vaste qu'elle a fait de son mieux pour être brève, laissant la parole aux faits.

» Mais avant de terminer, elle propose à l'Académie :

» 1° D'adresser au Dr Ferran une communication lui exprimant combien l'Académie apprécie ses connaissances spéciales et difficiles en microbiologie, connaissances qu'il doit à ses seuls efforts et à son amour de la science ; de le nommer membre correspondant de l'Académie, puisqu'il ne peut être membre effectif, ayant sa résidence hors de Barcelone ; de lui décerner une médaille d'or, avec dédicace personnelle et la date du jour où aura été voté ce rapport ;

» 2° De stimuler le zèle de la Municipalité de Barcelone, afin qu'elle procure au Dr Ferran les ressources nécessaires à la poursuite de ses travaux et à ses voyages, s'il avait besoin d'y recourir, pour la recherche des nouvelles données ; enfin, si la loi ne s'y oppose pas, d'amener ladite municipalité à créer un laboratoire, dans lequel le Dr Ferran puisse continuer ses études sur le choléra ou toutes autres maladies, sur les terrains, les eaux... ;

» 3° Dans l'impossibilité de nommer M. Pauli membre correspondant de l'Académie, parce qu'il ne remplit pas les conditions réglementaires, cette assemblée en témoigne tous ses regrets au zélé collaborateur de ces précieuses découvertes, et lui dit bien haut combien elle apprécie son intelligente coopération.

» Pour la tranquillité de tous, et pour prouver que nous avons rempli notre devoir jusqu'au bout, la Commission déclare que tous les objets ont été stérilisés dès qu'ils n'étaient plus utiles à nos études, et que les cochons d'Inde morts étaient provisoirement submergés dans une solution concentrée de sublimé corrosif, et ensuite brûlés.

» Tel est le rapport que nous avons l'honneur de soumettre à votre approbation, en vous rendant compte de la mission qui nous a été confiée.

» Barcelone, 11 mars 1885. — Dr L. Carreras, Dr E. Bertran, Dr J. Giné, Dr E. Roig, Dr Soler, Dr R. Rodriguez Mendez, rapporteur. »

Après les conclusions qui précèdent, nous croyons devoir publier les *observations cliniques accompagnant le rapport de l'Académie de médecine et de chirurgie de Barcelone*, parce qu'elles concernent les individus inoculés pour servir de sujet d'étude à la Commission de cette Académie.

Relation n° 1.

INDIVIDUS INOCULÉS AVEC DES CULTURES ARTIFICIELLES DU MICRO-ORGANISME CHOLÉRIGÈNE

A. Les personnes dont les noms suivent ont reçu un demi-centimètre cube de culture, dans la région postéro-inférieure de chaque bras :

D. Rafael Tallada, médecin. — D. Prudencio Sereñana, médecin. — D. Julian Cosido, médecin. — D. Pelegrin Girall, médecin. — D. Ignacio Llorens, médecin. — D. Augustin Farriols, médecin. — D. N. Espadaler, médecin. — D. José Cosido, commerçant. — D. Rafael Carreras, homme de lettres. — D. N. Nebot Mesquida, étudiant en médecine. — D. N. Ramonell Miralles, étudiant en médecine. — D. N. Net Cardona, étudiant en médecine. — D. Luis Claramunt, étudiant en médecine. — D. N Redo, valet de chambre.

B. Ont reçu un demi-centimètre cube de culture à un seul bras :

Bertran Rubio, médecin. — Jacques, médecin.

C. Ont été inoculées suivant le procédé graduel, sans qu'il se soit produit d'accidents généraux :

D. Margarita Mauré de Llorens. — D. N. Formica Corsi, médecin. — D. N. Cahiz Balmanya, médecin. — D. José Jouart, commerçant.

Relation n° 2.

PERSONNES INOCULÉES UNE SECONDE FOIS

Se sont soumis à une nouvelle inoculation, MM :

Les docteurs Sereñana, — Jacques, — Tallada, — Llorens, — Formica Corsi, — Cahiz Balmanya, — et MM. Carreras et Redo.

Cette seconde injection, faite avec la même culture, n'a produit aucun des symptômes généraux qui résultèrent de la première opération, mais seulement des symptômes locaux notablement atténués.

Relation n° 3.

HISTOIRE CLINIQUE DES INDIVIDUS INOCULÉS POUR LA PREMIÈRE FOIS

1re *observation.* — Le 23 février 1885, je me soumis à l'inoculation du microbe cholérigène. Vers les cinq heures du soir, le Dr D. Jaime Ferran y Clua me fit une injection hypodermique de virus cholérique — un demi-centimètre cube dans la région postérieure de chaque bras. — Je ne ressentis rien tout d'abord ; mais au bout de trois heures environ, une douleur gravative sur le point inoculé vint me rappeler l'opération : cette douleur augmenta graduellement, au point de me rendre impossible la libre action des membres supérieurs ; elle rayonnait dans l'olécrane, vers l'insertion tendineuse des trois parties du triceps.

Je me couchai à onze heures du soir. Après un léger frisson, je me sentis bientôt pris d'une véritable fièvre, la chaleur augmenta d'au moins un degré ; les pulsations montèrent jusqu'à 100 ; une lassitude générale envahit mon corps : céphalalgie légère, soif pathologique peu intense ; la sécrétion urinaire augmenta sensiblement ; l'agitation devint extrême et l'insomnie fut complète.

Le jour suivant, 24 février, je me levai à huit heures du matin, éprouvant les mêmes symptômes que je viens de décrire ; et si mon état ne m'empêcha pas de remplir les devoirs de ma profession, je n'en fus pas moins, toute la matinée, extrêmement abattu et plus disposé à garder le lit qu'à me promener dans les rues.

A une heure de l'après-midi de ce même jour, je mangeai, mais avec peu d'appétit ; dans la soirée, les symptômes généraux diminuèrent peu à peu, jusqu'à huit heures ; à ce moment une déferveseence sensible se fit brusquement sentir et, à dix heures, la fièvre avait disparu presque complètement ; je m'endormis aussitôt couché et je passai toute la nuit dans le sommeil le plus profond et le plus tranquille.

Le 25, en me levant, je n'avais d'autre souvenir de l'inoculation que la douleur aux deux bras, qui continua d'ailleurs à diminuer graduellement ; quarante-huit heures après l'injection, cette douleur avait complètement disparu. — Barcelone, le 11 mars 1885. — *Prudencio Sereñana.*

2e *observation.* — J'ai été inoculé, avec la petite seringue Pravaz, à la partie postérieure des deux bras, et voici succinctement décrits les principaux symptômes de l'inoculation : au bout de trois heures, je commençai à sentir aux deux bras une douleur gravative, qui augmenta progressivement et finit par les engourdir tout à fait ; je ressentis, en même temps que cette douleur, une lassitude générale, un froid si grand que mes dents en claquaient involontairement, une algidité de marbre aux pieds et aux mains, céphalalgie frontale, gastricisme, nausées, deux évacuations, dont la seconde semi-diarrhéique (je dois faire observer, en passant, que je souffre généralement de constipation, n'allant à la selle que tous les trois ou quatre jours) ; le mouvement du pouls arriva jusqu'à 96 pulsations. Ces symptômes, que je me permets de désigner sous le nom de symptômes de concentration, allèrent en augmentant jusqu'à la douzième heure après l'opération ; une légère défaillance m'obligea alors à me mettre au lit, où je restai pendant une demi-heure dans un état semi-lipothymique ; convenablement couvert, la réaction ne tarda pas à se produire sous l'influence de la chaleur, et fut proportionnelle à la première période ; la fièvre augmenta ; le pouls, plus agité, atteignit 125 pulsations ; la température du corps s'éleva jusqu'à 39° ; la céphalalgie devint plus intense, la soif vive, avec une espèce de langueur et un peu de délire. Cette fièvre dura de la douzième à la dix-huitième heure après l'inoculation ; une fois calmée, il ne me resta, comme souvenir de l'opération, que la douleur des bras et la prostration qui disparurent complètement dans les cinq jours après l'inoculation. — Barcelone, le 11 mars 1885. — *Ignacio Llorens.*

3e *observation.*— Le 3 du courant, à onze heures du matin, le Dr D. Jaime Ferran m'injecta, au moyen d'une petite seringue de Pravaz, un demi-centimètre cube de liquide de culture à chaque bras.

La douleur que me causa l'injection fut assez faible au bras droit, mais un peu plus vive au bras gauche ; cependant elle ne dura pas longtemps, puisqu'elle avait complètement disparu au bout d'environ deux heures; n'ayant observé aucun phénomène particulier, je pus manger avec assez d'appétit, à deux heures de l'après midi.

Peu après, la douleur se fit de nouveau sentir aux deux bras; son intensité augmenta progressivement, au point de me rendre les mouvements très difficiles. Renforcés par des troubles généraux (vitesse du pouls, malaise général, céphalalgie, brisements d'os, etc.), ces phénomènes douloureux m'obligèrent à abandonner mes occupations ordinaires et à garder le lit.

Ils arrivèrent, vers le soir, à leur apogée, et persistèrent durant toute la nuit, accompagnés de frissons, de nausées, d'abondantes sueurs et de légères crampes au mollet droit; il n'y eut pas de diarrhée.

Tous ces symptômes persistèrent, quoique avec une légère diminution dans leur intensité, pendant toute la journée du 4; je dois avouer, néanmoins, que la douleur aux deux bras était très accentuée, ce qui m'empêchait absolument de faire le moindre mouvement et m'obligea à garder le lit. Le lendemain, la diminution du tableau syndromique était considérable: les frissons, les nausées, les crampes, les sueurs avaient déjà disparu, tandis que la vitesse du pouls, la céphalalgie et la douleur locale à l'endroit de l'injection, avaient sensiblement diminué.

Ces phénomènes disparurent peu à peu, et le 6, je ne ressentais plus qu'un léger malaise et une certaine difficulté à mouvoir mes bras, phénomènes qui persistèrent encore durant toute la journée du 7.

Voilà, en peu de mots, les effets produits chez moi par l'inoculation du bacille virgule. — Barcelone, mars 1885. — *Dr Farriols Anglada.*

4e *observation.* — Le 4 mars 1885, à onze heures du matin, un demi-centimètre cube de culture du microbe du choléra me fut injecté à chaque bras. Pouls normal, 76 pulsations par minute.

Je ressentis une douleur semblable à celle que donne toute injection hypodermique. Cette douleur augmenta peu à peu; à trois heures du soir, elle était assez intense, et elle s'étendit, à ce moment, de l'avant-bras jusqu'au coude et au triceps supérieur; elle n'alla pas toutefois jusqu'au tissu fibro-articulaire du coude, et se fit sentir seulement dans le tissu cellulaire sous-cutané. Légère tuméfaction et rougeur sur toute la partie endolorie. Pouls, 84 pulsations par minute.

La douleur continuait encore à cinq heures, sans s'étendre

davantage, mais elle augmenta jusqu'à rendre impossibles les mouvements du bras et de l'avant-bras, m'empêchant surtout d'étendre ce dernier. La céphalalgie, sans être très intense, me fatigua néanmoins par sa continuité et sa longue durée. Je n'en fus débarrassé que le lendemain, 5, à onze heures du matin. Elle diminua alors assez rapidement et fit place à une lourdeur de tête qui dura toute la journée.

A l'heure où commença la céphalalgie, je commençai aussi à sentir un certain froid sur tout le corps, et à sept heures, de légers frissons, avec 108 pulsations à la minute.

Je ne perdis pour ainsi dire pas l'appétit, puisque je dînai à une heure, et que je soupai à huit heures, à peu près comme les autres jours.

Les frissons recommencèrent à neuf heures du soir, ils cessèrent presque aussitôt que je me fus mis au lit, et firent place à une très forte chaleur, qui ne me laissait pas un moment de repos, malgré la douleur des bras qui semblait devoir empêcher tout mouvement. Les pulsations montèrent certainement à 120 ou 130 par minute. Cet état dura toute la nuit, quoique avec une légère amélioration vers les trois heures du matin.

Je ne pus dormir que quelques instants, sur les quatre heures, et je ne crois pas devoir attribuer cette insomnie à la douleur des bras, mais bien à la céphalalgie.

Durant toute la nuit du 4 au 5, j'eus les lèvres très sèches, la langue pâteuse et recouverte d'une légère couche saburrale ; je ressentis une certaine soif, mais c'était plutôt un besoin de mouiller mes lèvres que de boire.

J'urinai peu, à peine le quart de la quantité normale ; mon urine était un peu plus colorée que d'habitude, mais ne laissa aucun dépôt en se refroidissant. Je n'attribue pas ceci à la fièvre, car cela se produisit déjà le 4 au soir, alors qu'il y avait seulement une légère agitation dans le pouls. Je ne saurais, non plus, l'attribuer à la sueur ni à la diarrhée, puisque ces symptômes ne se produisirent pas. Faut-il l'attribuer à l'action de l'élément actif de la culture sur le bulbe ?

Le 5 au matin, déjection à peine diarrhéique, fièvre très légère. La douleur aux bras continua très intense. La céphalalgie, comme je l'ai dit plus haut, commença à diminuer très sensiblement, vers les onze heures du matin, et il ne resta plus, à une heure, qu'une lourdeur de tête qui dura toute la journée.

Pendant la nuit du 5 au 6, je ne ressentis autre chose que la douleur des bras, et je dormis tranquillement jusqu'au lendemain matin.

Il ne restait donc plus que la douleur des bras : elle diminua au point que, le troisième jour, je pouvais les mouvoir assez librement, et au cinquième, elle avait entièrement disparu. Je ne ressentis plus, dès lors, qu'une légère démangeaison, qui a duré jusqu'à ce jour. — Barcelone, le 11 mars 1885. — *Quirico J. Espadaler.*

5e *observation.* — Les phénomènes que j'ai observés en moi, après avoir subi l'inoculation du bacille-virgule, furent les suivants : trois heures après l'opération, j'éprouvai, à l'endroit même du petit traumatisme, une douleur continue et vive qui s'accentua graduellement et arriva à son maximum d'intensité entre la quatrième et la cinquième heure. Localisée d'abord aux membres thoraciques, elle ne tarda pas à se généraliser dans tout l'organisme, tout en conservant, au point de départ, une plus grande intensité. Cette douleur était accompagnée d'une lassitude générale qui m'empêchait de me mouvoir.

Je remarquai, ou crus remarquer dans le système nerveux, que la sensibilité générale avait un peu diminué; l'insomnie très accentuée se prolongea jusqu'au lendemain matin.

Au moment même où la douleur commença à se faire sentir, j'éprouvai de grands frissons, qui se succédèrent à de faibles intervalles, accompagnés d'une abondante transpiration, jusqu'à quatre heures du matin. Ces frissons cessèrent trois heures après leur début.

Je ne remarquai rien d'anormal dans l'appareil digestif.

Dans les organes génitaux, il se produisit une pollution, mais sans érection. Je ne me souviens d'avoir observé ce phénomène dans aucun autre cas.

Mes camarades de chambre ont prétendu que j'avais la figure enflée.

Tous les phénomènes continuèrent à diminuer, depuis l'heure indiquée, de telle sorte que, au bout de quarante-huit heures, j'avais repris mon état normal. — Barcelone, mars 1885. — *Miguel Nebot Mesquida.*

6e *observation.* — Il n'était pas sept heures du soir, lorsque le Dr Ferran me vaccina. Dès neuf heures, je ressentis un malaise, une lassitude dans les bras, qui me fatiguaient extraordinairement et, vers les dix heures, je n'y tenais plus, tant était grande la douleur que j'éprouvais, surtout quand j'essayais de les mouvoir : je ne pouvais même pas les allonger. A onze heures, je ressentis comme des palpitations de cœur, dont je souffrais seulement par des élancements à ce niveau, bien qu'ils ne fussent pas très forts ; ma respiration devint en même temps plus lourde, car j'avais à faire des inspirations plus profondes. Cependant les douleurs des bras augmentaient toujours. Je me tâtai le pouls à deux reprises différentes, et chaque fois je comptai 86 pulsations.

Je me couchai à onze heures et demie, et, m'étant endormi, je me réveillai à une heure, ce qui ne m'arrive jamais. Je passai le restant de la nuit dans une insomnie légère, je pourrais même dire paisible et agréable quand je ne faisais aucun mouvement, et je me rendormis à cinq heures.

Qu'on ne croie pas que mon insomnie ait eu pour cause les craintes d'avoir subi les injections du bacille virgule ; au contraire, j'étais parfaitement tranquille, heureux même d'avoir eu l'honneur d'être du nombre des premiers vaccinés dans Barcelone. J'appuie d'autant plus sur cette déclaration, que j'ai à cœur de faire savoir que la peur ne fut pas la cause de mon insomnie, car beaucoup de personnes, et M. Ferran lui-même, m'ont posé cette question.

Je gardai le lit toute la matinée, parce que je ne pouvais mouvoir mes bras sans ressentir de vives douleurs, et que tout mon corps était baigné par une abondante sueur chaude : je n'avais cependant pas de fièvre, comme me l'affirma un de mes amis, étudiant en médecine de troisième année, qui vint me visiter. Je me levai dans l'après-midi, mangeai avec l'appétit ordinaire, et je passai très bien le restant de la journée, sauf que, vers les cinq heures, j'eus quelques frissons. Les douleurs des bras n'avaient pas diminué d'ailleurs, et il ne m'était pas possible d'exécuter les mouvements en avant ou en arrière, car par la tension que je ressentais je crois que j'avais les ganglions axillaires engorgés. La nuit suivante, je ne fis qu'un somme, et les douleurs avaient cessé dès le lendemain.

Je n'eus pendant tout ce temps, ni vomissements, ni nausées, ni diarrhée, ni crampes ; et je suis à me demander si tout ceci ne prouverait pas, chez moi, l'absence de prédispositions à contracter le choléra. — Barcelone, mars 1885. — *Juan Net Cardona.*

7° *observation.* — Le 11 mars 1885, à trois heures de l'après-midi, et dans la salle des vaccinations du Dr D. Juan Giné y Partagas, le Dr Ferran me fit, à la partie postéro-inférieure de chaque bras, une injection d'un demi-centimètre cube de culture du *bacille virgule*, au moyen de la petite seringue de Pravaz.

Voulant ensuite expérimenter, pour la première fois, s'il y avait antagonisme entre les deux virus, il me fit à la partie supéro-antérieure des deux bras, une injection de lymphe vaccinale.

Assistaient à ces opérations : le Dr D. Prudencio Sereñana,

les fils du Dr Giné, D. Eduardo Padros, étudiant en médecine, et plusieurs autres élèves de la même Faculté.

Jusqu'à six heures du soir, je ne ressentis autre chose que la douleur, peu vive d'ailleurs, produite par les piqûres de la seringue; mais, à ce moment, je commençai à sentir une certaine lassitude dans les bras, une élévation sensible de température qui alla croissant jusqu'à sept heures : le pouls accusa alors 96 pulsations par minute.

A huit heures, je remarquai, ce qui ne laissa pas que de me surprendre, un notable abaissement de température, suivi de froid aux extrémités. Le pouls ne donnait plus que 80 pulsations.

A huit heures un quart, j'étais pris de frissons; il y avait une certaine dépression dans le pouls, qui devint presque filiforme.

Au souper, je mangeai, comme les autres jours, ce que l'on mange d'ordinaire dans une pension à 75 francs.

A neuf heures, la température s'élevait de nouveau ; la douleur au bras devenait plus intense; j'éprouvais à l'estomac et aux intestins la douleur que j'avais déjà ressentie à sept heures; j'avais une légère céphalalgie, les yeux ardents, un malaise général; le pouls était filiforme et donnait 108 pulsations à la minute.

A dix heures, je pris mon café comme d'habitude.

A dix heures et demie, la température avait très peu baissé, le pouls accusait encore 100 pulsations. Le malaise général continuait, la douleur des bras augmentait, je ressentais de nouvelles douleurs intestinales, mais sans envie d'aller à la selle.

A onze heures, mêmes pulsations avec des frissons, pouls déprimé et céphalalgie.

A minuit, mêmes pulsations encore, malaise général, yeux congestionnés, la tête également un peu, la face brûlante, grande envie de dormir, et soif si vive que, depuis un grand moment déjà, je ne fais que boire.

Je me couche et m'endors profondément jusqu'à huit heures; réveillé, je me rendors aussitôt, et à dix heures on me lève et on m'habille, car la souffrance me rendait impossibles tous mouvements des bras.

Les frissons avaient disparu avec le malaise général et la fièvre. Il ne me restait plus que la douleur aux extrémités thoraciques, et une faiblesse semblable à celle de la convalescence d'une longue maladie.

A onze heures un quart, le pouls est filiforme et donne 88 pulsations.

A onze heures et demie, le Dr Giné et l'élève de médecine D. Luis Carreras analysent mon sang au microscope, et n'y trouvent rien d'extraordinaire.

Le 12, à une heure de l'après-midi, malaise général sans frissons, bras endoloris, 84 pulsations, élancements douloureux sub-épidermiques dans diverses parties du corps.

A cinq heures, mêmes symptômes, avec élévation de température, 108 pulsations et légères douleurs intestinales.

A sept heures et demie, mêmes pulsations ; je n'ai ni faim, ni soif, et je ne trouve aucun goût au tabac.

A onze heures, 96 pulsations, mais la température a baissé considérablement.

Je me couche et m'aperçois que j'ai la partie postérieure des bras hypérhémiée et très enflammée. Dans les incisions, rien d'anormal, ce qui est très naturel, car la lymphe était inoculée depuis 32 heures seulement.

Le 13, je me lève à neuf heures du matin, et je me sens parfaitement bien. Je puis m'habiller seul, et le pouls ne bat plus que 68 pulsations.

A trois heures du soir, le bien-être continue, la douleur des bras est presque imperceptible. — Barcelone, le 13 mars 1885. — *Luis Claramunt y Furest.*

8e *observation.* — Eduardo Bertran Rubio, âgé de 46 ans, taille moyenne ; constitution assez robuste, organisme fonctionnant régulièrement, sans antécédents pathologiques ni diathésiques d'aucune espèce.

Soumis, le lundi 23 février 1885, à une injection hypodermique d'une culture pure du bacille virgule.

La culture était un bouillon provenant de germes remis par le Dr Van Ermengem, de Bruxelles ; elle était dense, retirée tout récemment de l'étuve. Examinée d'abord au microscope, on acquit la preuve qu'elle était exclusivement composée de *virgules* et de *spirilles*, sans mélange d'autres germes, ni d'éléments vivants d'aucune espèce.

La petite seringue et sa canule furent stérilisées avec le plus grand soin[1]. Quantité injectée : 1/2 centimètre cube. Région :

1. Nous appelons l'attention de M. Brouardel, délégué par le Ministre du commerce de France, sur ce détail publié longtemps avant son très court séjour à Valence. Ce professeur affirme dans son rapport que, lorsque nous inoculâmes les Petites Sœurs des Pauvres, nous ne stérilisâmes pas la seringue ; il est vrai que nous ne le fîmes pas en sa présence ; mais il est également vrai que, avertis comme nous l'étions de la hâte qu'il avait de partir par le premier train, à 10 heures, pour aller étudier, en *six heures*, le résultat de l'inoculation dans diverses localités, nous arrivâmes à l'asile avec nos instruments

brachiale postérieure gauche, à l'union du tiers inférieur et du tiers moyen. Heure : une heure de l'après-midi.

A trois heures. — Douleur naissante dans la région de l'incision ; augmentation graduelle de la tension des tissus ; hyperthermie localisée.

A sept heures du soir. — La douleur est tensive et déchirante ; la tuméfaction et l'hyperthermie de la région sont considérables. Grande difficulté dans les mouvements du membre. La main gauche commence à se refroidir, à mesure que les symptômes phlegmasiques locaux *croissent* rapidement.

A huit heures. — Frissons, malaise, ennui ; céphalalgie légère, refroidissement, avec quelque peu de cyanose aux extrémités ; un accès pyrétique marqué commence bientôt, et croît en intensité, jusqu'au point du jour ; alors s'accuse la défervescence, pour se terminer par un véritable stade de sueur. Tout ceci ressemblait fort à un accès de fièvre intermittente. Les extrémités, la gauche principalement, conservèrent toujours leur froid exagéré. — Quand commença la période *de chaleur*, il y eut une abondante selle diarrhéique, mais sans caractère cholériforme. — Température maxima, pendant l'accès : 39° 5 c. Pulsations : 120 (à l'artère radiale).

Les symptômes locaux conservèrent toute leur intensité, et augmentèrent peut-être même un peu durant la seconde journée. Il y eut un fort accès de fièvre, à la même heure que la veille, sous la même forme, et d'une égale durée, mais sans selle diarrhéique, et avec moins d'intensité pyrétique.

Température maxima, 38° 5 c.

Pulsations : 110.

Il n'y eut pas d'accès fébrile, le troisième jour.

L'examen du sang, fait le second jour, au moyen du microscope, montr[illegible] [illegible]ns le sérum une quantité considérable de granulations.

Les symptômes locaux persistèrent, mais avec une diminution progressive, quoique lente, *pendant huit jours* (ce cas est exceptionnel). La résolution définitive de l'infarctus fut, comme dans

parfaitement stérilisés, afin de le retenir le moins longtemps possible. Est-ce que, si nous n'avions pas apporté le plus grand soin dans la stérilisation des instruments et dans la pureté des cultures, nous n'aurions pas eu à déplorer un nombre considérable d'accidents ? Comment nos adversaires peuvent-ils concilier deux faits aussi inconciliables que le sont l'absence de toute précaution et l'innocuité si grande des inoculations ? S'ils avaient raison, l'on devrait convenir que ni la stérilisation de la seringue, ni la pureté des cultures ne sont des conditions nécessaires pour que les inoculations soient inoffensives, ce qui serait on ne peut plus absurde.

tous ceux de même origine que nous avons observés durant nos essais, *complète et sans suppuration.*

Durant l'observation faite sur moi, dont j'ai pris note au fur et à mesure, je n'ai rien changé dans ma nourriture, dans mes occupations, ni dans mes habitudes, je n'ai pris aucun médicament, afin de ne pas altérer ni troubler la netteté des phénomènes observés. — *E. Bertran y Rubio.*

9° *observation.* — Le 14 février dernier, à quatre heures du bras, je me soumis à l'inoculation du microbe du choléra morbus asiatique. A cet effet, M. Ferran m'injecta sous la peau, dans l'insertion humérale du deltoïde droit, avec la seringue Pravaz, un demi-centimètre cube d'une culture de *bacille virgule.*

Je ne voulus pas permettre une seconde opération sur le bras, à cause de la douleur vive que je ressentis lorsqu'on introduisit la canule, laquelle, en pénétrant, avait probablement blessé quelque filet nerveux. Cette douleur disparut au bout d'un quart d'heure.

A cinq heures, c'est-à-dire une heure après l'opération, je commençai à éprouver une douleur gravative dans la région externe et postérieure du bras droit, une augmentation de chaleur, et une sensation d'induration du tissu cellulaire, symptômes qui allèrent s'accentuant par intervalles, au point de m'obliger à tenir le bras immobile, l'avant-bras demi-plié, et la main placée sur la poitrine, afin d'éviter tout mouvement et de ne pas exaspérer la douleur.

Au moment de l'injection, mon pouls battait 72 pulsations à la minute ; les docteurs D. Juan Giné et D. Prudencio Sereñana le constatèrent. A six heures moins un quart, le Dr Giralt compta 94 pulsations en une minute, à l'artère radiale, et à ce moment commença une légère céphalalgie.

Malgré cet état semi-pathologique, je soupai bien, ce soir-là, et je me couchai sans plus rien observer d'anormal. Je tardai cependant assez longtemps à m'endormir ; je me réveillai de temps en temps, ce qui n'est pas dans mes habitudes ; je me vis, en outre, dans la nécessité d'alléger les couvertures de mon lit, à cause de la forte chaleur que je ressentais.

Le lendemain, 26, tous les phénomènes généraux avaient disparu, à l'exception de la douleur locale, qui tantôt gravative, tantôt tensive, s'était étendue à toute la face postérieure du bras, et se faisait sentir jusque dans l'insertion olécranienne du triceps brachial, lorsque je cherchais à étendre l'avant-bras. Cette douleur diminua chaque jour d'intensité, cessa le cinquième, après quoi, sur l'invitation du Dr Ferran, je me soumis, le 4 courant, à une seconde inoculation. Il ne se produisit, cette fois, que les phénomènes locaux décrits précédemment, moins intenses toutefois, et de moindre durée, lesquels d'ailleurs ne m'empêchèrent pas d'entreprendre, le même jour, un assez long voyage. — Barcelone, le 12 mars 1885. — *Eugenio Jaquez.*

10e *observation.* — Le 5 mars courant, à onze heures du matin, le Dr Ferran m'injecta quatre gouttes, deux à chaque bras, de virus cholérique atténué. Durant les six premières heures, je ne ressentis plus rien ; mais, à cinq heures du soir, outre une très vive douleur locale, qui alla s'accentuant toujours davantage, je commençai à sentir un léger malaise général, un peu de fièvre et d'anorexie, de sorte que je pus à peine souper. Le lendemain, après une nuit relativement tranquille, je me trouvai bien, toute la matinée ; mais, le soir, reparut la même fièvre légère, précédée de frissons.

Les douleurs des bras diminuèrent, le troisième jour, et disparurent complètement, le quatrième. Il n'y eut pas d'engorgement à l'endroit des piqûres. — Barcelone, le 13 mars 1885. — *Antonio Formica Corsi.*

11e *observation.* — Le 5 courant, mon ami, le Dr Ferran, de Tortose, m'a injecté, sous la peau de chaque bras, deux gouttes de sa culture du microbe du choléra, pour la préservation du choléra morbus asiatique.

L'opération eut lieu à onze heures du matin ; à trois heures du soir, comme j'étais un peu reposé et à l'étude, je ressentis, au moment où j'y pensais le moins, un certain malaise général qui me fit porter la main à mon pouls. Il battait dix ou douze pulsations de plus qu'à l'état normal. Je ne pus me rendre compte du degré de la température, car je n'avais pas mon thermomètre sous la main ; mais j'ai lieu de supposer qu'elle dépassait d'un degré, ou un peu plus, ma moyenne normale, qui est de 36° 5. Je sentis une douleur légère et une certaine oppression précordiale, et comme des réminiscences de frissons localisés à la tête et au cou. Ces phénomènes ne m'empêchèrent pas de continuer mon étude, car ma tête était ferme et mon esprit lucide, et ils disparurent au bout de trois heures, ne laissant d'autres traces qu'une forte anorexie qui dura deux jours.

Quant aux phénomènes locaux, ils furent peu nombreux : une douleur très vive, le premier et le second jour, supportable le troisième, insignifiante le quatrième, et nulle le cinquième ; pas d'induration du tissu cellulaire sous-cutané, mais seulement un léger engorgement et une plus grande consistance dans la partie externe du triceps brachial, due à la pénétration de l'aiguille de la seringue jusque dans cet endroit.

Je n'ai plus rien remarqué depuis, que je puisse consciencieusement attribuer à cette légère infection provoquée. — Barcelone, le 13 mars 1885. — *M. Cahis y Balmanya.*

Relation n° 4.

HISTOIRE CLINIQUE DES INDIVIDUS INOCULÉS UNE SECONDE FOIS

1re *observation.* — Le 4 mars, soit neuf jours après la première inoculation, le Dr Ferran m'injecta, aux mêmes endroits, c'est-à-dire à la région postérieure de chaque bras, et suivant la même méthode, avec la petite seringue Pravaz, un demi-centimètre cube de virus cholérigène. Cette opération eut lieu à onze heures du matin, et ne réveilla aucun phénomène général dans mon organisme, qui continua à fonctionner avec la plus parfaite régularité. Je dormis paisiblement toute la nuit.

Il n'en fut pas ainsi des phénomènes locaux ; il se réveilla, à l'endroit des piqûres, dès le moment même de l'injection, une douleur gravative qui augmentait au moindre mouvement, et qui s'aviva progressivement pendant vingt-quatre heures, puis mit le même temps à disparaître aussi par degrés.

Seul l'endroit de la piqûre resta un peu endolori ; et, aujourd'hui encore, à la compression de la partie inférieure du triceps, j'éprouve une sensation désagréable qui me rappelle le siège des piqûres. — Barcelone, le 11 mars 1885. — *Prudencio er Señana,*

2e *observation.* — Les 14, 15, 16 et 17 mars se passèrent sans que la lymphe vaccinale, dont j'avais subi l'inoculation en même temps que celle de la culture du bacille virgule, produisit le moindre trouble sur mon organisme.

Le Dr Ferran me fit de nouveau, le 18, dans le cabinet histologique du Dr Carreras, l'inoculation du microbe du choléra-morbus ; à cet effet, il m'injecta, à la face postérieure des avant-bras, un demi-centimètre cube de la culture de virgule.

Le distingué microbiologiste injecta en même temps, suivant son habitude, une semblable dose à mon condisciple et ami, D. Eduardo Padros.

Celui-ci, qu'il vaccinait pour la première fois, éprouva à peu près les mêmes symptômes que j'avais éprouvés, quand je subis la première inoculation de ce microbe.

Je ne ressentis moi-même qu'une vive douleur aux avant-bras, laquelle m'empêcha de travailler durant toute une journée.

Le 22, la lymphe vaccinale n'avait pas encore donné signe de vie, et les incisions étaient complètement cicatrisées. Peut-être ne réunissait-elle pas les conditions de vitalité suffisantes ? C'est ce que je crois, d'ailleurs, car les résultats furent les mêmes chez tous mes compagnons vaccinés le même jour.

Je fais cette remarque afin que l'on ne croie pas, par la seule expérience faite sur ma personne, qu'il y ait antagonisme entre le virus du choléra et le vaccin. — Barcelone, le 27 mars 1885. — *Luis Claramunt Furest.*

3e *observation.* — Voir le dernier paragraphe de la 9e *observation.*

4e *observation.* — Le 13 mars, huit jours après ma première inoculation, le Dr Ferran me vaccina de nouveau, avec huit gouttes de virus cholérique, moitié à chaque bras (c'était le double de la dose injectée la première fois). L'opération eut lieu à quatre heures et quart de l'après-midi, deux heures après mon repas ; malgré cette circonstance, je ne ressentis qu'une légère douleur, une heure et demie après, à chaque bras, mais surtout au bras droit, lequel d'ailleurs avait été aussi le plus endolori lors de la première inoculation ; cette douleur grandit insensiblement, sans toutefois devenir trop intense, car elle était très supportable au bout de six heures. Je n'observai pas d'autres phénomènes ; je soupai très bien, avec mon appétit accoutumé ; il ne se produisit aucun phénomène général, et, aujourd'hui 14, à peine si, en me levant, j'ai senti une légère réminiscence de la douleur des bras. — Barcelone, 14 mars 1885. — *Antonio Formica Corsi.*

CHAPITRE XXVI

LA PREMIÈRE COMMISSION NOMMÉE PAR LE GOUVERNEMENT ESPAGNOL

Quelques jours à peine s'étaient écoulés depuis le commencement des inoculations prophylactiques, à Alcira (mai 1885), que le ministre de l'intérieur, M. Romero Robledo, à qui nous avions télégraphié, de Tortosa, cinq mois auparavant, en l'informant de notre découverte du vaccin cholérique, sans en avoir obtenu une réponse, se vit dans la nécessité de nommer une Commission chargée de se rendre à Valence, pour étudier la nature de la maladie qui y régnait [1], et savoir ce qu'il y avait de vrai dans nos travaux. Il avait été poussé à cette mesure par l'opinion publique qui la réclamait avec insistance, tant était grande l'impression produite par les nouvelles que la presse publiait chaque jour, plus particulièrement par le discours très éloquent que prononça, à la Chambre des députés, l'éminent homme d'État, D. Emilio Castelar, et par celui que prononça, au Sénat, le savant professeur de la Faculté de médecine de Madrid, D. Juan Magaz, sénateur, représentant l'Université de Barcelone.

La Commission nommée par le ministre était ainsi composée : D. Francisco Alonso Rubio, président du Conseil royal de santé, professeur honoraire de médecine, ex-médecin de la Maison royale, personne prudente, discrète, d'un jugement droit et de connaissances très étendues ; D. Auréliano Maestre de San Juan, professeur à la Faculté de médecine de Madrid,

1. Cette maladie, c'était le choléra morbus asiatique. Le Conseil de santé de Jativa l'avait déclaré, dès le mois de mars, sans ambages ni détours. Le gouverneur de Valence, M. Botella, le savait parfaitement ; le ministre le savait aussi, comme c'était naturel, mais il ne lui convenait pas de le rendre public, pour des raisons purement politiques. Ainsi, tandis qu'il niait devant les Cortès l'existence du choléra, il nous envoyait vacciner à Calcutta.

histologiste remarquable ; D. Alejandro San Martin, professeur à la même Faculté, l'un des membres les plus distingués du professorat espagnol ; et D. Antonio Mendoza, directeur d'un laboratoire de bactériologie que la députation provinciale de Madrid subventionne, à l'hôpital San Juan de Dios. A cette Commission vint se joindre D. Eduardo Garcia Solá, professeur de médecine à Grenade, délégué par la députation de cette province, à cause de ses grandes connaissances en microbiologie. Plus tard s'y adjoignirent encore, mais sans voix au chapitre, le médecin-major militaire D. Anacleto Cabezas, envoyé par le ministre de la guerre, et D. Vicente Cabello, membre du Conseil supérieur de santé de la marine, délégué par le ministère de la marine : le premier très versé dans l'étude de la microbiologie, le second hygiéniste très connu [1].

D. Francisco Alonso était le président de cette Commission ; le secrétaire en était D. F. Castellote, homme purement politique, ayant toute la confiance du ministre. Un journaliste disait de lui, avec beaucoup d'à-propos : « Il est absolument étranger à la science de guérir, et personne ne s'explique quels secrets il peut avoir à garder auprès des membres de la Commission [2]. »

L'hostilité du ministre à l'égard de nos travaux devint manifeste, dès les premiers intants, soit que le discours de M. Castelar eût blessé son amour-propre, en devançant son initiative officielle, soit parce que nous-mêmes nous étions déclarés publiquement hostiles au système des quarantaines et des cordons invraisemblables, qui faisaient tout son orgueil, et étaient son unique espérance contre le choléra ; soit encore qu'il se fût laissé influencer par les coryphées de la science officielle de Madrid, jaloux peut-être de ce que, dans un petit recoin oublié de l'Espagne, l'on eût fait ce à quoi ils n'avaient même pas songé ; soit, enfin, qu'il eût été mal informé par le gouverneur civil de Valence, notre ennemi déclaré, pour des motifs que nous ferons connaître en leur temps.

La Commission se rendit à Valence, où elle rencontra, dans la première autorité civile, un obstacle permanent de la pire espèce. Tout était difficultés de la part du gouverneur, pour les travaux d'investigation. Il y eut beaucoup de jours de perdus, par sa faute, dans cette ville. Il recevait du ministre

1. Plus tard, M. Elias Martinez, président de l'Académie de médecine de Valence, se joignit à la Commission dans cette dernière ville.

2. M. Settier, correspondant à Madrid de *El Mercantil Valenciano*, un des journalistes qui a traité l'inoculation anti-cholérique avec le plus d'impartialité et la plus grande élévation de vues.

des instructions et des ordres, auxquels ils prétendaient l'un et l'autre assujettir les membres de la Commission; l'âme de toutes ces intrigues secrètes au moyen desquelles, dès le début, on voulut se jouer des hommes de science les plus sérieux, c'était ce secrétaire, qui seul représentait auprès d'eux l'esprit hostile de M. Romero Robledo. Il suffisait que la Commission signalât une localité envahie, pour que le gouverneur, sous le prétexte que l'épidémie y faisait de grands ravages, ordonnât de l'entourer immédiatement d'un cordon sanitaire. Museros en est un exemple : l'épidémie y faisant de nombreuses victimes, le vicaire vint, les larmes dans les yeux, supplier le président, D. Francisco Alonso, de nous y envoyer avec la Commission, afin d'en vacciner les habitants. Le Dr Alonso Rubio, fort ému, promit au vicaire de se rendre à Museros, le lendemain; et, le jour suivant, nous ne pûmes pas nous y transporter, parce que M. Botella avait donné des ordres pour que le village fût de suite et sévèrement gardé par un cordon militaire. Par contre, nous nous étions transportés, la veille, au Puig, sur l'avis donné à la Commission par l'autorité civile; arrivés là, par le train du soir, ni le maire, ni son secrétaire, ni le médecin, ni les habitants n'avaient eu la moindre connaissance de notre visite ni de son but, malgré que le gouvernement civil eût promis, la veille au soir, d'annoncer notre voyage : son télégramme d'avis parvint aux autorités locales, une heure après notre arrivée dans le village, nous y trouvant très ennuyés, et la Commission honteusement humiliée.

Enfin, quelques jours plus tard, la Commission reçut des ordres de haut lieu, pour se transporter à Jativa, où il existait à peine quelques cas de choléra. Le Dr Garcia Solá, fatigué sans doute de tant de sujétion, qui plaçait une Commission scientifique à la merci de gens qui auraient dû demeurer étrangers au cours de ses travaux, partit pour Madrid, presque à l'insu de tout le monde. Il pleuvait sur Jativa télégrammes sur télégrammes du ministre : on avait hâte, paraît-il, de recevoir un rapport; l'on se plaignait, à Madrid, que la Commission, avec ses recherches, dépensait trop d'argent en vacations : des ordres furent donnés, l'urgence en fut exagérée, et MM. Alonso, Maestre et San Martin, les seuls membres de la Commission qui restaient encore à Jativa, partirent pour la capitale [1].

Avec le peu de données qu'elle venait de recueillir, il était

1. M. Mendoza resta à Valence pour étudier la morphologie du microbe, d'après lui : — pour découvrir la *posture vaccinifiable* du virgule, comme le disait très malicieusement *El Mercantil*.

impossible à la Commission de résoudre le difficile problème qu'elle avait reçu mission d'étudier.

On ne doit donc pas s'étonner qu'elle ne fît pas mieux. Les bons désirs, les nobles intentions ne lui firent certainement pas défaut, en vue de l'accomplissement de sa tâche. Si quelque chose lui manqua, ce fut l'énergie suffisante pour protester contre le secrétaire, contre le gouverneur, contre le ministre lui-même, en ne se laissant guider que par le respect dû à des hommes de science, et par l'indépendance de leur mission.

CONCLUSIONS DE LA PREMIÈRE COMMISSION OFFICIELLE NOMMÉE POUR ÉTUDIER LA PROPHYLAXIE DU CHOLÉRA MORBUS ASIATIQUE, SUIVANT LA MÉTHODE DU DOCTEUR FERRAN

1° L'épidémie qui règne parmi les populations de la province de Valence est le choléra morbus asiatique, en foyers disséminés ;

2° Cette épidémie est plus contagieuse qu'infectieuse ; on croit généralement qu'elle a été importée par des personnes venant de pays infectés ;

3° Le liquide préparé au moyen des cultures du Dr Ferran renferme des *virgules*, comme il résulte de l'examen microscopique ;

4° L'inoculation est inoffensive pour la santé publique, attendu que les accidents, locaux ou généraux, qu'elle occasionne, sont légers et disparaissent presque toujours en quarante-huit heures ;

5° Les statistiques faites jusqu'à ce jour, par les inoculateurs, paraissent favorables à cette méthode : mais elles sont encore peu nombreuses, de sorte qu'il n'est pas possible de formuler un jugement définitif sur son efficacité préservatrice ;

6° La Commission croit que l'expérience doit être continuée par le Dr Ferran, mais sous la surveillance d'un délégué administratif du gouvernement, afin de dresser une statistique rigoureuse ;

7° Les inoculations ne peuvent être faites que par le Dr Ferran, ou sous sa direction, et elles seront gratuites pour les pauvres.

La Commission est d'avis que ce sont là les seuls moyens d'arriver à une solution définitive du problème difficile, dont l'étude lui a été confiée.

La Commission croit enfin devoir faire parvenir une adresse respectueuse au gouvernement de S. M., l'informant que M. Ferran est un homme de science, de probité et de bonne foi, qui peut s'être trompé, mais dont il n'est pas permis de soupçonner les bonnes intentions ; il étudie cette question du choléra avec une constance et un zèle admirables, qui lui donnent droit à la protection du gouvernement et à la recon[illegible]issance de l'humanité.

Madrid, 23 juin 1885. — Le président, Francisco Alonso. — Le secrétaire, F. Castellote. — Aureliano Maestre de San Juan. — Eduardo Garcia de Sola. — Sous les réserves contenues dans son rapport spécial ci-joint : Alejandro San Martin.

CONCLUSIONS DU RAPPORT SPÉCIAL SIGNÉ PAR LE DOCTEUR D. ALEJANDRO SAN MARTIN

1° La maladie douteuse qui règne à Valence doit être qualifiée, pour le moment, de choléra morbus asiatique disséminé. Cette dernière condition et celles que, suivant une certaine doctrine épidémiologique, elle entraîne avec elle, expliquent pourquoi l'épidémie de Valence est moins infectieuse en cette circonstance que dans d'autres, mais sans qu'on puisse, pour cela, l'appeler contagieuse dans toute la rigueur épidémiologique du mot ;

2° Les statistiques que l'on pourra faire ultérieurement de l'inoculation anti-cholérique ne semblent pas promettre des résultats aussi prochains, ni aussi satisfaisants que ceux qu'aurait donnés une étude scientifique minutieuse, à peine commencée aujourd'hui, de l'action physiologique, pathogénique, thérapeutique et prophylactique de ladite méthode ;

3° Le Dr D. Jaime Ferran mérite, par ses conditions scientifiques, d'être réintégré pleinement dans la possession de ses droits professionnels, avec une liberté entière, pour utiliser son travail, conformément aux lois.

Tel est le rapport spécial que, s'en tenant absolument aux termes des prescriptions contenues dans le décret royal du 28 mai dernier, le soussigné, membre de la Commission scientifique nommée par ledit décret, se voit obligé de soumettre très respectueusement à Votre Excellence.

Madrid, le 25 juin 1885. Alejandro San Martin.

Le rapport de la Commission était signé par tous ses membres, à l'exception de M. Mendoza qui était encore à Valence, et occupé, s'il nous est permis de le croire, à des études d'une haute transcendance morphologique, qui n'avaient d'ailleurs rien à voir avec le vaccin du choléra, et dans lesquelles il perdait plus de temps qu'il n'en gagnait, étant donné l'intérêt majeur de la prophylaxie, à cette époque où l'épidémie faisait déjà de sensibles ravages dans plusieurs provinces. Ce rapport de la Commission était aussi favorable que possible, vu les conditions dans lesquelles elle avait fait ses travaux. La question n'y était pas résolue, parce que les délégués ne pouvaient pas la résoudre avec les données par eux recueillies. Mais il devenait évident : que notre vaccin était une *culture de virgules*, ce qui était d'ailleurs la confirmation officielle de ce que tout le monde aurait pu savoir, plusieurs mois auparavant, si l'on s'était donné la peine de le lire ; — que l'inoculation était inoffensive ; — que les statistiques paraissaient favorables ; — que les expériences *devaient continuer*, — et que M. Ferran *avait droit à la protection* du gouvernement, conclusion dont celui-ci ne garda pas le moindre souvenir [1].

Le rapport spécial du Dr San Martin ne différait du précédent, comme on a pu le voir, que par certaines considérations ayant trait à l'étiologie ou à la pathogénie du choléra, à la méthode qu'il conviendrait de suivre dans l'étude de l'inoculation ; ses appréciations personnelles concernant le Dr Ferran concordaient avec celles de la Commission.

Le membre de la Commission qui n'avait pas signé le rapport et qui était resté à Valence, comme nous l'avons dit, adressa son rapport particulier, un mois après, c'est-à-dire le 22 juillet. Les conclusions de ce rapport portent sur deux points : 1° la morphologie du microbe cholérigène ; 2° l'étude de son action pathogène et prophylactique chez les animaux. Nous les publions ci-après :

CONCLUSIONS DU RAPPORT PARTICULIER DE M. ANTONIO MENDOZA

1° Les expériences microbiologiques faites à Jativa, le 9 avril, comme celles faites, le 28 mai, devant la Commission dont je faisais partie, comme enfin les autopsies pratiquées depuis, ont démontré, d'une manière concluante, que l'épidémie qui s'est déclarée à Valence est le choléra-morbus asiatique ;

2° Les détails de l'évolution décrite par M. Ferran dans son *Péronospora* supposé, comme phases du *bacille-virgule*, ne correspondent, en aucune façon, aux descriptions classiques de l'évolution des *Peronosporacées ;*

Les corps appelés *oogones* ne sont, à notre avis, autre chose que des difformités, effet de la vieillesse et de la débilité des spirilles ;

Les *corps mûriformes* sont des sphérules cristalloïdes déter-

1. Ce verdict et l'acquit de notre conscience nous font oublier les graves injures qui nous ont été adressées par des journalistes impertinents et par des savants poussés par le dépit et l'orgueil.

minées par la cristallisation des principes contenus et formés dans le liquide de la culture, avec l'interposition de substances colloïdes, ce qui rendrait invraisemblable la reproduction par jets de protoplasma. Il n'existe pas de spores dans le *bacille virgule*, comme le prouvent les expériences de beaucoup d'observateurs et celles que j'ai faites moi-même. Il faudrait donc en conclure que le microbe du choléra n'a d'autre forme de reproduction que la scissipare, sans détermination de forme résistante (spore), rentrant par ses caractères botaniques dans le groupe des spiro-bactéries ; pour ce motif, et aussi à cause de son existence constante chez les malades atteints du choléra, il convient de lui donner le nom de *spirillum choleræ ;*

3° De toutes nos expériences faites pour produire le choléra au moyen d'injections hypodermiques, comme aussi de celles faites par Nicati, Van Ermengem, Doyen, qui ont obtenu les mêmes résultats négatifs, on doit conclure que le microbe cholérigène, même dans son maximum d'activité, introduit par ce procédé dans l'organisme des animaux, ne produit pas de troubles pathologiques et moins encore un choléra expérimental ;

4° Les inoculations préventives, ayant pour fondement le fait que, si l'on injecte aux animaux (cochons d'Inde) une culture atténuée, ils pourraient ensuite en tolérer impunément une seconde à son maximum de virulence; ces faits, comme il résulte de la conclusion qui précède, étant en opposition formelle avec les résultats obtenus par de savants expérimentateurs et aussi par mes travaux dirigés avec soin et méthode, l'on doit conclure nécessairement que l'action préventive de la culture de M. Ferran n'a pas de bases solides et réelles, sur lesquelles il puisse asseoir un fondement scientifique, et que, partant, elles sont fausses avec un tel critérium.

Telles sont, monsieur le Ministre, les conclusions résultant de mon travail, que j'ai l'honneur de soumettre au jugement éclairé de Votre Excellence.

Rien, je le répète, n'explique scientifiquement le procédé préservatif de M. Ferran ; j'en conclus que la solution par lui donnée est incomplète, et se trouve en contradiction absolue avec les résultats obtenus par divers expérimentateurs comme avec les miens propres; je ne puis donc en aucune manière approuver ceux qui servent de base à la vaccination de M. Ferran.

Il est regrettable qu'une si bonne intention n'ait pas été mieux servie par les circonstances.

Agréez, monsieur le Ministre, etc. Madrid, le 22 juillet 1885. — Antonio Mendoza. — A son Excellence Monsieur le Ministre de l'Intérieur.

Nous avons répondu surabondamment à toutes ces conclusions dans cet ouvrage.

Cependant, nous devons faire remarquer que M. Mendoza est un de ceux qui ont vu nos *oogones*, ces mêmes corps que n'a pu voir M. Garcia Solá, membre de la Commission qui, en sa qualité de délégué de la Députation provinciale de Grenade, publia également un rapport, dont nous donnons plus loin les conclusions. D'où il résulte, ou que M. Mendoza fut plus heureux que M. Garcia Solá dans l'étude de ses cultures, ou que celui-ci fit ses recherches un peu plus à la légère.

L'on doit remarquer, en outre, quel soin minutieux M. Mendoza mit à l'examen de la morphologie que nous avons décrite : la moitié de ses conclusions ont trait à cet examen ; question très importante pour lui, mais qui, nous le répétons, n'avait rien à voir avec celle de la vaccination cholérique ; et tout ce travail ingrat, qui le tint occupé jusqu'au milieu de juillet, n'eut d'autre résultat que de confirmer une partie de ce que nous avions fait nous-mêmes, quelques mois auparavant, mais en l'interprétant d'une manière différente, conforme néanmoins à l'interprétation donnée par d'autres microbiologues étrangers. Ce qu'il fit d'assez original, ce fut de donner au microbe cholérigène le nom de *spirondulophyte*.

Quant à l'intéressante question du vaccin cholérique, il se borna à dire, pour toute raison, que rien n'expliquait scientifiquement sa réalité, attendu que plusieurs expérimentateurs étrangers, et *lui-même*, n'étaient pas parvenus à tuer des cobayes avec des injections hypodermiques du virgule. Et pendant que M. Mendoza perdait son temps à expérimenter sur des *animaux*, l'épidémie faisait des victimes innombrables, et le nombre des inoculés s'élevait à des milliers, sans qu'il se donnât la peine d'examiner, par lui-même, les effets de la culture du microbe sur tant d'individus de l'espèce humaine qui réclamaient l'inoculation, et de faire, personnellement, une statistique sincère et vraie : les résultats négatifs sur les cobayes ne devaient lui servir à rien, quand même ses expériences eussent été mieux conduites, si les résultats étaient positifs chez l'homme.

Le rapport de la Commission et l'avis particulier de M. San Martin furent remis à l'Académie royale de médecine de Madrid. Il n'en fut pas de même, croyons-nous, de celui de M. Mendoza, parce qu'il arriva trop tard.

CONCLUSIONS DU RAPPORT PRÉSENTÉ PAR L'ACADÉMIE ROYALE DE MÉDECINE LE 21 JUILLET 1885

1° La maladie douteuse qui règne à Valence doit être qualifiée, pour le moment, de choléra morbus asiatique disséminé. Cette dernière condition, et celles qui, suivant une certaine doctrine épidémiologique, en sont la conséquence, expliquent pourquoi l'épidémie de Valence est moins infectieuse en cette circonstance que dans d'autres, mais sans que l'on puisse pour cela l'appeler contagieuse, dans toute la rigueur épidémiologique du mot.

La remarque faite à la seconde conclusion du vote de la majorité peut être également appliquée à celle-ci ;

2° Les statistiques que l'on pourra faire, ultérieurement, de l'inoculation anticholérique, ne semblent pas promettre des résultats aussi prochains, ni aussi satisfaisants que ceux qu'aurait offerts une étude scientifique minutieuse, à peine commencée aujourd'hui, de l'action physiologique, pathogénique, thérapeutique et prophylactique de ladite méthode.

L'Académie ne doute pas que l'étude théorique des données sur lesquelles sont basées les inoculations prophylactiques ne soit d'un grand intérêt ; mais ceci n'empêchera pas qu'en fin de compte, ce soit l'expérience clinique qui sanctionne les théories médicales ou les condamne.

3° Le Dr D. Jaime Ferran mérite, par ses conditions scientifiques, d'être réintégré pleinement dans la possession de ses droits professionnels, avec une liberté entière, pour utiliser son travail, conformément aux lois.

L'Académie insiste sur les considérations présentées au sujet des quatre dernières conclusions du vote de la majorité.

Le mémoire de la Commission se termine par une adresse respectueuse au gouvernement de S. M., l'informant que M. Ferran est un homme de science, de probité et de bonne foi, qui peut s'être trompé, mais dont il n'est pas permis de soupçonner les bonnes intentions ; qui étudie depuis longtemps cette question avec une constance et un zèle admirables, lesquels lui donnent droit à la protection du gouvernement et à la reconnaissance de l'humanité.

L'Académie croit, cependant, qu'il n'appartient pas au gouvernement de protéger, ni de recommander la méthode de M. Ferran, tant qu'elle ne reposera pas sur des bases scientifiques des plus solides, et tant que les effets bienfaisants qu'on lui attribue n'auront pas été pleinement justifiés, aux yeux d'hommes de science dont le nom fasse autorité [1].

Tel est le rapport que l'Académie a l'honneur de présenter à

1. Il est étrange que l'Académie ait confondu ici la protection du gouvernement, que réclamait le rapport de la Commission en faveur de M. Ferran, avec la protection en faveur de sa méthode. Ce sont deux choses complètement distinctes. (A. A.)

Votre Excellence, afin qu'elle puisse l'apprécier comme elle le jugera convenable.

Daignez agréer, Monsieur le Ministre, etc. Madrid, 21 juillet 1885.

Le Président, Thomas Santero. A Monsieur le Ministre de l'Intérieur.

A ce rapport en était joint un autre particulier dont voici les conclusions.

CONCLUSIONS DU RAPPORT DE LA MINORITÉ

L'on ne doit pas autoriser les inoculations :

1° Parce que, outre les inconvénients déjà mentionnés, les liquides inoculables peuvent, suivant la doctrine moderne du choléra, que nous ne voulons ni affirmer, ni nier, être une cause de production ou de propagation de la maladie ; l'on ne saurait admettre que la loi sanitaire fût appliquée dans toute sa rigueur, pour l'isolement et la désinfection des individus et marchandises provenant de pays infestés, tandis qu'il serait permis d'élaborer et de transporter, sans aucun inconvénient, les éléments supposés du choléra ;

2° Parce que, avec la confiance qu'inspire ou peut inspirer ce moyen, comme tout ce qui se présente à l'homme, dans son malheur, comme planche de salut, et plus particulièrement si ce moyen est entouré d'un certain prestige ou de quelque mystère, l'on oublie les pratiques hygiéniques, qui sont les seuls moyens scientifiques dont la preuve soit faite, pour éviter ou réduire les ravages d'une épidémie.

Et, enfin, parce que autoriser les inoculations serait créer un précédent très funeste pour la science et pour la société; car sanctionner l'expérimentation sur l'homme, avant d'avoir obtenu des preuves consciencieuses et répétées, ce serait exposer l'humanité à être victime de n'importe quel audacieux expérimentateur qui, enhardi par l'exemple, se hasarderait à faire des expériences analogues avec des agents peut-être moins inoffensifs que les inoculations cholériques [1].

En outre, le Dr Ferran a pu et peut démontrer, devant les hommes de science, la vérité de ses assertions, comme le firent Pasteur, Koch et tant d'autres qui ont cru avoir fait une découverte utile à la science et à l'humanité ; il ne l'a pas encore fait, à cette heure, d'une façon probante, pas même devant la Commission nommée à cet effet [2].

1. Les médecins font, tous les jours, des expériences de ce genre, et il n'est encore venu à personne l'idée qu'il y ait lieu, pour cela, de limiter le moins du monde la liberté professionnelle. (A. A.)

2. Pour ceux qui se souviennent que la première nouvelle de nos travaux

Les soussignés ne croient pas que le refus d'autoriser les inoculations, de la part de l'autorité, suppose une attaque à la liberté professionnelle, parce que le droit et la liberté de l'individu, dans la sphère sociale et dans celle de la science, sont basés, même dans leurs plus amples manifestations, sur la liberté et le droit de tous autres ; et quand le mauvais usage de ces prérogatives peut causer quelque préjudice à la santé publique, il doit y avoir et il y a, en effet, comme modérateurs indispensables, la loi pour réprimer et le Code pour punir.

Pour tous les motifs exposés, les académiciens soussignés, d'accord sur la généralité des points scientifiques du rapport avec la majorité de l'Académie, croient de leur devoir de manifester au gouvernement que, acceptant les conclusions 1re, 2e, 3e et 5e dudit rapport, ils ont le regret de différer d'avis sur les 4e et 6e conclusions, qu'ils formulent comme suit :

4° Les faits rapportés ne sont pas assez concluants pour affirmer, sans réserve d'aucune espèce, que les inoculations soient inoffensives, pas plus pour l'individu inoculé que pour la santé publique ; et, ne possédant pas de données certaines sur l'impossibilité de produire et de propager le choléra, soit par les inoculés, soit par les liquides que l'on emploie pour les inoculations, soit aussi par la facilité avec laquelle ces liquides s'altèrent, et par les conditions spéciales de réceptivité morbide des individus inoculés, les soussignés croient de leur devoir de ne pas déclarer inoffensives les inoculations ;

6° L'on ne doit pas permettre la pratique des inoculations, pour les motifs exposés, jusqu'à ce que le Dr Ferran, par les expériences et les preuves qu'exigeront de lui les représentants de la science, ait démontré la base scientifique de son système, la vérité de ses affirmations, la complète innocuité, dans tous les cas, de son inoculation, et l'impossibilité de favoriser, par sa méthode, la propagation du choléra parmi les populations non envahies ;

7° Et, dans le cas où l'on permettrait les inoculations pour contrôler, chez l'homme, les effets bienfaisants qu'on leur attribue, elles devraient être faites, dans des régions limitées, par

fut donnée par l'Académie royale de médecine de Barcelone, aussi respectable, aussi autorisée et aussi officielle que celle de Madrid ; — que, dès le mois de mars, nous avions adressé deux notes à l'Académie des sciences de Paris : — que la Commission nommée par notre gouvernement put analyser et analysa tout à son aise notre vaccin, chimiquement et microscopiquement, et put voir, comme elle le fit observer d'ailleurs, que ce vaccin contenait seulement des virgules ; — que la même Commission fut témoin de nos inoculations à Valence, au Puig, à Alginet et Carcagente, et examina tous les inoculés, — la réponse à cette affirmation si mal fondée est toute faite. (A. A.)

M. Ferran lui-même ou sous sa direction immédiate, et soumises à la surveillance d'un délégué du gouvernement, avec une inspection facultative qui, de concert avec M. Ferran, établirait les statistiques, tenant compte de l'âge, du sexe, de la constitution, de la profession, de l'état social des inoculés, des conditions de la localité, et de l'extension de l'épidémie par rapport aux statistiques d'autres épidémies antérieures. Les inoculations devraient être volontaires et gratuites, jusqu'à ce que leur réelle utilité fût bien prouvée : tous les frais exposés par le sieur Ferran, pendant ce temps, seraient supportés par le gouvernement, qui lui accorderait le privilège d'invention et une récompense digne de la découverte, si les expériences prouvaient complètement l'efficacité de sa méthode.

Tel est l'avis que les académiciens soussignés ont l'honneur de soumettre à la haute appréciation de Votre Excellence. — Madrid, le 22 juillet 1885. — Javier Santero. — José Diaz Benito. — José Benavides. — A son Excellence Monsieur le Ministre de l'intérieur.

La majorité de l'Académie ne voulut pas que ce vote particulier demeurât sans réponse. Voici les conclusions qu'elle lui opposa :

CONCLUSIONS AUX OBSERVATIONS DU VOTE PARTICULIER CI-DESSUS

La Commission de l'Académie doit ajouter que :

1° Si ces conditions devaient se remplir, l'épidémie actuelle aurait probablement disparu avant qu'elles n'eussent été complètement remplies et, avec elle, aurait aussi disparu la meilleure occasion d'utiliser les avantages de l'inoculation, dans le cas où ces avantages existeraient réellement ;

2° La première condition à exiger est précisément celle de résultats pratiques, satisfaisants et bien démontrés, et il serait difficile de les obtenir, si l'on interdisait l'inoculation ;

3° Il n'est pas licite de priver un praticien du droit d'user d'un moyen qu'il considère avantageux pour ses clients et qu'il pratique sous sa responsabilité légale, tant qu'il ne sera pas prouvé clairement que ce moyen est préjudiciable à la santé publique ;

4° Le gouvernement et le public sont également intéressés à ce que cette question soit élucidée et résolue, autant que possible, au grand jour ; et, loin de l'élucider, on l'embrouillerait chaque jour davantage, avec l'interdiction de l'usage public des inoculations, et leur pratique clandestine qui en serait très probablement la conséquence.

La Commission a mûrement examiné toutes ces considérations, et elle a pensé qu'il n'y avait pas, pour le moment, des raisons suffisantes pour mettre des obstacles à l'emploi d'un procédé qui ne peut être qualifié d'antiscientifique, à l'appui duquel on a des données dont l'exactitude a été plus ou moins prouvée, qui rentre dans les attributions du médecin, et qui est réclamé par un nombre considérable de personnes, croyant voir en lui un moyen de salut dans les malheureuses circonstances qui les entourent.

Il serait peut-être même convenable, suivant la tournure prise par les expériences, que le gouvernement y intervînt plus directement, pour les régler et les conduire à leur but, avec plus de rapidité ; mais, en attendant, il convient au moins qu'il s'abstienne d'y mettre des obtacles qui, n'étant pas suffisamment justifiés, pourraient aller à l'encontre du but poursuivi.

A ces réflexions se résument les observations que la Commission croit devoir présenter sur le vote particulier.

Madrid, le 20 juillet 1885. — Le président, Matias Nieto Serrano.

Le rapport de la majorité de l'Académie n'est pas si explicite que celui de la Commission, mais *il est également favorable;* et il l'est bien plus encore, si l'on veut tenir compte de l'esprit de résistance que toutes les corporations scientifiques, quelles qu'elles soient, opposent aux innovations. C'est une tradition si respectée que tous l'admettent comme une règle ; il y a bien quelques exceptions qui méritent les plus grands éloges, mais elles sont très rares.

Le vote particulier de la minorité se fait surtout remarquer par son intransigeance poussée jusqu'à l'exagération. Celle-ci emploie tous les moyens pour mettre des obtacles de toute sorte à la pratique de l'inoculation, pour alarmer l'opinion publique, et donner un prétexte au ministre d'empêcher les vaccinations. Et, chose des plus surprenantes dans tout ceci, des signataires de ce rapport, un au moins, son auteur, M. Santero, ne croyait pas que le virgule fût la cause du choléra, comme il l'avait déclaré dans la discussion qui eut lieu à l'Athénée ; cela prouvait évidemment qu'il voulait propager l'alarme, au moyen de fantômes dont il était le premier à se rire, et cette conduite ne produisit aucun effet, grâce à ce qu'elle avait de ridicule, sinon de montrer le peu de logique et l'inconséquence de celui qui agissait ainsi.

Le ministre, malgré son hostilité et son aversion manifeste pour nous, donna toute liberté, après ces divers rapports, pour la pratique des inoculations.

Le délégué du ministre de la guerre présenta, de son côté, un rapport très favorable, dont voici les conclusions :

CONCLUSION DU RAPPORT DU MÉDECIN-MAJOR DE L'ARMÉE DES PHILIPPINES, D. ANACLETO CABEZAS, DÉLÉGUÉ PAR LE MINISTRE DE LA GUERRE

1° L'épidémie qui règne à Valence est le choléra morbus asiastique ;

2° La présence du bacille virgule se révèle toujours dans les vaccins du Dr Ferran ;

3° Les inoculations faites avec ces vaccins sont inoffensives, et leur propriété prophylactique semble être une vérité.

D. Vicente Cabello, du Conseil supérieur de santé de la marine, délégué par M. le ministre de la marine, fit aussi un rapport, également favorable à notre méthode d'inoculation.

A la suite des rapports des Drs Cabello et Cabezas, les ministres de la guerre et de la marine autorisèrent la vaccination dans les armées de terre et de mer.

CHAPITRE XXVII

LES RAPPORTS DE DIVERSES COMMISSIONS OFFICIELLES ENVOYÉES PAR DES DÉPUTATIONS PROVINCIALES ET DES MUNICIPALITÉS

En même temps que M. le ministre de l'intérieur nommait la Commission dont nous avons donné le rapport dans le chapitre ci-dessus, et même avant, pourrions-nous dire, plusieurs corporations populaires (députations provinciales et municipalités) s'empressaient d'envoyer, pour leur compte, des délégués chargés d'étudier, à Valence, la maladie qui y régnait, et la vaccination cholérique.

Tous les rapports fournis par ces Commissions, *officielles elles aussi*, n'ont pas été entre nos mains ; mais nous pouvons assurer que ceux qui nous manquent sont peu nombreux. Peut-être les seuls sont-ils ceux de Saragosse et d'Alicante; du reste, l'opinion en fut des plus favorables à notre procédé, comme le prouve d'abord l'accueil que nous firent, au mois d'août, les médecins d'Alicante, Drs Escolano, Dagnino, etc., dont le premier avait été précédemment délégué par la députation provinciale, et ensuite les discours prononcés, à leur retour de Valence à Saragosse, par les Drs Gimeno (D. Joaquin), Aramendia et Vega, professeurs de la faculté de médecine, qui avaient été délégués par la municipalité et l'Académie de cette ville.

Nous possédons tous les autres rapports, et nous en copions les conclusions ci-après :

Grenade.

Dr D. Eduardo Garcia Solá, délégué par la députation provinciale de Grenade et agrégé à la première Commission officielle du gouvernement.

« 1° Je n'ai pu contrôler l'évolution morphologique attribuée par le Dr Ferran au bacille cholérigène;

» 2° Le liquide prophylactique, employé pour l'inoculation, contient des virgules, et la technique de son inoculation est des plus simples;

» 3° Les effets de l'inoculation n'offrent aucune ressemblance avec le syndrome clinique du choléra, même en supposant celui-ci peu marqué; c'est pourquoi le symptôme diarrhéique n'existant presque jamais, je juge que les inoculations ne sont pas dangereuses pour la propagation du choléra par les déjections des personnes vaccinées;

» 4° Les troubles qui suivent l'inoculation n'offrent pas de gravité et ne durent pas d'habitude plus de 36 heures; c'est pourquoi je la crois inoffensive, et je ne pense pas que cette opinion puisse perdre de sa valeur parce qu'il se serait présenté quelquefois des phlegmons ou des abcès; car, le nombre des inoculations déjà faites dépassant 10.000, il n'y a rien d'extraordinaire qu'il se soit présenté exceptionnellement de très rares accidents; ceux-ci se présentent peut-être en plus grand nombre, à la suite des injections de substances médicamenteuses que les médecins pratiquent journellement;

» 5° Il n'existe pas de précédents scientifiques pouvant faire considérer comme probable l'immunité anti-cholérique obtenue par l'inoculation d'un liquide dans le tissu cellulaire sous-cutané du bras;

» 6° Des statistiques nombreuses font aussi défaut pour contrôler le fait de cette immunité. »

Nous avons déjà dit, dans le chapitre précédent, que le Dr Garcia Solá fut l'un des signataires du rapport de la Commission nommée par le gouvernement. S'il en présenta un autre pour son compte personnel, c'est qu'il était obligé de le faire comme délégué de la députation provinciale de Grenade.

Ce dernier rapport diffère à peine de celui de la Commission déjà citée. Il ajoute simplement qu'il n'a pu contrôler les particularités morphologiques par nous découvertes; nous regrettons qu'il n'ait pas été aussi heureux que M. Mendoza, son collègue dans la même Commission, qui, en fin de compte, put les observer, sinon en totalité, du moins en partie; il conclut, enfin, qu'il n'existe pas de précédents scientifiques pour admettre la possibilité de l'immunité cholérique par injections sous-cutanées.

Comme nous nous sommes occupés déjà de résoudre ces questions dans diverses parties de cet ouvrage, nous ne reproduirons pas ici ce que nous avons dit ailleurs.

Nous connaissons l'affection toute particulière du Dr García Solá pour les études microbiologiques, dont son assiduité et sa constance lui font peu à peu surmonter les difficultés, et nous espérons avoir en lui, avec le temps, un partisan résolu de notre doctrine, parce que les faits le convaincront. Loin d'être un de ces hommes qui aiment le verbiage et l'amplification exagérée, il se plaît aux travaux du laboratoire qui, s'ils ne les ont malheureusement pas donnés encore, lui donneront demain des résultats positifs.

Linares.

Drs D. Francisco Bautista, D. José Avellán y D. Antonio Ruiz (rapporteur), délégués par la municipalité ;

1° L'inoculation est absolument inoffensive ; les troubles qu'elle provoque ne sont pas graves et ne dépassent pas une durée de 48 heures ;

(Ces messieurs s'étant soumis à l'inoculation, parlent en connaissance de cause.)

2° Le vaccin est une culture de bacille virgule,

3° Les excrétions des sujets inoculés ne contiennent pas de bacilles virgules, et, par là même, ne peuvent pas propager l'épidémie;

4° Dès qu'il y aura menace de péril, on devra pratiquer les inoculations;

5° Nous ne pouvons rien affirmer de certain touchant son efficacité; la sanction de statistiques nombreuses, bien faites et plus soigneusement passées par le creuset d'une longue et saine expérience, faisant encore défaut [1].

Le docteur Ferran, par ses talents et par ses importants travaux scientifiques et humanitaires, mérite bien de la patrie.

Séville.

Délégué par la municipalité de Séville, Dr D. Raphaël Tuñón de Lara.

1° La maladie qui sévissait dans la province de Valence est le choléra morbus asiatique ;

2° La cause qui détermine la maladie ayant été reconnue par la science et étudiée avec soin ; étant prouvé, en outre, que l'atmosphère n'est pour rien dans la propagation de la maladie à

1. Cette Commission fut la première envoyée pour étudier notre méthode prophylactique, le 17 mai 1885 : elle s'abstient donc, à bon droit, de baser son avis sur des données qui étaient encore très peu nombreuses, à cette époque. Ces messieurs reconnaissent, avec satisfaction, le bienveillant accueil que nous leur fîmes.

de grandes distances, la mesure prophylactique la plus rationnelle la plus en harmonie avec les connaissances actuelles, doit être l'isolement et la désinfection des personnes et des objets infestés;

3° Les faits ayant démontré que la vaccination anti-cholérique du Dr Ferran, au moyen de virus non atténué dans le microbe même, ne laisse aucune immunité contre la maladie naturelle; la vaccination étant, en outre, un danger pour la santé publique, par suite de la manipulation des liquides de culture, elle doit être rigoureusement interdite.

Séville, le 30 juillet 1885.

M. Tuñón demeura à Valence tout le temps qu'y séjourna la Commission officielle nommée par le gouvernement; il assista à la plus grande partie des expériences de cette Commission, pour ne pas dire à toutes; il ne fit nul travail particulier, que nous sachions du moins; il se contenta de mettre à profit ceux que fit le Dr Garcia Solá, son ami, et, cependant, des mêmes prémisses il déduit des conclusions contraires à celles de M. Garcia Solà et à celles de l'honorable Commission présidée par D. Francisco Alonso Rubio.

Après un tel prodige de logique, on peut se faire une idée juste et méritée du Dr R. Tuñón.

Séville.

Délégué par la députation provinciale de Séville, Dr D. Leopoldo Murga.

1° (Sur le caractère de la maladie régnante);

2° De la morphologie décrite par le Dr Ferran, au sujet du bacille-virgule, nous n'avons pu contrôler que la forme de virgules et de spirilles, la présence de spores, d'oogones et de corps mûriformes;

3° La démonstration du pouvoir pathogène des virgules sur les animaux peut être considérée comme un fait résolu et parfaitement démontré;

4° Les inoculations dans le tissu cellulaire sous-cutané des animaux, à dose suffisante, produisent une immunité assez prononcée pour leur faire supporter des inoculations successives de plus fortes doses;

5° Le syndrome développé par l'injection de la culture pure de bacille-virgule offre, dans certains cas, beaucoup d'analogie avec le syndrome clinique du choléra;

6° Le liquide employé pour les inoculations consiste en une culture pure de bacille virgule, et la technique de sa préparation est des plus simples;

7° Les troubles qui suivent l'inoculation n'offrent pas de gravité et ne durent pas, d'habitude, plus de 36 heures, ce qui nous fait croire qu'elle est inoffensive ; les 150.000 injections que représentent les 50.000 personnes inoculées, n'ont exigé, d'ailleurs, l'amputation d'aucun bras, et moins encore occasionné la mort des individus inoculés;

8° Tous les faits défavorables qui ont été publiés manquent de fondement, comme cela résulte des documents transcrits ;

9° Certains, comme nous le sommes, de l'exactitude la plus absolue des statistiques, dans la confection desquelles il n'y a pas eu la moindre pression, mais, bien au contraire, des persécutions de la part du gouvernement civil de la province de Valence, nous croyons que le problème de l'inoculation anti-cholérique est définitivement résolu, et qu'il doit occuper une place prééminente dans la prophylaxie de cette maladie [1].

Séville, 1er octobre 1885.

Albacète.

Docteurs D. Manuel Furio, D. Francisco Romero et D. Francisco Iñiguez de Montoya, délégués par la députation provinciale d'Albacète.

1° La maladie, objet de cette étude, est le choléra morbus asiatique;

2° L'inoculation préventive du choléra par la méthode du Dr Ferran est complètement inoffensive;

3° Cette inoculation a une valeur prophylactique réelle et positive.

En posant ces conclusions, la Commission croit avoir rempli son mandat, se bornant, autant que possible, aux faits ayant un véritable intérêt scientifique, attendu surtout que c'est de son fond plutôt que de sa forme que doit se déduire l'utilité de l'inoculation.

Les soussignés ne termineront pas cet humble rapport sans rendre un juste tribut d'admiration et de gratitude au Dr D. Jaime Ferran, bactériologue aussi modeste que distingué, qui, par ses profondes recherches, a élevé bien haut la science de notre patrie, rendant ainsi à l'humanité un service digne d'être gravé en lettres d'or dans les pages de l'histoire de notre science.

1. L'auteur de ce rapport est, sans aucun doute, celui qui peut parler d'après les données les plus certaines, attendu que, depuis le début jusqu'à la fin de notre campagne prophylactique, il poursuivit son étude avec un vif intérêt, bien naturel chez un homme qui, comme lui, possède de si vastes connaissances en microbiologie.

Cordoue.

Délégués par la députation provinciale : Drs D. Pedro Angel Osuna et D. Cristobal Garcia.

Ces messieurs, en présence des données recueillies au cours de l'étude comparative qu'ils firent sur la marche de l'épidémie, dans des localités soumises à l'inoculation, et dans d'autres qui ne le furent pas, établissent les conclusions suivantes :

CONCLUSIONS DU Dr D. PEDRO ANGEL OSUMA

1° Les maladies qui produisent l'immunité ont seules un vaccin artificiel : tels sont le charbon, la variole, la fièvre jaune, la syphilis, le choléra indien, etc.;

2° En parlant d'immunité, nous n'entendons pas dire que *telle personne* ne doive pas contracter *deux fois* la même maladie dans le cours de sa vie; nous n'entendons pas dire, non plus, que la vaccination *ferme absolument*, *chez tous les organismes*, la porte d'entrée à la maladie;

3° Les maladies qui, comme l'érysipèle, les fièvres intermittentes, les tuberculoses, etc., attaquent plusieurs fois la même personne, n'ont pas et ne peuvent point avoir de vaccin;

4° Le choléra morbus asiatique, maladie bacillaire dans toute la force du terme, qui, dans la plupart des cas, donne l'immunité, du moins pendant une épidémie, *doit avoir et a son vaccin.*

Ces conclusions sont la fin d'un discours prononcé par le Dr Osuna, dans la salle des séances de la députation provinciale.

Le Dr Garcia prononça un autre discours, dont nous copions les paragraphes suivants pour montrer comment il jugea la question :

« Nous voyons bien, par ces données numériques, qu'il ne peut rien y avoir de plus éloquent, ni de plus décisif, dans la question que nous cherchons à résoudre.

» Mais, messieurs, les antiferranistes font ici un suprême effort et veulent détruire l'effet favorable produit par ces statistiques. Et de quelle façon ? C'est très simple : ils disent qu'elles sont fausses. Et pourquoi? Parce qu'elles le sont! Mais moi, qui ai des raisons suffisantes pour être convaincu de ce qui en est ; moi, qui ai entendu les échos de l'opinion unanime de toutes ces populations, qui ai été en relation constante avec mes honorables collègues, auxquels incombait la lourde tâche de l'observation et du contrôle, dans le but de vérifier la parfaite exactitude des résultats d'un problème dont dépend le sort de populations menacées de la désolation et de la ruine, je déclare formellement que les affirmations de ces médecins sont aussi dignes que toute autre de la foi la plus complète; car, même en ne tenant aucun compte de ce qui vient d'être dit, de petits esprits seuls penseront que ceux qui se consacrent au noble exercice de la médecine puissent faire abstraction de la vérité, en rien ni pour personne, quand ils ont la sauvegarde de l'humanité, dont le bien-être leur a été confié sur parole. Au reste, si nous nions ces statistiques, dignes de foi, comme nous le voyons, nous pouvons, de la même manière, les nier toutes; et ainsi nous enlevons à la médecine son principal fondement, le fondement pratique, sans lequel notre science perdrait tout son prix.

» Mais l'on ne saurait comprendre que, dans tant de localités différentes et parmi tant d'individus, quelqu'un pût, avec la meilleure volonté du monde, enlever aux faits leur vrai caractère; car il n'est même pas logique de supposer que tous ces individus soient des partisans aveugles de cette doctrine. Pour moi, je crois que si les statistiques n'étaient pas rigoureusement exactes dans ces petites localités où tous se connaissent, et dans lesquelles il n'est pas possible qu'un fait, même des plus simples, passe inaperçu, comme le savent ceux de nous qui y sont demeurés, ne fût-ce que quelques jours, je crois, dis-je, qu'il s'y trouverait quelqu'un pour protester contre leur inexactitude.

» Or, il arrive précisément tout le contraire. A Alcira, si l'on a pour le docteur Ferran un vrai culte, c'est parce que tout le monde connaît les faits, tout le monde connaît ceux que ces faits intéressent, et nous-mêmes nous avons été surpris de l'exactitude des détails qui ont été confirmés par les malades ou quelqu'un de leurs parents.

» On rapporte unanimement que le foyer le plus intense qui existât alors que l'épidémie était devenue presque générale, c'était une maison dont les conditions hygiéniques étaient des plus mauvaises, et dans laquelle s'hébergeaient un grand nombre de familles pauvres : cette maison était située dans le quartier appelé les Barraques, où les victimes étaient nombreuses. On se proposa d'éteindre ce foyer : à cet effet, on pratiqua la vaccination dans une soirée, et toutes les personnes sans exception furent soumises à l'épreuve prophylactique. Or, les invasions cessèrent aussitôt, et tout le monde remarqua l'effet immédiat avec un étonnement qui augmenta encore lorsque, le premier jour de fête venu, quatre personnes qui s'étaient absentées pour aller à la campagne, et qui, pour ce motif, n'avaient pas été vaccinées, revinrent, furent attaquées par le choléra, et moururent toutes le même jour; les autres sont restées jusqu'à ce jour hors des atteintes de l'épidémie.

» Dans l'hôpital destiné, à Alcira, à l'assistance des cholériques, on inocula aussi tous ceux qui y remplissaient quelque charge: médecins, sœurs de charité, internes et infirmiers. Le concierge seul ne voulut pas être vacciné, par crainte des souffrances que, supposait-il, devait lui occasionner l'injection. Peu de temps après, celui-ci mourut victime du choléra, tandis que les autres n'avaient pas souffert le moindre malaise.

» Un cas également digne d'être raconté est celui d'une femme qui avait vu mourir, en peu de jours, deux de ses enfants en bas âge, et dont le seul qui lui restait, âgé d'environ huit ans, tomba bientôt malade. La malheureuse mère, au désespoir, déplorait son triste sort, en présence de plusieurs personnes, quand le petit malade lui dit tranquillement : « Mère, je ne vais pas mourir, je suis vacciné. » En effet, il avait dans la poche la carte de l'inoculation à laquelle il s'était soumis à l'insu de sa mère ; et, le jour suivant, il était convalescent de la maladie qui venait d'emporter ses frères.

» Je n'en finirais pas, si je voulais énumérer tous les cas, vraiment remarquables, qui ont valu au Dr Ferran d'être considéré par tout le monde comme un sauveur indiscutable.

» Pour moi, messieurs, après tout ce que je viens de dire, et avec la conviction intime que m'a inspirée tout ce dont j'ai été témoin, moi, qui ne suis pas enclin à me laisser enthousiasmer sans motif plausible, je n'hésite pas à me déclarer, dès maintenant, partisan franc et résolu de la doctrine du Dr Ferran, tant que de nouveaux faits ne viendront pas détruire ce qui constitue aujourd'hui le fondement sur lequel repose la bonté de sa méthode.

» Avant de finir, disons quelque chose des modifications observées dans les symptômes divers chez les individus vaccinés qui, en petit nombre d'ailleurs, furent attaqués par la maladie, ainsi qu'il résulte de notes publiées par les praticiens de divers endroits.

» *Perfrigération.*— Celle-ci, bien que d'apparence assez accentuée, n'arrive jamais à un si haut degré que chez les personnes non inoculées.

» *Vomissements.*— La durée, l'intensité et la fréquence en sont moindres chez l'inoculé. La durée n'excède pas, d'ordinaire, 36 heures ; l'intensité, c'est-à-dire la force d'expulsion, n'est pas si violente, et l'intervalle entre les vomissements est plus grand.

» *Diarrhée.* — Dans sa durée, son intensité et sa fréquence, elle souffre des modifications identiques à celles du symptôme précédent, d'où il résulte qu'elle n'est pas si colliquative, et que le sang ne s'épaissit pas autant que chez les non inoculés.

» *Empoisonnement.* — Il n'est pas intense ; sa période passe assez vite ; le pouls, si faible qu'il devienne, ne se perd jamais complètement, conséquence naturelle et logique de ce que l'algidité n'atteint pas son degré maximum.

» Enfin, il importe de faire observer que ce qui a surtout appelé l'attention, c'est la rapidité avec laquelle se succèdent les diverses phases de la maladie, la courte durée de la convalescence et le prompt rétablissement chez les inoculés.

» Je m'occuperai quelques instants du traitement prophylactique qui est le plus en harmonie avec les exigences des dernières découvertes scientifiques, eu égard à la cause de la maladie cholérique et à la thérapeutique employée dans certaines localités, et qui a donné les meilleurs résultats.

» Quant aux moyens préservatifs, nous considérons, dès ce moment, comme devant occuper la première place, la vaccination Ferran, la seule prouvée jusqu'à ce jour et qui, pratiquée sur l'homme, produit des effets positifs. »

Logroño.

Délégués par la députation provinciale de Logroño : les docteurs D. Pelegrin González del Castillo, D. Ezequiel Lorza et D. Donato Hernández Oñate.

1° La cause du choléra est le bacille-virgule;

2° La complète innocuité des inoculations anti-cholériques a été démontrée, et l'auteur de la méthode d'inoculation est le Dr Ferran;

3° Les liquides de culture que celui-ci emploie pour ses inoculations sont exempts de tout principe toxique [1], et la présence du bacille cholérigène dans ces liquides est démontrée.

4° La doctrine sur laquelle M. Ferran appuie sa méthode préventive contre le choléra est rationnelle et scientifique, et si les expériences faites jusqu'à ce jour ne permettent pas d'affirmer, d'une *manière absolue*, que l'on a découvert le vrai vaccin du choléra, les nombreux résultats pratiques déjà connus permettent d'espérer que le Dr Ferran pourra bientôt en être considéré comme l'inventeur.

Le corollaire logique à donner à ces déductions est le suivant : si l'épidémie cholérique envahissait notre province, notre avis est que l'on devrait pratiquer la vaccination anti-cholérique, soit parce que nous sommes autorisés à avoir foi en son action prophylactique, tant que les faits continueront à lui être favorables, comme ils l'ont été jusqu'à ce jour, soit encore parce que,

1. Ils entendent parler, sans doute, de l'absence de tout autre principe différent de ceux élaborés par le virgule (A. A.).

son innocuité étant démontrée, l'on peut attendre beaucoup de la confiance qu'elle inspire. De même, nous sommes d'avis que l'inoculation ne doit pas être pratiquée dans les localités non envahies, car, serait-il vrai que le choléra expérimental produit par elle n'est pas contagieux, puisqu'on n'a pas démontré l'existence du microbe dans les déjections des vaccinés, chez lesquels le symptôme diarrhéique fait presque toujours défaut, et la durée de l'immunité qu'elle confère n'étant pas encore démontrée, la manipulation des cultures de microbe serait entièrement inutile, dans la plupart des cas, peut-être même dangereuse [1].

La Corogne.

Délégué par la Corogne : Le Dr D. José Rodriguez Martinez.

1° La vaccination Ferran est un procédé sérieux, raisonnable et scientifique ;

2° Elle n'offre aucun danger pour la santé publique, et l'individu vacciné ne peut servir de véhicule pour la propagation du choléra ;

3° Elle ne donne pas l'immunité absolue, mais elle la donne relative des deux façons suivantes : on ne risque pas autant d'être attaqué, et, si on l'est, la maladie est plus bénigne.

C'est là ce que je crois avoir observé ; et, reconnaissant qu'il peut y avoir et qu'il y a réellement des exceptions à ces règles, je termine en déclarant ma conviction si ferme que si, par malheur, le choléra faisait irruption en Galice, acceptant l'offre de l'illustre docteur, je lui demanderais du vaccin pour mes enfants et mes amis, et pour tous ceux qui désireraient être vaccinés, si le gouvernement y consentait.

Avec ce nouveau moyen de préservation, il n'y a guère plus lieu de s'occuper de tous les autres.

Ciudad Real.

Délégué par la députation provinciale de Ciudad Real : Dr D. Gaspar Fissac, ex-directeur de santé de la marine, ex-médecin agrégé à l'institut de vaccination de Madrid.

1° Le cycle évolutif du microbe cholérigène découvert par le Dr Ferran, est le suivant : virgules, spirilles et corps sphéroïdes, fonctionnant d'une manière indéterminée ;

2° Le liquide de l'inoculation contient le microbe cholérigène, et les résultats obtenus ont été très satisfaisants ;

1. Nous avons déjà dit que cette supposition est détruite par des faits très nombreux. Son peu de fondement est démontré par ce qui se passa à Tortosa, Barcelone et Valence, localités où furent pratiquées les inoculations, durant l'hiver dernier, sans donner lieu à l'apparition de la maladie. Il en fut de même à Ondara, Las Cuevas et La Roda.

3° Attendu que l'inoculation préventive du choléra est inoffensive et que, selon toutes les statistiques, elle ne détermine pas le développement de la maladie, nous la considérons comme un bienfait, tant pour les populations non encore infestées que pour celles qui le sont déjà. »

Guipúzcoa.

Délégués par la députation provinciale de Guipúzcoa : les Drs D. Tomás Acha y Briones, et D. Félix Michelena.

1° Nous entendons que le bacille-virgule est la cause spécifique du choléra ;

2° La morphologie que le Dr Ferran assigne au microbe cholérigène n'a pas été confirmée par la Commission officielle espagnole ni, à ce qu'il paraît, par les Commissions étrangères [1] ;

3° Nous n'osons pas affirmer que l'on puisse déterminer le vrai choléra expérimental par l'injection du bacille-virgule dans le tissu cellulaire, attendu que celui-ci est un micro-organisme, purement intestinal [2] ;

4° L'idée de la vaccination anti-cholérique est, à notre avis, rationnelle et scientifique ;

5° Nous n'avons pas vu pleinement démontrée, dans les animaux, l'efficacité prophylactique de l'inoculation du Dr Ferran [3] ;

6° Nous jugeons que son application chez l'homme est complètement inoffensive ;

7° Son efficacité préservatrice contre le choléra chez l'homme est encore obscure et problématique [4].

1. Ces messieurs ne connaissaient sans doute pas le vote particulier de M. Mendoza, ni le livre de Van-Ermengem.

2. Parce que ce microbe vit naturellement dans les intestins, il ne s'en suit pas que, implanté dans le tissu cellulaire, il ne puisse pas élaborer du poison, sans se répandre par tout l'organisme. Les auteurs de ce rapport admettent que le virgule soit la cause du choléra ; ils sont convaincus que le liquide par nous injecté à l'homme et aux animaux est de la culture pure de virgules ; ils savent qu'à la suite de ces injections il se produit des phénomènes morbidas ; mais alors, qu'est-ce qui les occasionne, si ce n'est le virgule ? Et comment appeler ce syndrome produit par l'agent même du choléra ?

3. L'examen de deux cochons d'Inde injectés dans le laboratoire de San Juan de Dios, suffit à ces délégués pour parler ainsi.

Et les statistiques des injections pratiquées chez l'homme ? Pourquoi n'en parlent-ils pas, eux qui, avec la Commission nommée par le gouvernement, eurent l'occasion de les étudier sur le terrain ? Nous avons d'ailleurs répondu à tout ceci dans notre ouvrage.

4. Quelles contradictions ! Quel rapport y a-t-il entre cette conclusion et la 4° disant que la vaccination est *rationnelle et scientifique* ? Ce qui est *rationnel* et *scientifique* ne saurait être *obscur* et *problématique*.

Saragosse.

Délégué par la députation provinciale de Saragosse : le Dr D. Santiago Ramón Cajal.

1° Il est très probable que le bacille virgule découvert par Koch dans les déjections et les intestins des cholériques, soit la cause spécifique du choléra morbus ;

2° Le bacille virgule de Koch doit encore être considéré comme une bactériacée appartenant à la famille des spirilles, dépourvue de spores ou de formes de résistance, et se reproduisant par fissiparité. Le procédé génétique compliqué décrit par le Dr Ferran n'a pas été contrôlé par nous ;

3° L'action cholérigène du virgule n'a pu être contrôlée complètement chez les animaux. Les expériences d'injection duodénale sur les cochons d'Inde sont encore sujettes à des interprétations diverses et contradictoires [1] ;

4° Les inoculations sous-cutanées, à petites doses, des cultures pures du virgule sont inoffensives chez les animaux et chez l'homme. A grandes doses, elles produisent une infection toute particulière qui peut aller jusqu'à la mort, mais elles ne développent pas le tableau phénoménal du choléra morbus [2] ;

5° Les animaux inoculés au moyen d'injections sous-cutanées de virgules résistent aux effets de doses doubles de culture. Mais cette action ne semble pas être générale, et il n'est pas prouvé qu'elle s'étende jusqu'à l'intestin, empêchant ainsi la culture des germes cholériques arrivés par cette voie naturelle d'infection [3].

1. Nous avons déjà dit ailleurs dans cet ouvrage tout ce que nous avions à dire à ce sujet en réponse à ces négations.

2. Nous avons également démontré combien ce raisonnement est peu fondé. Parce que le syndrome du choléra ne se développe pas, il n'y a pas lieu de nier que le virgule (agent cholérigène) cause la mort ; quelle est donc la maladie qui, chez les animaux, précède ce genre de mort ? (Voir, plus loin, l'opinion de M. Chauveau.)

3. Ce raisonnement nous surprend assez. Autant vaudrait nier l'immunité du vaccin contre le charbon bactérien, parce que le microbe est injecté dans la trachée ou dans le torrent circulatoire pour donner l'immunité à l'animal, étant donné qu'il ne vit bien que dans le tissu cellulaire quand il doit être pathogène. Duclaux a démontré que l'acarus de la gale, chez les moutons, ne vit pas sur la peau de ces animaux quand ils sont bien nourris et dans de bonnes conditions de santé. Les modifications dans la composition des humeurs intérieures influent donc sur les membranes extérieures, pour empêcher celles-ci de devenir un terrain qui convienne à certains parasites. Ceci doit s'appliquer à la culture du virgule dans l'intestin.

Nous en avons également assez dit, ailleurs, à ce sujet.

Constatons ici, en tous cas, l'aveu du Dr Cajal, que les cultures de virgules, injectées hypodermiquement, donnent l'immunité contre d'autres cultures plus toxiques introduites par la même voie.

Les expériences, faites sur des lapins par le même docteur, lui font conclure :

1° Que le choléra ne peut être déterminé expérimentalement chez le cochon d'Inde au moyen d'inoculations duodénales avec des cultures pures de virgules, même en les injectant par grandes quantités ;

2° Que les symptômes cholériformes qui se présentent en certains cas, peuvent être le simple résultat de la contamination accidentelle produite, pendant l'inoculation, par un microbe étranger, capable d'engendrer une violente entéro-péritonite. Ce qui rend invraisemblable cette interprétation, c'est l'inconstance de ces pseudo-choléras, la nature de la sécrétion intestinale qui n'est pas riziforme, mais bien séro-fibrineuse, transparente ; c'est enfin la prépondérance des bacilles droits sur les virgules, tant dans la cavité intestinale que dans le sang et les liquides pathologiques.

(A) Il faut noter que, en parlant de cette impureté des cultures, le Dr Cajal se réfère à ses propres expérimentations, mais non à celles que nous avons pratiquées nous-mêmes.

CHAPITRE XXVIII

L'INOCULATION ANTI-CHOLÉRIQUE A LA RODA ET A LA UNION

A cause de l'intérêt qui s'y rattache, nous publions les relations cliniques présentées par les médecins de ces deux localités. L'on pourra y puiser des détails d'une grande valeur sur diverses phases de l'action du virgule.

Nous ne donnons qu'un extrait de celle de la Union, son étendue ne nous permettant pas de la rapporter *in-extenso*.

« La Roda, 20 décembre 1885.

» A Monsieur Jaime Ferran.

» Monsieur et cher ami,

» Nous vous adressons ci-joints quelques feuillets relatifs à l'inoculation dans notre ville, vous priant de nous pardonner un si long retard. Vous ferez de cette relation l'usage qui vous paraîtra le plus convenable. Nous aurions bien désiré vous adresser un travail consciencieux, mais nous sommes forcés de limiter notre désir, en raison de nos faibles moyens. Vous ne sauriez vous figurer combien il nous a été difficile de nous procurer les données nécessaires, bien que cette opération ait été répartie entre nous quatre.

» S'il vous manque quelque détail qui ait pu nous échapper et que nous puissions nous procurer, veuillez nous en informer et nous tâcherons de vous satisfaire.

» Désireux d'avoir de vos nouvelles et de connaître la marche de vos travaux, nous espérons que vous nous tiendrez au courant des événements.

» Vos collègues et amis : Manuel Marin. — Enrique de la Hoz. — Antonio Escribano. — Léopoldo Massó. »

OBSERVATION SUR LES INOCULATIONS ANTI-CHOLÉRIQUES DE LA RODA

Peu de questions ont attiré et soutenu l'attention publique, et plus particulièrement celle du corps médical, avec autant d'intérêt que la préservation du choléra par la méthode de l'inoculation, découverte par notre compatriote, le Dr Ferran.

Nous n'avons eu ni la pensée, ni la prétention, d'attirer de nouveau les esprits vers cette question définitivement jugée pour un grand nombre; mais persuadés qu'il n'y a, pour la résoudre, que l'expérience et surtout les faits, nous allons exposer ce que nous avons pu observer dans cette localité, où ont été pratiquées 1761 inoculations et 964 réinoculations; et, puisque les circonstances n'ont pas permis, heureusement d'ailleurs, de contrôler l'efficacité de la cholérisation Ferran, ou ferranisation, comme on s'est plu à l'intituler, voyons-en les résultats pratiques, et laissons la parole aux chiffres[1].

Dans l'impossibilité de faire une étude approfondie des phénomènes physiologiques qu'offrent les personnes inoculées, nous allons présenter les données que nous avons pu recueillir chez 549 d'entre elles, et dont les observations ont été rigoureusement compulsées; nous ferons remarquer, d'ailleurs, qu'il ne s'est manifesté d'autres effets, chez les personnes inoculées, que ceux que nous allons faire connaître.

Afin de recueillir avec ordre et facilité les données observées, après avoir fait un nombre respectable d'inoculations, on fit imprimer des feuilles avec l'en-tête que nous allons décrire; ces feuilles, jointes aux registres du Dr Ferran, fournissent une infinité de détails qu'il peut être nécessaire de consulter dans cette question. Les registres du Dr Ferran comprennent les: *numéro du registre; nom et prénoms* de l'inoculé; *lieu de sa naissance; domicile, résidence, âge, profession,* et une dernière colonne pour les *observations.* Les nôtres ayant certains rapports avec ces derniers, comme nous l'avons déjà dit, comprennent ce qui suit: n° du registre; nom et prénoms, position sociale, état habituel de santé, date de l'inoculation; effets physiologiques de celle-ci, divisés en locaux et généraux, dans la forme ci-après: locaux: *phlegmon, induration*; généraux: *inappétence, nausées, vomissements, diarrhée, polycholie, crampes, céphalalgie, délire, fièvre avec frissons, fièvre sans frissons, sueur* et *diurèse.*

Il n'était pas facile, à moins d'ouvrir un nombre interminable de colonnes, de comprendre tous les symptômes observés, ce qui nous oblige à justifier l'énoncé par lequel nous commen-

1. A la Roda il n'y eut pas de choléra, comme nous l'avons déjà dit.

cons l'analyse succincte que nous nous proposons de faire de chacun d'eux ; nous tâcherons, en même temps, d'expliquer les omissions que nous pourrions paraître avoir commises. Après tout, nous n'ignorons pas que notre travail sera très défectueux ; et, si nous osons le faire paraître, c'est uniquement parce que nous avons la confiance qu'il sera considéré comme le fruit d'une observation impartiale.

Voici donc l'énumération et l'analyse de ces phénomènes : celui qui se présente tout d'abord chez quelques individus, c'est la *syncope*; et, quoique l'on doive plutôt attribuer cet accident à l'impression produite sur l'esprit par l'opération, chez ceux qui l'ont subie, ou par sa seule vue, chez ceux qui y ont assisté, nous devons en faire mention, parce qu'il a été observé également chez certains sujets, quelques heures après l'inoculation ; l'on pourrait appeler ces états des syncopes consécutives, ce qui nous a fait nous demander s'ils ne pourraient pas être considérés comme une évocation de l'action dépressive exercée sur la fonction circulatoire par le poison cholérigène.

Cette colonne doit être ouverte après celle relative à l'état habituel de santé, afin d'y consigner les variations pouvant être la conséquence de l'inoculation ; mais, ayant observé que celle-ci était inoffensive, comme étaient unanimes à le dire toutes les Commissions officielles qui avaient étudié, à Valence, le procédé Ferran, et que, d'autre part, l'organisme était parfaitement en équilibre au bout des 36 ou 48 heures, durant lesquelles son action se développe, nous avons renoncé à compliquer davantage nos feuilles en augmentant leurs colonnes déjà nombreuses, et réservé, pour en faire mention ailleurs, quelques cas curieux de soulagement plus ou moins notables dans des maladies ordinaires.

Phlegmon ou induration. — Comme phénomènes locaux, abstraction faite de la douleur, que le Dr Moreno appela *douleur du bacille virgule* (douleur accompagnée d'une grande difficulté dans les mouvements et ressentie, avec plus ou moins d'intensité, par la plupart des personnes inoculées), ceux qui se présentent le plus fréquemment sont l'érythème et l'œdème, mais ceux-ci n'incommodent plus, dès que la douleur a cessé.

Pour ce qui est des phlegmons, il s'en est présenté un seul sur 5.456 injections ; il a été tellement circonscrit et bénin, qu'il n'a pas exigé des soins pendant plus d'une journée. Des indurations, plus ou moins circonscrites et sans douleur dans certains cas, un peu étendues et accompagnées de douleur dans d'autres, se présentèrent chez 45 sujets.

Inappétence. — Ce symptôme fut observé chez 190 individus.

Nausées. — Ce symptôme se présenta dans 90 cas, sans rien offrir de particulier. L'on peut en dire autant des

Vomissements, qu'éprouvèrent 75 individus.

Diarrhée. — La diarrhée se présenta chez 30 sujets, dont 16 eurent, en même temps, des vomissements; 5 de ces derniers eurent également des crampes, offrant le tableau complet du choléra expérimental, et ceci est une circonstance digne de remarque, beaucoup de personnes ayant objecté que la vertu préventive de la cholérisation pourrait être admise en théorie seulement, quand elle donnerait lieu au développement du choléra plus ou moins atténué, et quand on acquerrait la preuve de l'existence du bacille virgule dans les déjections des inoculés, alors même que le choléra dit expérimental ne se présenterait pas. Que ce microbe n'arrive pas jusqu'aux déjections, cela s'explique très bien, parce que le tissu cellulaire dans lequel on l'inocule n'est pas un terrain propre à favoriser son développement, et parce qu'il succombe, non sans que ses produits dans la culture soient absorbés et déterminent le tableau syndromique que nous signalons.

Il arrive autre chose dans la maladie : le microbe cholérigène trouve dans le tube intestinal un terrain fertile, dans lequel il peut vivre grassement et vigoureusement, et ses produits, dont le nombre a été en augmentant sans cesse, jusqu'à ce qu'il meure lui-même dans le milieu qu'il s'est créé, déterminent la maladie et la mort, si la thérapeutique ou la résistance individuelle ne viennent s'y opposer. De sorte que, outre la modification subie dans les cultures du docteur Ferran par le microbe, et, avec lui, par les produits qu'il élabore ou qu'il excrète, tout se réduit à une question de quantité ; la préservation par le vaccin se réduit elle-même, d'un côté, à l'habitude de résister à certaines doses d'un poison déterminé, et, de l'autre, à la stérilisation de l'organisme par le liquide virulent des cultures.

Polycholie. — Elle s'est présentée chez 53 individus, coïncidant, ce qui semble rare, avec la constipation habituelle chez la plupart des inoculés. Un autre caractère de cette hypersécrétion biliaire est de teindre les déjections d'un vert obscur, et de durer, dans certains cas, au-delà d'un mois.

Crampes. — 37 individus en furent atteints, principalement dans les jambes.

Céphalalgie. — Ce symptôme, qui n'offre rien de particulier, est très commun et coïncide avec le développement de la fièvre : il disparaît en même temps que celle-ci.

Délire. — Si nous l'avons consigné dans nos observations,

c'est parce qu'il accompagne ordinairement la fièvre ; il s'est presque toujours manifesté à haute voix et a été très léger ; il a porté tantôt sur des motifs relatifs à l'inoculation elle-même, tantôt sur des sujets plus agréables, et il était parfois accompagné de chant : 103 personnes en ont été atteintes.

Fièvre. — Pensant que cela pourrait être d'une certaine importance, nous avons divisé les cas où ce symptôme s'est produit en deux catégories : ceux dans lesquels elle a commencé par des frissons, qui ont été au nombre de 221 ; et ceux dans lesquels les frissons ne se sont pas manifestés, qui ont été au nombre de 290.

La *sueur* et la *diurèse* annonçaient la disparition de la fièvre.

La sueur se présenta chez 352 sujets, et une urine abondante chez 297, les deux allant parfois ensemble ; mais la sueur précédait dans la plupart des cas.

Nous ne pouvons passer sous silence certains cas dans lesquels l'inoculation produisit à peine un léger effet. Nous devons surtout mentionner, parmi ces cas, ceux de quelques dames, à diverses périodes de la grossesse, qui ne souffrirent pas le moindre dérangement, depuis le moment de l'inoculation jusqu'à leur délivrance naturelle. Ces derniers cas forment un curieux contraste avec ceux dans lesquels la même quantité de liquide prophylactique, injectée peut-être dans la même séance, produisit le tableau du choléra, avec tous ses symptômes plus ou moins accentués à notre point de vue ; parce que, comme pour le virus pathogénique, il y a, pour le virus préservatif, différents degrés de réceptivité chez les divers individus, réceptivité qui disparaît à mesure que l'on répète les inoculations. Nous avons pu nous en convaincre sur nous-mêmes qui, avec dix ou douze personnes ayant suivi notre exemple, avons été inoculés trois ou quatre fois, sans éprouver, à la dernière fois, aucune espèce de trouble.

De toutes nos observations, il est aisé de déduire deux points de la plus haute importance pour l'histoire de la vaccination anticholérique, et qui ont été l'objet des appréciations les plus contraires : à savoir que l'inoculation est inoffensive pour celui qui s'y soumet, comme aussi pour la population au milieu de laquelle on la pratique.

Elle est *inoffensive* pour l'individu qui s'y soumet : cela est prouvé d'une manière ne permettant pas le moindre doute, et de la façon la plus éloquente, par les 2.728 inoculations et réinoculations, pratiquées chez des sujets de tous les âges, depuis moins de 2 ans (une enfant de l'un de nous), jusqu'à plus de 80 ans, chez des femmes enceintes et chez des malades même; aucun d'eux n'a souffert d'accident qui troublât l'état physiologique ou pathologique habituel, une fois qu'avaient disparu les phénomènes qui accompagnent d'ordinaire l'inoculation. Et cette observation offre toutes les garanties d'exactitude que l'on puisse désirer ; car, étant nous-mêmes chargés des soins à donner à cette population, nous étions tenus, les uns ou les autres, au courant de tout accident venant à se produire, et, à plus forte raison, lorsqu'il s'agissait d'un de ces cas particuliers.

La méthode prophylactique du Dr Ferran est-elle inoffensive pour les populations? — Nous avons répondu à cette question en disant que, dans notre localité où ont été pratiquées les inoculations pendant un mois et demi, à compter du 1er août, il n'y a pas eu un seul cas de choléra, bien que l'épidémie exerçât ses ravages, pendant cet intervalle, dans les localités voisines, telles que La Gineta, Villarobledo, Tarazona, Barrax et autres.

Il s'est produit, en faveur de l'immunité, un autre fait curieux que nous ne pouvons nous empêcher de faire connaître.

Des affaires de famille ou autres obligèrent à sortir de cette localité, complètement exempte de choléra, pour se rendre dans d'autres qui étaient infectées, *neuf individus inoculés, et huit qui ne s'étaient pas soumis à l'inoculation;* parmi les premiers, aucun ne fut attaqué par le choléra, bien que *quatre* d'entre eux eussent été obligés de donner des soins à des cholériques, tandis que des *huit individus non inoculés, six* furent attaqués, et *deux* moururent. Ce fait, quoique se renfermant dans d'étroites limites, proclame bien haut, on n'en saurait douter, les avantages que peut rapporter l'inoculation.

Notre ville doit-elle à la vaccination d'avoir échappé à l'invasion de l'épidémie? — Nous n'oserions l'affirmer, car La Roda a été, en outre, isolée avec le plus grand soin, et son isolement a duré longtemps ; mais, si l'on considère que plusieurs autres localités, bien qu'isolées tout comme la nôtre, ont été infectées par cette maladie épouvantable ; que quatre ou cinq individus des environs de La Roda, d'où on leur a prodigué tous les soins désirables, ont été attaqués également ; que plusieurs d'entre eux furent visités par des personnes qui, ayant été inoculées, pensaient n'avoir rien à craindre; pour ces motifs, disons-nous, l'on peut présumer que, au moins indirectement, l'inoculation a contribué, en diminuant la contagion, à épargner cette ville.

Nous avons dit, au début, que nous signalerions séparément les cas de quelques individus soulagés dans leurs souffrances habituelles, après avoir subi l'inoculation, sans que l'on pût attribuer leur soulagement à une autre cause ; nous allons les citer en terminant.

D. S. M. Expulsa quatre ou cinq calculs néphrétiques sans douleur. L'inoculation, en effet, outre qu'elle révèle les affections diathésiques et toutes celles dont on est atteint depuis plus ou moins longtemps, exerce, paraît-il, une certaine action éliminatrice, dont ce cas est un exemple remarquable.

D. P. E. Dyspeptique, avec intolérance gastrique presque absolue. Après l'inoculation, les vomissements cessèrent tout à fait pendant un mois, et l'état s'améliora notablement. Nous devons ajouter, néanmoins, que le bien-être ne persista pas après cette date, et que les vomissements reparurent.

D. J. E. Dyspepsie ancienne et douloureuse, accompagnée de vomissements : soulagement complet et persistant.

D. P. E. Gastralgique : soulagé.

D. C. L. Lumbago, inappétence et répugnance pour toute espèce d'aliments : soulagement de ces malaises, et retour de l'appétit.

D. A. G. Accidents épileptiformes : amélioration.

Ces cas sont les plus remarquables, quoique nous en ayons recueilli un assez grand nombre d'autres, surtout chez les rhumatisants et chez les personnes atteintes d'affections gastro-intestinales.

INOCULATION PRÉVENTIVE CONTRE LE CHOLÉRA

(VACCINATION ANTI-CHOLÉRIQUE)

Méthode Ferran.

LA RODA. (Albacète.)

NOMS ET PRÉNOMS	POSITION SOCIALE			ETAT HABITUEL DE SANTÉ			PHÉNOMÈNES OBSERVÉS													
							LOCAUX		GÉNÉRAUX								FIÈVRE			
	Bonne	Moyenne.	Mauvaise	Bon.	Moyen.	Mauvais	Phlegmon.	Induration.	Inappétence.	Nausées.	Vomissements.	Diarrhée.	Polycholie.	Crampes.	Cephalalgie.	Délire.	Avec frissons.	Sans frissons.	Sueur.	Diurèse.
549 observations....	293	192	64	484	55	10	1	45	199	90	75	36	53	37	334	103	22[illegible]	200	252	297

La Roda, 20 Décembre 1885.

MANUEL MARIN — ENRIQUE DE LA HOZ

ANTONIO ESCRIBANO — LEOPOLD MASSO

La Union.

Extrait des observations recueillies par le médecin Don Pascual Molina.

Considérations générales.

Comme le justifient les antécédents véridiques que l'on peut soumettre à tout contrôle, et comme il résulte des documents déposés dans les archives, les résultats de l'inoculation dans cette ville ne peuvent être plus satisfaisants. Il n'y a pas eu à enregistrer le moindre accident chez les 670 personnes inoculées : les symptômes observés ont été ceux déjà connus, avec cette particularité qu'ils ont atteint, chez les enfants, une plus grande intensité, et qu'il s'est produit des cas parfaitement prouvés de choléra expérimental.

Ce qui appelle surtout l'attention, c'est que :

1° Dans la maison du soussigné, où fut pratiquée l'inoculation pendant trois jours, les cultures furent manipulées suivant les instructions techniques conseillées par le docteur Ferran, sans qu'il se produisît le moindre accident;

2° Dans les familles chez lesquelles une partie des membres seulement se soumirent à l'inoculation, on n'observa pas le moindre trouble chez ceux non inoculés ;

3° Un grand nombre d'inoculés s'employèrent à donner des soins aux cholériques, à ensevelir ou transporter les morts, sans être attaqués eux-mêmes ;

4° Les femmes qui allaitent transmettent, avec le lait, une légère intoxication cholérique aux enfants allaités ;

5° La grossesse, dans ses diverses périodes, ne constitue jamais un obstacle pour la pratique de l'inoculation contre le choléra ;

6° Le choléra a été très léger chez ceux qui ont été attaqués après avoir été inoculés, et une réaction spontanée s'est produite chez eux au bout de quelques heures ;

7° Dans les familles dont une partie des membres ont seuls été inoculés, les non inoculés sont précisément ceux qui ont fourni proportionnellement un plus grand nombre d'invasions.

Observations cliniques recueillies sur les individus inoculés, durant les huit jours qui suivirent l'inoculation.

N° d'ordre du registre des inoculés, 19 ; Célestino *Calderón Fructuoso*, âgé de 55 ans, commerçant, — souffrait depuis plus de cinq ans de dyspepsie accompagnée d'inappétence ; le troisième jour après l'inoculation, il recouvra l'appétit, et les digestions reprirent leur cours normal.

N° d'ordre du registre des inoculés, 21; Andrés *Teulón Hermosa*, âgé de 54 ans, chef de gare au chemin de fer, — depuis environ 6 ans, ne pouvait boire de l'eau, parce que ni son estomac, ni ses intestins ne pouvaient la supporter; depuis qu'il a été vacciné, il en boit ce qu'il veut, sans souffrir le moindre dérangement.

N° 44 du registre. Ana *Plaraz Martinez*, âgée de 23 ans, — était enceinte de six mois; quoiqu'elle ait fortement ressenti les effets de l'inoculation, il ne se produisit pas le moindre trouble dans son état de grossesse.

N° 59 du registre. Ramona *de Pont Illanas*, âgée de 28 ans, — était dans le 7e mois de sa grossesse; son état ne souffrit pas le moindre trouble par suite de l'inoculation.

N° 64 du registre. Quintina *Boronat Nuñez*, âgée de 29 ans, — nourrissait un enfant de 5 mois; le lendemain de l'inoculation maternelle, on observa chez celui-ci les symptômes généraux de l'inoculation.

N° 83 du registre. Flor *Ildñez Lledó*, âgée de 21 ans, — enceinte de 8 mois, n'éprouva pas le moindre trouble.

N° 88 du registre. Victorina *Varela Tomás*, âgée de 28 ans, — enceinte de quelques mois; n'éprouva pas non plus de trouble.

N° 105 du registre. Maria *Mds Sor*, âgée de 28 ans, — dysménorrhéique depuis plusieurs années; depuis l'inoculation, la menstruation eut lieu avec la plus grande facilité.

N° 216 du registre. Pilar *Garcia Carramato*, âgée de 35 ans, — vaccinée pendant le second mois de sa grossesse; ne ressentit absolument rien d'extraordinaire.

N° 201 du registre. Maria *Martinez Guillén*, âgée de 35 ans, — inoculée pendant le premier mois de sa grossesse; il ne se produisit pas le moindre trouble.

N° 286 du registre. Maria *Calbache Ildñez*, âgée de 28 ans, — fut inoculée pendant qu'elle nourrissait une enfant de treize mois qui, quelques heures après, éprouva les symptômes généraux de l'inoculation.

N° 287 du registre. Josefa *Pérez Fernandez*, — nourrissait un enfant, lequel ressentit les symptômes de l'inoculation qu'avait reçue sa mère.

N° 311 du registre. Concepción *Madrid Rigal*, âgée de 27 ans, — inoculée dans le huitième mois de la gestation; n'éprouva aucun dérangement.

N° 329 du registre. Josefa *Manreso Dolz*, âgée de 22 ans, — nourrissait un enfant de 14 mois: celui-ci éprouva les symptômes généraux de l'inoculation.

N° 351 du registre. Rosario *Rodriguez Gil*, âgée de 32 ans, — inoculée dans la première période de la gestation, éprouva fortement les effets de l'inoculation, sans souffrir le moindre dérangement dans son état.

N° 377 du registre. Maria G. *Hernández*, âgée de 26 ans, — fut inoculée pendant qu'elle allaitait une enfant de cinq mois ; celle-ci éprouva les symptômes généraux de l'inoculation.

N° 464 du registre. Maria *Francés López*, âgée de 24 ans, — nourrissait un enfant de dix mois, lequel éprouva les symptômes généraux de l'inoculation.

N° 467 du registre. Ana *Sanchez Martinez*, âgée de 27 ans, — allaitait un enfant de onze mois, lequel éprouva les symptômes de l'inoculation.

La Union, 30 octobre 1885.

Dr Pascual Molina.

CHAPITRE XXIX

LA SECONDE COMMISSION NOMMÉE PAR LE GOUVERNEMENT ESPAGNOL

A la vue des obstacles incessants qui enrayaient la pratique de l'inoculation, malgré les résultats favorables qu'elle donnait partout ; après que le Ministre de l'Intérieur eut décidé de donner à M. Ferran seul l'autorisation de vacciner, et que le gouverneur de Valence eut envoyé un délégué administratif, *non médecin*, pour assister, à nos côtés, à l'opération de l'inoculation et inspecter l'exercice de notre art, nous nous décidâmes à suspendre nos travaux, et nous nous rendîmes à Madrid, résolus à défendre, auprès des chefs du pouvoir, notre droit en même temps que la dignité du corps médical tout entier.

Quelques jours après, D. Raimundo Fernandez Villaverde occupait le Ministère du Gouvernement. Nous nous présentâmes à lui, ainsi qu'au Président du Conseil des Ministres d'alors, D. Antonio Canovas del Castillo. Celui-ci, dès le principe, parut peu ou point disposé en notre faveur ; mais plus tard, comprenant sans doute combien cette affaire intéressait la santé publique et l'honneur national, il voulut bien nous faciliter les moyens de procéder à un contrôle officiel de la vérité[1].

Une autre Commission fut nommée avec le mandat de nous accompagner dans les localités qui demanderaient à être vaccinées et de contrôler la pratique des inoculations, afin de pouvoir témoigner officiellement si, oui ou non, leur vertu pro-

1. La question de l'inoculation préventive contre le choléra avait pris, dès le début, un caractère politique très marqué, que nous ne contribuâmes ni peu ni beaucoup à lui imprimer. Il suffit que le ministre, M. Romero Robledo, se déclarât ennemi de l'inoculation, pour que ses adversaires politiques devinssent nos partisans, sans que nous nous fussions prêté à cette divergence d'opinions qui, loin de favoriser nos travaux, nous créait de continuelles difficultés.

phylactique était certaine. Cette Commission, nommée par le Ministre de l'Intérieur, M. Villaverde, se composait de trois membres, dont deux étaient les amis particuliers et les condisciples du Ministre. C'étaient D. Florencio de Castro, chargé des travaux de dissection à la Faculté de Médecine de Madrid, ayant une certaine pratique dans l'art de préparer des pièces anatomiques, mais nullement connu comme bactériologue ; D. Manuel Sanz Bombin, chef de la section d'Hygiène de la province de Madrid[1], et D. Mario González de Segovia, médecin de la Maternité. La Commission se composait donc d'un préparateur anatomiste, d'un syphiliographe et d'un accoucheur, possédant tous les trois une réelle expérience dans la matière spéciale objet de leurs études, mais sans la moindre autorité pour juger des questions de microbiologie. Si, encore, l'on eût cherché la solution de ce problème sur un terrain purement pratique ou empirique, ces trois médecins auraient pu suffire, avec un peu de bonne volonté ; mais là ne devait pas se borner leur mandat, et ceci, joint à l'intention bien arrêtée de faire échouer l'expédition, fit que la seconde Commission ne résolut pas, comme elle aurait pu le faire, le problème intéressant de la prophylaxie la plus positive du choléra morbus[2].

A cette Commission médicale en était jointe une autre de statistique, composée du chef de ces travaux dans la province de Saragosse, M. Ranz, et de quatre auxiliaires. Le Gouvernement établissait, pour la première fois, la statistique des inoculés.

Enumérer les contrariétés de toute nature, les froissements incessants, et tous les ennuis que nous occasionna la seconde Commission médicale, serait perdre notre temps, ou tout au moins aller trop loin, alors surtout que nous avons l'intention de faire connaître plus tard tout ce qui contribua à rendre absolument stériles tous nos travaux, quoique les chiffres continuassent, comme toujours, à nous donner raison.

1. Dans les gouvernements provinciaux de l'Espagne, on entend par section d'hygiène, celle des médecins chargés de surveiller l'état de santé des femmes inscrites dans le registre officiel, comme prostituées.

2. Un des membres de cette Commission, le Dr Sanz Bombin, avait demandé la parole pour prononcer un discours contre la vaccination cholérique, à la Société d'hygiène de Madrid, où l'on discutait alors cette question. Cela seul aurait dû lui suffire pour ne pas accepter un mandat qui l'obligerait à faire un rapport sur une affaire dont il s'était formé d'avance une opinion défavorable.

Nous prouverons ce fait, ainsi que plusieurs autres détails curieux intéressant la seconde Commission, dans le livre intitulé *Histoire de la vaccination cholérique en Espagne.*

Il suffit de lire les conclusions du rapport présenté par MM. Castro, Sanz Bombin et G. Segovia, pour comprendre, surtout en les comparant avec celles de l'honorable première Commission, quel critérium mesquin et étroit, hostile et malveillant, inspirait ces messieurs. Ces conclusions sont si exagérées qu'elles ne produisent pas l'effet que l'on en attendait, de discréditer le procédé de l'inoculation ; les esprits, même les plus fortement prévenus contre nous, doivent regarder avec méfiance un document qui est plutôt une agression qu'un rapport.

CONCLUSIONS DU RAPPORT RÉDIGÉ PAR LA SECONDE COMMISSION SCIENTIFIQUE CHARGÉE D'ÉTUDIER LA MÉTHODE PROPHYLACTIQUE DU Dr FERRAN

« 1° L'inoculation prophylactique contre le choléra morbus asiatique, suivant le procédé Ferran, ne peut être considérée comme inoffensive pour l'individu, à cause des effets locaux et généraux qu'elle produit chez la plupart des personnes inoculées. »

Les inoculations furent pratiquées dans trois localités, en présence de la Commission officielle : à Ondara et à Santa Pola, dans la province d'Alicante, et à Cambrils, dans la province de Tarragone. Il ne se produisit, dans ces localités, aucun accident ayant une certaine gravité parmi les milliers d'inoculés, dont pas un ne mourut des suites de l'inoculation. Les effets généraux et locaux furent exactement les mêmes que ceux déjà décrits dans cet ouvrage. A Cambrils, se présentèrent seulement les huit phlegmons dont il a été question dans l'un des chapitres antérieurs. Sur quoi les membres de la Commission se basèrent-ils pour dire que notre procédé *ne pouvait pas être considéré comme inoffensif* ? Avaient-ils reçu le mandat de conclure par un *non potest*, ou de s'en rapporter uniquement aux résultats fournis par les chiffres ? Ces résultats étant des plus éloquents en faveur de l'innocuité de la vaccination, ils durent recourir à des *distingos* et à des échappatoires théoriques, pour excuser au moyen d'un *non potest* hypothétique ou problématique, leur opinion sur ce sujet. Le plus logique et le plus discret, alors même qu'on n'aurait pas voulu être très explicite, eût été de dire : attendu que, de l'observation de plusieurs milliers d'inoculés, de conditions différentes et de diverses localités, il résulte que l'inoculation n'a produit chez aucun d'eux ni la mort, ni des accidents graves, il faut en conclure qu'il n'y a pas, *jusqu'à présent*, des motifs pour considérer ce procédé comme dangereux.

L'exactitude des faits sur lesquels nous nous appuyons est démontrée par des statistiques recueillies par la section chargée de ces travaux et présidée par M. Ranz. A Ondara, il ne mourut pas un seul des inoculés ; il n'y eut ni phlegmons, ni accidents locaux de quelque importance ; le choléra n'y apparut même pas. A Santa Pola, un seul inoculé mourut du choléra dans les cinq jours qui suivirent l'inoculation. Il ne s'y produisit pas non plus d'accidents graves. (Voir les statistiques que nous publions plus loin.) A Cambrils, il se produisit seulement les huit phlegmons certifiés par le médecin ; nous avons publié ce certificat dans un autre chapitre. Il y a plus encore : aucune des personnes inoculées dans ces trois localités ne mourut des suites d'autres maladies quelconques.

Voudra-t-on supposer que la personne morte du choléra à Santa Pola, et les quatre individus qui moururent à Cambrils, tous inoculés et décédés dans les cinq premiers jours, aient succombé aux suites de l'inoculation? Mais si l'on croit que ces personnes sont mortes du choléra par suite du virgule injecté dans le tissu cellulaire, pourquoi la même Commission dit-elle, dans la cinquième conclusion, que les symptômes observés chez les inoculés ne sont pas les symptômes du choléra expérimental? Quelle contradiction! En effet, si le virgule introduit hypodermiquement ne produit pas le choléra expérimental, il lui serait malaisé de donner aux inoculés la mort par le choléra ; et voilà comment les membres de la Commission se sont pris à leurs propres filets.

Il est donc évident : 1° que les cinq inoculés ci-dessus moururent du choléra, et qu'ils ne contractèrent pas la maladie par suite de l'inoculation, comme le prouvent très bien les termes de la cinquième conclusion de ladite Commission ; 2° que les cinq individus moururent dans les cinq jours qui suivirent l'inoculation, période que nous avons signalée comme étant nécessaire à l'inoculation du choléra, dans la possibilité où quelqu'un des inoculés porterait déjà en soi le germe de la maladie; si les membres de la Commission n'admettaient pas notre manière de voir à ce sujet, ils auraient parfaitement pu le dire, à Madrid, avant de partir, et ne point accepter le mandat, car tout le monde connaissait les observations insérées dans nos cartes de vaccination[1]; 3° qu'il n'y eut pas d'accidents d'une certaine importance, autres que les huit phlegmons de Cambrils; si l'on prétend en attribuer la cause à l'inoculation cholérique, à plus forte raison pourra-t-on accuser l'injection

1. Ces cartes furent publiées dans la *Gaceta de Madrid*, lors de la nomination, en mai, de la première Commission officielle.

hypodermique de tout autre médicament, et tout médecin qui voudrait le nier donnerait une bien mauvaise opinion de son savoir et de son expérience; 4° que pas un inoculé ne mourut d'une autre maladie.

Sur quoi s'appuie donc la Commission, pour dire que l'on *ne peut* considérer l'inoculation comme inoffensive? La vaccine de la variole n'occasionne t-elle pas de bien plus nombreux accidents? Est-il venu à qui que ce soit l'idée de dire que le cowpox ne peut pas être considéré comme inoffensif?

La deuxième conclusion est conçue comme suit:

« 2° Rien ne prouve que le liquide destiné à l'inoculation soit une culture de *bacille virgule* atténué. »

Nous ne comprenons pas ce qu'ont voulu dire par là les membres de la Commission: peut-être leur rapport, qui n'a pas encore été publié, nous sortira-t-il d'embarras. Six mois après la publication de la méthode employée pour obtenir notre vaccin, ces messieurs ignorent encore si les microbes de nos cultures sont ou ne sont pas atténués. Mais, alors même qu'il n'y aurait eu aucun moyen de s'en rendre compte, comment auraient-ils pu avoir la preuve que les bacilles du vaccin n'étaient pas atténués? Par l'examen microscopique? Nous refusons d'admettre une pareille hérésie, car tout le monde sait que ce n'est ni par les caractères morphologiques, ni par les modifications de l'autokinésie (mouvements propres), de la grosseur, etc., que l'on peut connaître le plus ou moins de virulence d'un microbe. Serait-ce par l'étude expérimentale de l'action du liquide sur les animaux? Nous ne savons avec quelle culture ces messieurs auraient pu la faire, car nous ne croyons pas qu'ils aient prétendu obtenir ce résultat avec les deux ou trois centimètres cubes de vaccin qu'ils nous demandèrent, un jour, de leur remettre dans un petit tube de cristal; ce fut la seule fois qu'ils eurent de nos cultures à leur disposition, parce que ce fut aussi la seule fois qu'ils mafestèrent le désir d'en avoir un échantillon. Peut-être calculèrent-ils, par son action sur l'homme inoculé, que le microbe n'était pas atténué? Nous ne l'admetions pas davantage, puisqu'ils ont été les premiers à nier que les symptômes de l'inoculation fussent ceux du choléra expérimental. Nous devons donc conclure que les membres de la Commission ont su par un procédé autre que ceux connus des bactériologues, que les microbes du vaccin n'étaient pas atténués.

« 3° Il n'y a pas de critérium régulateur dans la pratique des inoculations, soit pour le choix des liquides à employer, soit pour établir le rapport qui devrait exister entre la quantité et la qualité de ces liquides, d'une part, et les conditions individuelles de l'inoculé, d'autre part : la seule règle qui y préside généralement étant la variété la plus absolue dans la richesse en culture des bouillons employés. »

Le rapport de la Commission n'ayant pas encore été publié, comme nous l'avons déjà dit, nous ne savons pas comment les délégués apprécièrent la richesse des cultures, car nous ne supposons pas que ce fût par l'inspection microscopique d'une fraction de goutte, et bien moins encore en regardant à travers les matras. Nous répétons qu'ils prirent du vaccin une seule fois; nous ne savons si c'était pour l'examiner ou pour autre chose. Mais, auraient-ils fait le nécessaire pour se rendre compte de sa richesse en germes, il ne leur fut pas possible de la comparer avec celle d'autres cultures, puisqu'ils ne les étudièrent pas. Supposaient-ils encore qu'en appliquant un œil sur l'oculaire d'un microscope, cela suffisait pour calculer le plus ou moins d'abondance de virgules d'une culture [1] ?

« 4° Si l'on accepte le principe de la méthode du Dr Ferran, basée sur la doctrine qui admet le *bacille virgule*, comme cause efficiente du choléra morbus asiatique, il faut convenir que l'individu inoculé peut le transmettre au reste de la population, parce qu'il portera bien des fois dans ses vêtements ledit microorganisme, grâce aux défauts du procédé d'inoculation. »

Pourquoi les membres de la Commission scientifique avaient-ils à côté d'eux une Commission de statistique, sinon pour fonder leur rapport sur les chiffres? A Ondara, il y eut 1.205 personnes vaccinées; le nombre des non-inoculées fut bien plus grand, et le choléra ne se transmit pas de celles-là à celles-ci. La façon de conclure de la Commission est-elle sérieuse? Son mandat consistait à fonder des théories non pas sur des doctrines plus ou moins acceptables et acceptées, mais bien sur des faits parfaitement contrôlés par elle-même, et quoique ces théories conduisissent *a priori* ses membres, suivant leur manière de voir, à dire que les inoculés *pouvaient* transmettre la maladie, les faits constatés à Ondara les obligeaient à soutenir que plus de mille ino-

1. A en juger par ce qui se passa à Cambrils, nous croyons que ce dut être là sa seule manière d'étudier cette question. Le Président de la Commission, M. Castro, s'approcha du microscope que nous avions préparé sur la table, pour examiner une goutte de vaccin, et, blessé de ce que, au moment où il allait tourner le bouton des grandes distances au lieu du bouton micrométrique, nous l'avertîmes qu'il se trompait et qu'il allait détruire la préparation, il se piqua et, se tournant vers le secrétaire, M. Gonzalez Segovia, il lui dit : — « J'en ai assez ; examinez, à votre tour, M. Segovia : cette culture est encore plus pauvre en germes que celle d'hier. »

Cette scène eut lieu en présence de plusieurs personnes, entre autres plusieurs médecins de Reus et de Vilaseca, qui en garantissent l'exactitude.

culés n'avaient pas pu transmettre le choléra à un grand nombre d'autres non inoculés.

Pour asseoir le *posse*, il n'était pas nécessaire qu'ils se fussent dérangés de Madrid ; ils auraient parfaitement pu, de là, dire que tout individu inoculé au moyen du virgule *peut* transmettre la maladie, tout comme s'ils n'avaient pas abandonné un seul instant la discussion devant la Société d'hygiène. La question qu'ils avaient à résoudre, par ordre du gouvernement, n'était certainement pas celle de rechercher, sur ce point ou sur tous autres, le *posse* ou *non posse*, mais bien de confirmer ou de nier carrément les déductions de notre doctrine et de nos travaux.

« 5° L'ensemble des symptômes que présentent les inoculés ne permet pas de les considérer comme caractéristiques d'un choléra expérimental. »

Nous en avons dit assez, dans les chapitres correspondants de cet ouvrage, pour combattre le critérium sur lequel se basent de telles dénégations.

« 6° L'individu inoculé est, dans les premiers jours qui suivent l'inoculation, plus exposé à contracter toute espèce de maladies, parce que cette opération détruit plus ou moins profondément l'équilibre physiologique si nécessaire pendant les périodes épidémiques. »

Cette conclusion est tout bonnement absurde, et elle ne mérite pour ainsi dire pas de réponse. Avec ce raisonnement, nous devrions admettre aussi que l'individu vacciné contre la variole est, par le fait qu'il souffre de symptômes phlegmasiques ou de fièvre, plus exposé, en temps d'épidémie, à contracter toute espèce de maladies ; les membres de la Commission seraient-ils, par hasard, de ces médecins retardataires qui croient que l'on ne doit pas vacciner durant une épidémie varioleuse ?

Comme on le voit, les membres de la Commission n'ont pas manqué, dans cette conclusion pas plus que dans les autres, de laisser transpirer leur tendance à parler à propos de tout, à tort et à travers, contre le vaccin du choléra, oubliant que qui veut tout prouver ne prouve rien.

La dernière conclusion est la septième :

« 7° De l'étude des effets de la réinoculation et des expériences pratiquées par la Commission, il ne ressort pas la preuve que la méthode d'inoculation Ferran produise l'immunité anti-cholérique, et il n'est pas possible de tirer, des chiffres fournis par les statistiques, une conclusion dans le sens de l'affirmative, parce que l'on ne saurait baser des lois générales sur quelques faits isolés.

» Madrid, le 3 octobre 1885. — Manuel Sanz Bombin. — Florencio de Castro y Latorre. — Mario G. Segovia. »

Les membres de la Commission affirment ici qu'il n'est possible de rien dire d'absolu au sujet de l'existence de l'immunité anti-cholérique produite par nos inoculations, attendu que les chiffres fournis par la statistique se rapportent à *des faits isolés*, d'où l'on ne peut déduire des *lois générales*. Et, cependant, s'appuyant sur les mêmes *faits isolés*, ils n'ont pas hésité à les transformer en vraies *lois générales* : 1° l'individu inoculé est plus exposé, pendant les premiers jours qui suivent l'inoculation, à contracter toute espèce de maladies ; 2° il peut transmettre le choléra par le seul fait de l'inoculation ; et 3° l'inoculation n'est pas inoffensive.

Tout ceci constitue un critérium, bien arrêté d'avance, que nous ne recommandons pas à quiconque désire connaître le chemin de la logique et du bon sens.

La prophylaxie au moyen de la vaccination n'est point prouvée, disent-ils : à ceci, nous répondrons en donnant les conclusions de la Commission de statistique qui accompagnait la Commission scientifique, et qui s'en est tenue strictement aux chiffres et aux faits.

CONCLUSIONS DU MÉMOIRE SIGNÉ PAR LE CHEF DES TRAVAUX DE STATISTIQUE DE LA SECONDE COMMISSION SCIENTIFIQUE

De tout ce qui a été exposé, et des chiffres des tableaux de statistique relatifs à l'épidémie cholérique, l'on doit déduire les conclusions suivantes :

1° La vaccination ne détermina pas le choléra à Ondara ;

2° A Santa Pola, un seul inoculé fut attaqué par le choléra. L'invasion eut lieu le cinquième jour, et la mort survint le jour suivant. Un inoculé fut également atteint d'autres maladies ;

3° A Cambrils, les quatre inoculés qui moururent du choléra furent attaqués le cinquième jour ;

4° Dans la même localité, à dater du jour où commencèrent les inoculations, la proportion pour 100 des individus envahis entre les inoculés dans les cinq premiers jours et les non inoculés, est plus faible que celle entre les habitants inoculés et ceux non inoculés. Mais, si l'on part du sixième jour après l'inoculation, la proportion, dans ce cas, entre les individus envahis, inoculés, et les non inoculés, est plus forte, de 4 pour 100, que celle entre les habitants inoculés et ceux non inoculés ;

5° A Ondara, la proportion entre les inoculés, tant envahis que décédés à la suite d'autres maladies, et ceux non inoculés est plus faible que celle entre les habitants inoculés et ceux non inoculés ;

6° A Cambrils, pas un inoculé ne mourut d'autres maladies ;

7° Dans cette localité, la proportion entre les inoculés envahis par ces maladies, et ceux non inoculés, est plus forte que celle entre les habitants inoculés et ceux non inoculés.

Les conclusions 1e, 2e, 3e, 4e (1re hypothèse), 5e et 6e sont complètement favorables à la méthode prophylactique du Dr Ferran.

Il serait à désirer que ces conclusions fussent confirmées par des chiffres plus éloquents pour pouvoir les élever au rang de lois démographiques.

Madrid, 5 décembre 1885. Le chef des travaux de statistique de la Commission, troisième officier du corps de statistique. Jean Ranz.

Si nous en exceptons quelques appréciations dues précisément à l'absence relative de données, les conclusions de la Commission de statistique, signées par son président, M. Ranz, sont aussi satisfaisantes que possible.

D'où vient donc que la Commission médicale a été en si grand désaccord avec celle de statistique, alors que toutes deux avaient à juger les mêmes faits ?

Que nos lecteurs fixent bien leur attention sur tous les faits rapportés dans ce chapitre ; qu'ils veuillent bien réfléchir à ce qui se laisse deviner et que nous ne tarderons pas à rendre public, et il leur sera aisé de comprendre quelle a été la cause d'un pareil désaccord.

CHAPITRE XXX

LES DÉLÉGUÉS FRANÇAIS ET BELGE

Deux Commissions françaises vinrent en Espagne pour étudier sur les lieux nos travaux de vaccination cholérique. Ce fut d'abord M. Gibier, qui avait reçu ce mandat du Ministre du commerce ; peu de temps après, vint se joindre à lui, envoyé dans le même but par le gouvernement belge, M. Van Ermengem, microbiologue avec lequel nous étions en rapports scientifiques, et qui, à l'occasion de son voyage, pécha par une légèreté et une inconséquence inqualifiables. Plus tard, le même Ministre français crut devoir accorder à cette question plus d'importance qu'on ne l'avait fait jusqu'alors, et voulant peut-être donner plus de poids au jugement à émettre, il nomma une seconde Commission composée de M. Brouardel, professeur de médecine légale à la Faculté de Paris, de M. Charrin et de M. Albarran, jeune Américain qui terminait ses études dans ladite Faculté et était personnellement en relations assez intimes avec M. Brouardel.

Par une rare exception, les Français qui, depuis près d'un siècle, nous imposent leurs opinions et leurs usages, leurs livres et leurs costumes, venaient en Espagne étudier une chose qui les avait surpris par ce qu'elle présentait de nouveau et avait, par son importance, attiré leur attention. Mais, à cause sans doute de la rareté du fait, ils ne vinrent peut-être pas avec l'esprit bien préparé à recevoir sans critiques l'enseignement qu'ils poursuivaient.

Le résultat de la mission Brouardel a été beaucoup débattu, l'an dernier, dans la presse nationale ou étrangère, et dans les Athénées et Académies : notre conduite, comme celle des délégués français, fut jugée avec passion et chaleur ; on ne laissa rien alors à discuter, et l'on voulut tout éclaircir, de telle sorte que, obligés aujourd'hui de traiter le même sujet, il nous reste peu de chose à ajouter à ce qui se dit à cette époque, pour défendre la dignité de notre attitude devant les exigences hautaines de M. Brouardel et de ses collègues.

Le mandat donné à ces messieurs par le Ministre du commerce était nettement défini dans le décret du 17 juin qui les nommait : il y était dit que l'on instituait « *une Commission scientifique à l'effet d'aller étudier en Espagne les essais de vaccination cholérique entrepris par le Dr Ferran* ». En outre, dans une lettre que nous adressa M. Pasteur, et qui nous fut remise par M. Brouardel lui-même, le célèbre panspermicole nous disait, entre autres choses : « ce qu'il faut savoir avant tout, c'est si vous prévenez le choléra chez les personnes que vous inoculez. Aidez nos savants missionnaires à porter un jugement sûr à ce sujet. Vous pourrez y arriver en leur donnant les moyens de faire eux-mêmes leurs statistiques. Vous pouvez mettre sous leurs yeux les preuves de la non-récidive des effets de vos inoculations, soit sur l'homme, soit sur les animaux... » « La question des virus atténués et des vaccinations est encore si mystérieuse que personne n'est autorisé à vous jeter la pierre, par idée préconçue et par raisonnement *a priori*. Les faits seuls peuvent être invoqués pour juger votre méthode. »

Le mandat précis et bien déterminé du gouvernement français, et les claires indications de M. Pasteur, la pratique constante dans des cas analogues, la courtoisie sociale même, exigeaient assurément que M. Brouardel et ses collègues conformassent la marche de leurs investigations aux désirs de celui dont ils allaient examiner la méthode, et qu'ils s'astreignissent au programme proposé par nous, qui connaissions mieux le chemin à suivre pour étudier avec fruit cette importante question. C'est du moins la coutume établie et observée par les savants dans leurs relations continuelles. Mais les délégués français le comprirent autrement. Altiers et prévenus peut-être, ils eurent, dès le début, peu de foi en la vérité de notre méthode, et n'accordèrent qu'une confiance médiocre au résultat de la vaccination; peut-être encore vinrent-ils, persuadés d'avance que dans un petit recoin d'un pays mal jugé de l'étranger, parce qu'on le connaît encore pire, on ne pouvait avoir trouvé le remède contre une maladie aussi terrible que le choléra, à l'étude de laquelle tant de savants s'étaient consacrés sans succès. Ce qu'il y a de certain, c'est que, dès les premiers moments, M. Brouardel et ses collègues revêtirent tous leurs actes d'un air très évident de supériorité et d'une suspicion blessante, plus digne de maîtres trop zélés qui se refusent à croire au mérite du disciple, que de collègues animés du désir de savoir ce qu'ils ignoraient. Leurs questions sous une forme impérieuse tendaient bien plus à examiner pour critiquer, qu'à interroger pour apprendre. Nous avions cru recevoir une Commission scientifique venant *étudier les essais de la vaccination*, et nous nous trouvâmes en présence d'un jury hostile, qui semblait avoir plus d'intérêt à découvrir motif ou prétexte à censure et à attaque, qu'il ne désirait rencontrer la vérité à laquelle il aurait à applaudir.

Au lieu de s'en tenir raisonnablement au programme de travaux présenté par nous, les délégués français eurent, dès le premier jour, la prétention de nous imposer le leur, de nous tracer la marche des expériences, de nous indiquer comment et dans quel ordre nous devions nous soumettre à leur examen. Ils avaient reçu la mission d'*étudier*, et ils commençaient par vouloir enseigner à celui qui devait leur mettre sous les yeux ce qu'ils cherchaient; et, comme si ces prétentions n'étaient pas déjà trop irritantes, ils se faisaient accompagner du consul français à Valence, afin que celui-ci pût, comme l'a avoué plus tard M. Brouardel dans la presse de Paris, leur servir de témoin dans nos entrevues et certifier nos dires. Il n'était pas possible de souffrir, sans protester, cette manière de faire, et avec ceux qui oubliaient ainsi la considération et le respect que se doivent entre eux les hommes de science, nous ne pouvions établir de relations, au moins avec le caractère officiel qu'on prétendait nous voir leur donner.

Les tiraillements entre eux et nous furent bien visibles dès le premier jour, et ils augmentèrent à mesure que, leur dépit aidant, leurs exigences devinrent plus intolérables et que, notre amour-propre se voyant blessé, nous leur opposâmes un refus plus formel. Ce qui contribuait encore à refroidir nos relations scientifiques et à entretenir l'hostilité de la délégation française, c'étaient les renseignements fournis par certaines autorités, et en particulier ceux du gouverneur civil de la province, M. Botella ; à sa malveillance bien démontrée à notre égard, s'unissait en outre celle, aussi injustifiable et puérile, de l'inspecteur de la salubrité, M. Constantino Gomez [1]. Le premier, abusant de son caractère officiel, qui devait le faire paraître, aux yeux des délégués français, plus respectable qu'il ne l'était en réalité, fournissait à ces derniers, comme ils l'ont avoué eux-mêmes, des renseignements statistiques sur la mortalité

1. Voir le rapport de M. Brouardel, pages 26 et 30.

dans les lieux où avaient été pratiquées les inoculations : or, ces données, d'après les documents publiés dans l'appendice de cet ouvrage, sont absolument contraires à la vérité. Le second [1], abusant de la créance que devaient accorder ses collègues aux renseignements qu'il pouvait leur fournir, en raison du mandat officiel dont il était investi pendant l'épidémie, aidait dans leur besogne les constants persécuteurs de notre œuvre. Avec de tels appuis, il était impossible à M. Brouardel de mener à bien la mission que lui avait confiée le gouvernement français. On parvint à lui faire croire, à lui et à ses collègues, que loin d'être des hommes sérieux travaillant consciencieusement à établir la vérité d'une découverte des plus utiles, nous n'étions que des trafiquants de la science et des exploiteurs de la crédulité publique. La défiance fut une barrière qui s'éleva bientôt entre eux et nous. Ils s'obstinèrent à se poser en maîtres, au lieu d'observer, d'analyser, d'étudier sans passion, et nous refusâmes, à notre tour, d'être les élèves de ceux que, en cette matière, nous ne pouvions considérer comme nos maîtres. Voilà l'explication de l'insuccès de la mission française, dû à l'intransigeance inexplicable de ses membres.

Ils commencèrent par exiger que nous leur fissions connaître la découverte de ce qu'ils appelaient le *secret* de notre vaccin; ils en faisaient une condition précise pour passer à l'étude des résultats de l'inoculation. Dans le chapitre XX de cet ouvrage, nous avons expliqué d'une manière claire que, loin d'être un secret, notre vaccin pouvait et devait être connu, depuis les mois de mars et avril, par les hommes de science vraiment soucieux d'étudier tout ce qui se rapportait à notre procédé. Après avoir lu les motifs exposés dans ce chapitre, on se demande comment, quatre ou cinq mois après la publication du rapport de l'Académie royale de médecine de Barcelone et de la note présentée à l'Académie des sciences de Paris, des délégués français sont venus étudier la vaccination cholérique, sans avoir cherché à se procurer, auparavant, tous les renseignements possibles sur la question qu'ils allaient examiner de près. Cela n'accuse-t-il pas une imprévoyance extraordinaire et

1. Il était un de ceux qui accompagnaient d'habitude les délégués français, et il figure en cette qualité dans le rapport de M. Brouardel au Ministre du commerce, où celui-ci parle de la visite qu'il fit, avec ses collègues, à l'hôpital provisoire des cholériques. M. Gomez, bien que ayant été inoculé dans les premiers temps, fut un des ennemis les plus acharnés de l'inoculation cholérique ; mais il manifesta toujours son hostilité d'une façon couverte et sans jamais oser le faire en public, ni au début, dans la large discussion de l'Institut médical qui offrit un si vaste champ à toutes les opinions, ni plus tard, dans la presse où d'autres, plus francs et plus nobles, exposèrent la leur.

déplacée chez des hommes d'un réel savoir? Et n'était-il pas ridicule de venir en Espagne, le 30 juin, à la recherche d'un *secret* qui avait été publié en France, le 15 avril précédent?

Semblable exigence nous surprit en même temps qu'elle blessa notre amour-propre ; mais, résolus à tirer M. Brouardel et ses collègues de l'erreur dans laquelle ils étaient, nous voulûmes, tout d'abord, nous concerter avec eux pour *leur procurer les moyens de faire eux-mêmes leurs statistiques*, comme nous l'indiquait M. Pasteur dans sa lettre, nous réservant de leur faire comprendre ensuite que le *secret* qu'ils poursuivaient, ils le possédaient chez eux, depuis déjà longtemps. C'est alors que les délégués français se montrèrent le plus intransigeants. Ils persistèrent de la façon la plus absolue à demander, comme condition nécessaire pour commencer leurs investigations, que notre *secret* leur fût dévoilé. En vain nous les engageâmes à examiner nos cultures, que la première Commission nommée par le gouvernement espagnol avait examinées elle-même, par l'analyse et le microscope, un mois et demi auparavant ; en vain, répétant les paroles de M. Pasteur, nous leur disions que « *seuls les faits devaient être invoqués pour juger notre méthode* », que l'épidémie nous fournissait malheureusement, avec ses ravages, l'occasion et les moyens de prouver l'efficacité de l'inoculation ; qu'il était urgent qu'ils fissent eux-mêmes, sur une grande échelle, des vaccinations avec les cultures du virgule, quittes ensuite à examiner et analyser celles-ci tout à leur aise ; que cela leur fournirait une base large et solide pour une statistique éloquente, et que plus tard viendraient l'heure et le temps de se livrer à des études complètes de laboratoire. Le programme des délégués français était rigide et inflexible, et ils persistèrent à vouloir nous l'imposer, sacrifiant ainsi à leur entêtement la mission que leur avait confiée M. le Ministre du commerce.

Cette obstination très humiliante pour nous, par l'oubli qu'elle révélait de toutes les considérations dues à un collègue à qui, au lieu de la lui demander poliment, l'on disait « qu'il avait à fournir, sans restrictions, la communication de tous les moyens employés pour obtenir l'atténuation du virus inoculé [1], » cette obstination finit par nous irriter. Dès ce moment, notre refus d'accéder aux prétentions de la Commission française fut formel et absolu. Peut-être eûmes-nous tort de laisser ignorer à ces Messieurs qu'ils croyaient à un secret qui n'existait pas ; peut-être n'agîmes-nous pas prudemment en en par-

1. Rapport de MM. Brouardel, Charrin et Albarran au Ministre du commerce, 5 juillet 1885, page 10.

lant au Ministre ; mais nous crûmes alors que le juste châtiment de leur altière ténacité, MM. les délégués le trouveraient, à leur retour à Paris, dans la lettre où nous disions que, dès le 15 avril, l'Académie des sciences de Paris avait publié l'explication de notre procédé. Si nous nous trompâmes, toute la faute ne doit pas nous en être attribuée, et la part que nous y eûmes était suffisamment justifiée par les embûches dont nous étions entourés de tous côtés, par la surexcitation produite sur notre esprit, par les résistances que nous rencontrions en tout, par la persécution dont nous étions l'objet, par le travail pénible et journalier des vaccinations, et par les prétentions de ceux qui, oubliant combien les circonstances dans lesquelles nous opérions étaient pénibles et anormales, voulaient que nous abandonnions tout pour nous livrer tranquillement et avec le plus grand calme, comme en temps ordinaire, à des études approfondies de morphologie, et à des procédés minutieux de laboratoire, expliqués, depuis plusieurs mois, dans les journaux du pays et de l'étranger, de telle manière que seuls les négligents ou les étourdis pouvaient ne pas les comprendre.

Si les délégués français avaient eu un réel désir de connaitre la vérité, ils auraient sacrifié à ce désir tout autre sentiment, ils auraient cherché à aplanir les difficultés au lieu de les créer, ils auraient accepté le programme présenté par nous, ils auraient compris leur tort de supposer des obscurités et des mystères là où étaient simplement appliqués des principes scientifiques connus de tous, et ils seraient revenus dans leur pays avec la satisfaction d'avoir fait quelque chose pour la science et l'humanité, et non avec l'ennui de s'être vu mal reçus à cause de leurs injustes prétentions[1].

Les délégués français étaient arrivés à Valence, le 30 juin ; le 3 juillet suivant, ils quittaient cette ville, et le 5, ils signaient, à Paris, le rapport adressé au Ministre du commerce. On ne peut concevoir mission aussi importante remplie en si peu de temps.

1. L'on ne comprend pas que, dans le rapport présenté au Ministre du commerce, les mêmes hommes aient dit, à la page 9 : « *pour les vaccins, il n'y a point d'autre moyen de contrôle que les résultats de l'inoculation elle-même.* » S'ils le croyaient, pourquoi, au lieu de s'en tenir à leurs exigences que leur obstination rendit irréalisables, ne cherchèrent-ils pas à étudier, sur le terrain de l'épidémie, *les résultats de l'inoculation* sur les milliers de personnes qui s'y étaient déjà soumises, et sur les milliers qui demandaient à s'y soumettre ? Car, en fin de compte, parce qu'ils auraient appris que le liquide employé pour les inoculations se préparait de telle ou telle manière, ils n'auraient pas mieux vu si la vaccination empêchait, ou non, l'attaque du choléra, et c'est précisément ceci qui devait les intéresser tout particulièrement, c'est ce que M. Pasteur désirait qu'ils étudiassent, et ce que le gouvernement français leur avait donné mandat de découvrir.

Néanmoins, elle aurait pu l'être bien plus rapidement encore, si les délégués avaient voulu faire ce qu'ils appelaient leur devoir. Après que les relations entre eux et nous eurent cessé, il eût été naturel qu'ils s'abstinssent de faire toute espèce de recherches, puisque la mission qu'ils avaient acceptée, en venant en Espagne avec un caractère officiel, n'avait plus sa raison d'être après notre refus. Devant cet état de choses, ils devaient, ce nous semble, retourner immédiatement à Paris et informer le Ministre, laconiquement et avec simplicité, du motif de leur si prompt retour. Ils crurent, au contraire, comme ils le disent dans leur rapport, « *qu'il était de leur devoir de recueillir le plus de données possible, afin de pouvoir se prononcer sur la valeur probable des procédés employés et sur les résultats des inoculations anticholériques*[1] ; » et ils travaillèrent à se procurer ces données avant de partir pour Paris. De sorte qu'après avoir précédemment, dans leur lettre datée de Valence, le 1er juillet, déclaré au Ministre du commerce « *qu'ils ne pouvaient savoir quelle était la valeur des inoculations pratiquées par le Dr Ferran, sans connaître tout d'abord, dans tous leurs détails, les moyens employés pour la culture et l'atténuation du virus*[2], » ils se décidaient plus tard, *à émettre un avis sur la valeur probable des moyens employés et sur le résultat des inoculations*, bien qu'ils ne connussent pas le vaccin. Ils reconnaissaient ainsi que nous avions raison quand nous leur indiquions, comme méthode préférable pour l'étude, de commencer par vérifier ce *résultat* dans les localités envahies, pour terminer ensuite par les travaux de laboratoire.

Le plus étrange dans tout ceci, c'est que toutes les recherches, faites à la course par les délégués français, après notre refus, furent portées officiellement à la connaissance du Ministre du commerce, au moyen d'un rapport, comme si elles eussent aussi été faites officiellement, alors que cette Commission ne devait pas se considérer comme existant, du moment où elle résignait son mandat en rompant ses relations avec nous. Et quelles recherches fit-elle? Et quelle façon de recueillir *le plus possible de données!* En trois jours, ces Messieurs visitèrent notre laboratoire ; ils purent se rendre compte de la classe et du nombre des personnes qui venaient journellement se faire vacciner, des prix et produits de notre travail ; ils passèrent en revue *nos collaborateurs*, attribuant ce titre à tous ceux qu'ils virent par hasard une seule fois à nos côtés ; ils parvinrent à examiner nos cultures, à se pencher sur le microscope, à y voir

1. Voir la page 19 dudit rapport.
2. Voir page 12 de ce rapport.

en mouvement des spirilles et des organismes qui *ressemblaient plus ou moins au bacille virgule;* ils firent l'inventaire de nos moyens d'examen, qu'ils trouvèrent médiocres, pauvres et insuffisants ; ils jugèrent la morphologie décrite par nous, et dont l'étude avait coûté deux grands mois à l'Académie de Barcelone ; ils critiquèrent nos expériences sur les animaux, assistèrent avec nous à la vaccination des Petites Sœurs des pauvres, visitèrent l'hôpital provisoire des cholériques, firent des autopsies, parcoururent, en quelques heures, diverses localités dont la population avait été vaccinée, Alcira, Carcagente, Albérique et Algemesi, afin de contrôler le résultat de l'inoculation ; ils trouvèrent, en outre, que le recensement était défectueux, les statistiques fausses ou exagérées, et les médecins partiaux et passionnés ; ils purent encore saisir au vol, dans un wagon du chemin de fer, des révélations de la plus haute importance, de la bouche du colonel du 47e de ligne (!) sur la mortalité des cholériques.

Et tout ceci en TROIS JOURS ! Réellement on ne pouvait accuser la Commission française ni de peu de diligence, ni de peu d'activité ! mais on avait bien le droit de la blâmer pour sa légèreté peu en rapport avec le caractère de gens sérieux, ainsi que pour ses manifestations, miroir fidèle de son dépit. Cet ensemble d'observations, faites en dehors de tout caractère officiel, n'est qu'un tissu d'exagérations passionnées, une relation fantastique de faits observés à la course, de jugements formés précipitamment, et de données recueillies sans ordre, comme sans la tranquillité impartiale et sereine que ne trouble pas la passion.

Il fallait, cependant, justifier l'insuccès de la mission, dû à l'exigence et à la maladresse, et l'on ne trouva de la force pour cela que dans une attaque violente et injuste ; et ces hommes, qui exigeaient de nous une base large et solide pour juger le mérite de notre œuvre, formulèrent la critique de la vaccination cholérique en TROIS JOURS, avec les seuls renseignements que leur fournirent nos ennemis, et avec les données qu'ils se procurèrent, poussés bien plus par leur dépit et par le désir de la revanche que par l'esprit d'observation.

Quant à MM. Gibier et Van Ermengem, nous avons peu de chose à dire à leur sujet. Ils vinrent avec des dispositions à peu près semblables à celles de la mission Brouardel : ils ne furent, toutefois, ni si altiers, ni si exigeants. A leur départ, ils nous laissèrent un questionnaire auquel nous répondîmes, et que nous adressâmes à Paris, comme cela avait été convenu. Nous ne pouvons rien dire du jugement que ces Messieurs se firent de nous, car ils n'ont pas daigné, jusqu'à présent, nous communiquer des journaux ou des brochures où il en fût question. Il est parvenu jusqu'à nous certains bruits touchant l'opinion émise par M. Van Ermengem, opinion contraire à notre manière de voir et aux faits soutenus par nous. Si ces bruits étaient exacts, nous le regretterions pour le professeur belge, car il donnerait ainsi une nouvelle preuve de sa légèreté et de son inconséquence[1].

1. Pour apprécier la conduite de ce dernier, voir les discours du Dr Gimeno à l'Athénée de Madrid. — *Question Ferran*, librairie de Moya, Carretas, Madrid, et le chapitre XXXIII de cet ouvrage.

CHAPITRE XXXI

L'OPINION DE M. CHAUVEAU

Le dépit de M. Brouardel l'obligea, comme on l'a vu, à sortir des limites tracées; ses affirmations et ses négations devant l'Académie, et surtout le suprême dédain avec lequel il voulut nous traiter, abusant de sa position et de son autorité, produisirent un certain effet dans le public savant comme dans le public profane de la République voisine.

Tous les hommes de science, cependant, ne se laissèrent pas impressionner complètement par le rapport de M. Brouardel. Il y en eut un qui, possédant des connaissances plus approfondies que le médecin légiste, en matière de vaccins artificiels, sut voir, à travers le bavardage dicté par l'amour-propre blessé, quelque chose digne d'intérêt et de respect. Cet homme, ce fut M. Chauveau, une des intelligences supérieures qui marchent, en France, à la tête du nouveau mouvement scientifique, et l'un aussi de ceux qui ont le plus fait pour la prophylaxie des maladies infectieuses.

Dans le Congrès célébré à Grenoble, l'an dernier, par l'*Association française pour l'avancement des sciences*, M. Chauveau présenta un lumineux travail sur la vaccination cholérique, de l'esprit duquel on peut se former une idée par la lecture de ses conclusions, que nous publions ci-après. L'on y voit que le critérium de M. Chauveau, à l'égard de l'inoculation cholérique, se rapproche beaucoup du nôtre, en ce qui concerne son efficacité et son innocuité, bien qu'il s'en éloigne un peu sur la manière d'apprécier les détails de la méthode.

Nous pardonnons à l'illustre directeur de l'école vétérinaire de Lyon les appréciations personnelles qu'il émet sur le fondement scientifique de nos travaux : malgré sa grande supériorité sur M. Brouardel, M. Chauveau ne put se soustraire entièrement à l'influence du rapport de la Commission française envoyée en Espagne pour étudier la vaccination cholérique.

CONCLUSIONS DE L'ÉTUDE DE M. CHAUVEAU SUR LA VACCINATION DU CHOLÉRA

1° Le tissu conjonctif sous-cutané constitue pour le virus cholérique un milieu peu favorable à la prolifération de l'agent pathogène et au développement d'une affection maligne; ce tissu est, en conséquence, très propre à servir de porte d'entrée au virus pour la production d'une infection atténuée, capable de jouer un rôle préventif;

2° Le peu de ressemblance qui existe entre les caractères de cette infection rudimentaire et ceux du véritable choléra ne saurait être invoquée pour nier, *a priori*, la nature cholérique des légers symptômes produits par l'inoculation, ni pour refuser tout fondement à la prétention de conférer ainsi l'immunité contre la maladie naturelle. L'efficacité de l'inoculation préventive parait probable, étant donné l'exemple de faits analogues, aussi nombreux que bien établis, que la médecine vétérinaire exploite avec le plus grand succès;

3° Dans tous les cas connus auxquels nous venons de faire allusion, et qui concernent surtout la péripneumonie et le charbon emphysémateux, l'infection virulente par les agents pathogènes proprement dits ne saurait être niée, et n'intervient que pour produire l'immunité. Les matières solubles contenues dans la minime quantité de liquide inoculé n'exercent pas une action directe sur les résultats de l'inoculation. Il n'y a pas lieu de supposer que les ptomaïnes des bouillons de cultures cholériques jouent un rôle plus actif, malgré la quantité relativement grande de bouillon injecté, dans les inoculations de M. Ferran;

4° L'immunité la plus profonde que, suivant les statistiques de M. Ferran, l'on confère par une seconde et, surtout, par une troisième inoculation massive, ne prouve rien en faveur de cette intervention du poison soluble. Il est, en effet, établi dans la science que *la même culture atténuée*, inoculée plusieurs fois *en très petites quantités*, augmente chaque fois l'immunité contre le virus fort, grâce au travail multiple de l'infection décrite comme étant le résultat de l'inoculation;

5° La tolérance de l'organisme de l'homme pour les grandes quantités de bouillon infectieux doit probablement s'expliquer, non seulement par les conditions défavorables du milieu dans lequel on fait pénétrer ce bouillon, mais encore par sa faible activité virulente. En effet, il est possible que les cultures de bacilles virgules dans du bouillon stérilisé, faites dans les conditions ordinaires, soient naturellement atténuées. Il n'y aurait rien de plus facile, si cela était nécessaire, que de les atténuer davantage par la chaleur. Le bacille virgule appartient à la catégorie des microbes pathogènes, dont l'activité se modifie très bien au moyen de la chaleur;

6° La quantité de matière virulente que l'on doit inoculer doit se régler sur l'activité de cette matière. Il est donc possible que les liquides de M. Ferran soient si peu actifs qu'il soit nécessaire de les injecter à la dose d'un centimètre cube. Mais tout porte à croire que les inoculations auraient la même efficacité, si on les pratiquait avec deux ou trois gouttes d'un liquide bien préparé;

7° Il y a peu de probabilités de créer des foyers d'infection par la pratique des inoculations préventives anticholériques, parce que les sujets inoculés ne sont pas dans les conditions voulues pour la production et la dissémination des germes du mal;

8° Les données scientifiques actuelles autorisent donc, en principe, les essais d'inoculation préventive du choléra par l'injection de liquide de culture du bacille virgule dans le tissu conjonctif sous-cutané. Ces données expliquent l'innocuité de ces inoculations, mais elles ne permettent pas d'affirmer, *a priori*, leur efficacité, dont la preuve est un fait d'expérimentation sur lequel seules les statistiques comparatives rigoureuses permettront de se prononcer en connaissance de cause;

9° De l'ensemble de cette étude, il résulte qu'il y a lieu de suivre avec intérêt les inoculations de M. Ferran, malgré le caractère peu scientifique de ses recherches antérieures et la façon dont il opère actuellement, et aussi de contrôler les résultats qu'il a publiés. Je suis prêt à offrir mon concours à ceux qui voudront se consacrer à ce contrôle.

Nous sommes complètement d'accord avec quelques-unes des propositions formulées par M. Chauveau. En revanche, nous soutenons notre opinion, contraire aux troisième et quatrième conclusions, nous fondant, pour cela, sur le résultat de nos expériences exposées dans les notes par nous adressées à l'Académie des sciences de Paris et reproduites dans cet ouvrage. Une petite quantité de culture de virgules, quelle que soit sa richesse en germes, ne confère pas, comme le croit M. Chauveau, le même degré d'immunité que l'injection d'une dose plus forte (voir *Les lois de l'habitude*); le même fait peut être observé avec les autres virus. On obtiendrait certainement une immunité suffisante au moyen d'un grand nombre d'injections successives à petites doses; mais, quand il s'agit d'une épidémie cholérique, il importe de gagner du temps et d'obtenir le plus haut degré possible d'immunité au moyen d'une, de deux, ou de trois injections.

Quant à la sixième conclusion, nous devons affirmer que nos cultures sont très riches en virgules, et douées de l'activité que possède ce microphyte dans son état normal; leurs effets atténués sont dus au peu de réceptivité dont est douée la partie qui reçoit l'injection, au plus ou moins de richesse de la culture en virgules, et à la qualité de ces derniers. Il nous est aisé de déterminer les premières conditions à volonté; quant à la dernière, nous n'en savons rien, mais il est certain qu'il y a des cultures plus virulentes les unes que les autres, alors même que la quantité des germes en est à peu près la même. On pourrait pratiquement éviter ces différences dans la virulence, en donnant au vaccin le plus possible d'uniformité; ceci, d'ailleurs, ne constitue pas le moindre obstacle pour la pratique de l'inoculation.

En égard à ce qu'affirme M. Chauveau dans sa neuvième conclusion, nous regrettons seulement qu'il ait jugé nos travaux sans nous connaître autrement que par les références passionnées de ses compatriotes ; nous sommes certains que, étant données la sévérité et la droiture du chef de l'École vétérinaire de Lyon, il sera un peu plus juste dans ses écrits postérieurs, et qu'il rectifiera tout ce qui pourra lui paraître blessant pour nous.

Nous espérons donc qu'il y aura quelqu'un pour accepter le concours de M. Chauveau, et que l'inoculation préventive contre le choléra, telle que nous la pratiquons et sans modification fondamentale, sera vengée des attaques grossières au moyen desquelles certains ont vainement voulu la réduire à néant.

CHAPITRE XXXII

LE DOCTEUR CAMERON ET LE DOCTEUR KLEIN

Vers le milieu de mai de l'an dernier, quand, depuis quelques jours à peine, nous avions commencé, sur une grande échelle, la pratique des inoculations à Alcira, un télégramme de l'*Agence Fabra* nous apprenait qu'un membre de la Chambre des Communes d'Angleterre avait, dans une de ses séances, demandé au Ministre des affaires étrangères de faire le nécessaire pour s'assurer de la vérité de nos affirmations sur le vaccin du choléra. Ce député était le Dr Cameron. Nous nous empressâmes de le remercier, et, depuis lors, nous avons été en relations constantes avec lui.

La question de la vaccination cholérique est de la plus haute importance pour la Grande-Bretagne. C'est dans le delta du Gange, au sein de ses possessions des Indes, que se trouve le foyer du choléra; il y exerce les plus grands ravages, y régnant toujours à l'état endémique, et de là s'étend par toute la péninsule indienne, sous forme d'épidémies meurtrières; de là aussi il arrive en Europe, lorsque la vie commerciale elle-même ou les nécessités de la guerre transportent chez nous son germe vénéneux. L'Angleterre, plus que toute autre nation, est excessivement intéressée à étouffer le mal autant que possible, à l'amoindrir ou à l'éviter.

C'est pourquoi le Dr Cameron, qui l'a compris ainsi, a toujours été sur la brèche, a toujours fait ressortir la nécessité dans laquelle se voit le gouvernement anglais d'étudier mûrement cette question, et indiqué le chemin à suivre pour s'assurer de la vérité de tout ce que nous affirmons.

Mais il existe chez les médecins anglais une préoccupation, née à la chaleur de l'amour-propre national et nourrie par d'anciennes idées de sectes scientifiques, préoccupation qui, pendant un certain temps encore, sera nuisible à la propagation de notre méthode et empêchera, jusqu'à un certain point, l'idée de la vaccination cholérique de pénétrer dans tous les esprits. Nombre de nos confrères anglais ne peuvent pardonner à R. Koch d'avoir découvert que le virgule est la cause du choléra, alors que la science du pays dans lequel la maladie règne pendant de longs intervalles, n'est pas parvenue à le découvrir. C'est une véritable faiblesse de la part de beaucoup de médecins anglais, et plus particulièrement de ceux qui ont exercé ou qui exercent leur profession dans les Indes, de n'accepter pas, ou du moins d'accepter avec répugnance que le virgule puisse être le véritable agent cholérigène ; ils doivent, par suite, regarder avec une certaine prévention tout ce qui dérive de la découverte du Dr Koch, et entre autres notre vaccin, qui donne comme prouvé et admis ce qu'a de spécifique l'étiologie du virgule pour le choléra asiatique.

Le Dr Cameron s'est placé au-dessus de ces préoccupations ; et, tantôt à la Chambre des Communes, tantôt dans la presse ou devant les corporations scientifiques, il ne cesse d'appeler l'attention sur la prophylaxie du choléra conseillée par nous, attaquant avec brio nos ennemis, et faisant voir combien l'opinion de quelques hommes a été injuste et peu courtoise à notre égard.

Pour donner une idée de la manière dont notre honorable confrère sait accomplir sa mission aussi honnête que difficile, nous allons publier une conférence donnée à Glascow, il y a déjà six mois, en vue de défendre la première série de nos statistiques. Il les a épluchées et analysées d'une manière si parfaite, avec cet esprit anglais, sévère, froid, calculateur, exact, que nous n'aurions pas su, nous-mêmes, présenter la vérité d'une façon si évidente, et que nous n'aurions pas exposé aussi éloquemment les déductions qui découlent des faits. L'on voit bien que le médecin anglais sait veiller aux droits de la science offensée et aux intérêts de l'humanité ! Avec le temps, l'Angleterre aura à le remercier de ses efforts, puisqu'il travaille pour elle avec une noble constance et une intelligence peu ordinaire, en travaillant pour la vaccination cholérique.

LES INOCULATIONS FERRAN

Conférence donnée à la Société des sciences naturelles de Glascow, le 4 novembre 1885, par le Dr Charles Cameron, membre du Parement, docteur en médecine et en droit. Traduite et publiée par le journal « El Dia ».

Depuis plusieurs mois, la presse de tous les pays du monde civilisé s'occupe de la prétendue découverte, faite par le Dr Ferran, d'un système d'inoculation préventive du choléra, plus que d'aucune autre question relative à la science médicale.

En supposant que la découverte soit vraie, l'on ne saurait en apprécier assez l'importance pour la Grande-Bretagne. Non seulement nous sommes exposés, comme les autres pays, aux ravages de cette terrible maladie, mais nous sommes, en outre, possesseurs de la grande péninsule indienne qui est le foyer du choléra. Dans cette colonie, nos soldats et nos administrateurs sont constamment exposés à une attaque, et notre commerce qui s'étend par delà les mers, sur toutes les contrées de l'univers, a à lutter contre les continuelles interruptions qui ont pour cause les barrières des quarantaines que d'autres nations opposent au choléra, toutes les fois qu'il menace de franchir les frontières du pays où il a pris naissance.

A ce point de vue, il était à supposer que notre gouvernement considérerait qu'il valait la peine de vérifier et d'analyser les faits ayant quelque rapport avec la nature de la maladie et les moyens de la dominer. Relativement à la découverte que prétend avoir faite le Dr Ferran, les recherches n'auraient pas été fort coûteuses ; mais lorsque je m'efforçai de persuader aux Ministres qu'il leur importait de s'occuper de cette affaire, et avant même qu'une seule expérience fût arrivée à la connaissance des médecins du ministère, dont le rapport sert de guide à notre gouvernement en matière sanitaire, il se trouva que ces messieurs, ayant décidé, dans une argumentation théorique, que le système Ferran est absurde, refusaient de conseiller d'ouvrir une information sur ce système [1].

Ceci se passait il y a quatre ou cinq mois, et nous avons entendu, depuis lors, une infinité d'arguments qui démontraient que, en théorie, tout cela n'était que mensonge et charlatanisme. Nous avons entendu des assertions en contradiction avec les faits et des conclusions caressantes pour les préoccupations professionnelles, assertions et conclusions acceptées sans la moindre protestation. Personne, excepté moi, n'a tenté le plus léger effort pour présenter au public l'aspect favorable de cette question, que tant de monde est disposé à nier sans s'être donné la peine de l'étudier.

Il me semble que la théorie basée sur les faits rend à la science d'indispensables services ; mais la théorie qui refuse de s'ap-

1. Les médecins anglais n'ont pas admis la théorie de Koch, qui indique le bacille virgule comme la cause du choléra ; et, le système de M. Ferran se basant sur la théorie de Koch, pour être conséquents, ils nient *a priori* le système. — (Note de la rédaction de *el Dia*.)

puyer sur les faits ne mérite qu'une défiance absolue. Quels sont les faits dans le cas qui nous occupe, faits en dehors desquels ont été prononcées tant de condamnations théoriques du système du Dr Ferran? Si je les expose en détail, au risque d'abuser de votre patience, écoutez-moi néanmoins, car ils sont de la plus haute importance, et les détails dont tout dépend sont rendus publics, pour la première fois ce soir, dans notre pays.

Commençons par Alcira :

D'après le recensement officiel, cette ville renferme 16.000 habitants. Comme un grand nombre d'autres villes de province, en Espagne, elle possède un corps médical, et c'est sous la foi des déclarations officielles de ce corps, déclarations signées de ses onze membres et certifiées par le Maire, que je vais vous présenter les faits.

Le choléra se déclara à Alcira, au commencement d'avril dernier, et y fit, durant ce mois, de 20 à 30 victimes. Le 1er mai, le Dr Ferran qui prétend, comme vous le savez tous, avoir découvert une préparation du virus cholérique, préparation qui, inoculée à l'homme, le préserve du choléra, comme le vaccin préserve de la variole, alla s'établir à Alcira et commença à travailler. On enregistrait tous les renseignements nécessaires sur chaque personne inoculée, à laquelle on remettait une carte dont le verso portait imprimées quelques observations relatives à la méthode du Dr Ferran. Dans l'une d'elles, il était dit que l'inoculation ne conférait pas d'une manière absolue l'immunité contre le choléra, de même que la vaccine ne met pas complètement à l'abri de la variole, mais qu'elle diminuait grandement les risques de l'attaque, et plus encore les risques de mort. Il y était dit encore que l'immunité disparaîtrait et que par suite l'opération devrait se répéter de temps en temps. Enfin, comme dans le cas où des personnes sont exposées à la contagion de la variole, il doit s'écouler un certain nombre de jours avant que le vaccinateur puisse assurer à ses patients que la vaccine les ait mis à l'abri de l'attaque de la variole non atténuée, c'est-à-dire dans toute sa virulence, de même M Ferran disait, d'une manière claire et formelle, qu'avec son système, il fallait cinq jours pour acquérir l'immunité contre le choléra, et que les attaques survenues avant l'expiration de cette période ne sauraient être attribuées à l'inefficacité de l'opération.

Le 31 mai, il y avait eu 7.043 inoculés, dont 4.117 l'avaient été une deuxième fois. Dans le courant du mois, tandis que parmi les non inoculés il y eut 121 cas et 57 décès, il n'y eut parmi les inoculés que 23 cas et 3 décès, mais ces trois décès étaient survenus avant la fin du cinquième jour après l'inoculation.

Nous laisserons, cependant, ces résultats de côté, parce que les 9.000 personnes non inoculées avaient été exposées à l'infection cholérique pendant un mois entier, tandis que les 7.000 inoculées n'y avaient été exposées que pendant des périodes différentes et plus courtes.

Néanmoins, les chiffres de mai nous offrent un point de départ sûr. Le 31 de ce mois, il y avait à Alcira, comme nous venons de le voir, 2.926 inoculés et 4.117 réinoculés, ce qui fait un total de 7.043 ; il y avait, par conséquent, 8.957 personnes non inoculées.

Le 30 juin, il y avait 2.642 inoculés et 7.884 réinoculés, soit un total de 10.526, et il restait 5.474 individus non inoculés. Le 31 juillet, il y avait 2.220 inoculés et 8.830 réinoculés, soit un total de 11.050, et il n'y avait plus que 4.950 individus non inoculés.

En prenant ces chiffres pour base, nous trouvons que la population *moyenne* d'Alcira, inoculée et non inoculée, dans les mois de juin et juillet 1885, et la distribution des cas et des décès entre ces diverses catégories, les réinoculés étant confondus avec les inoculés, se répartissaient comme suit :

CONDITION MOYENNE DE LA POPULATION D'ALCIRA

Durant le mois de juin 1885.

	Non inoculées.	Inoculées.
Nombre moyen de personnes	7.216	8.784
Nombre de cas	182	48
— de décès	91	10
Proportion entre le nombre de cas et le chiffre de la population	1 sur 39,6 ;	1 sur 183,0
Proportion entre les décès et le chiffre de la population.	1 sur 79,3 ;	1 sur 878,4

Durant le mois de juillet 1885.

	Non inoculées.	Inoculées.
Nombre moyen de personnes	5.212	10.788
Nombre de cas	101	28
— de décès	58	11
Proportion entre le nombre de cas et le chiffre de la population	1 sur 51,6 ;	1 sur 385,3
Proportion entre les décès et le chiffre de la population.	1 sur 89,7 ;	1 sur 980,7

Durant les mois de juin et juillet 1885.

	Non inoculées.	Inoculées.
Nombre moyen de personnes	6.461	9.539
Nombre de cas	283	76
— de décès	149	21
Proportion entre le nombre de cas et le chiffre de la population	1 sur 22,8 ;	1 sur 125,5
Proportion entre les décès et le chiffre de la population.	1 sur 125,5 ;	1 sur 454,2

Mais afin d'éviter des complications par suite des cas survenus dans les cinq jours qui suivirent l'inoculation, formons de la même manière un tableau des personnes réinoculées qui s'étaient absolument conformées aux recommandations de M. Ferran, et qui, suivant sa propre affirmation, devaient être absolument garanties.

CONDITION MOYENNE DE LA POPULATION D'ALCIRA

Durant le mois de juin.

	Non inoculées.	Réinoculées.
Nombre moyen de personnes	7.216	6.000
Nombre de cas	182	27
— de décès	91	4
Proportion entre le nombre de cas et le chiffre de la population	1 sur 39,6 ;	1 sur 222,2
Proportion entre les décès et le chiffre de la population.	1 sur 79,3 ;	1 sur 1.500

Durant le mois de juillet 1885.

	Non inoculées.	Réinoculées.
Nombre moyen de personnes	5.212	8.357
Nombre de cas	101	19
— de décès	58	5
Proportion entre le nombre de cas et le chiffre de la population	1 sur 51,6 ;	1 sur 439,8
Proportion entre les décès et le chiffre de la population.	1 sur 89,7 ;	1 sur 1.671,4

Durant les mois de juin et juillet 1885.

	Non inoculées.	Réinoculées.
Nombre moyen de personnes	6.461	6.943
Nombre de cas	283	46
— de décès	119	9
Proportion entre le nombre de cas et le chiffre de la population	1 sur 22,8 ;	1 sur 150,9
Proportion entre les décès et le chiffre de la population.	1 sur 125,5 ;	1 sur 771,4

Ces chiffres montrent que, dans une population dans laquelle les inoculés entraient pour plus de la moitié, ayant vécu pendant deux mois dans la même localité envahie par le choléra, la proportion des cas parmi les non inoculés était cinq fois et demie plus forte. Comparant ensuite les non inoculés avec les réinoculés, nous trouvons que les cas, pendant la même période, sont six fois et demie, et les décès huit fois plus nombreux parmi les premiers que parmi les seconds.

Mais l'on a objecté que le recensement officiel d'Alcira, comme celui de n'importe quelle localité d'Espagne, ne mérite aucun crédit. Le gouvernement central, nous dit-on, se sert du recensement pour la perception de l'impôt ; les autorités locales diminuent en conséquence, le plus possible, le chiffre de la population. Partant, l'on soutient qu'il serait plus exact d'attribuer à Alcira 20.000 habitants, au lieu de 16.000. L'un des délégués envoyés par le gouvernement français pour étudier cette question, — et dont le rapport, il est vrai, fut très défavorable aux opérations du Dr Ferran, — fut M. Brouardel, qui, par un merveilleux procédé d'intuition, fixe le chiffre vrai de la population d'Alcira à 24.000 habitants.

M. Ferran admet qu'en temps ordinaire les chiffres de la population sont au-dessous de la réalité; mais il soutient que, quand le choléra envahit une localité, tous ceux qui le peuvent s'en éloignent, et le nombre d'habitants restant se réduit en conséquence bien vite au chiffre porté dans le recensement, ou même à un chiffre encore moindre.

Mais laissons de côté cet argument et prenons le chiffre de M. Brouardel, bien qu'il dépasse de plusieurs milliers le chiffre le plus élevé qu'aucun autre adversaire ait osé indiquer. Cela ne jettera pas un grand jour dans le mystère. L'immunité apparente sera sans doute réduite énormément, mais les non inoculés n'en continueront pas moins à être de beaucoup plus maltraités que les autres.

Il nous faudra longtemps pour refaire les états ci-dessus, avec les suppositions de M. Brouardel relatives à la population; mais en l'adoptant dans le cas extrême d'une comparaison entre la population *moyenne* non inoculée et réinoculée, dans les deux mois de juin et de juillet, nous aurons les résultats ci-après :

CONDITION MOYENNE DE LA POPULATION D'ALCIRA PENDANT LES MOIS DE JUIN ET DE JUILLET, EN SUPPOSANT UNE POPULATION DE 24.000 HABITANTS

	Non inoculées.	Réinoculées.
Nombre moyen de personnes	14.461	6.933
Nombre de cas	283	46
— de décès	149	9
Proportion entre le nombre de cas et le chiffre de la population	1 sur 51 ;	1 sur 150
Proportion entre les décès et le chiffre de la population.	1 sur 97 ;	1 sur 771

Malgré donc que l'on adopte pour base le chiffre du Dr Brouardel, dont l'exactitude n'est nullement prouvée, il résulterait encore que le nombre de cas serait trois fois plus élevé, et celui des décès environ huit fois plus grand, parmi les non inoculés que parmi les réinoculés.

Mais quelques personnes méfiantes objectent encore que les individus inoculés d'Alcira appartiennent aux classes les plus aisées et moins exposées, pour ce motif, aux influences de l'épidémie que les classes non inoculées [1]. J'ai peine à comprendre que dans une ville aussi petite que l'est Alcira, il puisse y avoir 10.000 personnes beaucoup plus aisées que les personnes pau-

1. Les adversaires de M. Ferran entendent dire par là que les personnes aisées n'étaient guère en danger d'être attaquées par le choléra, alors même qu'elles n'auraient pas été inoculées, et que, par conséquent, leur immunité, après l'inoculation, ne prouvait rien en faveur de celle-ci. (*Note de la R.*)

vres; mais le corps médical a déjà répondu à cet argument, en déclarant que 70 pour 100 des inoculés appartiennent aux classes qui fournirent le plus de victimes à l'épidémie.

Cependant, pour suivre cette objection jusqu'au bout et nous assurer de ce qu'elle peut valoir, déduisons le 30 pour 100 restant, non pas des réinoculés, comme nous l'avons fait dans l'exemple précédent, mais du total de la population inoculée. Attribuons aux 70 pour 100 (c'est-à-dire aux classes pauvres inoculées) tous les cas et tous les décès survenus parmi les personnes inoculées, même ceux de ces derniers survenus dans les cinq premiers jours qui suivirent l'inoculation. Ajoutons à la population non inoculée le 30 pour 100 que nous avons déduit des inoculés, et supposons qu'il n'y a pas eu un seul cas de choléra parmi eux. Enfin, ajoutons 50 pour 100 au recensement officiel de la population, afin d'en porter le chiffre à celui notoirement exagéré du Dr Brouardel [1].

Certes, cette façon de modifier les statistiques certifiées véritables par le corps médical d'Alcira devrait, si la fraude existe, la rendre évidente. Si ces statistiques résistent à cette épreuve, c'est qu'elles signifient et valent quelque chose. Voyons :

Le nombre des personnes inoculées et réinoculées à Alcira, durant les mois de juin et de juillet, fut de....	9.539	
Déduisons le 30 pour 100..................	2.861	
Il reste..................................		6.678
qui sont les 70 pour 100 inoculés, appartenant aux classes parmi lesquelles l'épidémie a fait le plus de victimes.		
Le nombre moyen de personnes non inoculées à Alcira, pendant les mois de juin et juillet 1885, d'après le recensement officiel, fut de...	6.461	
Ajoutons à ce chiffre le 30 pour 100 des inoculés, déduit plus haut.......................	2.861	
et 8.000, pour porter le chiffre de la population au chiffre de M. Brouardel.............	8.000	17.322
Total................................		24.000

En étudiant ces chiffres comme nous avons étudié les autres, nous avons le résultat ci-après :

1. Ce raisonnement est logique et il conduit nécessairement et rigoureusement à la démonstration de la vérité, mais les concessions du Dr Cameron ne sont admissibles qu'hypothétiquement : or il n'est pas moins facile, même sans elles, de prouver l'heureux succès de l'inoculation. (A. A.)

ANALYSE HYPOTHÉTIQUE DE LA POPULATION D'ALCIRA

En juin et juillet 1885.

	Non Inoculées	Inoculées et Réinoculées
Nombre moyen de personnes	17.322	6.078
Nombre de cas	283	70
— de décès	149	21
Proportion entre le nombre de cas et le chiffre de la population	1 sur 61 :	1 sur 87
Proportion entre les décès et le chiffre de la population.	1 sur 116 ;	1 sur 318

Il apparaît donc, d'une manière évidente, que les statistiques des cas et des décès certifiées par le corps médical d'Alcira, ont une réserve de vitalité suffisante pour résister au procédé extraordinairement désavantageux auquel je viens de les soumettre, procédé que pas un des adversaires de ce système n'a même osé proposer, procédé qui combine et accumule autant d'objections que les incrédules les plus résolus ont réussi à leur en opposer.

En admettant toutes ces objections et les entassant les unes sur les autres, il résulte encore que, pour 100 cas survenus sur un certain nombre de personnes non inoculées, il y en eut seulement 70 sur le même nombre de personnes inoculées ; et que, pour 100 décès survenus entre un certain nombre de personnes non inoculées, il y en eut 30 seulement sur le même nombre de personnes inoculées.

Si nous pouvions réduire à 30 pour 100 la mortalité actuelle, le nombre des vies sauvées serait énorme [1]. Mais nous arrivons à ce résultat en partant de suppositions tellement opposées qu'elles sont absurdes. Si nous traitons les statistiques d'Alcira de la même façon que celles de nos hôpitaux de varioleux, il résulte que, des 7.000 cas d'inoculation complète dans une période de deux mois, l'on a sauvé 17 personnes sur 18 qui, sans l'inoculation, auraient été victimes du choléra.

Quoique l'expérimentation ait eu lieu, à Alcira, sur une plus grande échelle, il y a d'autres statistiques que je dois vous exposer.

Albérique.

Cette ville, d'après le recensement officiel, comprend 4906

1. En 1885, il mourut certainement en Espagne 150.000 personnes du choléra, puisque les statistiques officielles accusent plus de 100.000 et elles sont incomplètes. Si cette mortalité était réduite du 30 pour 100, il n'en serait mort que 54.000, tandis qu'il y en aurait eu 96.000 de sauvées. Et le gouvernement enraya par toute espèce d'obstacles les tentatives faites en vue de s'assurer si, oui ou non, la découverte du Dr Ferran était certaine !! (*N. de la R.*)

habitants, et les statistiques en sont certifiées par les quatre médecins qui y résident.

Le choléra y éclata le 6 mai 1885, et, jusqu'au 17, il y eut 15 cas et 6 décès. Du 17 mai au 16 juin, 1.188 personnes furent inoculées.

De ce nombre, 548 pauvres le furent gratuitement, et 594 furent opérées, le 12 juin, en présence de la Commission espagnole nommée pour étudier cette question.

Des 1.188 personnes inoculées, 341 furent réinoculées, le 16 juin, date à laquelle expirait la période de cinq jours à compter des dernières inoculations. Celles-ci cessèrent alors, et, comme l'épidémie dura jusqu'au 6 août, nous avons une période de 51 jours pour faire des comparaisons. La population, en chiffres ronds, était de 5.000 habitants, parmi lesquels 1.200 environ étaient inoculés. Parmi les 3.800 non inoculés, il y eut, durant les 51 jours, 84 cas, soit 1 sur 45, et 33 décès, soit 1 sur 115. Parmi les inoculés, il n'y eut pas un seul cas.

Benifayo.

Cette ville, d'après le recensement officiel, possède 3.615 habitants. Les statistiques du choléra sont certifiées véritables par les trois médecins de la localité. D'après ceux-ci, le premier cas survint le 10 mai 1885. A cette époque, personne n'était encore inoculé à Benifayo, mais les habitants s'empressèrent d'aller se faire inoculer dans les localités voisines, et, le 21 juin, il y avait 408 personnes vaccinées, dont 225 revaccinées; il en restait 3.207 non inoculées.

En huit jours, du 21 au 28 juin inclus, il y eut 108 cas, soit 1 sur 30, parmi les non inoculés, et 57 décès, soit 1 sur 56. Durant cette même période, il n'y eut pas un seul cas parmi les personnes inoculées.

Si le choléra eût sévi avec la même intensité pendant six semaines, il aurait décimé la population. C'est pourquoi l'on se décida à demander l'inoculation en masse, et du 28 au 30 juin, l'opération fut pratiquée sur 2.315 personnes, ce qui portait à 2.723 le nombre des inoculés.

Des 732 qui, suivant le recensement officiel, restaient à vacciner, il en était mort 17.

Comme je l'ai déjà dit, M. Ferran avertit, dès le principe, de la manière la plus formelle, que son système n'assurait l'immunité qu'après un délai de cinq jours à compter du jour de l'inoculation. Durant les cinq jours, entre le 1er et le 5 juillet, il y eut 18 cas, et 17 décès, parmi les 732 personnes non inoculées. Parmi celles qui venaient d'être inoculées, au nombre d'un peu plus de 2.000, il y eut 21 cas et 6 décès, mais quatre des personnes décédées avaient déjà la diarrhée prémonitoire lorsqu'elles se firent inoculer.

Du 5 au 25 juillet, il y eut huit nouveaux cas, et neuf décès, parmi les personnes non inoculées. Parmi les 2723 inoculées, il y eut un seul cas, qui, le 6 juillet, se termina favorablement. Le certificat relatif à Benifayo porte la date du 28 juillet, et durant la semaine précédente il ne s'était produit qu'un seul cas.

Si l'on avait obtenu des résultats si remarquables après avoir vacciné sur une grande échelle pendant une épidémie varioleuse, les médecins n'auraient pas hésité un seul instant à les accepter, comme une preuve évidente de l'efficacité du moyen proposé pour en finir avec la maladie.

Catarroja.

C'est encore une ville de la province de Valence, et, d'après le dernier recensement, elle compte 5.521 habitants.

Le premier décès cholérique y eut lieu le 10 juin dernier. Entre le 10 et le 18, il se présenta de nouveaux cas, et, entre le 18 et le 30, il y eut 219 cas et 88 décès. On se procura du vaccin Ferran, et 1.319 personnes furent inoculées. La période de 5 jours qui suivit l'inoculation nous porte donc au 7 juillet. L'épidémie dura encore 18 jours, pendant lesquels, des 4.200 personnes non inoculées, il en mourut 125, c'est-à-dire 1 sur 33. Après cette même période de cinq jours, il n'y eut que 13 cas parmi les 1.320 personnes inoculées, c'est-à-dire 1 pour 100, et trois décès, c'est-à-dire 1 sur 440 personnes.

Cheste.

Cette localité compte 5.227 habitants, d'après le recensement officiel. La présence du choléra fut officiellement déclarée le 16 juin, mais comme il y eut ce jour-là six cas et deux décès, il est probable que l'épidémie avait commencé plus tôt. Du 6 au 30 juin, il y eut 175 cas et 65 décès. On eut recours à M. Ferran, et, durant les 30 juin et 1er juillet, 3.136 personnes furent inoculées. De ce nombre, 13 furent attaqués et 7 moururent dans les cinq premiers jours ; dans ce même intervalle, il y eut 29 cas, et 10 décès, parmi les personnes non inoculées, qui étaient au nombre de 2.000.

Ceci nous porte au 5 juillet. Le certificat signé, comme tous les autres, par les médecins de cette localité, porte la date du 10 août, et le dernier cas se produisit le 6. Dans l'intervalle d'un mois, à compter du 5 juillet, il y eut 47 cas et 25 décès parmi les 2.000 personnes non inoculées, tandis qu'il ne se produisit pas un seul cas parmi les 3.000 qui s'étaient fait inoculer.

Chiva.

D'après le recensement officiel, cette localité renferme 4.380 habitants. Les médecins locaux qui ont signé le certificat, disent que le choléra fit son apparition le 15 juin. Entre cette date et le 29 juin, 127 personnes s'étaient fait inoculer ailleurs, et l'immunité comparative que l'on remarqua chez eux détermina un grand nombre d'autres habitants à profiter de la visite du Dr Ferran à Chiva, le 29 juin. Ce jour-là et le lendemain, 1181 personnes furent inoculées, ce qui porta à 1.308 le nombre des vaccinés, contre 3.000 restants non inoculés. Le choléra continuait encore le 10 août, bien qu'il décrût rapidement à la date du rapport. Après les premiers cinq jours, durant lesquels moururent deux des personnes récemment inoculées, il resta cinq semaines pour établir des comparaisons, et les résultats en furent les suivants :

Parmi les 3.000 personnes non inoculées, il y avait eu 138 cas, c'est-à-dire 1 sur 22 personnes, et 53 décès, soit 1 sur 56 personnes. Parmi les 1.300 inoculés, il y eut 9 cas, soit 1 sur 145 personnes, et 3 décès, c'est-à-dire 1 sur 436 personnes. Les cinq premiers jours écoulés, pendant quatre semaines la population inoculée resta absolument indemne de choléra, et si les nouveaux cas se produisirent après le 29 juin, les médecins de Chiva l'attribuent à la défense faite par l'autorité administrative de procéder aux réinoculations que le Dr Ferran considère comme indispensables pour assurer l'immunité absolue[1].

Masanasa.

Cette localité, d'après le recensement, renferme 2596 habitants. Le choléra y apparut le 5 mai, et jusqu'au 17, il y eut huit cas et cinq décès. Le 17, les médecins, signataires du certificat, y commencèrent les inoculations, et, le 30 juin, il y avait 418 personnes inoculées.

Durant cette période, il s'y produisit 92 cas et 42 décès, dont trois cas seulement, et deux décès, parmi les personnes inoculées, avec cette circonstance que ces trois cas et ces deux décès survinrent avant l'expiration des cinq premiers jours.

Devant ce résultat, on résolut de pratiquer les inoculations sur une grande échelle, et, les 29 et 30 juin, 1.555 personnes se firent inoculer, ce qui porta le chiffre des inoculés à 1.973. Durant les cinq premiers jours qui suivirent l'inoculation, il y eut 37 cas et 28 décès, dont 25 cas et 13 décès parmi les personnes récemment inoculées.

1. Les bévues du ministère du gouvernement ne cessèrent pas un seul instant. — (*N. de la R.*)

Le 6 juillet, l'état de la population de Masanasa était le suivant :

Inoculés 1.960. Non inoculés 561. Les 75 manquants étaient décédés. Du 6 juillet au 6 août, ces deux dates incluses, les résultats furent les suivants :

Sur 561 personnes non inoculées,	35 cas,	1 sur	16 personnes.
Sur — —	24 décès,	1 —	22 —
Sur 1960 personnes inoculées,	11 cas,	1 —	178 —
Sur — —	6 décès,	1 —	326 —

Les médecins signataires du certificat terminent en disant que la défense de l'autorité les empêcha de faire d'autres inoculations et d'entreprendre les réinoculations.

Avant d'envisager la question sous un autre aspect, formons un tableau des résultats que je viens de consigner.

		A	B	C	D
Albérique	16 juin au 6 août	1.188	0	3.808	33
Benifayo	5 juillet au 27 juillet	2.717	0	715	9
Catarroja	6 juillet au 24 juillet	1.319	2	4.022	123
Cheste	5 juillet au 6 août	3.136	0	2.091	25
Chiva	5 juillet au 10 août	1.308	3	3.078	53
Masanasa	6 juillet au 6 août	1.960	6	561	24
		11.628	11	14.275	269

A. Population inoculée.

B. Décès parmi les personnes inoculées.

C. Population non inoculée.

D. Décès parmi les personnes non inoculées.

Nombre de décès sur 10.000 personnes non inoculées. 188,44

Nombre de décès sur 10.000 personnes inoculées. . . . 9,46

Ces résultats sont consignés de la manière la plus formelle devant des maires et des notaires, par plus de 20 médecins.

Les différences que l'on remarque dans la mortalité ne peuvent s'expliquer au moyen de théories basées sur l'insuffisance des déclarations de population, comme je l'ai démontré pour la ville d'Alcira. On a beau tourner et retourner les chiffres du recensement, il n'est pas possible de diminuer la signification de cette différence. On n'y parvient pas davantage en l'attribuant à la différence de position de fortune entre les inoculés et les non inoculés.

Abstraction faite d'Alcira, dont je me suis occupé à fond, nous avons là six localités qui renferment ensemble, d'après le recensement, seule donnée que nous possédions, 26.000 habitants. Sur ce nombre, 12.000 environ furent inoculés, et l'avantage en leur faveur est de près de 20 pour 1. Si nous doublons arbitrairement le nombre des non inoculés, l'avantage ne disparaît pas, puisqu'il reste 10 pour 1. Supposons, en outre, en dépit du sens commun, que la moitié des personnes inoculées appartiennent à la classe aisée, dont les commodités et l'alimentation les mettaient à l'abri de l'invasion du choléra ; il reste encore un avantage de 5 pour 1. On a beau faire et beau dire, l'on ne peut détruire la signification des statistiques que je vous ai soumises. Ne serait-il pas prudent de les examiner et de s'enquérir si elles sont exactes ou absolument fausses? Dans le premier cas, l'on aurait fait une découverte aussi grande que celle de Jenner. Avec des apparences si favorables à cette supposition, ce serait un crime, dans un pays maître, comme l'est l'Angleterre, du foyer où naît le choléra, de se refuser à l'examen de l'exactitude ou de la fausseté de ces faits.

Il n'est pas difficile de vérifier les statistiques. On a conservé la liste nominale de toutes les personnes inoculées, qui atteignent en ce moment le chiffre de :0.000, et il ne peut y avoir aucune difficulté à examiner le cas particulier de l'une de ces localités, ou même de toutes. Je lis dans le *Times*[1], qu'un de ses correspondants, qui a publié dernièrement un résumé impartial de l'argumentation ferraniste et antiferraniste, mentionne que l'on a vérifié dans quelques-localités les listes dressées par les disciples et les collaborateurs de M. Ferran, et que l'on y a découvert des erreurs. Mais le même correspondant consigne que les registres des décès sont tombés, dans bien des endroits, dans un état de confusion. Vu la panique et la hâte au milieu desquelles se pratiquèrent les inoculations en masse, il est impossible que des erreurs n'aient pas été commises dans les registres ; mais si, après avoir fait toutes les déductions que peut imaginer l'homme le plus perspicace, nous doublons arbitrairement le chiffre des non inoculés ; si nous retranchons une moitié des inoculés, dans l'hypothèse qu'ils appartiennent à la classe aisée, et si, après avoir ainsi réduit à 5 pour 1 l'avantage de :0 pour 1 qui résulte des statistiques en faveur des inoculés, nous voulons encore admettre que la moitié des noms des ino-

1. Ce correspondant passa quelque temps à Valence, où il fut, de notre part, l'objet de toute espèce d'attentions, ce qui ne l'empêcha pas, dès son retour en Angleterre, de défigurer absolument les faits, et de commettre sciemment des inexactitudes inqualifiables, lui qui eut à sa disposition tous les renseignements qu'il désira et fut mis au courant des plus minutieux détails dont il put avoir besoin. *Il est faux, complètement faux*, et nous défions ce correspondant de prouver le contraire, que les listes ou statistiques des inoculés aient été falsifiées nulle part, et que des erreurs y aient été relevées. Ce n'est pas nous qui avons fait ces documents : ils portent les signatures d'un grand nombre d'honorables collègues qui sont garants de leur exactitude et de leur sincérité. Tout ce que l'on pourrait en dire à l'encontre, si on ne le prouve pas d'une manière claire et formelle, est inspiré par la malice ou la légèreté. — (A. A.)

culés — malgré le témoignage des médecins et des autorités — doivent être rayés des listes pour y avoir été inscrits indûment, — eh bien ! les statistiques que je vous ai présentées démontrent, néanmoins, que la moitié restante des inoculés, à laquelle nous attribuerons le nombre total des décès de cette catégorie, ont souffert moins que leurs voisins, dans la proportion de 250 pour 100.

Partons de cette base. Si les chiffres que je viens de citer ne doivent pas faire autorité, il faut prouver que les 27 médecins et les divers maires et notaires, qui certifient ces faits connus d'eux personnellement, sont les fourbes les plus audacieux et les plus imprudents qui aient jamais figuré dans l'histoire de l'humanité. Et dans ce cas, les antiferranistes, qui sont nombreux en Espagne et qui sont bien représentés en France et en Angleterre, doivent être des imbéciles sans pareils, puisqu'ils n'ont pas pu, dans un si long espace de temps, mettre en évidence une fraude si grossière.

Le fait est qu'il y a peu de personnes dans notre pays qui possèdent la science de l'inoculation ; et, certains de ceux qui la connaissent ayant déclaré le système Ferran dépourvu de base scientifique, la masse de ceux dont les connaissances en cette matière sont limitées, n'ont pas daigné se donner la peine d'examiner des faits que, d'avance, ils considéraient comme faux.

Je vais tâcher de faire prendre à ces opinions prématurées une nouvelle direction. La première autorité contemporaine en cette matière est probablement M. Chauveau, de Lyon. MM. Pasteur et Koch ont fait, sans doute, des découvertes de plus grand effet dans cette branche de la médecine ; mais aucun savant de l'époque ne saurait se comparer avec M. Chauveau, quant à la patience, à la diligence et à la persévérance dont il a fait preuve pour synthétiser, approfondir et expliquer les théories des autres.

Il fut le premier à démontrer que les contages ne sont ni des fluides, ni des gaz, mais des particules. Au moyen d'un procédé très ingénieux (décrit dans une conférence qu'il eut l'honneur de donner, il y a quelques années, dans cette société) il démontra avec une clarté mathématique l'exactitude de la théorie sur laquelle Lister fondait sa pratique. Il dirigea son étude sur les rapports existant entre la petite vérole et la vaccine ; cette étude est sans rivale, dans cette branche de la science, pour ce qu'elle a de concret et de concluant. M. Chauveau développa et éclaircit la découverte de M. Toussaint, sur l'atténuation du sang de rate au moyen de la chaleur. Ce fut M. Chauveau qui nous enseigna ce que nous savons au sujet de la curieuse immunité dont jouissent certaines races d'animaux, contre des maladies qui déciment d'autres races de la même espèce. Ce fut dans son laboratoire que Arloing, Cornevin et Thomas découvrirent que le virus du charbon emphysémateux, introduit dans le torrent de la circulation du sang, conférait l'immunité contre cette maladie, tandis que, inoculé dans les tissus solides, il était mortel.

En un mot, comme maître en tout ce qui a trait aux inoculations de toute espèce, M. Chauveau n'a pas son pareil. Ainsi donc, après avoir entendu tout ce qu'il est possible d'alléguer contre le système Ferran ; après avoir écouté tous les arguments que M. Brouardel et les autres adversaires peuvent présenter à son encontre, M. Chauveau, dans un travail lu à Grenoble, vers le milieu du mois d'août dernier, devant l'*Association Française pour l'avancement des sciences*, se prononça sans réserves en faveur des bases scientifiques du procédé.

Il n'accepte pas la théorie adoptée par M. Ferran, quant à la manière de conférer l'immunité. Il dit, par analogie, que sa méthode pourrait être perfectionnée, mais, sur deux points, il s'exprime de la façon la plus nette.

L'on peut croire *a priori*, dit-il d'abord, que l'opération telle qu'elle se pratique, bien que cruelle sans nécessité, produit les effets espérés par l'inventeur ; et, ensuite, que l'injection du microbe cholérique dans une partie de l'organisme humain, où sa multiplication se trouve strictement limitée et sa propagation évitée de la façon la plus absolue, ne doit point, suivant l'analogie d'autres cas, créer le danger de produire une attaque sérieuse de choléra, ni celui d'étendre la contagion.

Peu de jours après la publication du travail de M. Chauveau, le rapport écrit en commun par MM. Paul Gibier et Van Ermengem sur le résultat de leurs expériences avec le liquide Ferran, rapport dans lequel ils disaient avoir trouvé, au bout de trois jours, le microorganisme cholérique en grande abondance dans la partie où avaient été pratiquées les inoculations, mais sans pouvoir en trouver des traces dans le sang, ni dans les intestins, vint confirmer d'une manière positive les inductions par analogie, sur lesquelles M. Chauveau avait basé son raisonnement. M. Chauveau eut, sans doute, grand soin de déclarer que ses conclusions *a priori*, sur des probabilités, avaient besoin de la confirmation de statistiques rigoureusement contrôlées. A l'époque à laquelle je me reporte, celles que je viens d'exposer n'avaient pas encore été publiées. J'ai démontré que, même en les défigurant et en les altérant, il n'y a pas moyen de détruire leur signification.

Si vous avez suivi les chiffres que je vous ai exposés, vous aurez sans doute remarqué certaines particularités auxquelles je n'ai pas encore fait allusion. Les inoculations en masse, dont je vous ai parlé, ne produisirent aucune exacerbation de l'épidémie parmi les non inoculés. A Cheste, par exemple, durant les dix jours qui précédèrent les inoculations, le nombre de cas atteignit 30 pour 1.000 de la population. Entre le 30 juin et le 3 juillet, sur 5.000 habitants environ, 3.000 se firent inoculer, et dans l'espace de dix jours, à compter du 1er juillet, le nombre de cas parmi les non inoculés ne dépassa pas 25 pour 1.000.

Ce fait et plusieurs autres semblables observés sur d'autres points, donnent la démonstration la plus consolante de la justesse de la théorie exposée par M. Chauveau, quand il dit que les inoculations n'offrent pas le danger d'étendre l'épidémie, et ils ferment la bouche à ceux qui affirment l'existence de ce danger[1].

L'affirmation d'après laquelle l'inoculation peut produire, chez ceux qui s'y soumettent, le choléra ordinaire, non atténué, est réfutée tout aussi emphatiquement par les chiffres que je viens de citer. Un certain nombre de personnes inoculées furent, il est vrai, attaquées durant les cinq premiers jours après l'inoculation, et il en mourut quelques-unes ; mais le nombre en fut proportionnellement moindre que parmi les non inoculés. A Cheste, tandis que le nombre de cas parmi les non inoculés fut, durant ces cinq jours, de 15 pour 1.000, il n'atteignit que 5 pour 1.000 chez les inoculés ; quant aux décès, il y en eut 5 pour 1.000 parmi les premiers, et 2 pour 1.000 parmi les seconds.

Avant de terminer, je désire ajouter deux mots touchant les objections de moindre importance soulevées contre le procédé.

On dit que l'opération se pratique avec négligence et en dehors des précautions antiseptiques nécessaires ; que les seringues employées ne sont désinfectées que par un simple lavage à l'eau chaude ; que le liquide cultivé est exposé à l'air, etc. Cette façon d'opérer est sans doute très mauvaise ; mais ceux qui blâment ce manque de soins ont-ils remarqué que nos vaccinations se pratiquent avec une négligence semblable ? — Que le bras opéré ne se désinfecte pas ; que la lancette avec laquelle on opère est tout au plus trempée dans de l'eau chaude, et séchée au moyen d'un linge non aseptique, et que le virus conservé sur des plaques est demeuré longtemps exposé à l'air ? Ont-ils

1. On peut voir la confirmation de ceci dans les localités suivantes : Las Cuevas, Salsadella, La Roda et Ondara, où furent pratiquées des milliers d'inoculations, et où il n'y eut pas de choléra. (A. A.)

jamais songé que, dans nos injections hypodermiques de morphine et autres substances, personne ne se rappelle les précautions antiseptiques ?

On dit qu'en conséquence de l'oubli de ces précautions dans l'emploi du liquide Ferran, il s'est présenté des cas d'abcès et d'empoisonnement du sang. C'est probable ; mais cela ne prouve pas que ce soit un vice inhérent au système, par le même motif que la communication des syphilis ou érysipèles, qui a lieu quelquefois, n'est pas inhérente à la pratique scientifique de la vaccination. On évite facilement ces complications en prenant certains soins, et c'est d'ailleurs un fait notoire que les adversaires de M. Ferran ont cité un très petit nombre de ces accidents.

M. Ferran affirme que sur 150.000 inoculations faites par lui et ses collaborateurs, il ne s'est présenté que 40 cas d'inflammation phlegmoneuse. La première Commission, nommée par un ministre hostile, déclara que les inoculations n'offraient aucun danger. Les délégués français, malgré leur extrême hostilité, s'expriment dans le même sens. Le Dr Romanelli, de Naples, qui se rendit en Espagne pour examiner les résultats du système Ferran, en dit autant. M. Gibier et M. Van Ermengem déclarent que leurs expériences sur des animaux ne produisirent pas de symptômes inflammatoires.

Mais la seconde Commission nommée par le gouvernement espagnol fit son rapport dans un sens opposé, et tout le monde a entendu parler de la façon terrible dont éclata le choléra parmi les Petites Sœurs des Pauvres, inoculées à Valence.

C'est vrai ; mais la seconde Commission ne fut nommée que quand le ministre hostile, qui avait nommé la première, vit que le rapport de celle-ci ne répondait pas à ses espérances, et les assertions de la seconde sur ce point sont en contradiction directe avec celles de très nombreux observateurs, la plupart hostiles à M. Ferran.

Ce qui a trait aux Petites Sœurs des Pauvres ne signifie absolument rien. Ce qui arriva chez elles concorde en tous points avec ce qui arriva dans tous les cas d'inoculation sur une grande échelle, durant l'épidémie dont je vous ai entretenus ce soir.

D'après le Dr Henri Lopez, médecin de l'établissement, voici ce qui se passa : entre le 19 juin et le 1er juillet, 73 pensionnaires de la maison furent attaqués et 65 moururent[1]. Le 1er juillet,

1. Proportion épouvantable, dont on ne retrouve pas la pareille dans l'histoire des épidémies cholériques, et qui démontre la mortelle intensité qu'avait acquise le foyer d'infection dans cet Asile ; et cependant les autorités ne s'en soucièrent que lorsqu'elles crurent pouvoir trouver dans l'interprétation confuse des faits, une arme à retourner contre nous. (A. A.)

88 personnes furent inoculées, dont 13 avaient déjà la diarrhée. Durant les 5 premiers jours après l'opération, il y eut 30 cas et 16 décès ; 6 de ces derniers sur des personnes qui avaient été notées comme ayant déjà la diarrhée au moment de l'inoculation. Après le cinquième jour il n'y eut qu'un cas, et ce fut celui d'une religieuse qui se trouvait absente le 1er juillet, et n'avait, par conséquent, pu être inoculée.

Ne voulant pas vous fatiguer par des théories, je m'en suis tenu aux faits et ne vous ai cité que l'opinion scientifique de la première autorité contemporaine en matières d'inoculations, opinion favorable à leur probabilité, à première vue.

Il me semble qu'au lieu de fermer les yeux devant les faits, nous devrions accueillir ceux-ci et les contrôler ; car, s'ils sont confirmés, ils mettent pour toujours hors de doute la question des causes du choléra, ils nous donnent les moyens de combattre une épidémie horrible qui d'un jour à l'autre peut nous envahir, et, loin de nous les faire oublier, ils jettent une nouvelle lumière sur l'importance de ces précautions de propreté, de désinfection, de persévérance à demander de l'eau pure, autant de précautions qui constitueront toujours la principale ligne de défense contre l'invasion de l'épouvantable maladie [1]. »

Voilà pour le Dr Cameron.

1. Note additionnelle pour l'édition française, — envoyée par le Dr Cameron.

« Quelques années après avoir donné ma conférence, dans l'hiver de 1888, si je ne me trompe, je visitai Barcelone, avec le seul désir de voir et connaître le Dr J. Ferran, et de pouvoir juger par moi-même de la valeur de certaines contradictions et attaques, quelques-unes assurément des plus stupides, dont furent victimes, en 1885, et lui-même et son système de vaccination contre le choléra. Loin de le trouver renfermé en lui et peu disposé à révéler les détails de son *modus faciendi*, dans tout ce qui se rapportait à son intéressante expérience de vaccination anti-cholérique, je le trouvai franc et ouvert, prêt à répondre à toute demande, disposé à donner les plus amples explications et toute sorte de détails. Dans des registres bien tenus, que j'eus entre les mains, sont conservés les noms et prénoms, le lieu d'origine, l'âge, et les autres particularités nécessaires pour former une rigoureuse statistique, de toutes les personnes vaccinées et revaccinées contre le choléra. Le Dr Ferran m'invita à contrôler par moi-même l'exactitude de ces renseignements, et comme je ne pouvais entreprendre personnellement cette tâche, il manifesta le très vif désir de voir ces précieux documents soumis au contrôle le plus sévère et le plus impartial, par une personne de grandes autorité et respectabilité scientifiques, par le gouvernement ou par une corporation médicale. L'ordre détaillé de ces registres qui remplissent plusieurs cases, et le soin avec lequel on les conserve, permettent, malgré les années écoulées, de contrôler la véracité et l'exactitude des données qu'ils contiennent.

Tout cela constitue un motif suffisant pour enraciner dans ma conscience la conviction profonde que ce que m'affirmait le Dr Ferran n'admettait pas de doute.

Quant à la valeur scientifique de sa personne, tant discutée durant la bruyante

Comme contraste, nous citerons le Dr Klein, bactériologue anglais, connu depuis longtemps pour ses opinions opposées à

campagne qu'il eut à soutenir pour défendre sa méthode prophylactique, je dirai simplement que, durant ma visite, je fus impressionné de la manière la plus hautement favorable. Je le trouvai installé dans un magnifique laboratoire microbiologique mis à sa disposition par la municipalité de Barcelone, laboratoire dont la richesse instrumentale ne laisse absolument rien à désirer. Il travaillait, dans ce moment, à d'intéressantes recherches contre la rage, basées sur le système Pasteur, mais avec d'importantes modifications dont le bien-fondé démontrait avec force que Ferran est un homme accoutumé à penser par lui-même. Un autre sujet dont il s'occupait était une série d'expériences de vaccination contre la diphtérie, assez avancées pour que, après avoir contrôlé l'immunité conférée aux cobayes, il allât en essayer les résultats sur sa propre personne.

Sa collection bactériologique était considérable, et comme il est un photographe très habile, il me montra une magnifique collection de clichés reproduisant diverses particularités morphologiques observées par lui, dans l'évolution de différents microbes et spécialement dans celle du bacille-virgule.

Ma visite à Barcelone dura plus d'une semaine, et je passai presque tout mon temps en compagnie du Dr Ferran, dans son laboratoire. A mon retour, non seulement j'éprouvais un grand respect pour ce savant, qui est aussi un médecin instruit et un chercheur original, mais encore j'admirais son ingénuité, sa modestie, sa simplicité de caractère : je restais convaincu que, loin d'avoir travaillé à des choses de peu de mérite ou insignifiantes, comme l'alléguaient ses contradicteurs, dans les études qu'il mena à bonne fin durant l'année 1885, il fut poussé par son enthousiasme généreux, se faisant lui-même l'objet de ses premières expériences assez importantes pour l'entraîner, sans qu'il s'en rendît compte, dans une lutte passionnée, de laquelle il résulta de sérieux dommages pour sa fortune et sa santé. Aujourd'hui, après plusieurs années, apparaissent sur la scène de la science diverses imitations du système Ferran, et rien ne m'a causé une extraordinaire surprise comme de voir la facilité avec laquelle elles ont été acceptées par diverses corporations scientifiques, sans la garantie d'un essai direct fait sur des êtres humains : cette conduite forme un singulier contraste avec le scepticisme discourtois et antiscientifique qui accueillit l'expérience du Dr Ferran faite sur des milliers de personnes, et néanmoins cette expérience, tant par sa transcendance colossale que par les conditions qui l'entourèrent, n'a pas de précédents dans l'histoire de la médecine ; non seulement on n'a pas voulu voir le comble d'évidence qu'elle présente, mais de plus, sans motif plausible, on ne fait pas cas des nombreux témoins oculaires qui affirment le succès complet de l'inoculation préventive contre le choléra.

La découverte du Dr J. Ferran est d'un caractère tel que, dans l'état actuel de la science, elle ne peut être améliorée : pour ce motif les plagiats d'autrui sont d'une évidence colossale. Cette assertion, Ferran ne se hasarderait pas, j'en suis sûr, à l'avancer : nonobstant, je l'émets moi-même, parce que je nourris l'espoir que cette traduction française de son livre, non-seulement lui fera rendre pleine justice, mais convaincra bon nombre de ceux qui le jugèrent mal, sur la foi de rapports inexacts et passionnés, de cette vérité qu'il fut le premier homme de science à concevoir l'idée de la prophylaxie vaccinale du choléra, le premier à essayer sur sa propre personne les effets des cultures du bacille-virgule, et à les appliquer pratiquement, comme préservatifs, sur des milliers de personnes habitant des localités envahies, démontrant ainsi, par le témoignage des faits, que de semblables inoculations constituent le moyen le plus héroïque dont nous puissions disposer pour combattre les épidémies de choléra.

Ch. CAMERON.

la théorie de M. Pasteur. Il n'y avait pas à espérer de M. Klein qu'il fût jamais favorable ni à la doctrine, ni aux faits de la vaccination cholérique ; car il avait toujours été l'ennemi des vaccins artificiels, d'une part, et, de l'autre, de la théorie du bacille virgule comme cause du choléra. Mais ce que l'on était en droit de lui demander, c'était de la politesse et de la considération pour des collègues comme nous, dont il ne connait les travaux que par ouï-dire.

La conduite du bactériologue anglais nous dispense de toute réponse ; car celui qui n'a pas su se montrer digne d'être traité en homme grave, sérieux et discret, ne mérite pas les honneurs de la discussion. L'homme qui nous dit que « nous sommes plus près de Don Quichotte que de Jenner » ; que « nous ignorons la technique des préparations microscopiques », et que « nous sommes un sot imbu d'illusions conçues dans l'ignorance [1] », cet homme nous dispense de lui répondre sur le terrain scientifique, le seul sur lequel nous puissions nous entendre avec qui n'oublie pas ce qu'il doit aux personnes qui se respectent.

D'ailleurs, à part les injures qu'il nous adresse, il ne fait que répéter ce que d'autres ont dit avant lui : que le virgule n'est pas la cause du choléra ; que la morphologie par nous découverte est fausse et que nos cultures sont impures, ce qui n'a sans doute rien d'étonnant pour lui, puisque « nous ignorons absolument les connaissances de la technique nécessaires pour les recherches bactériologiques » ; que ce que nous produisons chez les lapins et chez l'homme n'est autre chose qu'une septicémie ; que l'inoculation cause, dans certains cas, des phlegmons, l'ulcération, *la mort même !* ; et que nos statistiques ont été *fabriquées* par nos amis et nos partisans !

Il n'y a donc rien d'original dans l'article de M. Klein, publié dans *The Nature*, sinon sa forme agressive, inconvenante et peu usitée entre les hommes de science. Un tel écrit semble être dû, non à la plume d'un médecin, d'un observateur sérieux ou d'un bactériologue, mais à celle d'un vulgaire feuilletoniste qui semble n'avoir raison que grâce à des termes malsonnants. Si, donc, tout ce qui est original n'a rien de scientifique, si tout ce qui est scientifique n'a rien d'original, et si nous avons répondu à tout dans nos divers ouvrages, ce serait perdre notre temps que de nous répéter ici !

Nous nous bornons à conseiller au bactériologue anglais d'étudier par lui-même la question de la vaccination cholérique ; de faire dans son laboratoire des expériences avec plus de suc-

1. Voir une note du *chapitre IV. — L'immunité et les théories pour l'expliquer.*

cès que quand, voulant détruire ce que M. Pasteur avait dit et prouvé au sujet de la vaccination charbonneuse, il ne parvint qu'à se montrer ridicule aux yeux des savants, pour son ignorance de toutes les notes présentées par M. Pasteur à l'Académie des sciences; d'apporter dans ses travaux plus d'attention et de soin que lorsque, dans les erreurs célèbres citées par Trouessart[1], au lieu d'injecter à un cobaye le *bacillus anthracis*, il tua l'animal avec celui de la tuberculose; enfin, de s'inspirer avant tout, chaque fois qu'il voudra émettre son avis sur des questions scientifiques, du résultat que lui aura donné le contrôle fait par lui-même des faits rapportés, au lieu de se laisser guider par les écrits d'un journaliste incompétent et léger à tous égards[2].

En agissant ainsi, en ayant un peu plus de gravité dans l'étude des faits et plus de sérieux dans leur exposition, il évitera des erreurs comme celle de croire que le microbe du rouget des porcs est un simple petit bâton, de critiquer MM. Pasteur et Thuillier pour avoir dit que c'était un diplococcus, et de leur jeter à la face qu'ils avaient confondu ce dernier avec celui du choléra des poules, ignorant lui-même que ce microbe est dimorphe et peut se présenter des deux manières, comme l'a démontré Arloing, et comme nous-mêmes, *bien que dépourvus d'instruction*, avons pu le contrôler[3]. Klein en effet commença à étudier le rouget et prit, par erreur, comme types de cette maladie, des animaux qui étaient attaqués de pneumo-entérite, c'est-à-dire d'une maladie fort distincte; cette erreur n'a en soi rien de critiquable, car tout le monde peut se tromper. Mais elle mérite une critique sévère, parce que Klein tirera de ses erreurs des arguments naturellement faux pour combattre les affirmations de Pasteur. Avec ses inconvenances et ses légèretés, il fait douter du sérieux britannique, et honore peu le gouvernement qui le maintient dans une charge officielle, que sans doute d'autres de ses compatriotes sauraient occuper plus dignement pour les droits de la science et de l'éducation, et pour le prestige de son pays.

Nous nous arrêtons là, car nous en avons dit plus que nous n'aurions désiré, et plus aussi que M. Klein ne peut le mériter de notre part.

1. *Les microbes, les ferments et les moisissures*, pages 267 et 268.
2. Le correspondant du *Times* dont il a été question plus haut.
3. Il est regrettable qu'il se soit trouvé quelqu'un pour traduire en espagnol la brochure de Klein, intitulée *Les microbes et les maladies*, car elle renferme de grosses erreurs. Ainsi l'on contribue à fausser les connaissances bactériologiques dans notre corps médical, généralement peu versé sur ce sujet.

CHAPITRE XXXIII

LE LIVRE DU DOCTEUR ABREU ET LES PUBLICATIONS DES DOCTEURS DUHOURCAU, DÉCLAT, DELVAILLE, ET AUTRES

Parmi les praticiens étrangers les plus notables qui, entraînés par l'intérêt majeur de la question, vinrent en Espagne étudier l'inoculation anti-cholérique, nous devons placer aux premiers rangs un laborieux confrère portugais, le Dr Eduardo Abreu. Il vint seul, sans délégation de personne, uniquement animé par le juste désir d'examiner les faits, de près, froidement et impartialement, sans s'annoncer par de pompeuses réclames, sans faire parade d'autorité ni de savoir.

Il s'approcha de nous sans éclat et avec modestie. Tandis que les nombreuses Commissions nationales et étrangères qui se mouvaient autour de nous, prétendaient, ensemble ou séparément, s'enquérir de tout, tout savoir et tout faire, — celui-ci exigeant que nous lui fissions en quatre jours la démonstration du cycle évolutif complet du microbe, celui-là demandant que nous nous occupions à sacrifier des lapins, tel autre enfin que nous inoculions des personnes, — M. Eduardo Abreu se faisait remarquer par sa froide réserve, par son esprit observateur et sans exigences, par la concision de ses demandes et par la justesse de son jugement.

Il prit congé de nous et partit ; et, après la pénible campagne de l'inoculation, qui dura tout l'été, au milieu des plus grandes contrariétés et des amertumes de toute sorte, alors que nous avions presque oublié le médecin portugais, nous fûmes tout surpris de recevoir son livre intitulé : *« O medico Ferrán e o problema scientifico da vaccinação cholérica. »*

Nous l'avouons sans détours : après la lecture de ce livre seulement nous comprîmes que le Dr Abreu ne ressemblait en rien à beaucoup de ceux qui, de près, nous avaient le plus harcelé pour nous vexer ensuite en pays étrangers. Le médecin portugais fut, de tous ceux venus du dehors, celui qui tira le meilleur parti de son voyage.

Son étude de la vaccination cholérique est une des plus complètes qui aient été faites jusqu'à ce jour sur cette question. Il sut mettre à profit son séjour à Valence. Personne parmi ceux venus de l'étranger, à l'exception de notre ami M. Respaut, qui fut aussi des premiers à venir et des plus discrets dans la défense, n'a su comme lui dire la vérité, relever les arrogants, s'en tenir aux droits de l'équité et tracer les justes limites dans lesquelles on aurait dû renfermer la question pour ne pas la dévoyer.

La lecture du livre *O medico Ferrán* a aussi ses avantages : il est écrit dans un style qui plaît; il se distingue par une vivacité dans la phrase qui aide la conviction. Dans toutes ses pages palpite un véritable esprit d'indépendance et une grande soif de vérité ; nous remercions le Dr Abreu du fond du cœur, car sa défense a pour nous d'autant plus de prix qu'elle était moins attendue.

Il n'est donc pas étonnant qu'un autre médecin étranger qui, depuis les premiers moments, nous suivit pas à pas et nous prêta, de France, l'aide spontanée et courageuse de sa plume intelligente, il n'est pas étonnant, répétons-nous, que M. le Dr Duhourcau (de Cauterets), faisant la bibliographie de l'ouvrage du Dr Abreu, ait dit[1] : « J'ai lu ce livre avec un vif intérêt, toujours croissant, et avec un extrême plaisir; et si j'ai un regret, c'est de ne pouvoir faire partager mes impressions aux lecteurs de ce compte rendu. »

On peut juger de l'esprit du livre *O medico Ferrán*, par les conclusions ci-après :

Première Série.

1° La question Ferran n'est pas résolue ;

2° La question Ferran repose sur des bases scientifiques que la théorie admet et que la pratique ne repousse pas ;

3° L'étude biologique des germes contagieux ne constitue pas une entreprise commerciale : l'application de ces études à la prophylaxie individuelle et publique des maladies spécifiques n'est pas une simple question d'argent;

4° M. Jaime Ferran y Clua est un médecin et non un charlatan; c'est un bactériologue et non un ignorant ; c'est un clinicien dans l'austère exercice de sa profession et non un marchand de drogues;

1. Dans sa *Revue médicale d'hydrologie pyrénéenne*, 3e année, n° 6, p. 189.

5° La doctrine médicale de la vaccination cholérique, — la considérât-on comme une simple tentative humanitaire et scientifique, inaugurée en Espagne par un médecin obscur, — mérite le respect, l'étude et l'attention de tous les médecins, de toutes les écoles et institutions scientifiques;

6° Toutes les corporations médicales devraient suivre avec la plus grande circonspection, avec une prévision sage, un jugement sain, une activité, un zèle et un appui empreints de la plus sincère loyauté, toutes les tentatives ayant pour objet de bannir de l'Europe une calamité qui, par la terreur dont elle est accompagnée, discrédite la science, relâche l'administration des Etats, divise les peuples, appauvrit et anéantit les sources de la richesse nationale;

7° Le mouvement qui s'est opéré autour de la découverte du Dr Ferran, auquel se sont associés de nombreux gouvernements en Europe, de savants Instituts et des Commissions officielles, composées de médecins éminents, loin de constituer une mascarade, a mis en avant une des plus légitimes et des plus impérieuses nécessités modernes, que la science conseille et que la civilisation ne repousse pas;

8° Toutes les Commissions étrangères qui vinrent à Valence se retirèrent très impressionnées par les résultats pratiques obtenus par la vaccination cholérique ;

9° Aucune de ces Commissions n'y resta le temps nécessaire pour acquérir des preuves décisives et sûres contre le procédé Ferran;

10° Aucune de ces Commissions n'affirma, pas plus qu'elle ne prouva d'une manière formelle, que le problème scientifique de la vaccination cholérique est, ou non, résolu;

11° Aucune de ces Commissions n'a démontré que l'inoculation humaine du germe cholérique fût une erreur scientifique, une conception absurde et une expérience dangereuse ;

12° Dans tous les rapports officiels des Commissions officielles, il existe des doutes officiels. Or, lorsqu'il existe des doutes sur une question, il est imprudent de la donner comme résolue;

13° Après la remise des rapports, dans lesquels leurs auteurs paraissaient n'avoir rien à ajouter aux conclusions formelles contre M. Ferran, il arriva que certains délégués, comme MM. Gibier et Van Ermengem, firent de nouvelles études, arrivant ainsi à de nouvelles conclusions, ce qui est une preuve de la précipitation avec laquelle ils voulurent, à Valence, juger l'affaire en 48 heures ; ce qui démontre que ce problème est tel qu'ils continuent encore à l'étudier, et, à vrai dire, à l'embrouiller chaque jour davantage. Ils font aujourd'hui des inoculations sous-cutanées sur des cobayes, afin d'étudier les effets de l'inoculation préventive!!! Ils parlent encore aujourd'hui des statistiques, opposant aux 30.000 inoculations humaines pratiquées par M. Ferran, les inoculations qu'ils viennent de pratiquer sur vingt cochons d'Inde[1];

14° Tout ce que les journaux politiques, commerciaux ou autres de Portugal, d'Espagne, de France, d'Italie, d'Allemagne, etc., ont publié pour ou contre la doctrine des vaccinations cholériques, — sauf le respect dû aux écrivains, — n'explique rien, ne prouve, ne résout rien;

15° Tous les articles, brochures, rapports, communications, télégrammes, nouvelles et protestations, publiés par les journaux exclusivement médicaux, condamnant M. Ferran et repoussant sa tentative scientifique, — à part la considération due à leurs auteurs, — ne parviendront pas non plus à jeter le moindre discrédit sur la question expérimentale des vaccinations humaines. Quant à tous ces avis divers, s'ils n'obligent pas à étudier ce problème avec la plus grande attention, ils ne sauraient rien pouvoir ni pour, ni contre les conquêtes de la biologie;

16° Quelques-uns des délégués officiels venus à Valence sont tombés dans de lamentables contradictions. Ainsi le Dr Van Ermengem nous dit, dans son très remarquable ouvrage publié deux mois avant d'avoir rempli sa mission à Valence : *a) les découvertes du Dr Ferran sont d'une importance extrême; b) les faits annoncés par le Dr Ferran, si extraordinaires qu'ils paraissent, ne doivent pas être dépréciés sans un examen préalable; c) le Dr Ermengem soumit ces faits à une épreuve expérimentale; d) il contrôla l'exactitude de quelques-unes des affirmations du Dr Ferran; e) dans les cultures et préparations microscopiques, il découvrit certaines formes de développement signalées par le Dr Ferran; f) s'il peut penser sur bien des points de sa technique autrement que le docteur espagnol, l'on ne saurait mettre en doute, suivant l'avis de M. Ermengem, l'existence dans le cercle d'évolution du bacille-virgule, de formes qui n'ont pas été signalées par Koch et qui ont été vues plus tard par un grand nombre d'observateurs; g) dans les cultures provenant des déjections du Dr Ferran, infecté accidentellement après sa vaccination, le*

1. Voir : le rapport présenté au Ministre de commerce de la République française, lu à l'Académie de médecine, dans sa séance du 21 juillet 1885, *Bulletin de l'Académie de Médecine*, nos 28 et 29; — les notes du Dr Ermengem adressées au rédacteur du *Deutsche Mediz. Wochenschrift*, et qui se trouvent dans le no 33 de la *Médicina Contemporânea*; — la communication faite à l'Académie de médecine de Paris, le 18 août 1885, par les docteurs Gibier et Ermengem. *Bulletin de l'Académie de médecine*, no 33.

Dr Ermengem découvrit de nombreux organismes cholériques. Enfin, relativement à la découverte du vaccin, annoncée par Ferran, le microscopiste belge écrit : « *Quant à la découverte d'un vaccin préservateur du choléra asiatique, qui peut paraître à quelques-uns trop belle pour être vraisemblable, puisse-t-elle, un jour, être établie avec toute la rigueur expérimentale nécessaire, et faire l'éternel honneur du microbiologiste qui, le premier, en a fait entrevoir la possibilité*[1]. »

Deux mois après, étant à Valence, le même microscopiste se plaignait du secret du Dr Ferran, avec moins d'acrimonie que la Commission Brouardel, et, plus scientifiquement que la Commission Gibier, il avançait que les cultures étaient vieilles et que les prétendues formes dans le cycle d'évolution du bacille virgule étaient insolites[2] !

17° Il arrive encore que cette question se trouve combattue par des personnes qui, ayant été assez étourdies pour nier l'existence du choléra et s'étant prononcées dans leurs écrits contre les travaux du Dr Ferran, au moment où il importait par-dessus tout de les contrôler, se voient, aujourd'hui, dans la triste nécessité de soutenir leurs premiers dires, bien que leur conscience les condamne à un éternel remords. Dans ces conditions, ils cherchent à s'excuser du mauvais pas qu'ils ont fait précédemment.

Cependant pour déguiser ce mauvais pas, ils tâchent de copier avidement dans les journaux tout ce qui peut leur servir contre le sérieux des vaccinations humaines, employant contre le Dr Ferran, à défaut de meilleurs arguments, les mêmes épithètes dont leurs ancêtres se servirent contre Jenner.

18° L'Académie Royale de médecine de Madrid s'écarta notablement du rapport qui lui fut présenté par la Commission officielle du gouvernement espagnol. Ce rapport renferme diverses manières de voir, parce que les membres de la Commission professaient des opinions divergentes sur le choléra et sur la doctrine médicale des vaccinations cholériques. Il est certain, cependant, que, dans le Mémoire signé par tous les membres de la Commission officielle, se trouve le paragraphe suivant : « *La Commission croit enfin de son devoir d'insister auprès du gouvernement de S. M., lui assurant que M. Ferran est un homme de science, de probité et de bonne foi, qui peut s'être trompé, mais qu'il n'est pas permis de douter de ses bonnes intentions* ; *qu'il étudie*

1. *Recherches sur le microbe du choléra asiatique. — Rapport présenté à M. le Ministre de l'Intérieur, le 3 novembre 1884, par le Dr Van Ermengem.* Bruxelles, 1885, pages 334, 335, 346 et 347.

2. *Revue* déjà citée, page 244.

depuis longtemps cette question, avec une constance et un zèle admirables, qui le rendent digne de la protection du gouvernement et de la reconnaissance de l'humanité. » Et dans son rapport spécial, un des membres de la Commission, professeur éminent de médecine, affirme que le Dr Ferran est un homme de science dans toute la rigueur du mot, et que ses travaux l'ont rendu digne des éloges de ses compatriotes : il existe dans ce rapport la conclusion suivante : « *Le Dr D. Jaime Ferran mérite par ses conditions scientifiques d'être réintégré pleinement dans la possession de ses droits professionnels, avec une liberté entière pour utiliser son travail conformément aux lois.* »

19° Le rapport officiel de la Commission portugaise est le plus complet de tous relativement à l'étude générale de la question. Ce rapport prend en considération la doctrine de la vaccination cholérique et n'est pas défavorable au médecin Ferran. Mais, malgré sa haute valeur scientifique, ce document ne donna pas comme éclaircis un certain nombre de points, et, entre autres, il ne donna pas comme officiellement résolu le point de savoir si les vaccinations cholériques étaient, ou non, efficaces [1] ;

20° Les Académies scientifiques de Lisbonne, Turin, Munich, Bonn, Berlin, Vienne, Buda-Pesth, Bruxelles, Copenhague, Stockolm, Liège, Saint-Pétersbourg, Bologne, Amsterdam, Dublin, Rio-Janeiro, New-York et Washington, ne se sont pas, elles non plus, prononcées sur cette question;

21° Les Sociétés des sciences médicales de Lisbonne, Porto, Goettingue, Kaiserslautern, Washington, Bordeaux, Toulouse, Londres, Harlem, Pise, Moscou et Genève, ne la résolurent pas non plus ;

22° Les Instituts de Coïmbre, Milan, Naples, Venise, Londres, Essex, et ceux de France, sont restés muets;

23° Les Facultés de médecine de Coïmbre, Madrid, Paris, Montpellier, Dublin, Oxford, Leyde et Rome, étudient la question, pour se prononcer ensuite pour ou contre la doctrine médicale de la vaccination cholérique;

1. *Rapport de la Commission portugaise composée des professeurs de la Faculté de médecine de l'Université de Coïmbre, les Drs Lorenzo de Almeida y Azevedo, Filomeno de Camara, Mello Cabral, et du professeur de l'école Médico chirurgicale de Porto, José de Azevedo Maia,* présenté à la date du 7 juillet, à S. E. le Ministre et secrétaire d'Etat des affaires du royaume, Augusto Cesar Barjona de Freitas, *Diario de goberno.*

El coléra en Valencia y el sistema de profilaxis del Dr Jaime Ferran y Clua, por Filomeno de Camara Mello Cabral, professeur d'Histologie et Physiologie générale de la Faculté de médecine de Coïmbre, délégué par le gouvernement portugais pour étudier l'épidémie et le système prophylactique. Lisbonne, 1885.

24° L'Académie des Sciences et l'Académie de médecine de Paris n'approuvèrent pas les conclusions des rapports officiels qui leur furent présentés. M. Pasteur insiste pour que l'on fasse de nouvelles études expérimentales, parce que l'on se trouve en face d'un problème scientifique de la plus haute importance, et d'un médecin d'incontestable valeur pratique et intellectuelle;

25° Dans le Congrès scientifique qui se réunit dernièrement sous la présidence du savant M. Verneuil, professeur à la Faculté de médecine de Paris, l'honorable M. Chauveau, membre de l'Académie, donna lecture d'une communication très importante. Discutant d'une manière large la question Ferran, comme s'il n'existait pas de rapports officiels, ou officieux, contraires au procédé du médecin espagnol, M. Chauveau établit les bases scientifiques de la vaccination cholérique, et, entre autres conclusions, il affirme : « *a) que la tentative du Dr Ferran pour obtenir l'immunité artificielle contre le choléra est légitime ; b) que la science autorise les essais de l'inoculation préventive du choléra, par l'injection du liquide de culture de bacille virgule dans le tissu conjonctif sous-cutané ; c) qu'il y a des motifs suffisants pour suivre avec intérêt les inoculations pratiquées par le Dr Ferran*[1]. »

Seconde série de conclusions.

1° Les liquides employés par le Dr Ferran, dans la vaccination cholérique, exercent une action pathogène évidente sur l'espèce humaine ;

2° Dans certains cas, cette action pathogène détermine le syndrome bénin d'une attaque de choléra morbus asiatique ;

3° La vaccination cholérique n'expose pas l'individu qui s'y soumet à des accidents graves ;

4° La vaccination et la revaccination confèrent l'immunité ;

5° La vaccination cholérique découverte et pratiquée par le médecin espagnol D. Jaime Ferran y Clua, constitue un des essais scientifiques les plus remarquables du siècle actuel.

1. *Gazette hebdomadaire de médecine et de chirurgie*, 21 août 1885. — La communication de M. Chauveau fut si éloquente et si savante, que ce journal français, si réservé et si incrédule pour la question Ferran, commença à la commenter en ces termes : « M. Chauveau a pris la parole pour discuter la valeur théorique et les conséquences au point de vue pratique, des expériences d'inoculation du docteur Ferran ; c'est une bonne fortune de voir un sujet si délicat, et encore aujourd'hui obscur, être étudié, mis au point, et exposé par un homme possédant une telle compétence, et dont les opinions font autorité en pareille matière ; s'il n'a pu résoudre entièrement le problème, il en a du moins nettement défini les termes et fait entrevoir la solution probable. »

Nous ne pouvons pas ne pas mentionner ici d'autres confrères étrangers qui nous ont prêté leur aide et ont pris notre défense.

Le premier qui sut être clairvoyant, qui avant tout autre sut apprécier la valeur de nos travaux, lorsqu'ils avaient à peine franchi les ombres du Laboratoire, fut le Dr Duhoureau, de Cauterets; hispanophile enthousiaste et savant hydrologue, il ne cessa, depuis le mois de mars 1885, de s'occuper de nos recherches dans sa *Revue d'hydrologie et de climatologie pyrénéennes*, qu'il dirigeait avec notre ami commun, le Dr F. Garrigou. Après avoir fait connaître nos travaux et nos idées à la Société de médecine d'Angers, il leur avait consacré une brochure (*le Peronospora Ferrani*) qui fut traduite dans des journaux étrangers, *Coïmbra médica* entre autres. Puis dans toutes les épreuves par lesquelles nous passâmes durant cette lutte passionnée de 1885, qu'il relata dans son ouvrage, « *Le Choléra d'après le Dr D. Jaime Ferran* », et plus tard dans beaucoup d'autres circonstances moins bruyantes, mais aussi pleines d'intérêt pour la science espagnole et pour l'humanité, cet ami, aussi cher, aussi affectueux que désintéressé, nous a tenu en haleine en nous infusant du courage pour lutter jusqu'à la fin. Nos défaillances momentanées s'évanouissent toujours, en lisant ses lettres dictées par un esprit noble et élevé, convaincu et enthousiaste.

Le Dr Déclat, qui est un des champions les plus décidés de la panspermie et fut un des premiers à deviner l'étonnante transformation que la microbiologie devait produire dans la médecine moderne, nous rend aussi justice, et nous défend avec brio, contre cette espèce de conjuration du silence qui paraît s'être faite autour de nos travaux, comme elle se fit aussi injustement autour des siens propres.

De même, l'hygiéniste distingué de Bayonne, le Dr Delvaille, nous a accordé une juste considération, dont nous lui sommes reconnaissants, dans son ouvrage intitulé : « *Une mission scientifique en Espagne*; » et la préface en est écrite par le Dr Brouardel!

Le président actuel de la Société de biologie de Paris, M. Chauveau, MM. Charles Richet, Armand Gautier, Germond de Lavigne, Héricourt, et tant d'autres dont les noms, en ce moment, échappent à notre souvenir, nous les citerons aussi en leur exprimant l'expression de notre gratitude. De même nous rappellerons le regretté Dr Respaut qui, inoculé en 1885, à Valence, s'exposa à toutes sortes de dangers, dans ses fonctions de correspondant de plusieurs journaux politiques de Paris : dans ses communications, il évita toute apparence de réclame, toujours nuisible et peu en harmonie avec le sérieux de la science[1].

En Ecosse, le Dr Charles Cameron et le Dr John Boyd, le premier pour avoir analysé nos statistiques et appelé, comme membre du Parlement britannique, l'attention de son gouvernement sur nos travaux, le second en les divulguant, à différentes reprises, dans les colonnes de *l'Edinburg medical journal*, méritent, tout comme les Drs G. Guttmann et G. Klemperer, de Berlin, comme les médecins italiens Granata et Spinelli, notre reconnaissance la plus vive et la plus sincère.

1. Il est singulier que le reporter américain du *New-York Herald*, inoculé si solennellement par Haffkine en 1892, soit le même que celui inoculé par nous, en 1885, à Valence. Pour faire de la réclame au journal qu'il représente, il a suffi à M. Stanhope de rééditer ses clichés de 1885, et les journaux parisiens lui ont servi, s'en sans douter, à propager une nouveauté déjà vieille, comme le démontre la lettre ci-après, qu'il nous écrivit à l'époque de notre campagne anti-cholérique.

30 juillet
Bureau du New-York Hérald
Paris

Monsieur Ferran,

Je vous envoi ci-inclus une copie de *l'Indépendance Belge*.

Lisez-le !! et l'ayant lu écrivez-moi une lettre, mais SURTOUT UNE LETTRE TRÈS FORTE, de vos idées sur le *Choléra* dans ce moment-ci, aussi bien que sur le sujet des *Docteurs Brouardel* et *Van Ermmingen*, afin de nier au public le tort qu'ils vous font dans ce moment.

Vous saluant de bonne amitié.

Aubrey Stanhope.

Nous pourrions reproduire un long interview dû à M. A. Stanhope, et paru en 1885, dans *l'Indépendance Belge*, comme aussi nous pourrions émailler sa seconde inoculation de commentaires savoureux. Mais nous aimons mieux nous en tenir là !

CHAPITRE XXXIV

ÉTAT ACTUEL DE LA QUESTION

Par les rapports que nous avons transcrits et par les divers autres documents publiés dans les chapitres antérieurs, l'on peut se faire une idée exacte de l'impression produite dans le monde scientifique par nos travaux, au sujet de la vaccination cholérique.

Il y a déjà plusieurs mois que le choléra a disparu d'Espagne[1], et que la pratique de l'inoculation y a pris fin avec lui ; ce temps ne doit s'être écoulé en vain ni pour nous, ni pour les autres ; ni pour ceux qui, pleins d'enthousiasme, nous défendirent avec conviction, ni pour ceux qui nous attaquèrent avec acharnement. L'agitation que produit toujours l'ardeur de la polémique cessa avec les derniers travaux de vaccination. La passion s'est refroidie, l'acharnement de la lutte s'est calmé : il y a plus de paix dans le cœur, plus de sérénité dans le jugement. L'on peut, mieux qu'auparavant, fixer d'une manière impartiale les limites dans lesquelles doit se renfermer actuellement la question de la prophylaxie du choléra.

Au premier coup d'œil, si l'on examine les textes et si l'on fait la balance des jugements critiques qui ont été formulés, il semble que la solution désirée n'a pas été obtenue par les savants qui ont prétendu la tenir, bien que pour nous elle soit sûre et certaine. Les avis sont opposés, les opinions se combattent, l'unanimité n'existe pas, et il n'y a même rien qui indique une certaine orientation de tous vers un but commun. Celui qui voudrait, sans autres données que la lecture des rapports et des avis divers, former un critérium au sujet de l'inoculation cholérique, ne saurait y parvenir et se verrait enfin obligé

1. Ces lignes ont été écrites à la fin de mai 1886.

d'avouer que les savants ont plutôt embrouillé la question et obscurci le problème, qu'ils n'ont ouvert le chemin pour les résoudre.

Il est vrai que si certains affirment que la vaccination est inoffensive et favorable, d'autres assurent qu'elle met en grand danger les individus et les populations sur lesquels on la pratique ; si les uns basent toute leur argumentation sur les statistiques établies, d'autres nient l'exactitude de ces statistiques et se servent de la calomnie déguisée ou de l'injure audacieuse contre les signatures respectables qui les certifient ; si bon nombre avouent loyalement que nos travaux méritent protection et respect, certains aussi nous placent injustement au rang de vulgaires charlatans. Mais si l'on pèse consciencieusement les noms et l'autorité de ces hommes, si l'on examine attentivement les antécédents de chacun d'eux, si l'on arrive enfin à l'histoire intime de la question devant les Commissions et les Académies, la lumière pénètrera bientôt à travers les fissures, éclairera les ombres, et, mettant à découvert les passions et leurs mobiles, permettra à chacun de juger froidement et avec sérénité l'état actuel du procès nécessaire intenté à nos travaux pour en rechercher l'exactitude.

Les termes de la question sont bien précis ; les données pour la solution du problème sont claires et formelles. La question de la prophylaxie du choléra au moyen de la vaccination ne peut se juger qu'en traitant deux points : 1° l'inoculation de la culture du virgule, dans le but de donner l'immunité contre le choléra, repose-t-elle sur des bases scientifiques rationnelles ? 2° les résultats obtenus jusqu'à ce jour permettent-ils d'espérer que ce soit là le vrai moyen prophylactique à poursuivre? — Sortir de la discussion de ces deux points, c'est chercher des voies détournées qui, loin de conduire à un but honorable, ne mènent qu'à la perte d'un temps précieux et au discrédit de celui qui s'y engage.

La vaccination cholérique repose sur des bases scientifiques qui ne sauraient être mises en doute. Tous les faits éloquents de la doctrine phytoparasitaire, qui a revêtu la médecine contemporaine d'un caractère nouveau, militent en sa faveur ; la découverte, poursuivie depuis tant d'années, de l'agent du choléra, du microphyte dont le nom a rendu si populaire celui de Koch ; les surprenantes conquêtes des vaccins artificiels qui ont placé Pasteur à la tête des hygiénistes modernes, et qui ont fait luire au grand jour les noms d'une brillante pléiade d'observateurs remarquables ; l'immunité du choléra défendue et proclamée par des cliniciens illustres ; tout ce que nous avons exposé dans nos ouvrages; tout ce que nous avons soutenu, avec la certitude de travailler dans un champ nouveau, plus fécond que tout autre pour la science et pour l'humanité! Or, s'il est rationnel de croire qu'il existe des maladies causées par des végétaux invisibles qui empoisonnent l'organisme, et que le choléra soit dû au virgule du Gange; s'il est logique d'admettre que le même microbe qui occasionne la maladie puisse aussi en préserver; et s'il est certain que le choléra produise l'immunité, ne peut-il pas aussi être rationnel, logique et même certain, pour ceux qui ne croient pas encore, que le choléra ait son vaccin résidant dans le microbe qui tue quand il est dans toute sa virulence, et qui sauve lorsqu'il est atténué? Notre œuvre n'a donc rien qui répugne à la raison scientifique, rien qui soit en contradiction avec les connaissances acquises, rien qui blesse le sens commun de la pratique, ou empêche l'hygiène de poursuivre son but élevé.

Il y a plus encore; les résultats obtenus jusqu'à ce jour sont absolument favorables à notre procédé. Désire-t-on des faits? Nous allons présenter des faits. Abandonnant le champ de la discussion théorique, où, suivant quelqu'un, n'était pas notre place, nous allons entrer dans celui des expériences. L'on nous voulut empiriques; empiriques nous nous sommes enfin présentés. Et de même que les fondements théoriques étaient rationnels, de même les résultats pratiques ont été concluants. Personne, absolument personne n'a pu les récuser; personne n'a osé nier qu'ils parussent favorables. Ce que l'on a fait, contrairement à la logique et sans respect pour l'opinion d'éminents praticiens, c'est de se permettre de douter de leur véracité. Où en arriverions-nous, si dans toutes les questions scientifiques, où les chiffres parlent, l'on n'avait d'autre ressource que de nier la moralité de celui qui les présente pour sa défense et comme garantie de la vérité? Ce que l'on a fait, c'est de torturer les statistiques, renverser les propositions, critiquer les recensements, discuter leur confection; mais l'on n'a pu nier que le résultat en fût tout en faveur de la cause de l'inoculation. Or voici les chiffres qui disent et démontrent à tous que la pratique n'a fait autre chose que donner raison à la théorie et à nous également, contre tous ceux qui nous ont combattu et nous combattront encore.

Pour si méticuleux que soit l'esprit qui examine cette question, quelques scrupules que l'on ait à accepter des innovations, personne ne saurait refuser d'admettre la vaccination cholérique comme une question sérieuse, digne, au moins, d'un examen serein, d'un raisonnement tranquille et exempt de préoccupations, d'opinions *a priori*, d'animosités et d'insolences; enfin, quel que soit l'amour-propre d'un homme, le respect de la science et l'intérêt de la santé publique sont et doivent toujours être au-dessus de tout.

Nous nous contenterons d'ailleurs de peu, et ne demanderons qu'un peu d'attention et de respect; nul ne tardera dès lors à confesser que la vaccination cholérique est un problème sérieux, qu'il importe de résoudre à tout prix.

Une fois l'accord fait sur ce point, qu'importe que l'on ait critiqué injustement notre conduite, que l'on ait parlé des défauts de notre méthode, et que l'on nous ait combattu avec des armes que défend la dignité professionnelle et que repousse le respect de l'honneur d'autrui?

Pourvu que justice nous soit rendue, fallût-il attendre longtemps, nous serons satisfaits!

APPENDICE

THÉORIE DE LA PROPHYLAXIE

DU CHOLÉRA ASIATIQUE, BASÉE SUR LA DOCTRINE DES GERMES ET SUR L'ÉTUDE DES DIASTASES OU AUTRES PRODUITS ÉLABORÉS PAR EUX [1]

Q. = a. d. t. (Duclaux).

Nul n'ignore combien il est difficile, pour ne pas dire impossible, de trouver un remède guérissant le choléra-morbus ou tout autre maladie exotique, attendu que semblable maladie se prête peu à une étude aussi assidue et suivie que l'exige le caractère du problème. L'histoire de la thérapeutique compte peu de pages où soient consignées des découvertes importantes faites d'une manière scientifique, c'est-à-dire suivant un plan conçu d'avance et rattaché à l'une quel-

1. Huit ans se sont écoulés depuis la publication de ce travail que reproduisirent divers journaux professionnels et politiques ; à ce moment, beaucoup purent le juger comme une utopie, car rares étaient les médecins instruits de ces doctrines : aujourd'hui qu'elles se sont assez généralisées, certains ont reconnu l'esprit pour ainsi dire prophétique qu'elles renfermaient, et ont vu que le temps, non seulement n'a pas modifié leur valeur scientifique, mais au contraire est venu sanctionner nos expérimentations, comme les confirment les travaux de Klemperer, dont l'originalité est fortement battue en brèche, du moment où l'idée directrice de ses recherches ne lui appartient plus ! Il est juste que nous exprimions ici notre reconnaissance au Dr G. Guttmann, pour avoir rappelé au Dr Klemperer, dans les colonnes du *Deutsche Medizinische Wochenschrift* (nº 39, du 29 septembre 1892, et nº 40, du 6 octobre suivant), la priorité de nos travaux. Et nous remercions le second de ces confrères de l'avoir hautement reconnue dans un travail postérieur à celui que critiquait G. Guttmann. (*Berliner Klinische Wochenschrift*, nº 50, du 12 décembre 1892.)

Dans « *le Concours médical* » (nº 44, p. 517, année 1892), nous avons, entre autres accusations virtuellement réfutées dans ce livre, été traités d'empiriques : nous laissons au jugement droit du lecteur le soin d'apprécier, après la lecture de cette note, si, en découvrant la vaccine du choléra, nous possédions, ou pas, une base scientifique suffisante pour arriver à sa découverte par des sentiers bien distincts de ceux de l'empirisme.

conque des doctrines qui se sont succédées dans le champ de la médecine, depuis l'origine de celle-ci : sur ce terrain, le plus grossier empirisme ou le simple hasard furent plus heureux que la science. Mais, empiriques ou non, ces découvertes sont des plus rares et aussi invraisemblables que le fait d'un typographe composant une ligne sans avoir d'abord correctement distribué les caractères. Aussi, vue la gravité des circonstances, tout en étant partisans du positivisme tel que l'entendirent Magendie et Cl. Bernard, et tel que l'entend Pasteur, nous considérons comme digne d'attention tout effort, toute tentative, de n'importe quel caractère, soit théorique, soit expérimental, voire même empirique, faite dans le but de combattre ce terrible fléau qui, non content de menacer nos existences, tarit les principales sources de richesses, et suspend les relations entre les peuples !

Si pareilles considérations ne nous y poussaient, connaissant bien l'esprit qui anime la science contemporaine, nous ne nous hasarderions pas à fatiguer l'attention de nos confrères en soumettant à leur examen notre théorie de la prophylaxie du choléra, basée sur l'hypothèse qui considère cette maladie comme d'origine parasitaire.

Nous n'ignorons pas que les preuves de l'existence du microbe cholérigène données par R. Koch sont encore combattues ; mais, comme nous l'avons déjà dit, la gravité des circonstances l'emporte actuellement sur les exigences de l'expérimentalisme, et pour ce motif, nous devons, les uns tout écouter, les autres tout exposer, surtout s'il s'agit de théories et d'hypothèses dont la base est constituée par des faits parfaitement contrôlés !

Partons de l'hypothèse que le choléra est dû à un microbe ; admettons que cette maladie est de celles qui donnent l'immunité à l'individu qui en est atteint une fois ; admettons aussi que les effets des microbes virulents, comme ceux des microbes vaccins, sont dus uniquement et exclusivement à leurs produits de dénutrition, diastases, ptomaïnes, glycosides, etc., et enfin que, si ces produits étaient isolables, nous obtiendrions avec eux tous les effets des vaccins et des virus par la seule variation des doses.

La différence entre le cas d'une infection et celui d'une injection de ces produits, consisterait simplement en ceci que, dans l'infection, le microbe existant dans l'intérieur de l'organisme, l'élaboration de ces produits serait continue, continuel aussi son travail chimique, et plus considérable par conséquent la quantité de matière transformée. Dans le second cas, en soutenant une action continue, en répétant les injections de ces substances, on devrait obtenir des effets semblables à ceux de l'infection, c'est à dire la mort, avec tous les symptômes en harmonie avec la nature du microbe qui les produit, ou bien les effets préservatifs propres au même microbe quand il agit comme un vaccin, par suite de l'atténuation naturelle ou artificielle de sa virulence.

Ceci se produit ainsi en injectant à plusieurs reprises du bouillon dans lequel a été cultivé le diplococcus du choléra des poules, et qui a été filtré à travers une bougie de porcelaine pour le dépouiller de ses microbes : les poules meurent d'habitude à la suite de ces injections, avec tous les symptômes du choléra, et celles qui survivent présentent un léger degré d'immunité, suffisant pour résister à des injections de microbes dont la virulence est mortelle dans bon nombre de cas.

Il en est de même quand on injecte en quantité à des cochons d'Inde une culture de bactéridie charbonneuse, dans laquelle le microbe est mort ; comme dans le cas précédent, nombre d'animaux ainsi traités acquièrent une immunité assez sensible, puisqu'ils se montrent réfractaires aux inoculations dont la virulence est bien au-dessus de leur force de résistance. Tout ceci s'harmonise avec le fait contrôlé par nous et révélé par MM. Arloing, Cornevin et Thomas, à savoir que le virus fort du charbon symptomatique introduit dans la veine jugulaire, au lieu de tuer l'animal, le préserve à la façon d'un vaccin, avec cette particularité que, après cette injection intra-veineuse, le microscope démontre qu'il n'y a pas eu procréation des germes injectés ; ceci permet de supposer, avec des motifs très plausibles, que seuls les toxiques microbiens injectés ont été la cause de l'immunité, bien que, comme nous l'avons dit, le microphyte ne se multiplie pas dans le sang. De même, dans les injections préventives de bactéridie charbonneuse, on obtient l'état réfractaire sans que le parasite se reproduise sensiblement, car nous n'avons pu observer la bactéridémie que dans les cas mortels, et partant il faut supposer que ici, comme dans les exemples précédents, interviennent dans la production de ce phénomène, principalement les poisons microbiens injectés, et la petite quantité que le peu de germes introduits ont pu en élaborer durant le temps qu'ils ont continué à vivre.

Cette manière de voir est confirmée par ce fait que, la plupart des infections étant purement locales, elles défendent ou modifient l'organisme, en agissant à distance sur les points les plus éloignés de la partie infestée : or ceci ne pourrait se concevoir si l'on ne reconnaissait pas de semblables effets aux produits extraordinairement actifs et diffusibles élaborés par les microbes.

Ceci établi, — et en admettant comme probable que le microbe du choléra asiatique demeure localisé dans le tube intestinal — on peut supposer avec raison que l'inversion des phénomènes osmotiques et les autres symptômes caractéristiques de cette maladie, sont dus à un changement chimique profond dans un ou plusieurs des éléments qui forment la vaste série des principes albuminoïdes constituant les cellules et les humeurs de notre organisme, changement dû à la fois directement et indirectement aux substances élaborées par le microbe cholérigène.

Si ces produits agissent comme nous le supposons, à la manière des diastases qui ne sont pas expérimentalement connues, on pourra parfaitement leur appliquer la formule *q. a. d. t.*, dans laquelle *q* représente la quantité de substance produite traduisant l'action de la diastase (dans ce cas concret cette substance sera représentée par les matières diarrhéiques et les matières vomies), *d* représente la quantité de diastase en action, et *t* le temps durant lequel cette diastase agit.

D'après cela, la gravité d'un cas de choléra, à conditions individuelles égales, sera fonction de *d* et de *t*, et sera en raison directe de *q*; par suite, le traitement le plus efficace consistera à diminuer la valeur de *d* et à augmenter celle de *t*, résultats que nous obtiendrions, si nous avions la chance de pouvoir agir avec un microbicide spécial ou avec un paralysant de ces diastases, tel que semble l'être le sulfate de quinine pour la diastase du *bacillus malariæ*; mais comme pareille découverte est assez difficile, attendu que relativement aux autres processus infectieux les injections de liquides de culture confèrent un certain degré d'immunité en cessant d'être mortels, sans doute parce qu'ils réduisent la valeur de *d*, appliquons cette même donnée à la prophylaxie du choléra asiatique.

Nous devons supposer que la plus grande quantité de poisons encore actifs existe dans le sang des cholériques, vu que dans les liquides diarrhéiques l'action de ces poisons est sans doute plus avancée et peut-être même complètement épuisée; c'est donc dans le sang que nous devons chercher l'agent préservatif, et si le microbe s'y est généralisé, nous lui appliquerons la méthode de Chauveau, en le filtrant avec soin à travers des filtres de biscuit de porcelaine : il est démontré que de la sorte on enlève aux liquides virulents leur faculté de se reproduire à l'infini, tout en leur conservant leur virulence chimique (choléra des poules), laquelle peut être parfaitement dosée, tout comme l'activité des poisons ordinaires. De cette façon se trouve vaincu l'obstacle qui s'oppose avec le plus de force à la pratique de semblables expériences sur l'homme. Après tout, comme entre les produits que le sang pourrait contenir, élaborés par les microbes du tube intestinal, il pourrait s'en rencontrer de très actifs, il sera toujours prudent d'essayer tout d'abord les injections de sang filtré sur les sujets d'autres espèces douées de réceptivités morbides analogues aux nôtres, pour répéter ensuite l'épreuve sur des personnes ayant subi déjà le choléra, et puis, si les résultats y autorisaient, procéder à la pratique de ces injections comme moyen prophylactique général. Le changement profond qui suit une infection véritable s'obtiendrait en graduant le nombre des injections et la quantité de matière injectée : fort probablement un état réfractaire plus ou moins prononcé serait la conséquence de ce procédé.

Nous n'ignorons pas les obstacles naturels contre lesquels peut se heurter notre théorie ; l'un d'eux, sans doute le plus puissant, réside dans l'instabilité et l'existence fugace de beaucoup de ces principes que nous cherchons à utiliser. Certains révèlent leur existence seulement par la nature des changements qu'ils provoquent, et pour ce motif ils ne pourront jamais être recueillis directement; d'autres ont une existence si transitoire que leur naissance coïncide avec leur destruction ; cependant, il y en a de plus stables, doués d'une action moins foudroyante, et jusqu'à présent rien n'indique que les principes du microbe cholérigène n'appartiennent pas à cette dernière catégorie.

Bien qu'en dirigeant l'expérience comme nous l'avons fait, le danger soit très problématique et puisse se dire nul, nous ne nous illusionnons pas sur la gravité d'une entreprise aussi ardue, et sur la difficulté qu'il y a à trouver quelqu'un qui présente son bras à la seringue à injection. Il n'a pas été moins difficile d'appliquer à l'homme les derniers progrès réalisés par M. Pasteur au sujet de la rage, et malgré tout, comme l'humanité est intéressée à ce que cet écueil disparaisse, il ne manquera pas d'hommes courageux pour le tourner, ni d'expérimentateurs pour l'aplanir.

Si l'expérience arrive un jour à donner à notre théorie un caractère de vérité, comme le possèdent les faits sur lesquels elle s'appuie, ce n'est pas nous qui mériterions vraiment les lauriers du triomphe. Les mérites et les distinctions appartiendraient en entier à celui qui est la gloire la plus indiscutable de notre siècle, à l'immortel Pasteur, des travaux duquel nous nous sommes principalement inspirés!

16 juillet 1884.

PATHOLOGIE EXPÉRIMENTALE

SUR L'ACTION PATHOGÈNE ET PROPHYLACTIQUE DU BACILLE VIRGULE, NOTE DU DOCTEUR JAIME FERRAN.

Lorsqu'on injecte dans le tissu cellulaire sous-cutané d'un cochon d'Inde une culture de bacille virgule dont la semence provient de colonies ayant évolué sur des plaques (ces colonies étant engendrées par des germes pris directement des déjections d'un cholérique), il se produit deux ordres de faits, les uns locaux et de nature phlegmasique, les autres généraux et accusant une profonde hyposthénie.

On obtient le maximum de virulence en semant une goutte de magma blanc opaque, provenant d'une ou de plusieurs colonies, dans du bouillon très nutritif et légèrement alcalin, l'incubation étant faite dans l'étuve à 37° et durant juste le temps nécessaire pour que le bouillon devienne trouble. Si la semence employée est très virulente, on obtient une culture qui peut tuer un cobaye à la dose de deux à quatre centimètres cubes. Si la semence n'est pas assez virulente, ce résultat ne s'obtient que par l'emploi de plus fortes doses. La phlegmasie locale est caractérisée par un infarctus chaud et douloureux, qui peut tomber sous forme d'escharre lardacée; la plaie qui en résulte guérit spontanément et sans jamais donner lieu à la formation de pus, ni à des symptômes de putridité.

Les symptômes généraux qui apparaissent sont: une hypothermie rapide avec abaissement de la température physiologique, celle-ci étant de 40° c. dans le rectum; on s'en rend compte en y introduisant, à quatre centimètres, le réservoir du thermomètre. Lorsque ces symptômes généraux sont plus rapides et plus violents, il est facile de voir que la phlegmasie locale n'a pas d'importance.

Si l'on prend une goutte de sang d'un animal injecté, encore vivant, et qu'on la sème dans une petite quantité de bouillon, on obtient, au bout de 24 à 48 heures d'incubation à + 37°, une culture pure de spirilles, avec laquelle on pourrait reproduire la même maladie en séries indéfinies.

L'examen microscopique de la sérosité coulant des incisions faites à la partie qui a reçu l'injection, offre les particularités suivantes :

1° Microglobulie extraordinaire, au point de faire naître des doutes sur la nature de l'objet que l'on examine, tant il diffère des hématies ordinaires. Beaucoup de ces globules sont hérissés de pointes aiguës et se meuvent réellement ; mais leur mouvement est dû au choc des microbes contre ces pointes;

2° Spirilles et virgules presque invisibles à cause de la vitesse de leurs mouvements ;

3° Cellules sphériques, pleines de granulations ; quelques-unes d'entre elles ont une petite sphérule que ses dimensions rendent plus visible et qui semble être une de ces hématies dégénérée.

4° Eléments lenticulaires de surfaces et contours unis ; ces éléments varient dans leurs dimensions entre 5 μ et 20 μ ; leur aspect ne permet pas de les confondre avec les autres éléments déjà décrits. Comme cette humeur est relativement dépourvue d'hématies et que la couleur rouge y prédomine notablement, on est fondé à croire que cette couleur provient de la dissolution de l'hémoglobine.

Les cultures en série dans la gélatine conservent assez bien leur virulence ; elles s'atténuent au contraire dans le bouillon, au bout d'un certain temps.

Il est difficile, avec des cultures atténuées, d'obtenir les résultats dont je viens de m'occuper, à moins d'employer des doses considérables.

Les bougies neuves des filtres Chamberland, soumises à la pression d'une atmosphère, livrent passage aux germes. Pour s'en convaincre, il suffit de semer 15 ou 20 gouttes de liquide de culture dans une petite quantité de bouillon. Si l'on emploie de ces bougies ayant déjà servi, la filtration devient parfaite ; et en injectant à un cobaye une dose de 12 c. c. de culture ainsi filtrée, il ne se produit chez lui qu'un léger malaise qui disparaît bientôt.

Si l'on prend un lot de cobayes et qu'on leur injecte la moitié de la dose qui suffirait pour les tuer, cette injection produit chez eux l'immunité et les rend capables de résister aux doses qui auparavant les auraient infailliblement tués. Il est facile de mettre ce résultat hors de doute ; il suffit pour cela de prendre deux lots de cobayes de même âge, dont l'un ait été d'avance doué d'immunité au moyen des injections. Si l'on injecte des doses mortelles aux individus des deux lots, il arrivera que ceux qui ont été cholérisés précédemment résisteront, tandis que les autres succomberont, ou tout au moins deviendront gravement malades.

Effets du microbe chez l'homme. — L'injection, dans la région du triceps brachial, de huit gouttes d'une culture virulente très récente, donne lieu à un infarctus douloureux et chaud, qui empêche les mouvements du bras ; cet état n'a d'autre conséquence qu'une fièvre localisée, qui bientôt disparaît spontanément : trois heures après l'injection, l'évolution de cette phlegmasie commence et continue pendant 24 heures environ, après quoi tout malaise disparait presque complètement, sans qu'il se produise ni phlegmons, ni escharres.

Lorsqu'on injecte un demi-centimètre cube à chaque bras, les symptômes locaux s'accentuent et il apparait d'autres manifestations générales. Si l'on a égard aux caractères plus saillants observés dans chaque individu, on arrive à former un tableau général dont la ressemblance avec le vrai choléra n'est pas discutable : réfrigération de marbre, état lipothymique, lassitude générale, crampes, vomissements, tête lourde, sueurs froides et visqueuses, évacuations plus fréquentes que de coutume, sans arriver toutefois à la vraie diarrhée du choléra.

Tous ces symptômes d'hyposthénie sont suivis d'une hyperthermie générale, qui monte jusqu'à 2° 5 au-dessus de la température normale. Ce qu'on observe plus fréquemment dans ce cas, ce sont des frissons plus ou moins accentués, lassitude générale, lourdeur de tête, tendance à vomir, et fièvre. Tout ce syndrome à aspect imposant cesse après 24 ou 36 heures, sans qu'il soit besoin de recourir à la thérapeutique. Ces symptômes sont parfois plus accentués ; le sang, pris alors dans n'importe quelle partie du corps, a les mêmes caractères que celui provenant de cobayes soumis à l'expérience dont nous avons déjà parlé[1]. La microglobulie se manifeste aussi, quoique à un degré plus faible. On observe également des cellules lymphatiques et des corps discoïdes de grandeurs diverses.

Si, après six ou huit jours à compter de l'injection d'un demi centimètre cube à chaque bras, on injecte au même sujet une autre quantité égale de liquide doué du même degré de virulence, il ne se produit pas de symptômes généraux de perfrigération, et c'est à peine si l'on observe les symptômes locaux, beaucoup moins accentués d'ailleurs.

De tous ces faits si bien définis et si faciles à reproduire, on peut déduire, avec preuves à l'appui, les conclusions suivantes :

1° La possibilité de la cholérisation chez l'homme, comme chez les cochons d'Inde, par voie hypodermique ;

2° Que la prophylaxie de la cholérisation s'obtient au moyen d'injections de virulence et de doses graduées.

Je me tiens à la disposition de l'Académie pour reproduire sous ses yeux les expériences que je viens de décrire.

Ce travail présentant les conditions requises pour le prix Bréant, je prie l'Académie de vouloir bien me compter au nombre de ceux qui y aspirent.

Tortosa, le 31 mars 1885.

1. Moins la présence des bacilles en quantité appréciable.

AMPLIATION

A LA NOTE ENVOYÉE, LE 31 MARS, A L'ACADÉMIE DES SCIENCES, SUR L'ACTION PATHOGÈNE ET PROPHYLACTIQUE DU BACILLE VIRGULE

Lorsque j'eus l'honneur d'adresser ma dernière note à cette savante Académie, je crus m'être exprimé assez clairement au sujet de la vaccine expérimentale du choléra, et que, partant, cette question pouvait dès lors être abordée par tous les panspermistes qui voudraient l'appliquer à la prophylaxie du choléra asiatique. Mais, puisque l'on m'attribue des réserves scientifiques, auxquelles je n'ai même pas songé, je me propose de démontrer, dans cette ampliation à ma note, l'inexactitude de pareilles suppositions, me bornant à signaler seulement les points de ma note antérieure qui peuvent dissiper les obscurités visées par ceux qui parlent de mes prétendus secrets.

Qu'on lise le second paragraphe de la susdite note dans lequel j'expose la manière d'obtenir la culture virulente ; que l'on voie ensuite comment, dans un autre passage (dans les premier et second paragraphes de la partie ayant trait aux effets produits chez l'homme), je dis que celui-ci supporte un centimètre cube de culture virulente.

De la seconde conclusion on peut déduire, sans effort, et avec toute la clarté possible, que la prophylaxie peut s'obtenir au moyen de doses graduées, sans atténuation d'aucune espèce.

Il n'existe donc pas de secret. Après mon affirmation qu'une culture ayant le maximum de virulence est bien tolérée par l'homme, et que les doses graduées de la même culture produisent des effets prophylactiques, il n'est pas possible de désirer une révélation plus complète de ma prétendue réserve.

Je me suis offert d'ailleurs à faire personnellement devant cette savante Académie, au cas où elle le désirerait, une démonstration expérimentale des faits consignés dans ma note.

Madrid, le 11 juillet 1885.

HYGIÈNE

NOTE SUR LA PROPHYLAXIE DU CHOLÉRA AU MOYEN D'INJECTIONS HYPODERMIQUES DE CULTURE DE BACILLE VIRGULE

Dans ma dernière note présentée à l'Académie des sciences, m'occupant de l'action pathogène des injections du bacille virgule, j'indiquais que la culture douée de son maximum de virulence était parfaitement tolérée par l'homme ; j'exposais également qu'une seconde dose, égale à la première, ne déterminait pas d'effets généraux, la virulence de cette dernière étant égale à celle de la première dose, d'où il devait résulter nécessairement que la première inoculation donne l'immunité pour mieux résister aux effets de la seconde.

L'application de ces expériences ayant été faite à la prophylaxie du choléra, les résultats obtenus sont véritablement surprenants ; à tel point que, sans craindre que des expériences postérieures viennent le démentir, j'affirme devant cette savante Académie, dans la présente note, que le moyen d'arrêter brusquement une épidémie de choléra est d'ores et déjà au pouvoir de la science : de nombreuses statistiques, que je soumettrai, sous peu de jours, à l'examen de cette corporation illustre, prouveront l'évidence de cette assertion.

Le moyen d'obtenir l'immunité contre le choléra est simple, en même temps qu'il est inoffensif. Le vaccin n'est autre chose que le microbe-virgule du choléra asiatique en culture pure dans du bouillon très nutritif; le degré de virulence est, jusqu'à un certain point, en raison directe de la richesse ou densité de la culture en germes. L'aération, entre autres circonstances, favorise la densité de la culture.

Le meilleur vaccin est le plus virulent, c'est-à-dire celui qui détermine, chez les individus inoculés, un nombre plus grand de cas de choléra expérimental.

La dose à employer pour tous les âges, à partir de deux ans, est celle d'un centimètre cube à chaque bras. Les symptômes qui apparaissent, si alarmants qu'ils soient, n'exigent jamais les secours de la thérapeutique.

Pour que l'immunité soit profonde, trois inoculations successives sont nécessaires, une chaque cinq jours. Dose : deux centimètres cubes, dont un à chaque bras; total, six centimètres cubes de culture virulente injectée. Région : le tissu cellulaire du triceps brachial.

Le microbe ne se reproduit pas dans ce tissu, et il agit en créant une habitude au poison qu'il produit lui-même. L'immunité, créée de cette manière, n'est donc autre chose qu'un phénomène d'habitude contre le toxique, qui peut être élaboré et absorbé, au cas d'une infection intestinale spontanée. Les dangers d'invasion et de mort commencent à disparaître cinq jours après la vaccination, et les garanties d'immunité augmentent avec les vaccinations successives.

L'élimination du toxique de ce champignon par les seins des femmes vaccinées, détermine chez les enfants allaités un choléra expérimental toujours peu dangereux. Le lait, les déjections, la sueur et les vomissements ne donnent pas de virgules par culture.

Tous les troubles occasionnés par ce toxique paraissent être dûs à une action exercée sur les centres nerveux.

Si l'on ne veut pas obtenir des symptômes généraux par la vaccination, l'on doit opérer avec une culture moins chargée de germes ; elle constitue le premier vaccin.

Le temps nous manque pour préciser la durée maxima de l'immunité : néanmoins, nous pouvons, dès à présent, en fixer le minimum à deux mois.

Madrid, le 11 juillet 1885.

Jaime Ferran.

LA VACCINATION ANTICHOLÉRIQUE

AU CONGRÈS D'ANVERS, EN 1885

Discours du Dr D. Vicente Cabello

Médecin major de la Marine.

Messieurs,

En vérité, je ne saurais dissimuler la surprise que me cause le procédé adopté à propos de l'intéressante question qui nous occupe, et toutes réserves faites, avec juste raison, sur la prudence et la fermeté remarquables avec lesquelles la Présidence a su diriger, jusqu'à présent, le cours de nos intéressants débats, vous voudrez bien me permettre de vous rappeler quelques antécédents en rapport avec ce sujet.

Dans l'avant-dernière séance, j'ai remis à notre digne et respecté Président une communication que je venais de recevoir du Dr Ferran, à l'adresse du Congrès, concernant la cholérisation préventive, comme moyen prophylactique du choléra, et accompagnée de divers documents statistiques intéressants, de graphiques, etc... qui démontraient le bon résultat obtenu par l'emploi de la cholérisation préventive dans certaines localités.

En présentant ces documents, je sollicitai et obtins la permission de les lire au Congrès, au nom de leur auteur. J'ai attendu que la parole me fût accordée à cet objet, mais nous venons de voir M. le Président déclarer clos les débats du Congrès dans sa première partie, c'est à dire dans celle qui a trait aux travaux prévus et inscrits dans le règlement, et inaugurer de suite la seconde partie consacrée à la question qui nous occupe.

Dès le début de cette seconde partie, la parole a été donnée à l'illustre Dr Van Ermengem, lequel, d'une façon, à mon sens, assez passionnée, car il était intéressé dans l'affaire, a exprimé son jugement sur les documents présentés par moi au nom du Dr J. Ferran, et qui n'ont pas été encore communiqués au Congrès. Notre confrère nous a dit, en résumé, avoir examiné ces documents, et n'y avoir trouvé rien de neuf qu'il ne sût déjà sur la question Ferran : la note présentée au Congrès serait à peu près semblable à celle qu'a reçue récemment l'Académie des sciences de Paris, et les documents qui l'accompagnent ne signifieraient rien pour lui, parce que, a-t-il dit, *on ne doit ajouter aucune foi aux chiffres et aux statistiques qui nous viennent d'Espagne.* Ce sont là ses paroles textuelles que je suis fort peiné d'avoir entendu sortir de lèvres aussi autorisées et compétentes que celles du Dr Van Ermengem !

Avant de relever de pareilles affirmations, je dois expliquer ma situation exceptionnelle au sujet de cette question, et les motifs puissants qui m'empêchent d'entrer dans une discussion qui, d'ailleurs, ne pourrait avoir lieu, vu les courts instants, tous comptés, où nous pouvons être réunis.

Honoré de la représentation du Ministère de la Marine dans les deux Commissions nommées par le gouvernement espagnol pour étudier d'abord le procédé Ferran, et pratiquer ensuite des expériences sur une grande échelle, n'ayant encore avancé que quelques idées sans présenter le rapport officiel définitif, je suis obligé d'observer l'impartialité la plus absolue dans une question qui, jusqu'à présent, a eu le privilège d'exciter les esprits, et d'éveiller les plus vives passions, même parmi les personnes étrangères à la profession médicale. Je me trouve donc privé d'intervenir pour ou contre la *Ferranisation*, dans les discussions qui pourraient s'être engagées, celles-ci revêtant surtout un caractère de solennité que la haute signification de ce Congrès doit leur donner.

Cette réserve indispensable étant faite, je dois déclarer que les documents statistiques présentés par le Dr J. Ferran, et si maltraités par le Dr Van Ermengem, réunissent des conditions de sérieux et d'authenticité remarquables, comme le Congrès pourra en juger en s'instruisant simplement de certains détails.

Prenant la statistique d'Alcira, je ferai observer qu'elle est signée par *tous* les médecins de la localité, qui atteignent le respectable nombre de 13, lesquels ont été entièrement d'accord, depuis le moment où cette question a été soulevée, en ce qui concerne les résultats obtenus à la faveur des inoculations pratiquées sur une grande échelle dans cette ville.

Le Congrès conviendra avec moi de la véritable importance que revêt le fait exceptionnel d'un accord sur un point aussi controversé, et durant plusieurs mois, entre pas moins de treize médecins, différant d'âges, d'écoles, d'origines, de doctrines et même d'opinions politiques, sans qu'un seul ait protesté, tous oubliant au contraire jusqu'aux dissentiments si communs entre praticiens de la même localité, pour se montrer unanimes devant les faits auxquels ils avaient assisté, et l'interprétation qu'ils en donnaient.

Ces témoignages sont suivis de celui de l'Alcalde, déclarant que les faits consignés par les médecins, dans leur attestation, sont d'accord avec ceux constatés sur les livres et registres municipaux, relativement au nombre des inoculés, comme à celui des envahis et des morts par le choléra. Ils s'accordent aussi sur les dates où eurent lieu les événements.

Les mêmes faits sont certifiés dans toute leur étendue par le juge municipal, chef des bureaux du registre civil, et par MM. les curés qui s'en réfèrent à leurs registres paroissiaux, en particulier à celui du cimetière ; enfin, les notaires de l'endroit affirment que les signatures, les sceaux et les autres formalités officielles des susdits documents sont authentiques, et répondent à toutes les formes et exigences légales.

Je ne conçois pas, messieurs, que dans l'état social où nous sommes arrivés, il soit possible de présenter des documents officiels réunissant plus de conditions de sérieux et d'authenticité, et par suite je ne puis m'expliquer les jugements, sans doute peu reflèchis, du Dr Van Ermengem, que j'ai cités tout à l'heure et que je ne veux pas répéter.

Laissant de côté cette question, et m'abstenant de suivre la voie où s'est engagé notre confrère, et qui probablement nous mènerait trop loin, je dirai quelques mots sur les résultats obtenus par la méthode Ferran, en me plaçant sur le terrain de l'observation absolument impartiale et exempte de passions.

Forcé d'être bref, je citerai seulement, entre autres, ce fait auquel nous avons assisté, et qui a une signification marquée :

Les inoculations étant suspendues par ordre du gouvernement pendant que se poursuivaient les études de la Commission officielle nommée à l'effet de connaître le système de Ferran, cette Commission eut besoin de connaître le procédé employé pour les inoculations et quels effets elles produisaient : on décida de pratiquer les expériences sur une collectivité d'individus sur laquelle il fût facile de contrôler les résultats obtenus. A notre sollicitation, le Cercle de Valence s'y prêta volontairement ; cette société choisie réunit dans son sein tout ce qu'il y a de plus élevé et de plus cultivé dans la ville, banquiers, magistrats, médecins, ingénieurs, militaires de haut grade, etc... On en inocula et réinocula un grand nombre. La plupart présentèrent les signes généraux décrits par l'auteur du système ; un ou deux ressentirent les symptômes de ce qu'on a appelé le choléra expérimental. La Commission fut convaincue de l'innocuité de l'opération pour les personnes qui s'y soumettaient, et l'affaire en resta là, en attendant le contrôle des résultats prophylactiques qu'on pourrait observer durant l'épidémie qui allait en augmentant.

Celle-ci terminée, je vois dans un journal de la localité, que je viens de recevoir, la statistique générale des résultats obtenus ; la voici, avec une exactitude sinon rigoureuse, car je n'ai pas les chiffres sous les yeux, du moins très approchée :

Furent inoculés, 169 individus.
Non inoculés, 70 —
Des premiers, 5 furent attaqués, et 1 est mort.
Des seconds, 9 — attaqués, et 7 — morts.

Respectivement réduites à des chiffres proportionnels, ces données fournissent le tableau suivant :

	NON INOCULÉS	INOCULÉS
Invasions	12,8 p. 0/0	2,3 p. 0/0
Morts................	10,0 p. 0/0	0,6 p. 0/0

Ces faits, messieurs, sont d'une notoriété impossible à cacher ou à défigurer; on peut les contrôler en toute occasion, et la Belgique, qui a un consul à Valence, peut facilement s'assurer de leur authenticité.

Vous me direz que ceci est peu pour se décider ! Oui, mais les faits semblables ne sont pas rares. Et il vaut la peine de penser sérieusement à la chose. Nous aimons assez l'humanité et le progrès pour désirer ardemment voir se répéter sur une grande échelle des résultats comme celui que je viens de décrire, et finalement vous conviendrez avec moi que des questions de cette importance ne peuvent pas se juger avec légèreté et passion.

Je n'ajouterai rien, me félicitant de la promesse que renouvelle en ce moment M. le Président, à savoir que la communication du Dr J. Ferran, comme les documents et graphiques qui l'accompagnent, seront insérés dans le volume des *Comptes rendus* du Congrès d'Anvers.

RÉCLAMATION

DE LA PRESSE MÉDICALE ESPAGNOLE

Devant l'inexplicable silence gardé sur nos travaux par les investigateurs qui se sont voués à l'étude de la vaccine du choléra, un publiciste distingué, savant professeur d'hygiène à la Faculté de médecine de Barcelone, le Dr Rafael Rodriguez Mendez, crut juste et digne de protester énergiquement contre une conduite si peu usitée, dans les colonnes de son journal, la *Gaceta Médica catalana*. La majeure partie de la presse médicale espagnole s'associa à la protestation du professeur de Barcelone.

Nous donnons celle de *La Union Médico-Farmaceutica* de Madrid, t. I, n° 21, p. 257.

Que nos confrères reçoivent ici l'expression de notre profonde gratitude, pour leur loyale et patriotique conduite, dont les journaux par eux dirigés se sont faits l'écho !

« *Les imitateurs de Ferran.* »

Ceci est une question d'honneur; dans l'ordre scientifique comme dans tout autre, nous devons mettre tous nos soins à la soutenir ; par tous les moyens imaginables nous devons défendre les droits acquis grâce à notre travail, et savoir nous maintenir sur le terrain conquis par les efforts de nos intelligences.

On ne comprendrait pas, à moins que tout d'un coup nous, Espagnols, nous eussions changé de caractère, que, ayant le sentiment patriotique si enraciné dans nos cœurs, et diligents comme nous le sommes quand il s'agit de nos intérêts nationaux, nous eussions supporté sur le terrain scientifique la honte de laisser abaisser la bannière de nos inventions.

Nous ne serions ni Espagnols ni hommes d'honneur en agissant ainsi. Notre dignité est au-dessus de tout, et il faut faire tous les sacrifices indispensables, avant de permettre que notre pavillon scientifique soit abaissé à un niveau où la vue ne peut plus atteindre.

A cela nous ne pouvons consentir, et pour ce motif, il est de notre devoir, en ce moment, de protester, comme le fait un estimable journal professionnel de Barcelone, la *Gaceta Médica catalana*, contre l'injustice avec laquelle nous sommes traités à l'étranger.

Actuellement on parle beaucoup, surtout dans la presse française et allemande, comme d'une chose nouvelle, de l'importance prophylactique des inoculations contre le choléra, que d'obscurs plagiaires ont essayées avec plus ou moins de succès.

Dans les descriptions de ces découvertes supposées, il n'y a pas même un souvenir pour notre nation, ni pour notre illustre compatriote le Dr Ferran, le premier et le seul qui ait suivi sur ce sujet le chemin de la vérité. Et comme nous ne savons pas payer avec une monnaie aussi honteuse et aussi méprisable les véritables progrès qui sont importés dans notre pays, nous sommes peinés de ce manque de courtoisie et de cet oubli vraiment coupable.

Que nos lecteurs voient et comparent les travaux publiés sur le choléra, et dont nous empruntons l'extrait suivant à l'importante publication citée plus haut :

ÉTUDE COMPARATIVE DES TRAVAUX SUR LE CHOLÉRA EXPÉRIMENTAL ET SUR LA VACCINE ANTI-CHOLÉRIQUE.

ESPAGNE

Travaux de J. Ferran (1884-1885.)

Cultures dans divers liquides et solides (bouillons nutritifs variés, gélatine, etc.).

Inoculation hypodermique des cultures sur des cochons d'Inde, des chiens et des hommes. Chez tous les sujets, troubles locaux sur le lieu de l'injection, et phénomènes généraux, dont l'intensité varie, depuis un léger malaise et la fièvre jusqu'à la mort avec cyanose et hypothermie, en rapport avec la dose employée. — Il n'y a pas, en général, des altérations du tube digestif.

Injection hypodermique préventive sur les cochons d'Inde avec 3 c. c. de cultures. Après huit jours, après retour à la pleine santé, injection de 6 à 8 c. c., quantité qui tue les animaux témoins et cause à peine quelques troubles aux animaux préalablement inoculés.

Injection hypodermique préventive chez l'homme, suivie, peu de jours après, d'une injection plus forte, qui ne produit presque pas d'effets nocifs.

Le liquide préventif s'obtient en mesurant la dose, ou bien en laissant le temps et l'oxygène réaliser l'atténuation.

Presque tous les individus inoculés dans les premiers jours furent des médecins ou des élèves en médecine, et tous rédigèrent leur propre histoire clinique qui fut publiée. Chez l'un, on employa pour la première inoculation un demi-centimètre cube injecté à chaque bras; chez d'autres un demi-centimètre sur un seul bras, et chez quelques-uns le procédé dit graduel, qui ne détermine pas de phénomènes généraux.

Tous ces faits furent contrôlés par une commission de l'Académie royale de Barcelone et par beaucoup d'autres médecins.

FRANCE-RUSSIE

Travaux de W. M. Haffkine (1892).

Cultures sur gélatine nutritive, transplantées en grande quantité dans le péritoine du cobaye, en laissant cette dernière culture durant quelques heures à l'air et à la température ordinaire. Ainsi préparée, on inocule cette culture d'animal à animal, et elle va acquérant une virulence plus marquée jusqu'au 20e degré de la série. (Procédé d'exaltation.)

Ce virus, en injection intramusculaire, tue; injecté sous la peau, il produit un grand œdème et la mortification, mais il ne tue pas. (Haffkine ne fixe pas la dose.)

On atténue le virus en le semant dans du bouillon nutritif, à 39° c., et au contact de l'air : le virus meurt vite dans ce milieu, mais on le conserve, en même temps qu'on l'atténue, en le semant tous les deux ou trois jours dans un autre bouillon.

L'injection de ce virus atténué évite l'infection, pour si virulente que soit la culture et quel que soit son mode d'introduction. Cette prophylaxie s'obtient chez les cobayes, les lapins et les pigeons, même en employant des cultures du choléra existant à Paris.

Suivant les traces de Ferran, Haffkine s'inocule lui-même, puis inocule trois autres personnes avec le virus atténué, lequel produit les mêmes effets, un peu plus ou un peu moins, que le liquide du médecin de Barcelone; plus tard, il inocule le virus fort, qui est bien supporté.

Dans ses travaux, il ne nomme pas Ferran, ni ne fait allusion aux 50.000 Espagnols que celui-ci a inoculés!

Cet expérimentateur appartient au Laboratoire de microbiotechnie de l'Institut Pasteur.

Travaux de Gamaléia (1892).

Ils tendent à prouver que le chien est susceptible, dans de certaines conditions, d'acquérir le choléra ; le tableau syndromique chez cet animal ressemble beaucoup à celui du choléra chez l'homme.

ALLEMAGNE

Travaux de Brieger et de Wessermann (1892).

Cultures dans des extraits d'organes riches en cellules ; ils ont utilisé spécialement le thymus.

Atténuation au moyen de la chaleur (15 minutes à 60°, et 10 minutes à 80°, puis maintien dans le timbre à glace durant 24 heures).

Ce liquide atténué produit, quand on l'injecte aux cobayes, un état pathologique de courte durée, avec de grandes oscillations thermiques au-dessus et au-dessous de la normale. En répétant les injections, l'effet allait s'amoindrissant ; les animaux ainsi traités résistaient à une triple dose, mortelle en 12 ou 15 heures, et se remettaient après quelques troubles, entre autres l'hypothermie. Les animaux témoins « se couchaient sur le côté » (Ferran), « avaient des convulsions » (Ferran), « et se refroidissaient beaucoup » (Ferran).

Après ces essais, le thymus n'étant pas assez abondant, Brieger et Wassermann ont eu recours au bouillon de viande peptonisé ordinaire (Ferran). Ils obtenaient l'atténuation par la chaleur (15 minutes à 65°) ; ce liquide préservait du virus mortel, injecté à double dose.

Plus tard, ils ont obtenu l'augmentation de virulence avec la glace et le thymus, attribuant à cet organe une action spécifique dans ce but.

Travaux de Klemperer.

Ses expériences consistent en :

1° Vaccination positive contre l'intoxication cholérique intra-péritonéale au moyen de cultures chauffées durant trois jours à 40° 5, ou durant deux heures à 70° ; les animaux supportent le virus mortel. Il obtient aussi l'immunité en se servant de sérum sanguin de lapins ayant échappé à l'action de plusieurs doses réfractées. — Comme fait notable, il a observé que le sérum d'un lapin indemne contre la pneumonie prévient le choléra chez le cobaye, expérience qui confirme ses idées de la possibilité de la coexistence de plusieurs immunités à la fois ;

2° Vaccination contre l'intoxication cholérique provenant de l'intestin (infection cholérique), empêchant que le choléra se présente quand on donne *ab ore* aux cobayes des doses de cultures dépourvues de bacilles, à condition de recourir aux injections préventives ;

3° Administration par l'estomac des matières donnant l'immunité : après cela l'animal résiste à des doses mortelles. Le même fait s'observe chez l'homme qui n'est pas terrassé par le choléra dans une première attaque ;

4° Vaccination au moyen de cultures électrisées. Il obtient l'atténuation en faisant agir un courant constant de 20 milli-ampères, durant 24 heures, sur un bouillon de culture âgé d'un jour : ce courant tue les bacilles et atténue suffisamment la toxine.

Résultats et déductions.

J. Ferran, avant tout autre, en suivant d'un côté les idées qui dominaient en bactériologie à cette époque, et en ouvrant d'un autre de nouvelles voies, obtient le vaccin contre le choléra, fait contrôlé jusqu'à satiété sur les cobayes, et tout spécialement sur l'homme. Il eut alors, plus qu'il n'a aujourd'hui, des partisans résolus de sa doctrine, et s'il recueillit quelques satisfactions, il n'eut pas à supporter moins de persécutions et de diatribes. Dans cette croisade se distinguèrent diverses personnalités, quelques corporations scientifico-administratives, et en particulier le Ministre de l'Intérieur de cette époque, le gouvernement d'alors et celui d'aujourd'hui, même les bureaux de la guerre, car tous furent d'accord pour croire devoir interdire les inoculations préventives, ce qui fut fait d'ailleurs !

Haffkine, après bien des tâtonnements, arrive à trouver le vaccin et *se risque* à l'inoculer, à lui et à d'autres individus non médecins. Ses études sont accueillies avec respect et nul ne les a combattues, nul ne les combattra.

Brieger et Wassermann s'écartent à peine de la technique de Ferran, et hésitent encore à l'appliquer à l'homme. Koch surveille et dirige en partie leurs expériences. Ils n'ont pas été ni ne seront combattus. Il en arrive à peu près de même avec Klemperer.

En somme, J. Ferran découvre un moyen d'éviter le choléra, sans prétendre avoir réalisé une œuvre parfaite ni imperfectible.

Les autres ?... Les autres sont si injustes qu'ils ne mentionnent même pas son nom !

Honneur à la *Gaceta Médica catalana*, le premier journal professionnel qui, en cette occasion, a pris à cœur la défense de nos intérêts scientifiques !

REVENDICATION

CONTRE LES DOCTEURS GAMALÉIA ET HAFFKINE, DE LA PRIORITÉ DE LA DÉCOUVERTE DU VACCIN ANTI-CHOLÉRIQUE

L'Académie des sciences de Paris, à qui nous avions adressé dès le début, en 1885, nos notes sur l'inoculation anti-cholérique, s'était toujours bornée à analyser les unes et à publier les autres dans ses *Comptes rendus*, sans accepter l'offre que nous lui avions faite de nous mettre à sa disposition pour établir l'efficacité de notre méthode prophylactique.

Pour ce motif ce ne fut pas sans une vive impression que nous la vîmes recevoir avec des applaudissements, le 20 août 1888, une note présentée par son secrétaire perpétuel, M. Pasteur, au nom du Dr Gamaléïa, d'Odessa, qui était, quelque temps auparavant, un des élèves de ce dernier. Cette note prétendait démontrer la découverte faite par le médecin russe de la vaccine du choléra.

Et cela devait d'autant plus nous étonner que dans ce travail, qui était une copie fidèle des nôtres, on feignait une ignorance complète de ceux-ci, alors que trois ans auparavant, ils avaient été connus des savants et des profanes, et qu'ils avaient été l'objet de discussions pour tout le monde.

Dans cette circonstance, M. Pasteur, nous avons le regret de le dire, ne se montra pas à la hauteur de sa position et de sa respectabilité. Nul n'avait connu avant lui nos diverses notes, *officiellement*, puisqu'il était le secrétaire perpétuel de l'Académie, et particulièrement parce que nous lui avions adressé nos premières lettres rendant compte de nos études, toutes inspirées de ses doctrines. Nous conservons ses réponses à cette correspondance, réponses qui nous donnaient le droit de croire que si un homme de science pouvait et devait ne jamais oublier notre méthode d'inoculation anti-cholérique, c'était l'illustre secrétaire de l'Académie des sciences de Paris.

Quels qu'aient été les jugements passionnés rendus sur nous par qui ne sut pas nous comprendre, et même en supposant vraies les calomnies injustifiables dont nous fûmes victimes, toujours est-il que nos notes publiées par l'Académie restaient une preuve vivante et éloquente de ce que nous avions été les premiers à affirmer :

1° Que la culture de bacilles virgules dans le bouillon pouvait être atténuée par le temps, par la chaleur, et par l'oxygène;

2° Que injectée avec son maximum de virulence dans le tissu cellulaire des cochons d'Inde, elle les faisait mourir de choléra expérimental ;

3° Que la culture atténuée, en injections hypodermiques, donnait l'immunité aux animaux pour résister à l'action de la culture mortelle ;

4° Que les personnes soumises aux injections de culture atténuée, une ou plusieurs fois, restaient aussi indemnes au milieu de l'épidémie cholérique ;

5° Que les cultures avec virgules tués par la chaleur constituaient un véritable vaccin chimique donnant aussi l'immunité.

Quand bien même nous eussions simplement rédigé ces notes dans notre cabinet, sans mettre en pratique aucune de leurs déductions; quand même nous n'aurions jamais sacrifié de lapins ni de cobayes, et que les milliers de personnes vaccinées par nous dans les localités épidémiées n'auraient jamais existé; quand même l'idée de l'inoculation anti-cholérique aurait été seulement pour nous une fantaisie; quand même nous aurions fait une simple découverte théorique, nous ne cessions pas pour cela d'avoir fait une découverte: qui donc oserait le nier?

Leverrier devina par le calcul qu'il devait exister une nouvelle planète, et rien que pour cela nul ne pourra lui disputer la gloire d'avoir découvert la planète Neptune, bien que Biela fût le premier à avoir la bonne fortune de la distinguer dans l'espace, à l'aide du télescope.

A la présentation de la note du Dr Gamaléïa, nous ne pouvions répondre par le silence seul: dans la tâche de revendication que nous commençâmes alors, une partie de la presse française nous prêta son concours dès les premiers moments; et des amis dévoués entreprirent aussi notre défense de l'autre côté des Pyrénées. Parmi eux figurait le Dr Respaut, encore jeune, qui était venu en Espagne, en 1885, y avait assisté à nos travaux, et pénétré de la vérité soutenue par nous, devint un de nos meilleurs amis; sa mort, survenue il y a peu de temps, nous a privés d'un loyal compagnon qui jamais ne faillit.

La Paix, journal de Paris, dans son nº 3,379, du 31 août 1888, peu de jours après que M. Pasteur eut présenté à l'Académie la note du Dr Gamaléïa, publia le vigoureux article que voici, du Dr Respaut, reproduisant deux lettres que nous avions cru devoir lui écrire.

Les vaccinations cholériques.

Nous avions bien lu dans la plupart des journaux politiques une communication faite à l'Académie des sciences par M. Pasteur, au nom de M. le docteur Gamaleïa, d'Odessa, sur le virus-vaccin du choléra. A notre grande surprise nous n'avons pas vu citer le nom du docteur Ferran dans cette communication.

Dans notre naïveté, nous avions cru que c'était une simple erreur, et que nous allions trouver, dans le bulletin officiel de l'Académie des sciences ou dans celui de l'Académie de médecine, sinon une citation du nom du docteur Ferran, du moins un cri d'étonnement et de protestation de la part des auditeurs. Nous nous étions trompés.

Devant ce silence absolu qui ne peut être que volontaire, puisque le retentissement des vaccinations du choléra en Espagne a été trop violent pour qu'on les ait oubliées, devant ce silence inqualifiable, tout homme impartial sera tenté de crier: au voleur!

Vol de quelque côté qu'on envisage la question. Vol pour ceux qui pensent, comme nous, que c'est voler que de s'emparer d'une découverte scientifique. Vol aussi pour ceux qui n'appliquent ce mot que lorsqu'il y a préjudice matériel, puisqu'il s'agit d'un prix de cent mille francs.

Nous prétendons prouver que l'œuvre des vaccinations cholériques appartient tout entière au docteur Ferran. Le docteur Gamaleïa n'a apporté qu'un point nouveau dans la question. Le médecin espagnol, qui est supérieur même en courtoisie à son rival, le reconnait, ainsi qu'on le verra dans la lettre qu'il adresse à M. Pasteur.

Le sujet est assez grave, non seulement au point de vue moral, mais encore au point de vue humanitaire, pour que nous jugions indispensable de porter le débat devant le public.

Mais d'abord, laissons la parole au premier intéressé.

Voici les deux lettres de protestation que nous communique le docteur Ferran.

« Barcelone, 21 août 1888.

» *A M. L. Pasteur, secrétaire perpétuel de l'Académie des sciences.*

» J'apprends par la presse politique française que, sur votre proposition, l'Académie des sciences pourrait bien accorder le prix Bréant à M. le Dr Gamaleïa, pour ses travaux sur la prophylaxie du choléra asiatique, lesquels sont, au point de vue de leur intérêt pratique, en tout identiques à ceux que j'effectuai en 1884 et 1885.

» Comme votre proposition semble indiquer de votre part un complet oubli de nos expériences et une prétérition lamentable de mes droits de priorité, je vous prie, au nom de la justice, de m'accorder dans votre demande à l'Académie la place que nous y avons conquise par nos travaux, et nous espérons en toute confiance que sur votre justification, nous ne serons pas obligés de revendiquer publiquement nos légitimes droits.

» La note du docteur Gamaleïa contient un seul fait dont la découverte lui appartient en entier : c'est l'exaltation de la virulence du bacille virgule par la culture dans le pigeon.

» Vous devez, du reste, savoir que le vaccin chimique par le moyen de cultures stérilisées par la chaleur, a été découvert par nous et opportunément publié. En outre, il ne doit point vous échapper que, si le vaccin chimique de bacille virgule donne l'immunité, les vaccinations faites par nous avec des vaccins vivants doivent, à plus forte raison, la communiquer et, partant, nos droits au prix Bréant sont indiscutables.

» Veuillez agréer, monsieur, l'assurance de ma considération la plus distinguée.

» J. Ferran. »

« *A Monsieur le docteur Gamaleïa*

» 21 août 1888.

» Monsieur,

» Je viens d'apprendre par les journaux politiques français que vous avez présenté à l'Académie des sciences une note qui confirme mes travaux expérimentaux sur le choléra asiatique et sa prophylaxie. Je vous félicite et je suis très heureux de voir que les faits viennent me donner raison, malgré les jugements passionnés dont j'ai été l'objet.

» J'ai l'honneur de vous adresser, par colis postal recommandé, mon livre sur la vaccination cholérique ; vous y trouverez une doctrine et des faits rigoureusement sanctionnés par le résultat de 35,494 inoculations.

» Il y a grand nombre d'expériences officielles qui témoignent que mon vaccin consiste en cultures pures du bacille virgule, découvert par Koch; ceci met en sûreté la priorité de ma découverte, vu que les résultats que l'on peut obtenir aujourd'hui avec l'inoculation du dit microbe ou de ses produits toxiques, ne peuvent absolument différer de ceux auxquels je suis arrivé lors de ma campagne anti-cholérique de 1885.

» Quant à ce qui concerne le vaccin chimique obtenu au moyen de cultures stérilisées par la chaleur, nous l'avons aussi découvert et publié au moment opportun.

» Veuillez agréer, monsieur, l'assurance de ma considération la plus distinguée. » J. Ferran. »

« Après cette lecture, on ne pourra pas nous accuser de ne pas avoir posé bien *nettement* les termes du débat.

» Nous attendons la réponse. » Dr J. Respaut. »

Ces deux lettres ci-dessus reproduites ne reçurent de réponse ni de M. Pasteur, ni du Dr Gamaleïa. Mais ces savants ont dû éprouver une certaine impression à leur lecture, comme en lisant nos deux anciennes notes présentées à l'Académie des Sciences, lorsque celle-ci, si nous ne sommes pas mal informés, s'empressant de nommer une Commission prise dans son sein, pour étudier les travaux du Dr Gamaleïa, ne se rappela plus ce qui nous concernait.

PROTESTATION DE L'ACADÉMIE DE MÉDECINE DE BARCELONE

L'Académie de médecine de Barcelone protesta de son côté par le document qui suit :

A l'Académie des Sciences de Paris.

Monsieur le Président,

L'Académie Royale de Médecine et de Chirurgie de Barcelone qui, depuis 1885, a suivi pas à pas, théoriquement et expérimentalement, toutes les études et les essais du Dr Ferran, concernant la prophylaxie du choléra-morbus asiatique,

Qui admit les conclusions de ces travaux et accepta les résultats des expériences,

A eu connaissance, en son temps, de la Note du Dr Gamaleïa, sur le même sujet, présentée à l'Académie des Sciences de Paris par l'illustre M. Pasteur, le 20 août dernier.

Elle a été, malgré elle, on ne peut plus surprise de l'importance qu'on a voulu donner, pour ce qu'il présentait de nouveauté scientifique, à un travail dont les conclusions sont, presque en totalité, la copie exacte de celles du Dr Ferran.

Qu'il lui soit donc permis, monsieur le président, de vous présenter succinctement le parallèle desdites conclusions, tiré du texte même de la note du Dr Gamaleïa et du résumé des notes et publications du Dr Ferran, parallèle que, pour plus ample informé, elle reproduit ci-après : (*Voir le parallèle aux pages* 298 *et suivantes*).

Vu ce qui précède, et malgré tout le respect que l'Académie de Médecine de Barcelone n'a cessé de professer envers l'Académie des Sciences de Paris, ainsi que pour son secrétaire perpétuel, l'illustre M. Pasteur,

Elle s'est crue autorisée à soupçonner que ce dernier, en rendant compte de la note du Dr Gamaleïa, ne laissât complètement de côté, peut-être par un oubli involontaire, les notes remises par M. Ferran à cette même Académie, en 1885 et 1886, ainsi que ce qui a été publié, tant dans les journaux de Médecine qu'en brochures et ouvrages, en 1884, 1885 et 1886.

Comme il s'agit d'une question de la plus haute importance, elle ne saurait laisser passer, sans protester, un oubli aussi extraordinaire.

L'Académie des Sciences de Paris et celle de Barcelone ont, dans leurs archives, tous les documents où sont exposés les résultats des études et des expériences du Dr Ferran, sur la prophylaxie du choléra, ainsi que les statistiques concernant les innombrables et heureuses inoculations, pratiquées par ce médecin, durant l'épidémie cholérique de 1885.

Et bien, par l'examen de ces nombreuses données, dont nous transcrivons ci-après un extrait, tout homme impartial pourra se convaincre qu'il n'y a pas de motif sérieux de s'enthousiasmer de la *brillante* découverte du Dr Gamaleïa et de laisser passer inaperçue celle, bien antérieure, du Dr Ferran. L'Académie de Barcelone croit en outre pouvoir puiser dans ces données les conclusions suivantes :

1° Que la respectable Académie des Sciences de Paris eut, dès 1885 et 1886, les données nécessaires pour s'assurer si, oui ou non, le bacille virgule donne l'immunité, puisqu'il fut consigné très explicitement, dans les travaux du Dr Ferran, qu'une culture pure, dont la semence procèderait le plus directement possible des déjections d'un cholérique (culture virulente), est mortelle pour les cochons d'Inde, à la dose de deux centimètres cubes ; or, ceci pouvant servir à prouver que ce microbe donne l'immunité, il en résulte que la découverte, faite par le Dr Gamaleïa, de l'exaltation de la virulence chez les pigeons, perd toute son importance ;

2° Qu'en 1885, il fut à la connaissance de cette même Académie que les cochons d'Inde, vaccinés avec des cultures ordinaires de bacille virgule, supportent parfaitement les doses mortelles des cultures virulentes ;

3° L'Académie des Sciences de Paris fut aussi informée que les signataires des notes qui figurent dans l'ouvrage de M. Ferran, intitulé « *Inoculacion preventiva contra el colera* », pages 132 à 136 et 275 à 279, ainsi que plusieurs milliers d'autres personnes, furent soumis à l'inoculation prophylactiqua du bacille virgule ;

4° Qu'il résulte également desdites notes, comme de plusieurs autres documents publiés depuis trois ans, que les cultures qui sont mortes sous l'action de la chaleur donnent l'immunité pour résister à l'action des cultures virulentes vivantes ;

5° Qu'une des notes, adressées par M. Ferran à l'Académie des Sciences de Paris, a eu pour unique objet de l'informer que le poison contenu dans les cultures de bacille virgule donne également l'immunité aux cochons d'Inde, pour résister à l'action des cultures virulentes;

6° Il résulte encore des susdits travaux que le bacille virgule produit deux principes chimiques distincts : l'un doué d'action hypothermique, et l'autre d'action phlogogène; et, qu'avec le premier de ces deux principes, les animaux meurent rapidement, sans qu'il apparaisse des phénomènes phlegmasiques locaux;

7° Que personne, avant M. Ferran, n'avait parlé, devant cette illustre Académie, de vaccins chimiques, d'une manière aussi catégorique et aussi décisive; et que le savant M. Pasteur, son secrétaire perpétuel, ayant accepté, comme il le fit, le nom et l'idée de la découverte, il paraissait tout naturel qu'il fît mention de leur origine, consignée dans les notes de M. Ferran, qui toutes sont passées par ses mains;

8° Que, étant connu l'esprit de justice qui doit animer une Corporation aussi respectable que l'est l'Académie des Sciences de Paris, on ne peut craindre un seul instant qu'elle regarde avec dédain les travaux que le Dr Ferran lui a présentés dès 1885, tandis qu'elle recevrait avec une approbation marquée ceux qu'elle a reçus en 1888 du Dr Gamaleïa, lesquels coïncident d'ailleurs d'une manière extraordinaire avec ceux du microbiologue espagnol;

9° Que, pour le même motif, il y a lieu d'espérer que, lorsqu'elle le croira opportun, cette Académie se souviendra de l'offre que M. Ferran lui fit, dès 1885, de renouveler devant elle les expériences qui sont l'objet de ses travaux, *offre qui précéda* la campagne anti-cholérique de la même année, durant laquelle les inoculations atteignirent le chiffre énorme de plus de 50,000, dont 35,494 furent enregistrées officiellement par les autorités et les médecins des localités contagionnées.

L'Académie de Médecine de Barcelone sait très bien que l'attitude de l'Académie des Sciences de Paris, et plus particulièrement celle de l'éminent M. Pasteur, viennent de rendre le triomphe des doctrines microbiologiques du Dr Ferran sur le mécanisme intime de l'infection et de l'immunité, et aussi celui de ses expériences sur le choléra, plus éclatant aux yeux du monde scientifique qui, à la fin, juge toujours impartialement et avec droiture; mais comme une question de priorité est en jeu dans cette affaire, l'Académie de Médecine de Barcelone, dans sa séance du premier octobre courant, a décidé, à l'unanimité, de s'adresser à l'Académie des Sciences de Paris dans les termes dans lesquels elle le fait aujourd'hui, espérant bien, que celle-ci, vu la noblesse de ses sentiments et son amour de la justice, prendra en considération tout ce qui vient d'être exposé, et qu'elle daignera reconnaître le droit de priorité à la découverte du Dr Ferran sur celle du Dr Gamaleïa. — Barcelone, le 9 octobre 1888.

Le Président,	Le Secrétaire,
Dr *Bartolomé Robert.*	Dr *Luis Suñé y Molist.*

(*Suit un extrait des pièces qui justifient la présente réclamation.*)

PROTESTATION DE LA SECTION D'HYGIÈNE

DU CONGRÈS DE MÉDECINE DE BARCELONE.

A l'occasion du Congrès médical tenu à Barcelone en 1888, il y eut une nouvelle protestation de la part de la section d'Hygiène. Nous l'insérons ici :

A l'Académie des Sciences de Paris.

Monsieur le Président,

J'ai l'honneur et la satisfaction de transmettre la déclaration suivante à l'Académie des Sciences, dont vous êtes le Président, et je la prie très instamment de vouloir bien en prendre connaissance.

Congrès médical célébré à Barcelone du 9 au 15 septembre 1888.

La section d'Hygiène du Congrès Médical de Barcelone, dans sa dernière séance, tenue aujourd'hui 15 septembre 1888,

A décidé, à l'unanimité, de déclarer :

Qu'elle espère, avec la plus grande confiance, que l'Académie des Sciences de Paris, acceptant du Dr Gamaleïa l'offre de faire devant elle ses expériences sur la vaccination du choléra, se souviendra de pareille offre que lui fit, il y a trois ans, le Dr don Jaime Ferran, et qu'elle daignera reconnaître que le procédé du Dr Gamaleïa est identique à celui de ce dernier, comme il est facile de s'en rendre compte par la simple lecture *des Comptes Rendus* de la dite Académie, *numéros des* 13 *avril et* 13 *juillet* 1885, *et* 18 *janvier* 1886. — Barcelone, 15 Septembre 1888.

Le Président, professeur d'hygiène à la faculté de Médecine de Madrid, Dr *Amalio Gimeno.*

Le premier Vice-Président, membre de l'Académie royale de Médecine de Barcelone, *E. Bertran Rubio.*

Le deuxième Vice-Président, chef du corps des Médecins hygiénistes de Barcelone, *Carlos Ronquillo.*

Le premier Secrétaire, membre du Conseil sanitaire provincial, *P. Garcia Faria.*

Le deuxième Secrétaire, Bibliothécaire de la Faculté de Médecine, *J. Call y Morros.*

*
* *

Afin que l'on puisse mieux apprécier le motif qui nous guide, nous transcrirons la *Note* du Dr Gamaleïa, dont on pourra bien vite apprécier l'originalité, en se rappelant tout ce que nous avons déjà fait connaître dans ce livre.

COMPTES RENDUS

DES SÉANCES DE L'ACADÉMIE DES SCIENCES

Séance du lundi 20 août 1888.

PHYSIOLOGIE PATHOLOGIQUE. — SUR LA VACCINATION PRÉVENTIVE DU CHOLÉRA ASIATIQUE[1]. NOTE DE M. N. GAMALEÏA, LUE A L'ACADÉMIE PAR MONSIEUR PASTEUR

« Odessa, 12 août 1888.

» Le travail suivant n'est qu'une simple et fidèle application de la *méthode expérimentale* qui a été créée au laboratoire de M. Pasteur, et qui a déjà donné de si beaux résultats pour le choléra des poules, le charbon, le rouget des porcs et la rage.

» L'auteur n'a pas besoin de rappeler quel obstacle cruel s'est opposé, il y a cinq ans, à l'application de cette méthode au choléra asiatique. Cet obstacle a forcé M. Pasteur de laisser cette maladie pour les recherches de ses futurs élèves.

» Or, l'auteur, comme nous l'avons dit, n'a fait qu appliquer au choléra deux grands principes de la *méthode expérimentale* : celui de la virulence progressive et celui des vaccins chimiques.

» Il est connu que les cultures ordinaires du vibrion cholérique n'ont qu'une virulence minime, à ce point que M. Koch, qui les a découvertes, a cru, après de nombreux échecs, que le choléra n'était pas inoculable aux animaux. De l'autre côté, les élèves de M. Pasteur, lors de la mission française en Egypte, n'ont qu'une seule fois réussi à donner le choléra à une seule poule.

» Or, il est facile de douer le vibrion cholérique d'*une virulence extrême* ; il ne faut pour cela que le porter sur un pigeon après un passage par le cobaye. Il tue alors les pigeons en leur produisant un choléra sec (avec l'exfoliation de l'épithélium intestinal). Ce qui est plus important encore, le microbe apparait aussi dans le sang des pigeons qui ont succombé. Après quelques passages, ce microbe acquiert une telle virulence que le sang des pigeons de passage, à la dose d'une ou de deux gouttes, tue tous les pigeons frais dans l'espace de huit à douze heures.

» Ce virus tue aussi, avec des doses encore plus petites, les cobayes.

» Il est important de noter que tous les animaux de ces deux espèces, sans exception, succombent à l'infection virulente.

» Avec ce virus absolument mortel nous avons pu constater l'existence d'une *immunité cholérique*. Ainsi, nous avons inoculé un pigeon deux fois avec une culture ordinaire (non virulente) du choléra : la première fois dans les muscles pectoraux, la deuxième dans la cavité abdominale. Ce pigeon est devenu réfractaire à l'infection réitérée par le virus le plus virulent, le sang des pigeons de passage. Le fait de l'immunité a été ainsi constaté.

1. La note du jeune physiologiste russe est reproduite ici telle qu'elle a été écrite en français tout entière de sa main. (Note de M. Pasteur.)

» Maintenant, si l'on cultive ce virus de passage dans un bouillon nutritif, et si l'on chauffe ensuite cette culture à 120° pendant vingt minutes, pour tuer sûrement tous les microbes qu'elle contient, on constate alors que le chauffage a laissé subsister une substance très-active dans la culture stérilisée. Cette culture, en effet, contient une substance toxique qui détermine des phénomènes caractéristiques chez les animaux d'expérience.

» Inoculé en quantité de 4 centim. cubes à un cobaye, le bouillon stérilisé produit un abaissement progressif de la température et la mort en vingt à vingt-quatre heures (à l'autopsie, on trouve une hyperémie prononcée de l'estomac et des intestins et, comme de raison, une absence complète de microbes cholériques).

» Les pigeons succombent aussi avec les mêmes phénomènes morbides. Seulement, ils sont plus résistants vis-à-vis de ce poison, et leur mort n'arrive qu'à la suite d'une dose de 12 centimètres cubes, injectés à la fois.

» Si, au contraire, on leur introduit cette même quantité de 12 cent. cubes, mais en trois, quatre ou cinq jours (en injectant, par exemple, 8 c. c. le premier jour, et 4 c. c. le surlendemain), on ne les tue plus.

» Sur ces pigeons, on constate un phénomène de la plus haute importance : ils sont devenus *réfractaires au choléra.*

» Le vir[illegible] le plus virulent, le sang d'un pigeon de passage, inoculé même en quantité de 0c 5, n'est plus capable de les tuer.

» La vaccination des cobayes réussit encore plus facilement : en leur introduisant le bouillon toxique et vaccinal par quantité de 2 c. c., on les vaccine en deux ou trois séances (en tout 4 c. c. à 6 c. c.). Ainsi, nous sommes en possession d'une *méthode de vaccination préventive du choléra.*

» De plus, cette méthode est fondée, comme on l'a vu, sur l'emploi des vaccins stériles. Et elle possède tous les avantages de la vaccination chimique : la *sûreté* et la *sécurité*, puisque le vaccin chimique peut être mesuré d'une manière tout à fait rigoureuse, et introduit par des doses assez petites pour être entièrement inoffensif, tandis que la somme de celles-ci peut donner la quantité voulue, nécessaire pour une immunité complète. Ainsi, dans nos expériences, l'immunité est conférée *sans danger* et *sans exceptions.* Nous espérons, par conséquent, que cette méthode pourrait être appliquée à la vaccination humaine pour préserver les populations du choléra asiatique. »

M. Pasteur, après la lecture de cette communication, ajoute :

« Dans une lettre particulière que j'ai reçue en même temps que la Note qui précède, le Dr Gamaleïa s'exprime ainsi :

» Je vous autorise à déclarer que je suis prêt à répéter toutes mes expériences dans votre laboratoire, à Paris, en présence d'une Commission de l'Académie des Sciences. Je m'offre également à trouver sur moi-même la dose inoffensive et suffisante pour la vaccination humaine, comme aussi d'entreprendre un voyage dans les pays ravagés par le choléra pour prouver l'efficacité de la méthode.

» Si vous jugez nécessaires quelques autres détails, je puis vous les donner dans une Note complémentaire, où je pourrais vous parler de la durée de l'immunité, du mode d'infection, etc. »

« J'ai l'honneur de prier Monsieur le Président de l'Académie de vouloir bien renvoyer la Note de M. Gamaleïa à la Commission du grand prix Bréant sur le choléra.

« En ce qui me concerne, il est inutile de dire que j'accepte avec empressement que les expériences de M. Gamaleïa soient faites dans mon laboratoire, conformément au désir qu'il m'en exprime[1]. M. Gamaleïa a déjà travaillé, à plusieurs reprises, au milieu de nous ; notamment dans l'année 1886, lorsqu'il fut envoyé à Paris par la Municipalité d'Odessa, à la demande de la savante Compagnie de Médecins russes de cette ville, afin d'étudier la pratique des inoculations préventives de la rage, méthode dont il nous fait connaître aujourd'hui une extension et une application si remarquable, à la vaccination préventive du choléra asiatique, etc. »

A LA SOCIÉTÉ DE BIOLOGIE

1er août 1892.

« Monsieur le Président,

» Du rapport fait à la Société de Biologie, dans sa séance du 9 juillet dernier, par mon distingué confrère M. le Dr Haffkine, sur les résultats de ses recherches au sujet de la prophylaxie du choléra, il se détache une conclusion d'un intérêt pratique considérable, à savoir que les cultures du bacille virgule exercent sur les animaux une action qu'on peut dire *immunisante*, c'est-à-dire leur procurant positivement l'immunité.

» Comme cette conclusion n'offre pas la moindre nouveauté, attendu qu'elle est bien explicitement consignée dans ma note présentée à l'Académie des Sciences, le 31 mars 1885, et dans nombre d'autres publications postérieures, je prie le Dr Haffkine de vouloir bien porter son attention sur ces travaux, afin qu'un oubli involontaire ne soit pas cause que mes droits à la priorité de la découverte des vaccins du choléra asiatique soient par lui méconnus.

» A cette date, j'ai eu l'honneur d'envoyer à M. le Secrétaire de la Société de Biologie plusieurs exemplaires de ma revendication contre les travaux analogues aux miens du Dr Gamaleïa (*Académie des Sciences*, 20 août 1888), dans laquelle les membres de votre savante corporation trouveront les pièces qui justifient ma demande.

» Par la même occasion, je félicite cordialement mon distingué confrère le Dr Haffkine, pour avoir démontré la vérité des conclusions consignées dans ma note de 1885, et je me permets de l'encourager

1. On voit que M. Pasteur ne juge dignes d'être écoutés par l'Académie que ses élèves, puisque nous n'avons obtenu de cette savante Corporation que le silence, malgré plusieurs notes et propositions présentées par nous !

à poursuivre avec ardeur ses travaux en les appliquant à l'homme, sans crainte d'aucune sorte, car depuis que des milliers de personnes ont été vaccinées en 1885, l'innocuité des cultures de bacille virgule est hors de discussion.

» En outre, depuis lors, je n'ai pas interrompu la pratique des injections hypodermiques de ce microbe dans le Laboratoire de Bactériologie créé par la municipalité de Barcelone et que j'ai l'honneur de diriger. Parfois j'ai appliqué ces injections dans un but prophylactique, d'autres fois dans un but thérapeutique, car la campagne anti-cholérique de 1885 nous a montré que de nombreux dyspeptiques ont été radicalement guéris après s'être soumis à la vaccination contre le choléra.

» Le virgule isolé des déjections par la méthode de Koch s'atténue rapidement et spontanément quand on le cultive dans du bouillon, à tel point que la troisième culture de la série peut être bue impunément en petite quantité, et inoculée sans danger à la dose de deux centimètres cubes dans le tissu cellulaire sous-cutané. Nombre de mes vaccinés et moi suivons, pour soutenir et renforcer cette immunité, un procédé très simple et commode qui consiste à boire, de temps à autre, un certain nombre de gouttes de culture de bacille virgule. Une longue expérience m'a démontré que ce procédé est aussi inoffensif pour ceux qui s'y soumettent que pour les personnes avec lesquelles ils habitent.

» En considération de ces résultats, je n'hésite pas à dire que la méthode la plus pratique pour conférer rapidement l'immunité à toute une population, consisterait à infecter les eaux potables avec de grandes quantités de culture *atténuée* de bacille virgule. De cette pratique il résulterait soudainement sur la totalité des habitants une ou deux déjections diarrhéiques, suivies d'une légère réaction et de lassitude fugace, symptômes que nous obtenons en buvant nos cultures. Pour que cette méthode soit inoffensive, pas n'est besoin que l'on soit vacciné auparavant par la voie hypodermique.

» Les subtilités ayant trait à la grandeur et à la forme du bacille virgule de l'épidémie actuelle comparé avec celui des épidémies antérieures, n'ont pas de valeur pour nier l'identité que la clinique établit entre le choléra actuel et celui de précédentes épidémies. Ceux d'entre nous qui connaissons le virgule de longue date et entretenons avec lui de constantes et intimes relations, nous savons très bien que d'une même culture peuvent naître des générations dans lesquelles les bacilles se montrent avec des grandeurs différentes ; il suffit, par exemple, de semer une culture de virgules très petits et minces dans un bouillon contenant de la lactose, pour voir combien s'accroissent leur taille et leur pouvoir reproducteur.

» Je dis donc que des observations aussi byzantines ont une importance très secondaire devant le danger colossal d'une épidémie de ce genre.

» Sachant tous que la disparition spontanée du choléra est due à ce que la masse de la population contaminable se trouve vaccinée, il ne nous resterait qu'à imiter ce procédé naturel, mais d'une façon méthodique, en recourant à la voie sous-cutanée ou directement à la voie gastrique. Ce blindage individuel devient, comme l'expérience l'a déjà démontré contre la variole et aussi contre le choléra, infiniment plus commode, plus pratique, plus efficace et plus économique que la prophylaxie obtenue au moyen de la désinfection ; bien plus, la vaccination, en même temps qu'elle permettrait de supprimer toutes les entraves qu'oppose au commerce le régime actuel dirigé contre l'importation du choléra, nous mettrait à l'abri de ce fléau par le simple établissement de quelques instituts de vaccination sur les points de passage obligé pour les provenances des Indes.

» J. Ferran. »

La note qui précède, écrite dans les premiers jours d'août, communiquée alors à M. Chauveau, fut lue à la Société de Biologie dans sa séance du 15 octobre 1892 : il fut reconnu que j'avais droit de réclamer la priorité de la vaccination contre le choléra par les injections de cultures de bacille virgule. On ne voulut pas reconnaître l'importance qu'avait ma proposition de vacciner en masse les populations envahies par l'épidémie : nonobstant, personne ne souleva contre elle des arguments scientifiques qui la rendissent inacceptable. On manifesta simplement des scrupules légaux et sociologiques, sans tenir compte que presque toutes les législations contemporaines, d'une façon plus ou moins hypocrite, imposent l'obligation de se faire vacciner contre la variole, outrageant ainsi le droit naturel de chacun à ne pas se faire vacciner, si tant est qu'il y ait un droit autorisant quelqu'un à être un danger pour les autres, le jour où, faute d'immunité, il vient à contracter la variole.

Comme argument en apparence scientifique, on dit qu'il serait impossible de régler la dose de bacille virgule que chacun ingèrerait, et de s'assurer que les bacilles virgules jetés dans l'eau ne redeviendraient pas virulents dans des conditions inconnues, et n'engendreraient pas, dans ce cas, de nouveaux foyers.

Nous pouvons assurer qu'un dosage exact n'est pas absolument nécessaire; la culture étant atténuée, la dose peut osciller entre des limites extraordinairement grandes. Quant à la destinée des bacilles atténués, peu importe quelle elle sera, attendu que si l'hydre vient à relever la tête, nous pouvons l'écraser. Il ne faut pas oublier que le moment où cesse une épidémie est précisément celui où les eaux sont le plus infectées, et cela non pas par des germes atténués, mais, au contraire, par des germes virulents. Et quelle est la destinée future de ces germes ? sinon l'atténuation rapide et la disparition complète, quand ils ne rencontrent pas dans leur milieu des conditions favorables à leur persistance ; or, ces conditions ne se trouvent pas en dehors des Indes. D'autre part, si l'on accorde une valeur à cet argument, nous devrions renoncer à la vaccination jennérienne, car il paraît bien démontré que le germe qui donne à la lymphe du cow-pox sa vertu prophylactique est semblable au germe de la variole, sauf dans le degré de sa virulence. Ne semblerait-il pas ridicule de supprimer la vaccination jennérienne par crainte de la destinée future que pourraient avoir les germes détachés des croûtes ou des pustules de milliers d'enfants vaccinés? Avec une pareille objection on a, sans le prévoir, fourni aux antivaccinateurs une arme qui, si elle est sans effet sur les hommes de jugement droit, suffit néanmoins à effrayer la multitude incapable de discourir clairement sur ces sujets.

Quant à la crainte que la nouvelle méthode par nous proposée soit mal interprétée par la foule, je puis assurer qu'elle n'est pas fondée, au moins en ce qui concerne les populations qui bénéficièrent des effets surprenants de la méthode pratiquée dès 1885. Aux époques d'épidémie, le peuple, d'habitude, combat sans réfléchir les médecins; mais sa haine injustifiée se change en une confiance absolue et en une passion affectueuse, quand les prescriptions hygiéniques et médicales ont un effet positif et éloquent : pour ces motifs, je n'hésite pas à affirmer que si, par malheur, le choléra reparaissait en Espagne, certaines populations auraient en moi une entière confiance pour boire l'eau contaminée que je leur offrirais comme moyen prophylactique.

De toutes façons, il est constant qu'une éminence scientifique indiscutable, une gloire de l'expérimentalisme contemporain, M. Chauveau, ne nie pas que les personnes qui boivent des cultures atténuées de bacille virgule puissent acquérir les bénéfices de l'immunité contre le choléra ; et qu'un autre savant, d'une indiscutable autorité lui aussi, le Dr Laveran, n'a pas opposé des raisons scientifiques à la méthode de vaccination par ingestion de bacilles virgules atténués.

Cette idée étant parfaitement réalisable et éminemment pratique, elle s'ouvrira un chemin. Je reconnais que le milieu ambiant scientifique n'est pas encore favorable à sa germination ; mais la chaleur de nouveaux progrès lui fera jeter des racines et porter des fruits salutaires, dans un temps plus ou moins éloigné. Ne sommes-nous pas accoutumés aujourd'hui à voir convertir en réalités pratiques et d'une extrême utilité ce que l'on considérait hier comme utopique? N'est-ce pas là l'histoire mille fois répétée, la photographie cent fois éditée de ce qui arrive à tout ce qui est nouveau, dans son évolution? Il est aussi difficile de vaincre l'inertie de l'habitude que d'enfoncer un clou par la tête ; mais comme les habitudes s'adoucissent et se modifient avec le temps, de même, avec une suffisante ténacité, celui qui possède une idée féconde arrive à l'enfoncer et la clouer dans les esprits les plus opposés et les plus éloignés.

Pour finir, voici l'extrait des Comptes rendus de la Société de Biologie, séance du 21 octobre 1892, t. IV, n° 30, page 773.

REMARQUES SUR LA NOTE DE M. FERRAN

PAR M. A. CHAUVEAU

« En portant à la connaissance de la Société la Note adressée à son Président par M. le Dr Ferran, je crois de mon devoir de dire que c'est à lui, en effet, que revient le mérite de la priorité dans la question de la vaccination anti-cholérique. Il en a conçu le premier l'idée, et, le premier, il a exécuté des injections sous-cutanées de cultures du bacille virgule, dans le but de conférer l'immunité contre le choléra. Ces inoculations ont été exécutées avec succès sur lui-même, sur les membres de sa famille, et ensuite sur des milliers d'autres personnes qui comptaient, en se prêtant à ces inoculations, se mettre à l'abri de la maladie.

» Mais je ne saurais appuyer en tout les propositions contenues dans la communication de M. Ferran. Je dois particulièrement faire toutes réserves au sujet du moyen préconisé par M. Ferran pour la vaccination en masse des populations. L'application de ce moyen prophylactique serait, en effet, contraire à toutes les règles les mieux établies de la police sanitaire. A supposer, — ce qui est parfaitement possible, je le reconnais, — que les consommateurs d'eau systématiquement contaminée retirassent, de l'ingurgitation du bacille virgule atténué, le bénéfice de l'immunisation contre des bacilles plus malins, à supposer de plus que cette immunisation forcée fût à la fois légale et universellement acceptée, n'aurait-on pas à craindre que, dans leur destinée ultérieure, ces bacilles vaccinants, semés à plaisir dans les eaux destinées à l'alimentation, ne rencontrassent des conditions favorables à l'exaltation de leurs propriétés malignes d'une part, de la résistance de ces microbes aux causes de destruction d'autre part? D'où la possibilité de la création, à plus ou moins longue échéance, de nouveaux foyers d'infection. Il ne serait pas difficile de trouver, dans l'histoire des endémies et des épidémies actuelles de choléra, des arguments propres à légitimer cette préoccupation.

» M. Laveran. — Il convient, je crois, que la Société se prononce nettement devant le public contre la méthode préconisée par M. Ferran. Aussi j'appuie les observations présentées par M. le Président. J'ajoute que la pratique recommandée par M. Ferran courrait le risque d'être très mal interprétée par les multitudes. N'ont-elles pas déjà trop de tendance à accuser les médecins d'empoisonner les sources et les fontaines ? »

A L'ACADÉMIE DES SCIENCES

Comptes Rendus. — Tome CXV — N° 8 (22 août 1892)

Monsieur le Président,

Incontestablement la notion exacte du mécanisme intime d'une maladie est subordonnée à la connaissance que nous avons des phénomènes chimiques du microbe qui produit cette maladie, de sorte que, plus profondément nous seront connues les fonctions bio-chimiques des microbes pathogènes, plus clair nous verrons dans le très obscur chapitre de la pathogénie ; pour ce motif, je crois opportun de publier un petit détail relatif à la chimie biologique du bacille virgule du choléra asiatique, détail qui, étudié déjà sur divers autres microbes, n'avait pas été découvert, que je sache, pour le virgule de Koch.

On sait que le *bacillus mastitidis* (Guillebeau, α.), le *streptococcus mastitidis sporadicæ*, le *streptococcus scarlatinæ*, le *bacillus diphtheriæ*, le *bacillus coli commune*, le *bacillus ovale ilœi*, le *bacillus Gaffky*, et le *bacillus Stradingeri*, déterminent la fermentation du lait, en produisant, par leur action sur la lactose, de l'acide *paralactique*, avec cette particularité que certains le forment dextrogyre, et d'autres lévogyre.

Le bacille virgule ne détermine pas la fermentation du lait; nonobstant, si on le cultive dans du bouillon légèrement *alcalin*, qui contient de la lactose, il produit de l'acide paralactique en quantité suffisante pour donner au milieu une réaction franchement acide; le pouvoir rotatoire des sels que cet acide peut former nous est inconnu, mais nous l'étudions actuellement.

Semé dans l'agar légèrement alcalin contenant de la lactose et de la teinture bleue de tournesol, ce microbe rougit le milieu, grâce à de l'acide paralactique qu'il produit.

Le même bacille virgule du choléra, semé dans une petite quantité de bouillon alcalin contenu dans des matras de grande capacité, peut vivre plus de trois ans, pourvu qu'un tampon de coton permette le renouvellement lent de l'air.

Dans les mêmes conditions, avec la seule différence que le bouillon soit *lactosé*, la vie de ce microphyte s'éteint rapidement, à cause de l'acidité que lui-même produit dans le milieu.

La végétation de ce microbe est toujours rapide et luxuriante dans les bouillons ordinaires de culture, mais s'ils contiennent de la lactose, elle l'est incomparablement davantage : les cultures, grâce à l'addition de cette substance, acquièrent en quelques heures une densité incroyable ; mais la végétation cesse complètement, aussitôt que le bouillon devient acide, et la vitalité du microbe ne tarde pas non plus à s'éteindre.

Il appartient aux cliniciens et aux thérapeutes de déduire de ces faits les indications rationnelles qu'ils renferment, pour le traitement de cette maladie. Dès maintenant l'attention est sérieusement appelée sur les ressemblances qu'il y a entre les fonctions chimiques de ce microbe et celles du *bacille coli communis :* leurs fonctions pathogènes se ressemblent en bien des cas ; l'acide paralactique paralyse l'activité chimique des deux. Cet acide, qui est un précieux remède contre les diarrhées occasionnées par le *bacille coli* et aussi contre la diphtérie, ne serait-il pas, par hasard, également efficace contre les diarrhées causées par le *bacille virgule ?*

Il semble rationnel et logique d'essayer contre le choléra d'administrer de l'acide lactique en limonade, en aidant son action du pouvoir anexosmotique que nous offre la morphine : cette substance empêcherait peut-être l'absorption des toxines et prolongerait l'action de l'acide lactique, en s'opposant à sa rapide élimination.

Une culture faite dans du bouillon légèrement alcalin et lactosé, restée en repos, à la température de 30° c., présente, après cinq jours, un mycoderme flottant, composé de grands bacilles virgules, dans l'intérieur desquels on voit une ou deux granulations très petites et réfringentes, pareilles à des spores : tout le protoplasma du bacille finit par disparaître, en laissant libres ces très petites granulations, qui se colorent fort bien avec le violet de méthyle.

TECHNIQUE POUR LA RÉPARATION DU VACCIN ANTI-CHOLÉRIQUE

Les procédés ordinairement suivis dans les laboratoires pour préparer des cultures pures de bacille virgule, dans du bouillon, permettent d'obtenir de suite un vaccin suffisant pour un petit nombre d'individus ; mais dans des circonstances graves, quand le choléra fait des ravages et que les populations atteintes ont connu les bienfaits de la vaccination, alors il est urgent de disposer de centaines de litres de vaccin. Nous nous sommes trouvés bien des fois en face

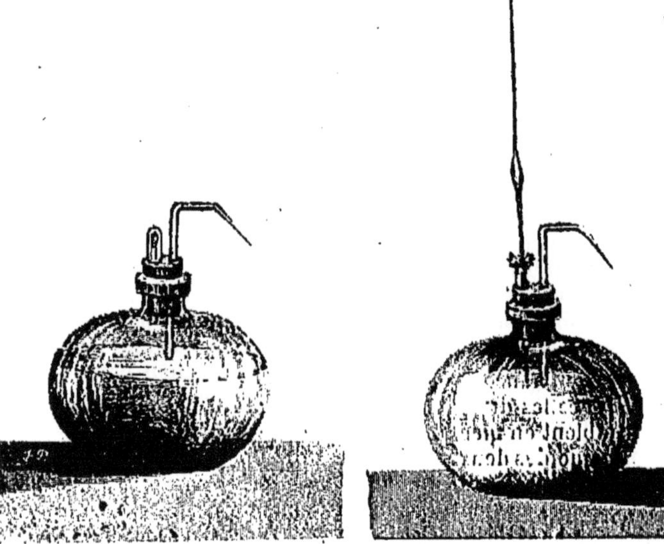

Fig. 1. Fig. 2.

d'une foule débordante qui exigeait impérieusement la vaccination : les agents de l'ordre public étaient impuissants à contenir la multitude ; par bonheur, dans des circonstances semblables, nous avons toujours disposé de vaccin en abondance. L'application de notre méthode n'aurait pas subi d'interruption, même quand il aurait fallu de grandes quantités de vaccin, par exemple un ou deux mètres cubes, et cela grâce à la technique suivante, adoptée et appliquée dès le principe, dans notre laboratoire particulier.

Dans de grandes marmites de fer émaillé, contenant 40 litres d'eau, on met 100 grammes d'extrait de viande de Liebig, 200 grammes de bouillon Cibils, et 100 grammes de gélatine. Quand la gélatine s'est hydratée, on fait bouillir durant une heure, puis on neutralise l'acidité légère du bouillon avec une solution de carbonate de soude, en quantité suffisante pour lui communiquer une réaction faiblement alcaline. On fait alors bouillir de nouveau, durant 30 minutes, après quoi on refroidit brusquement le bouillon, en plaçant les marmites dans un vase d'eau froide constamment renouvelée.

Cette ébullition, après addition de carbonate sodique, amène un précipité dense qui gagne rapidement le fond; la masse du bouillon devient alors aussi diaphane que si elle avait été passée à travers le meilleur filtre. Avec tout le soin voulu pour éviter le remuement du précipité, on transvase ce bouillon, avec une casse de fer émaillé (préalablement stérilisée), dans des matras représentés par la figure 1. Ces matras ont une capacité de 700 centimètres cubes; on les stérilise auparavant dans l'étuve Pasteur, en les bouchant simplement avec du coton. Chacun reçoit 500 centimètres cubes de bouillon, et l'on remplace le tampon de ouate par un bouchon de caoutchouc stérilisé, portant deux ouvertures munies de tubes, comme le représente la figure 2.

On achève la stérilisation du bouillon dans ces matras, par le procédé d'ébullition discontinue de Tyndall; pour cela, il faut disposer d'une batterie de 20 becs Bunsen, pourvus d'un support avec toile métallique afin d'éviter le feu direct. En quelques minutes, les 20 matras arrivent à bouillir. On répète cette opération trois fois de suite.

Dans les intervalles de l'une à l'autre ébullition, on protège le tube court de ces matras avec une petite cloche de verre (fig. 1), et après la dernière ébullition, on les ferme avec un peu de coton boraté que l'on préserve des sédiments atmosphériques à l'aide de cette même petite cloche. Il est très rare que tous les matras ne soient pas ainsi parfaitement stérilisés, et comme, en tout cas, les cultures sont soumises à un examen microscopique très minutieux, il n'est pas nécessaire de les soumettre à l'épreuve d'une incubation prolongée. Pour ce motif, après la dernière ébullition, on les laisse se refroidir; puis l'on introduit dans chacun d'eux 4 ou 5 gouttes d'une culture pure de bacille virgule. Pour cela, un tube capillaire de Welter très long convient parfaitement : on l'introduit par le tube court qui traverse le bouchon de caoutchouc du matras, comme le représente la figure 2, ou bien on se sert d'une pipette capillaire qui remplit le même but.

Les matras ensemencés sont soumis à l'incubation, à une température comprise entre 35° et 38°. Six heures suffisent pour qu'ils perdent leur limpidité, à cause de la prolifération rapide du bacille virgule. Après deux jours, on peut les retirer de l'étuve et les employer comme vaccin, après toutefois examen préalable pour s'assurer de leur pureté.

Si l'on abandonne ces cultures pendant quelques jours à une température comprise entre 20° et 30°, en les agitant de temps à autre, elles se densifient extraordinairement. Si on ne les agite pas, il se forme à leur surface un mycoderme constitué par des virgules et des spirilles, et qui, au moindre mouvement, se disloque et tombe au fond.

En partant toujours d'une même semence, en employant des cultures du même âge, en faisant l'incubation durant un temps égal et à une même température, on obtient un vaccin doué toujours d'une égale activité et d'une pureté parfaite. Comme nous l'avons déjà dit, MM. Paul Gibier et Van Ermengem examinèrent tous les matras qu'ils voulurent de notre vaccin, et le trouvèrent toujours pur. M. Albarran en reçut de nos mains un échantillon, de l'examen duquel il n'est rien dit dans le rapport Brouardel.

Ces matras, placés dans des caisses à quatre compartiments, fermant à clef, étaient confiés à des personnes compétentes et soigneuses, pour les expédier dans les localités où se pratiquaient les vaccinations. Pour tirer du matras la quantité de vaccin nécessaire, on procédait comme l'indiquent les instructions de la page 141, et avant de l'employer, on le soumettait à un nouvel examen.

Afin de subvenir aux exigences d'une vaccination sur une plus grande échelle, nous fîmes construire un autoclave de deux mètres cubes de capacité, pourvu d'un manomètre, d'une soupape de sûreté, d'un tube en spirale dans le fond, percé de trous facilitant l'aération de la culture, et d'un serpentin réfrigérant. De plus, un tube à robinet arrive au fond, et un autre, ayant aussi sa clef, traverse simplement le couvercle de l'autoclave; en injectant de l'air stérilisé sous pression, à travers ce dernier, on force la culture à sortir par l'autre tube, pour être distribuée dans les matras déjà décrits.

Une fois le bouillon stérilisé dans ce grand autoclave, on le refroidit rapidement, en faisant passer un courant d'eau froide par le serpentin intérieur; arrivé à la température de 38° C, on introduit deux litres de culture par un des deux tubes à robinets ci-dessous. Il suffit alors d'injecter de l'air stérilisé par le tube en spirale percé de trous, pour que la masse s'agite et s'aère, et que la semence se répartisse uniformément.

La température de cette énorme masse de liquide se maintient aux environs de 30°, pendant un temps suffisant pour que la culture soit bonne à utiliser comme vaccin : rien de plus facile alors que de la distribuer dans des tubes stérilisés, pouvant se fermer hermétiquement à la lampe, ou dans des matras choisis à cet effet.

Le vaccin du choléra, mis en récipients hermétiquement fermés, continue à vivre quelques jours, et se convertit en vaccin chimique: dans ce cas, à dose égale, il n'est pas aussi *immunisant*, aussi actif que le vaccin vivant. Pour cette raison, quand on devra l'utiliser au bout de peu de jours, il sera avantageux de le distribuer dans des récipients hermétiques ; en dehors de cette circonstance, il est préférable de l'expédier dans les matras dont nous avons parlé, bien que ceux-ci aient l'inconvénient d'exiger qu'on les confie à une personne soigneuse, et qu'au moment de les employer on les soumette à un nouvel examen.

Si l'on ne veut pas préparer le vaccin dans l'autoclave même, on distribue le bouillon stérilisé dans des matras, où l'on fait les cultures comme nous l'avons déjà dit !

Il nous faut maintenant indiquer la manière facile de se procurer la culture-mère dans un état absolu de pureté. Quand on se trouve dans une localité envahie par le choléra, ceci est d'une grande simplicité: on prend des déjections types, de celles qui ressemblent à une décoction de riz, qui ne sentent pas mauvais comme les selles normales ou provenant d'autres maladies intestinales, mais qui exhalent cette odeur particulière, permettant à un odorat exercé d'établir le diagnostic. On les place dans une petite tasse ou dans un verre propre, on les couvre d'une feuille de papier ou d'une carte, et on les place, à défaut d'une étuve réglée, à proximité d'une lampe allumée, de façon que la chaleur irradiée lui communique une température de 35° environ. Six ou huit heures suffisent pour que, à la surface de la matière diarrhéique, se forme un très-fin mycoderme difficile à distinguer sans une incidence favorable de la lumière. En la ra-

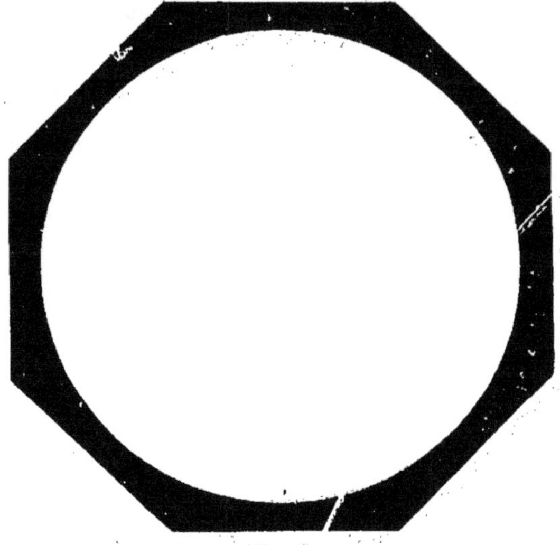

Fig. 3

clant sur quelque point, avec un stylet stérilisé, on l'aperçoit mieux, par un effet de contraste : ce mycoderme est constitué exclusivement par des virgules; les spécimens des autres bactéries y sont des plus rares.

Avec un stylet légèrement coudé à son extrémité, on déchire doucement le mycoderme, sans pénétrer dans la matière diarrhéique ;

on transplante la pellicule restée adhérente au stylet, dans un petit matras d'Erlenmeyer contenant 40 centimètres cubes d'eau stérilisée, que l'on agite vigoureusement. On prend ensuite 4 ou 6 autres matras semblables, contenant du bouillon stérilisé, et au moyen d'une pipette capillaire stérilisée, on les ensemence avec une goutte de la dissolution aqueuse du mycoderme. Mis à incuber à 35° C., tous ou presque tous, après 24 heures, montrent une culture pure de bacille virgule. Si, au lieu de semer la dissolution aqueuse du mycoderme dans le bouillon, nous la semons dans l'agar, et l'étendons sur une plaque de culture (fig. 3), nous obtiendrons des colonies qui, presque toujours, seront tout entières de bacilles virgules. N'importe lequel de ces procédés facilite l'obtention de la première levûre pour préparer le vaccin contre le choléra. Aujourd'hui qu'il y a un peu partout des laboratoires de bactériculture, il devient plus expéditif d'acheter une culture pure dans l'agar, le bouillon ou la gélatine.

Il n'y a à se préoccuper nullement de l'atténuation, puisque l'expérience nous a appris que la première culture dans du bouillon, provenant de colonies dérivées des déjections, se trouve, comme nous l'avons indiqué déjà plusieurs fois, suffisamment atténuée pour pouvoir être inoculée impunément à la dose de un à quatre centimètres cubes.

Tout ce que nous venons d'indiquer suffit pour ceux qui disposent d'un laboratoire bien installé, et ont des notions de bactériculture pratique, car les connaissances générales de cet art suffisent pour pouvoir préparer d'excellent vaccin, en s'en tenant à ce que nous venons d'exposer. Nous avons décrit cette technique simplement pour les personnes moyennement initiées, pour celles que les contingences d'une épidémie pourraient obliger à faire une campagne prophylactique, dans des conditions aussi défavorables que celles qui nous entourèrent en 1885.

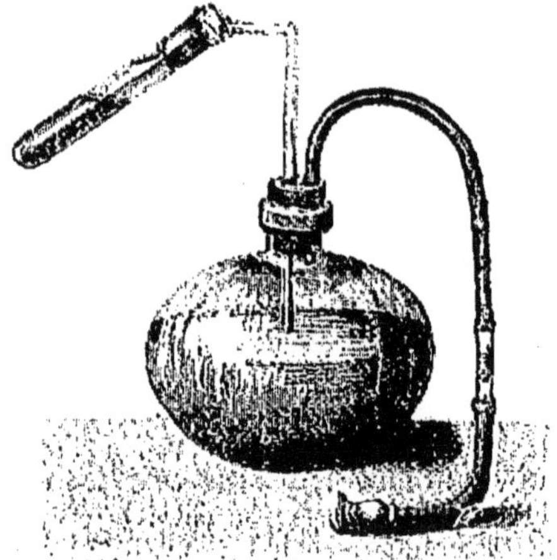

Fig. 4.

STATISTIQUES

DE L'INOCULATION PRÉVENTIVE

du Choléra morbus asiatique

Adzaneta.

Don José Maria Estivalis Benedito, médecin-chirurgien titulaire d'Adzaneta, province de Valence, district judiciaire d'Albaïda.

Certifie : Que depuis le cinq juillet dernier, date à laquelle furent inoculés, suivant le procédé Ferran, une partie des habitants de cette localité, dont le recensement officiel est de mille cinq cent cinquante-deux habitants, une partie des moyens et plus forts contribuables se trouvant absents ce jour-là, et s'étant dispersés par les montagnes au nombre de plus de huit cents, tandis qu'il en restait dans la localité environ sept cent cinquante appartenant à ces deux catégories, *six cent quatre-vingt* environ de ces derniers ne s'étaient pas soumis à l'inoculation, et *soixante-dix sept* avaient été inoculés ; qu'il se produisit *trente* cas et *vingt* décès parmi les non inoculés, et qu'il n'y eut ni un seul cas, ni un seul décès, avant ni après les cinq jours qui suivirent l'inoculation, parmi les *soixante-dix sept* inoculés ; faisant observer d'ailleurs qu'il ne se produisit chez aucun des inoculés rien d'extraordinaire, si ce n'est un léger malaise et une lourdeur aux bras, dans les premières quarante-huit heures après l'inoculation. Il doit faire observer, en outre, comme cas notable, celui qui se produisit dans la famille de D. Federico Pla y Pla, secrétaire de la Mairie et de la Justice de Paix : M. Pla y Pla, depuis que se déclarèrent les premiers cas dans cette localité, le 22 juillet, fut constamment en contact avec les cholériques, les morts et les fossoyeurs, pour avoir soigné la plupart d'entre eux, soit en leur distribuant des secours, soit en leur administrant les médicaments que leur ordonnait le soussigné ; des cinq personnes qui composaient cette famille, quatre, y compris le secrétaire, se soumirent au procédé du

Dr Ferran ; celle qui ne s'y était pas soumise fut attaquée, le 11 juillet, et mourut le lendemain 12, tandis que les autres ne souffrirent pas le moindre accident.

En foi de quoi, je délivre le présent, que je signe, à Adzeneta, le 13 septembre mil huit cent quatre-vingt-cinq : — Signé et paraphé. — José Maria Estivalis.

Certifié conforme à l'original qui existe dans les archives de la Mairie : — Adzaneta, quatorze septembre mil huit cent quatre-vingt-cinq. — Le maire, Miguel Tormo. — Le secrétaire, Federico Pla. — *(Sceau de la Mairie.)*

Certifié conforme au registre civil de la Justice de Paix : Adzaneta, quinze septembre mil huit cent quatre-vingt-cinq. — *(Signé)* Le juge municipal, Vicente Quilis — *(Sceau de la Justice de Paix.)*

Certifié conforme aux registres des décès de cette paroisse : — Adzaneta, le dix-sept septembre mil huit cent quatre-vingt-cinq. — Le curé de la paroisse, — *(Signé)* Sebastian Dominguez. — *(Sceau de la paroisse.)*

Le soussigné, notaire du collège de la province de Valence, à la résidence d'Albaïda, chef-lieu de district dont fait partie la commune d'Adzaneta, certifie : qu'il connaît la signature de D. José Maria Estivalis, médecin titulaire de ladite commune ; celles de D. Miguel Tormo et de D. Federico Pla, maire et secrétaire ; de D. Vicente Quilis, juge municipal, et de D. Sebastian Dominguez, curé paroissial de cette commune ; et il certifie véritables celles qui sont apposées sur le certificat ci-dessus ou sur les notes qui le suivent, ainsi que les sceaux de la mairie, de la justice de paix et de l'église paroissiale. Et, de ce requis par la partie intéressée, il délivre le présent en son domicile, à Albaïda, le trente et un octobre mil huit cent quatre-vingt-cinq. — *(Il y a un signe.)* — *(Signé et paraphé.)* — Eduardo Lassala y Mercader.

Albaïda.

Nous, Don Juan Bautista Ribas et D. Andrès Monzo, médecins-chirurgiens titulaires de la ville d'Albaïda, et D. Fabian Ribas, aussi médecin-chirurgien à la même résidence.

Certifions : Que depuis le quatre juillet dernier, date à laquelle fut inoculée, suivant le procédé Ferran, une partie de la population de cette ville, la statistique des cas de choléra et des décès est la suivante : Nombre d'habitants 3.440 ; la plupart des personnes formant la classe aisée étant absente, le nombre de ceux qui étaient restés était de 3.290. — De ceux-ci, *deux mille six cent vingt* n'étaient pas inoculés, et *six cent soixante-dix* s'étaient soumis à l'opération. — Nombre de cas parmi les non inoculés, *deux cent cinq* ; décès, *quatre-vingt-quatre*. — Nombre de cas parmi les inoculés avant le cinquième jour, *douze* ; décès, *trois*. — Nombre de cas après le cinquième jour, aucun. En foi de quoi, nous délivrons le présent certificat, à Albaïda, le vingt-quatre août mil huit cent quatre-vingt-cinq : — Juan Bautista Ribas. — Fabian Ribas. — Andrès Monzo. — Certifié exact : — le maire, Pont. *(Sceau de la mairie.)*

Certifié conforme aux registres de la paroisse : — Albaïda, le 14 octobre 1885. — José Pastor. — (*Sceau de la paroisse.*)

Vu et certifié conforme aux registres de l'état civil dont j'ai la garde, à Albaïda, le 14 octobre 1885 : — Vicente Vidal. — (*Sceau de la justice de paix.*)

Le soussigné, notaire du collège de la province de Valence, à la résidence d'Albaïda, chef-lieu de district, certifie : Qu'il connaît les signatures de D. Juan Bautista et D. Fabian Ribas y Puchol, médecins-chirurgiens de ladite ville d'Albaïda, et celle de D. Andrès Monzo y Pla; également médecin à la même résidence, ainsi que celle de D. Juan Bautista Pont y Cerda, maire de la dite ville, celle de D. José Pastor y Torregrosa, curé paroissial et archiprêtre du district, et celle de D. Vicente Vidal y Moreno, qui en est le juge municipal, et qu'il considère comme véritables celles apposées au bas du certificat ci-dessus, ainsi qu'au bas des notes qui y font suite; comme aussi les sceaux de la mairie, de l'église et de la justice de paix, dont les trois derniers ont la garde. Et, de ce requis par la partie intéressée, je délivre le présent en mon domicile, à Albaïda, le quatorze octobre mil huit cent quatre-vingt-cinq : — (*Il y a un signe*). — Eduardo Lassala y Mercader.

Albérique.

D. Ramon Garcia y Berenguer, D. Antonio Ferrer Garcia, D. José Devis Rodriguez et D. Leopoldo Gomez Part, médecins, le premier titulaire, et tous exerçant leur profession dans la ville d'Albérique,

Certifions : Que de tous les détails communiqués à la Mairie, des registres des inoculations et autres renseignements statistiques retenus dans ses archives, ainsi que des registres de l'Etat civil et paroissial, il résulte :

1° Que l'épidémie de choléra asiatique commença le 6 mai, et que, de cette date au 17 du même mois, il y eut 15 cas et 6 décès ;

2° Que du 17 mai au 16 juin, 1.188 habitants de cette ville se soumirent à l'inoculation prophylactique du Dr Ferran, parmi lesquels 548, qui n'étaient que de pauvres journaliers, furent inoculés gratuitement. Ces opérations furent pratiquées ainsi, savoir :

Inoculés	le 17 mai	218
—	le 18 —	126
—	du 19 — au 11 juin	250
—	le 12 juin en présence de la Commission officielle	594
	Total	1.188

De ces inoculés, 341 furent réinoculés, les 15 et 16 juin ;

3° Que, à compter du 17 mai, la marche de l'épidémie fut celle indiquée dans les tableaux statistiques ci-après :

Recensement officiel de la population : 4996.

MOIS	JOUR	NOMBRE DE CAS				NOMBRE DE DÉCÈS			
		NON INOCULÉS.	INOCULÉS		RÉINOCULÉS.	NON INOCULÉS.	INOCULÉS		RÉINOCULÉS.
			Dans les 5 premiers jours.	Après le 5me jour.			Dans les 5 premiers jours.	Après le 5me jour.	
Mai............	17	4	»	»	»	»	»	»	»
»	18	2	»	»	»	1	»	»	»
»	19	4	»	»	»	1	»	»	»
»	20	1	»	»	»	1	»	»	»
»	21	7	»	»	»	»	»	»	»
»	22	8	»	»	»	2	»	»	»
»	23	5	»	»	»	4	»	»	»
»	24	4	»	»	»	»	»	»	»
»	25	2	»	2	»	2	»	»	»
»	26	6	»	1	»	2	»	»	»
»	27	4	»	»	»	4	»	»	»
»	28	3	»	»	»	2	»	»	»
»	29	»	»	»	»	2	»	»	»
»	30	14	»	1	»	3	»	»	»
»	31	4	»	»	»	5	»	»	»
Juin............	1	4	»	»	»	3	»	»	»
»	2	1	»	»	»	1	»	»	»
»	3	6	»	»	»	2	»	»	»
»	4	3	1	»	»	1	1	1	»
»	5	3	»	1	»	1	»	»	»
»	6	11	»	»	»	»	»	»	»
»	7	4	»	»	»	3	»	»	»
»	8	2	»	1	1	5	1	»	»
»	9	8	»	1	»	3	»	»	»
»	10	9	»	»	»	2	»	»	»
»	11	»	»	»	»	»	»	»	»
»	12	7	»	»	»	1	»	»	»
»	13	3	»	»	»	»	»	»	»
»	14	5	»	»	»	5	»	»	»
»	15	1	»	»	»	1	»	»	»
»	16	1	»	»	»	1	»	»	»
»	17	1	»	»	»	1	»	»	»
»	18	6	»	»	»	1	»	»	»
»	19	3	»	»	»	2	»	»	»
»	20	1	»	»	»	3	»	»	»
»	21	7	»	»	»	»	»	»	»
Total..........		134	1	7	1	65	1	1	»

MOIS	JOUR	NOMBRE DE CAS			NOMBRE DE DÉCÈS		
		NON INOCULÉS	INOCULÉS	RÉINOCULÉS	NON INOCULÉS	INOCULÉS	RÉINOCULÉS
Juin...........	22	7	»	»	3	»	»
»	23	4	»	»	1	»	»
»	24	5	1	»	»	»	»
»	25	5	»	»	»	»	»
»	26	2	»	2	2	»	»
»	27	»	»	»	»	»	»
»	28	»	»	»	»	»	»
»	29	1	»	1	»	»	»
»	30	2	1	»	»	»	»
Juillet.........	1	2	»	»	1	»	»
»	2	1	»	»	1	»	»
»	3	2	»	»	1	»	»
»	4	1	»	»	»	»	»
»	5	»	»	»	1	»	»
»	6	»	»	»	»	»	»
»	7	5	»	»	1	»	»
»	8	1	»	»	2	»	»
»	9	»	»	»	»	»	»
»	10	»	»	»	1	»	»
»	11	1	»	»	»	»	»
»	12	3	»	»	1	»	»
»	13	3	1	»	1	»	»
»	14	3	»	»	3	»	»
»	15	2	»	»	»	»	»
»	16	»	»	»	»	»	»
»	17	»	»	»	»	»	»
»	18	»	»	»	»	»	»
»	19	2	»	»	»	»	»
»	20	2	»	»	»	»	»
»	21	2	»	»	3	»	»
»	22	1	»	»	»	»	»
»	23	1	»	»	»	»	»
»	24	»	»	»	»	»	»
»	25	»	»	»	»	»	»
»	26	2	»	»	1	»	»
»	27	3	»	»	2	»	»
»	28	»	»	»	»	»	»
»	29	1	»	»	»	»	»
»	30	»	»	1	»	»	»
»	31	»	»	»	»	»	»
Août	1	1	»	»	»	»	»
»	2	»	»	»	1	»	»
»	3	»	»	»	»	»	»
»	4	»	»	»	»	»	»
»	5	»	»	»	»	»	»
»	6	1	»	»	»	»	»
Total...........		66	3	4	26	»	»

Résumé.

	NOMBRE DE CAS					NOMBRE DE DÉCÈS				
	NON INOCULÉS	INOCULÉS dans les 5 premiers jours	INOCULÉS après le 5e jour	RÉINOCULÉS	TOTAL	NON INOCULÉS	INOCULÉS dans les 5 premiers jours	INOCULÉS après le 5e jour	RÉINOCULÉS	TOTAL
Du 9 au 16 mai.......	15	»	»	»	15	6	»	»	»	6
Du 17 mai au 21 juin.	154	1	7	1	163	65	1	1	»	67
Du 22 juin au 6 août..	66	»	3	4	73	26	»	»	»	26
	235	1	10	5	251	97	1	1	»	99

Albérique, le 21 août 1885. — Ramon Garcia. — Dr José Devis. — Leopoldo Gomez. — Antonio Ferrer.

Vu et certifié conforme aux renseignements et registres statistiques retenus dans cette Mairie :

Albérique, le 22 août 1885. Le Maire, Ricardo Grima. — (*Sceau de la Mairie*).

Certifié conforme au *Quinque libri* de cette paroisse :

Albérique le 23 août 1885. — Le Curé, José Maria Lavina. — (*Sceau de la paroisse.*)

Certifié conforme aux registres de l'Etat civil de cette Justice de paix :

Albérique, le 25 août 1885. — Le Juge Municipal, Louis Grima. — (*Sceau de la Justice de paix.*)

Je soussigné, notaire de l'illustre Collège de Valence, à la résidence de cette ville d'Albérique,

Certifie : Que je connais les signatures et paraphes apposés ci-dessus, par les médecins et les autorités locale, ecclésiastique et judiciaire de ladite ville, et que je les considère comme véritables :

Albérique, le 25 août 1885. — José Balaguer. — (*Il y a un signe.*)

Alcala de Chisvert.

Nous, Don Francisco Ferrer Roig, D. José Cucala Sospedra et D. Franscisco Julve Llopis, médecins-chirurgiens résidant dans cette ville, où nous exerçons tous notre profession,

Certifions ce qui suit :

1° Que l'épidémie du choléra morbus asiatique se déclara, le 27 juin dernier, dans la ville d'Alcala de Chisvert, dont le recensement officiel est de six mille cent deux habitants y résidant, et que, depuis cette date jusqu'au 3 juillet suivant, il s'y produisit *quarante* cas, dont *dix* entraînèrent la mort;

2° Que du 25 juin dernier au 3 juillet, environ *deux cent quatre-vingt-dix-huit* personnes de toutes classes et de toutes conditions sociales se soumirent à l'inoculation anti-cholérique du Dr Ferran;

3° Que du 3 juillet au 13 août suivant, date à laquelle cessa l'épidémie, il y eut *six cent quatre-vingt-deux* décès par suite du choléra, sans qu'il soit possible de préciser exactement le nombre de cas survenus durant cet intervalle, pour le motif que, les trois médecins soussignés étant seuls chargés de donner des soins aux malades, ils n'avaient pas le temps matériellement nécessaire pour établir une statistique exacte des cas; il est toutefois permis d'affirmer qu'ils dépassèrent le nombre de *deux mille cinq cents*;

4° Que pas un des inoculés n'a souffert la moindre affection locale en conséquence de l'inoculation;

5° Que parmi les personnes inoculées d'après le système Ferran, il n'y eut que *trois* cas de choléra, dont *deux* de caractère bénin, et *un* cas grave, dans lequel se présentèrent, en quelques heures, tous les symptômes de la maladie, et qui se termina par une réaction franche, permettant au malade d'abandonner le lit le jour suivant;

6° Qu'il n'y eut pas un seul décès parmi les personnes inoculées;

7° Que dans chacune des familles de MM. Francisco Ferrer, Fernando Cucala, Pascual Cucala et Agustin Danfi, il y eut un cas de choléra, suivi de mort, et que ce fut précisément chez le seul des membres de chacune de ces familles qui n'était pas inoculé;

8° Que les inoculés ont donné aux autres membres de leurs familles, et souvent à des étrangers, atteints du choléra, les soins de toute sorte qu'exige cette maladie, sans qu'il en soit résulté pour eux la moindre contagion;

9° Que les médecins soussignés ont été tous inoculés; que pendant toute l'épidémie ils ont exercé leur profession dans cette localité, sans que leur santé se soit altérée en quoi que ce soit, malgré l'intensité qu'a revêtue cette épidémie, comme l'attestent les chiffres que nous avons donnés ci-dessus; que, des membres du corps médical, un seul a été attaqué et est décédé: le chirurgien D. Antonio Cucala Castellet, qui n'était pas inoculé.

Certifié conforme aux renseignements en notre pouvoir. En foi de quoi, nous délivrons le présent, à Alcala de Chisvert, le trente septembre mil huit cent quatre-vingt-cinq : — Francisco Ferrer Roig. — José Cucala. — Francisco Julve Llopis. — Certifié véritable : — le Curé de la paroisse, José Maria Pons. — (*Sceau de la paroisse.*)

D. Pascual Albert, Juge municipal de la ville d'Alcala de Chisvert,

Certifie : Que, comme il résulte des registres de l'État civil, et après vérification préalable, il n'y a eu aucun décès parmi les personnes qui s'étaient soumises à l'inoculation Ferran, et que ce qui est exposé dans le certificat médical précédent est de la plus rigoureuse exactitude.

En foi de quoi, il délivre le présent pour valoir ce que de droit, à

Alcala de Chisvert, le deux octobre mil huit cent quatre-vingt-cinq : Pascual Albert. — Par délégation : Le greffier, Isidoro Manez. — (*Sceau de la Justice de paix.*)

D. Jean Bautista Ronda y Benimeli, notaire de l'illustre Collège de Valence, en résidence dans cette ville,

Certifie : Qu'il connaît les signatures et paraphes de D. Francisco Ferrer Roig, D. José Cucala Sospedra, et D. Francisco Julve Llopis, médecins-chirurgiens ; celles de D. José Maria Pons, curé de cette paroisse ; D. Pascual Albert, Juge municipal, et D. Isidoro Manez, greffier de la justice de paix, apposées au bas des certificats qui précèdent, et les considère comme véritables :

Alcala de Chisvert, le 2 octobre mil huit cent quatre-vingt-cinq. — (*Il y a un signe et un sceau*). — Juan Ronda.

Alcira.

Don José Ramon Calvo y Pelarda, notaire de cet Illustre Collège, résidant en cette ville, déclare et certifie que D. Fernando Angla y Garcia, demeurant à Valence, comme l'indique la cédule personnelle qui lui a été délivrée, audit Valence, le onze juillet mil huit cent quatre-vingt-cinq, sous le nº soixante et onze mille cinq cent sept, m'a remis un document conçu en ces termes :

Les soussignés, formant le corps médical d'Alcira, certifient : Que, des registres de l'inoculation préventive contre le choléra (méthode Ferran), allant du premier mai au trente et un juillet, il résulte ce qui suit :

Recensement officiel de la population : 16.000 habitants.

Non-inoculés....	4.950	soit 30.94	pour 0/0	du chiffre de la population.
Inoculés........	2,220	— 13.87	—	—
Réinoculés......	8.830	— 55.19	—	—
Total.......	16.000	— 100.00		

	NON INOCULÉS	INOCULÉS	RÉINOCULÉS
Nombre de cas..................................	404	44	53
Id. pour cent, correspondant à......	8,16	1,98	0,62
Guéris..	198	29	45
Restant..	»	»	1
Nombre de décès..............................	206	15	9
Mortalité pour cent, par rapport au nombre de cas, correspondant à...........................	50,99	34,09	16,38
Mortalité pour cent, par rapport au recensement, correspondant à..............................	4,161	0,675	0,101

Nota. — Sept des individus inoculés qui moururent, furent attaqués dans les cinq jours ayant suivi l'inoculation. — Le soixante-dix pour cent des inoculés appartient à la classe qui, sauf quelques rares exceptions, a fourni le contingent à l'épidémie.

En foi de quoi, nous signons le présent, à Alcira, le vingt et un août mil huit cent quatre-vingt-cinq. — Le corps médical, — Signé et paraphé : — Manuel Alino. — Pedro Fontana. — Pedro Pla. — José Ballester. — Severiano Goig Llosa. — Francisco Mora. — Bernardo Magraner. — Antonio Serra. — Juan Mizzi. — Ramon Marco. — José Estruch. — Par ordre du Dr Socials, Baldomerro Ortiz. — Certifié véritable : — Le Maire, Francisco Just. — (*Sceau de la Mairie.*)

Certifié conforme à l'original qui a été présenté au Notaire soussigné qui, après l'avoir paraphé, le retourne à l'intéressé dont il l'avait reçu. En foi de quoi, il signe le présent témoignage sur un timbre de dixième classe, n° cinq cent vingt-neuf mille quatre cent soixante-seize, et l'inscrit au répertoire. Valence, le vingt-deux août mil huit cent quatre-vingt-cinq : — José Ramon Calvo (*Il y a un signe.*)

Algemesi.

D. Benito Ballester Broseta, D. José Viciano Carbonell, D. Salvador Primo Llopis et D. José Ballester Perales, médecins, les trois premiers étant titulaires dans la ville d'Algemesi, et tous y résidant et y exerçant leur profession.

Certifient : Que ladite ville d'Algemesi renferme, suivant le recensement officiel, sept mille huit cent cinquante-six (7.856) habitants ; que l'épidémie se déclara le vingt-six avril, et que l'on enregistra, jusqu'au seize mai, *cinquante-neuf* cas de choléra, et *vingt et un* décès qui en furent la conséquence. Alarmés par l'extension si rapide que prenait l'épidémie, les habitants d'Algemesi manifestèrent au Dr Ferran le désir de se soumettre à l'inoculation anti-cholérique, et le supplièrent en conséquence de vouloir bien se transporter dans leur localité. Les seize et dix-sept mai, il y eut de faites *huit cent quatre-vingt-treize* inoculations ; les vingt-trois et vingt-quatre juin, il y en eut encore *trois cent neuf*, ce qui en porta le total à *mille deux cent deux*, ainsi que *six cent vingt-trois* réinoculations. Afin de présenter avec plus de clarté la marche de la maladie, et de pouvoir établir une comparaison entre les cas survenus parmi les personnes inoculées et celles non inoculées, nous diviserons l'épidémie en trois périodes : la première comprendra du vingt-six avril, date de la première invasion, au seize mai exclusivement, date à laquelle furent pratiquées les premières inoculations ; la deuxième, du 16 mai au 23 juin, date à laquelle furent pratiquées de nouvelles inoculations et les réinoculations ; et la troisième et dernière période finira le dix août, date du dernier décès.

Première période.

Les cas et décès survenus durant cette période ont été indiqués ci-dessus.

Deuxième période.

MOIS	JOUR	NOMBRE DE CAS				NOMBRE DE DÉCÈS			
		NON INOCULÉS	INOCULÉS		RÉINOCULÉS	NON INOCULÉS	INOCULÉS		RÉINOCULÉS
			Dans les 5 premiers jours	Après le 5e jour			Dans les 5 premiers jours	Après le 5e jour	
Mai	16	13	»	»	»	1	»	»	»
»	17	12	»	»	»	4	»	»	»
»	18	17	1	»	»	11	»	»	»
»	19	8	1	»	»	10	»	»	»
»	20	14	3	»	»	7	»	»	»
»	21	8	»	»	»	5	»	»	»
»	22	6	»	»	»	3	»	»	»
»	23	20	»	»	»	7	»	»	»
»	24	20	»	1	»	3	1	»	»
»	25	26	»	2	»	7	»	»	»
»	26	9	»	1	»	8	»	»	»
»	27	10	»	»	»	3	»	»	»
»	28	8	»	1	»	5	»	»	»
»	29	7	»	1	»	6	»	»	»
»	30	6	»	»	»	5	»	»	»
»	31	4	»	»	»	1	»	»	»
Juin...........	1	2	»	»	»	4	»	»	»
»	2	3	»	»	»	2	»	»	»
»	3	7	»	»	»	2	»	»	»
»	4	5	»	»	»	»	»	»	»
»	5	6	»	»	»	2	»	»	»
»	6	5	»	»	»	1	»	»	»
»	7	3	»	»	»	1	»	»	»
»	8	8	»	»	»	2	»	1	»
»	9	3	»	1	»	6	»	»	»
»	10	3	»	2	»	2	»	»	»
»	11	4	»	»	»	2	»	»	»
»	12	3	»	1	»	1	»	»	»
»	13	1	»	1	»	4	»	2	»
»	14	4	»	»	»	3	»	»	»
»	15	6	»	»	»	2	»	»	»
»	16	7	»	»	»	2	»	»	»
»	17	8	»	»	»	4	»	»	»
»	18	9	»	»	»	5	»	»	»
»	19	7	»	»	»	5	»	1	»
»	20	10	»	2	»	4	»	»	»
»	21	8	»	1	»	4	»	»	»
»	22	6	»	2	»	8	»	»	»
»	23	8	»	»	»	12	»	»	»
Total.......	....	306	5	16	»	152	1	4	»

Troisième période.

MOIS	JOUR	NOMBRE DE CAS				NOMBRE DE DÉCÈS			
		NON INOCULÉS	INOCULÉS		RÉINOCULÉS	NON INOCULÉS	INOCULÉS		RÉINOCULÉS
			Dans les 5 premiers jours	Après le 5e jour			Dans les 5 premiers jours	Après le 5e jour	
Juin..........	24	8	»	»	»	6	»	»	»
»	25	4	»	»	»	6	»	»	»
»	26	8	»	»	1	3	»	»	»
»	27	11	»	»	»	5	»	»	»
»	28	7	»	»	»	5	»	»	»
»	29	6	»	1	1	4	»	»	»
»	30	8	»	»	»	6	»	»	1
Juillet.........	1	7	»	»	»	2	»	»	»
»	2	8	»	»	»	5	»	»	»
»	3	5	»	1	»	2	»	1	»
»	4	8	»	»	1	3	»	»	»
»	5	7	»	»	»	7	»	»	»
»	6	6	»	»	»	5	»	»	»
»	7	1	»	»	»	4	»	»	»
»	8	7	»	»	»	2	»	»	»
»	9	6	»	»	»	8	»	»	»
»	10	6	»	1	1	2	»	»	»
»	11	5	»	»	»	1	»	»	1
»	12	1	»	1	»	»	»	»	»
»	13	7	»	»	»	5	»	»	»
»	14	5	»	»	»	4	»	»	»
»	15	5	»	1	1	1	»	»	»
»	16	3	»	»	»	1	»	»	»
»	17	2	»	»	»	3	»	»	»
»	18	3	»	»	»	2	»	»	»
»	19	6	»	»	»	2	»	»	»
»	20	4	»	»	1	5	»	»	»
»	21	3	»	»	»	3	»	»	»
»	22	5	»	»	»	3	»	»	»
»	23	1	»	»	»	3	»	»	»
»	24	1	»	»	»	1	»	»	»
»	25	1	»	»	»	1	»	»	»
»	26	5	»	»	»	2	»	»	»
»	27	2	»	»	»	1	»	»	»
»	28	5	»	»	»	1	»	»	»
»	29	4	»	»	»	1	»	»	»
»	30	»	»	»	»	»	»	»	»
»	31	»	»	»	»	3	»	»	»
Août..........	1	»	»	»	»	»	»	»	»
A reporter.....	....	189	»	5	6	130	»	1	2

MOIS	JOUR	NOMBRE DE CAS — NON INOCULÉS	NOMBRE DE CAS — INOCULÉS — Dans les 5 premiers jours	NOMBRE DE CAS — INOCULÉS — Après le 5e jour	NOMBRE DE CAS — RÉINOCULÉS	NOMBRE DE DÉCÈS — NON INOCULÉS	NOMBRE DE DÉCÈS — INOCULÉS — Dans les 5 premiers jours	NOMBRE DE DÉCÈS — INOCULÉS — Après le 5e jour	NOMBRE DE DÉCÈS — RÉINOCULÉS
Report	....	189	»	5	6	130	»	1	2
Août	2	»	»	»	»	1	»	»	»
»	3	»	»	»	»	1	»	»	»
»	4	»	»	»	»	»	»	»	»
»	5	»	»	»	»	»	»	»	»
»	6	»	»	»	»	3	»	»	»
»	7	»	»	»	»	»	»	»	»
»	8	1	»	»	»	»	»	»	»
»	9	»	»	»	»	»	»	»	»
»	10	»	»	»	»	1	»	»	»
Total	....	190	»	5	6	136	»	1	2

Résumé

Recensement officiel de la population, 7,856 habitants.

L'épidémie commença le 26 avril et finit le 10 août.

Elle a été divisée en trois périodes pour l'étude de l'inoculation anti-cholérique (Ferran) :

	NOMBRE DE CAS — NON INOCULÉS	NOMBRE DE CAS — INOCULÉS — Dans les 5 premiers jours	NOMBRE DE CAS — INOCULÉS — Après le 5e jour	NOMBRE DE CAS — RÉINOCULÉS	NOMBRE DE CAS — TOTAL	NOMBRE DE DÉCÈS — NON INOCULÉS	NOMBRE DE DÉCÈS — INOCULÉS — Dans les 5 premiers jours	NOMBRE DE DÉCÈS — INOCULÉS — Après le 5e jour	NOMBRE DE DÉCÈS — RÉINOCULÉS	NOMBRE DE DÉCÈS — TOTAL
1° du 26 avril au 16 mai (pas d'inoculation)	59	»	»	»	59	21	»	»	»	21
2° du 16 mai au 23 juin (893 inoculations)	306	5	16	»	327	152	1	4	»	157
3° du 23 juin au 10 août (1202 inoculations et 623 réinoculations)	190	»	5	6	201	136	»	1	2	139
Total	555	5	21	6	587	309	1	5	2	317

Algemesi, le 12 septembre 1885. — Benito Ballester. — Dr José Viciano. — Salvador Primo. — José Ballester.

Certifié conforme aux registres de santé de la Mairie : — Algemesi le 15 septembre 1885. — Le Maire, Juan Bautista Baldovi. — (*Sceau de la Mairie*).

Certifié conforme aux registres de la Paroisse :

Vicente Morell, prêtre. — (*Sceau de l'Eglise paroissiale.*)

Certifié conforme aux registres de l'Etat Civil : — Algemesi, le

15 septembre 1885. — Le Juge municipal, Juan Bautista Roman. — (*Sceau de la justice de paix*).

D. Julio Gosalbez y Gosalbez, notaire de l'Illustre Collège du Territoire de l'Audience de Valence, district d'Alcira, résidant à Algemesi,

Certifie : Que Don Benito Ballester, Don José Viciano, D. Salvador Primo et D. José Ballester, qui ont délivré le certificat ci-dessus, exercent leur profession dans ladite ville d'Algemesi, les trois premiers avec mandat officiel, et que les signatures apposées sur ledit certificat sont véritables ; il certifie en outre l'authenticité des signatures de Don Juan Bautista Baldovi, Maire ; Don Vicente Morell, archiviste de l'Église paroissiale, et Don Juan Bautista Roman, Juge Municipal de la même ville d'Algemesi, lesquels ont visé les signatures desdits médecins, et étaient dans l'exercice de leurs fonctions, à l'époque où fut délivré ledit certificat.

Et de ce requis par la partie intéressée, le soussigné délivre le présent, dont note est prise sur le répertoire courant de ce Notariat, à Algemesi, le treize octobre mil huit cent quatre-vingt-cinq : — (*Il y a un signe.*) Julio Gosalbez.

Alginet.

D. Francisco Vizcaya Gregorio et D. Paulino Valiente Ortiz, médecins titulaires en exercice dans cette ville,

Certifient : Que des déclarations de cas et décès faites à la Mairie, et des registres des personnes inoculées suivant la méthode Ferran, il résulte :

1° Que l'épidémie du choléra morbus commença dans cette ville le 8 juin dernier ;

2° Que, du huit juin au deux juillet, il fut pratiqué sur des habitants de ladite ville, *sept cent vingt* inoculations prophylactiques (méthode Ferran), aux dates et formes ci-après :

Du 8 au 14 juin, à Valence, Alcira et Benifayo..........	25 environ.
Le 14 juin devant la Commission officielle..............	208
Du 30 juin au 2 juillet..................................	487
Total..................	720

Dont *cent cinquante* furent réinoculés le 30 juin ;

3° Que la marche de l'épidémie, depuis son origine jusqu'au 6 août, a été celle indiquée sur le tableau statistique ci-après :

Recensement officiel de la population : 3,441 habitants.

DATES	NOMBRE DE CAS					NOMBRE DE DÉCÈS				
	NON INOCULÉS.	INOCULÉS — Dans les 5 premiers jours.	INOCULÉS — Après le 5e jour.	RÉINOCULÉS.	TOTAL.	NON INOCULÉS.	INOCULÉS — Dans les 5 premiers jours.	INOCULÉS — Après le 5e jour.	RÉINOCULÉS.	TOTAL.
Du 8 au 30 juin.....	146	3	»	1	150	39	»	»	»	39
Du 1er au 7 juillet...	96	2	2	1	101	26	2	1	»	29
Du 8 juillet au 6 août.	48	1	4	»	53	35	»	»	»	35
Total..........	290	6	6	2	304	100	2	1	»	103

4° Que, du 6 août à ce jour, il n'est survenu ni cas nouveau, ni décès ;

5° Que, durant le cours de l'épidémie, nous avons eu l'occasion de faire les remarques ci-après :

Le premier des inoculés qui mourut souffrait d'un catarrhe gastro-intestinal chronique, avec autophagie très accentuée ; il fut attaqué quatre jours après l'inoculation.

Le deuxième était atteint d'une entérite chronique, occasionnée par l'abus des alcools, et il mourut six jours après l'inoculation ; durant les journées qui précédèrent sa mort, il continua à abuser des boissons spiritueuses; il eut constamment la diarrhée et ses travaux habituels étaient très pénibles.

Le troisième était affecté d'ulcères vénériens, il fut attaqué le quatrième jour après l'inoculation. Il eut, durant les journées qui précédèrent sa mort, une diarrhée très abondante et dont il ne fit aucun cas. Les inoculés qui furent sauvés ou épargnés offraient un tableau symptomatique très atténué; il ne se produisit de réaction typhoïde chez aucun d'eux, et ils entrèrent rapidement dans la période de la convalescence. Les deux personnes réinoculées qui furent atteintes du choléra guérirent au bout de quelques jours.

Nous ne saurions omettre le cas suivant que nous considérons comme très important.

Dans la maison portant le numéro quinze de la rue de l'Eglise, habitaient Vicente Simo Belda, maçon ; sa fille Josefa Molla, âgée de neuf ans, tous deux inoculés ; sa femme Josefa Molla Ibañez, et leurs deux autres enfants, Eugenio et Vicente, âgés respectivement de quatre ans, et de un an, ces trois derniers non inoculés; ceux-ci moururent dans un intervalle de quatre jours, tandis que les deux premiers ne furent pas atteints.

Alginet, le 24 août 1885. — Signés : — Paulino Valiente. — Francisco Vizcaya.

Vu et certifié conforme aux livres et registres de la Mairie : — Alginet, 25 août 1885. — Signés : — Le Maire, Peregrin Escutia Greus. — Le Secrétaire, Francisco Martinez. — (*Sceau de la Mairie.*)

Certifié conforme aux registres de l'État civil : — Alginet, le 25 août 1885. — Le Juge suppléant, Ambrosio Espert. — Le Greffier, Agustin Masia. — (*Sceau de la Justice de paix.*)

Vu et certifié conforme aux registres de la paroisse : — Alginet, le 27 août 1885. — L'économe de l'Église paroissiale, José Gil. — (*Sceau de la paroisse.*)

Visa. — D. Joaquin Botella y Pascual, notaire de l'Illustre Collège de Valence, en résidence à Alginet, district de Carlet,

Certifie qu'il reconnaît les signatures avec paraphes qui précèdent comme étant celles de D. Francisco Vizcaya, D. Paulino Valiente, D. Peregrin Escutia Greus, D. Francisco Martinez, D. Ambrosio Espert, D. Agustin Masia, et D. José Gil, lesquels exercent actuellement les charges et professions indiquées ci-dessus. En foi de quoi, je signe le présent, à Alginet, le vingt-neuf août mil huit cent quatre-vingt-cinq. — (*Il y a un signe.*) — Joaquin Botella. — (*Sceau notarial.*)

Belgida.

D. Fernando Andreu Romero, médecin-chirurgien titulaire de Belgida, arrondissement judiciaire de Albaïda, province de Valence,

Certifie : Que ladite ville de Belgida compte, d'après le recensement officiel, mille cent quarante-neuf habitants ; que l'épidémie cholérique s'y déclara le 18 juin dernier ; que, de cette date au 5 juillet, il y eut *neuf* cas et *cinq* décès ; que, le 5 juillet, *cinq cent quatre-vingts* personnes de cette localité se soumirent à l'inoculation préventive du choléra découverte par le Dr Ferran, et que plus de la moitié desdites personnes inoculées appartenaient à la classe ouvrière. Que, du 5 au 11 juillet, il ne se produisit aucun cas, et que de cette dernière date au vingt-sept août, jour où se produisit le dernier cas, des *cinq cent soixante-neuf* habitants non inoculés, *vingt-sept* furent attaqués, dont *quatorze* moururent. Que durant cette même période, il y eut *six* cas et *deux* décès parmi les *cinq cent quatre-vingts* inoculés ; l'une des deux personnes qui succombèrent était une femme âgée de vingt-six ans, mariée, atteinte de fièvres intermittentes depuis plus de six mois, et tout récemment de dysenterie, se trouvant, en conséquence, dans des conditions physiques peu favorables ; quant aux quatre inoculés envahis qui guérirent, il n'y eut point lieu de leur administrer des agents pharmacologiques, car la réaction se présenta, bien caractérisée, quelques moments après l'attaque. Que chez les individus vaccinés, pas plus que chez les *quatre cent cinquante* qui se soumirent, le 10 août, à la revaccination, il ne se produisit aucun accident local ou général, sauf un petit phlegmon circonscrit au bras de l'un des réinoculés, lequel se termina par un petit point de suppuration.

Les cas ci-après sont assez remarquables pour mériter une mention :

Les familles de Ramon Dura Tormo, demeurant rue Abadia, et de José Escriba Grau, demeurant rue Saint-Antoine, tous deux travailleurs des champs à la journée, étaient composées chacune de huit personnes. *Sept* d'entre elles furent inoculées dans chaque famille ; les *deux* autres ne se soumirent pas à l'inoculation. Ces dernières furent atteintes et succombèrent, tandis que les *quatorze* premières furent épargnées par l'épidémie.

La famille de Esteban Reig Soler, laboureur, demeurant place de Arriba, se composait de quatre personnes ; *deux* d'entre elles se soumirent à l'inoculation ; une des non inoculées fut atteinte et succomba, tandis que les autres furent épargnées.

En foi de quoi, le soussigné délivre le présent, à Belgida, le seize octobre mil huit cent quatre-vingt-cinq : — Signé et paraphé. — Fernando Andreu Romero.

Vu et certifié conforme aux registres de cette ville : — Le maire, Santiago Aracil. — Le secrétaire, Juan Martinez. — (*Sceau de la mairie.*)

Certifié conforme aux registres de l'État civil : — Belgida, le huit octobre mil huit cent quatre-vingt-cinq. — Le juge municipal, Lorenzo Giner. — (*Sceau de la justice de paix.*)

Certifié conforme aux registres de l'église paroissiale : — Belgida, le neuf octobre mil huit cent quatre-vingt-cinq. — Vicente Domingo Ares. — (*Sceau de la paroisse.*)

Le soussigné, notaire du Collège du territoire de Valence, résidant à Albaïda, chef-lieu du district auquel appartient la ville de Belgida, certifie : que les signatures et rubriques apposées au bas du certificat ci-dessus sont bien celles de D. Fernando Andreu Romero, médecin titulaire de D. Santiago Aracil et D. Juan Martinez, maire et secrétaire, de D. Lorenzo Giner, juge municipal, et de D. Vicente Domingo Ares, curé de la paroisse, remplissant tous leurs charges et professions dans ladite ville. Je certifie en outre que les divers sceaux qui accompagnent les dites signatures sont bien ceux de la mairie, de la justice de paix, et de l'église paroissiale de la même ville. Et, de ce requis, je délivre le présent, à Albaïda, mon domicile, le seize octobre mil huit cent quatre-vingt-cinq. — (*Il y a un signe.*) — Eduardo Lassala y Mercader.

Benifayo.

D. Ignacio Llerandi, D. Juan Galvañ et D. Vicente Hernandez, médecins exerçant leur profession dans la ville de Benifayo de Espioca,

Certifient : Que la population de cette ville est, d'après le recensement officiel, de trois mille six cent quinze habitants (3,615) ; le premier cas de choléra s'y produisit le 10 mai dernier. Aucun habitant ne s'était encore soumis, à cette date, à l'inoculation préventive du Dr Ferran, mais quelques-uns commencèrent bientôt à se rendre à Alcira, Algemesi et Valence pour se faire inoculer, de sorte que le vingt et un juin, il y avait dans la localité quatre cent huit personnes inoculées par le Dr Ferran ; deux cent vingt-cinq d'entre elles s'étaient soumises à une seconde opération, et le surplus de la population, c'est-à-dire trois mille deux cent sept personnes n'étaient pas vaccinées.

Du 10 mai, date à laquelle se produisit le premier cas, jusqu'au 21 juin, il y eut cent trente-huit cas et quatre-vingt-neuf décès ; mais pas un de ces cas, ni décès n'eut lieu parmi les personnes inoculées.

La marche de l'épidémie, à compter du 21 juin, fut celle indiquée dans le tableau ci-après :

MOIS	JOUR	NOMBRE DE CAS			NOMBRE DE DÉCÈS			OBSERVATIONS
		Non inoculés	Inoculés	Réinoculés	Non inoculés	Inoculés	Réinoculés	
Juin	21	12	»	»	9	»	»	Lorsque commença cette période le recensement officiel de la population (3,615 hab.) se décomposait comme suit : Non inoculés............... 3118 Inoculés.................... 408 Décédés du 10 mai au 20 juin inclus.................... 89 Total........ 3615 2315 individus furent inoculés les 28, 29 et 30 juin.
»	22	10	»	»	4	»	»	
»	23	15	»	»	5	»	»	
»	24	8	»	»	4	»	»	
»	25	16	»	»	10	»	»	
»	26	19	»	»	10	»	»	
»	27	14	»	»	8	»	»	
»	28	14	»	»	7	»	»	
»	29	7	1	»	11	»	»	
»	30	4	»	»	3	»	»	
Total......		119	1	»	71	»	»	

Durant les cinq jours qui suivirent le 30 juin, date à laquelle se terminèrent les deux mille trois cent quinze inoculations dont il est question ci-dessus, c'est-à-dire durant la période que le Dr Ferran indique comme nécessaire pour obtenir l'immunité, la marche de l'épidémie fut la suivante :

MOIS	JOUR	NOMBRE DE CAS			NOMBRE DE DÉCÈS			OBSERVATIONS
		Non inoculés.	Inoculés.	Réinoculés.	Non inoculés.	Inoculés.	Réinoculés.	
Juillet...	1	5	6	»	4	1	»	Lorsque commença cette période, le recensement officiel de la population (3.615 hab.) se décomposait comme suit : Inoculés .... 2.723 Non inoculés........... 732 Décédés jusqu'au 30 juin 160 Total....... 3.615 NOTA. — Des 6 inoculés qui succombèrent, 4 souffraient de la diarrhée prémonitoire au moment de leur inoculation, et cela fut formellement constaté.
» ...	2	3	4	»	4	3	»	
» ...	3	5	4	»	4	1	»	
» ...	4	5	7	»	2	1	»	
» ...	5	»	»	»	3	»	»	
Total.........		18	21	»	17	6	»	

A partir du 6 juillet, l'épidémie suivit la marche indiquée dans le tableau ci-après :

MOIS	JOUR	NOMBRE DE CAS			NOMBRE DE DÉCÈS			OBSERVATIONS
		Non inoculés.	Inoculés.	Réinoculés.	Non inoculés.	Inoculés.	Réinoculés.	
Juillet...	6	2	1	»	2	»	»	Lorsque commença cette période, le recensement officiel de la population (3.615 hab.) se décomposait comme suit : Inoculés........... ... 2.777 Non inoculés......... 715 Décès du 10 mai au 5 juillet................ Parmi les non inoculés 177 Parmi les inoculés... 6 Total........ 3.615
» ...	7	»	»	»	2	»	»	
» ...	8	»	»	»	1	»	»	
» ...	9	»	»	»	2	»	»	
» ...	10	3	»	»	»	»	»	
» ...	11	1	»	»	»	»	»	
» ...	12	»	»	»	»	»	»	
» ...	13	»	»	»	»	»	»	
» ...	14	»	»	»	1	»	»	
» ...	15	»	»	»	»	»	»	RÉSUMÉ
» ...	16	»	»	»	»	»	»	NOMBRE DE CAS
» ...	17	»	»	»	»	»	»	Non inoculés......... 283
» ...	18	»	»	»	»	»	»	Inoculés.............. 23
» ...	19	»	»	»	»	»	»	Réinoculés .... »
» ...	20	1	»	»	»	»	»	Total.......... 306
» ...	21	»	»	»	»	»	»	
» ...	22	»	»	»	»	»	»	DÉCÈS
» ...	23	»	»	»	»	»	»	Non inoculés......... 186
» ...	24	»	»	»	»	»	»	Inoculés.............. 6
» ...	25	1	»	»	1	»	»	Réinoculés .... »
» ...	26	»	»	»	»	»	»	Total......... 192
» ...	27	»	»	»	»	»	»	
Total.........		8	1	»	9	»	»	

Benifayo d'Espioca, le 28 juillet 1885 : — Ignacio Llerandi. — Vicente Hernandez. — Jean Galvañ.

Vu et certifié conforme aux rapports de santé de cette mairie : — Le maire, Domingo Greus. — (*Sceau de la Mairie.*)

Collationné avec les registres des décès et certifié conforme quant aux nombre et dates des décès : — Le juge municipal, Salvador Clerique. — (*Sceau de la justice de paix.*)

Vu et certifié conforme aux registres de la paroisse : — Le curé de la paroisse, Juan Dominguez. — (*Sceau de l'Eglise paroissiale.*)

Bellreguart.

D. Manuel Bordas Gironés, docteur en médecine, titulaire de Bellreguart, et D. Martin Gay Mulet, médecin chirurgien en exercice, tous les deux résidant dans ladite commune,

Certifient que des registres de l'inoculation anticholérique (méthode Ferran), et des renseignements divers reçus à la mairie, il résulte ce qui suit :

1° Cette localité renferme, d'après le recensement officiel, deux mille trois cent deux habitants (2.302). L'épidémie s'y déclara le 15 avril, date à laquelle il se produisit *deux* cas. Il n'y eut pas de nouveaux cas jusqu'au vingt-neuf dudit mois ;

2° Du 29 avril au 20 mai, il y eut *cent soixante-dix-huit* (178) cas de choléra, suivis de *soixante-trois* (63) décès ;

3° M. Ferran vint, le 20 mai, à Bellreguart, délégué par M. le gouverneur, afin de prendre les mesures sanitaires qu'il croirait opportunes, et il pratiqua l'inoculation préventive sur *trois cent douze* individus ;

4° Les personnes inoculées suivant la méthode Ferran ne présentèrent point d'accidents locaux ou généraux dignes d'être mentionnés, et elles jouissent encore aujourd'hui de la plus parfaite santé ;

5° Du 20 mai, date où furent pratiquées les inoculations, au 20 juin, il ne se produisit aucun cas de choléra morbus ;

6° Du 20 juin au 1er août, il y eut *quinze* cas et *cinq* décès parmi les personnes non inoculées, et *un* cas suivi de mort parmi celles inoculées ;

7° L'individu inoculé qui mourut, Joaquin Giner Canet, avait cinquante-neuf ans; il souffrait d'une gastralgie depuis dix ans, était d'une constitution si faible qu'il lui était impossible de se livrer à ses occupations habituelles.

En foi de quoi, les soussignés délivrent le présent certificat, à Bellreguart, le 6 octobre mil huit cent quatre-vingt-cinq : — Dr Manuel Bordas. — Martin Gay.

Vu et certifié conforme aux renseignements recueillis au secrétariat de la mairie : — Bellreguart, le 7 octobre 1885. — Le secrétaire, Pascual Asco. — Pour visa : — Le maire, José Carbonell. — (*Sceau de la Mairie.*)

Vu et certifié conforme aux registres de l'état civil : — Bellreguart, le 7 octobre 1885. — Le juge municipal, Rosendo Barbera. — (*Sceau de la justice de paix.*)

Certifié conforme au *Quinque libri* de cette paroisse : — Bellreguart, le 7 octobre 1885. — Dionisio Esteve, curé desservant. — (*Sceau de la paroisse.*)

Le soussigné, notaire de l'illustre Collège de Valence, district notarial de Gandia, y résidant,

Certifie : Qu'il connaît les signatures du Dr Manuel Bordas et de D. Martin Gay, médecins de Bellreguart, de D. José Carbonell, maire, et de D. Rosendo Barbera, juge municipal de ladite commune ; celles du secrétaire de la mairie, D. Pascual Asco, et de D. Dionosio Esteve, curé de la paroisse, et qu'il considère ces signatures comme véritables : — Gandia, le 10 novembre 1885. — Pascual Sanz. — (*Il y a un signe.*)

Les soussignés, notaires du collège de Valence, district notarial de Gandia,

Légalisent la rubrique, la signature et le paraphe apposés ci-dessus par le notaire de cette ville, D. Pascual Sanz, sous la date du dix courant, et certifient véritables les signatures du Dr Manuel Bordas et de D. Martin Gay, médecins de Bellreguart, celles de D. José Carbonell, maire, de D. Rosendo Barbera, juge municipal, du secrétaire de la mairie, D. Pascual Asco, et de D. Dionosio Esteve, curé de ladite commune : — Gandia, 14 novembre 1885. — Francisco Aragones. — (*Il y a un signe.*) — José Maria Garcia. — (*Il y a un signe.*) — (*Sceau de la légalisation.*)

Castellon de la Plana.

Les soussignés, médecins-chirurgiens exerçant leur profession à Castellon de la Plana et y demeurant,

Certifient : 1° Que ladite ville, dont la population est de 28 000 habitants, fut envahie par le choléra morbus asiatique, le 10 juin 1885, jusqu'au 28 août de la même année, période durant laquelle il y eut *cinq cent vingt et un* cas et *trois cents* décès, comme il résulte du registre officiel ;

2° Que du 26 juin au 5 juillet, *six cent quarante-huit personnes* se soumirent à l'inoculation Ferran, et sur ce nombre *cinq cents* furent réinoculées ;

3° Que sur aucun des individus soumis à cette opération, il ne se présenta d'accidents locaux ou généraux réclamant l'assistance du médecin ;

4° Que durant la période de l'épidémie, *deux* inoculés seuls ont été envahis, la maladie s'étant présentée chez eux sous une forme très bénigne et ayant guéri en peu de temps.

En foi de quoi, nous délivrons le présent certificat, Castellon, le 30 septembre 1885 : — José Clarà. — Antidio Desbertràn. — M. Sanchez. — Nicolas Roig. — A. Puig Gasulla. — Augustin Segarra. — Francisco Rambla. — José Cazador. — Francisco Jimeno. — Nicolas

Forés. — Francisco Esteve. — Joaquin Fabregat. — José Segura. — Pedro Aliaga. — Eduardo Portalés. — Félix Roig.

Catarroja.

Les soussignés, médecins en exercice dans la commune de Catarroja, province de Valence,

Certifient : Que la population de cette localité est, d'après le recensement officiel, de cinq mille cinq cent vingt et un habitants (5.521); que le premier cas de choléra morbus asiatique s'y déclara le 12 juin dernier ; que l'individu attaqué mourut le même jour, et qu'il ne s'y présenta pas de nouveaux cas jusqu'au 18 du même mois ; que depuis cette date l'épidémie alla en augmentant et présenta la marche indiquée dans le tableau ci-après :

MOIS	JOUR	NOMBRE DE CAS	DÉCÈS
Juin	18	2	»
»	19	3	2
»	20	4	2
»	21	6	2
»	22	9	3
»	23	13	9
»	24	19	3
»	25	24	9
»	26	31	13
»	27	17	13
»	28	40	10
»	29	28	12
»	30	23	10
Total		219	88

A la vue des terribles progrès de l'épidémie, nous eûmes recours au système prophylactique du Dr Ferran, et nous pratiquâmes les injections hypodermiques, avec le vaccin que nous remit ledit Dr Ferran, sur mille trois cent dix-neuf personnes ; l'épidémie suivit alors la marche suivante :

MOIS	JOUR	NOMBRE DE CAS NON INOCULÉS.	NOMBRE DE CAS INOCULÉS Dans les 5 premiers jours.	NOMBRE DE CAS INOCULÉS Après le 5e jour.	NOMBRE DE DÉCÈS NON INOCULÉS	NOMBRE DE DÉCÈS INOCULÉS Dans les 5 premiers jours	NOMBRE DE DÉCÈS INOCULÉS Après le 5e jour.
Juillet...............	1	26	»	»	12	»	»
»	2	16	21	»	12	10	»
»	3	20	10	»	12	5	»
»	4	47	8	»	15	3	»
»	5	51	1	1	19	1	1
»	6	27	4	2	27	2	»
»	7	16	2	1	20	»	»
»	8	23	»	4	11	»	»
»	9	23	»	1	19	»	»
»	10	10	»	3	23	1	»
»	11	8	»	»	8	»	»
»	12	13	»	»	7	»	2
»	13	4	»	»	3	»	»
»	14	4	»	»	7	»	»
»	15	5	»	»	3	»	»
»	16	5	»	»	2	»	»
»	17	1	1	1	2	»	»
»	18	»	»	»	2	»	»
»	19	3	»	»	3	»	»
»	20	1	»	»	2	»	»
»	21	1	»	»	»	»	»
»	22	»	»	»	»	»	»
»	23	1	»	»	1	»	»
»	24	»	»	»	1	»	»
»	25	»	»	»	»	»	»
»	26	»	»	»	»	»	»
»	27	»	»	»	»	»	»
»	28	»	»	»	»	»	»
»	29	»	»	»	»	»	»
»	30	»	»	»	»	»	»
»	31	»	»	»	»	»	»
Août...............	1	»	»	»	»	»	»
»	2	»	»	»	»	»	»
»	3	»	»	»	»	»	»
»	4	»	»	»	»	»	»
»	5	»	»	»	»	»	»
Total...........................		311	47	13	222	22	3

Résumé.

	Nombre de cas	Décès
Non inoculés..	311	222
Inoculés, avant le 5e jour................................	47	22
Inoculés, après le 5e jour................................	13	3

En foi de quoi, les soussignés délivrent le présent certificat, à Catarroja, le six août mil huit cent quatre-vingt-cinq : — Grégorio Llorca. -- Francisco Sanchis. — Ramon Muñoz.

D. Salvador Pechuan Marti, maire constitutionnel de Catarroja,

Certifie : Que le recensement officiel de cette ville est de cinq mille quatre cent soixante-quinze habitants (5.475), et que le nombre de cas et de décès porté sur le certificat qui précède est conforme aux rapports de santé de cette mairie.

En foi de quoi, le soussigné délivre le présent, à Catarroja, le quinze août mil huit cent quatre-ving cinq : — Salvador Pechuan. — (*Sceau de la mairie.*)

D. José Alos Alapont, juge municipal de la ville de Catarroja,

Certifie : Que la date et le nombre des décès inscrits sur le registre des décès dont il a la charge sont exactement les mêmes que ceux portés sur le certificat qui précède.

En foi de quoi, il délivre le présent, qu'il signe et sur lequel il appose le sceau de la justice de paix, à Catarroja, le seize août mil huit cent quatre-vingt-cinq : — José Alos. — (*Sceau de la justice de paix.*)

Cervera.

Les soussignés, membres du conseil municipal et de la junte de santé de cette ville,

Certifient : Que, par décision prise à l'unanimité, le 5 du mois d'août courant, il fut décidé qu'ils appelleraient le Dr Ferran, afin qu'il pratiquât les inoculations préventives contre le choléra sur les nombreux habitants de cette localité qui la sollicitaient ; que ledit docteur vint avec deux de ses auxiliaires, le 21 dudit mois, et qu'ayant attendu pendant cinq jours l'arrivée de la Commission chargée d'assister aux expériences et de faire un rapport sur leurs résultats, il dut y renoncer, en présence des ordres du président de ladite Commission qui ne crut pas opportun de les laisser pratiquer dans cette commune. C'est pourquoi ledit M. Ferran fit part de la nécessité dans laquelle il se trouvait d'obéir à cette décision supérieure. La nouvelle s'en répandit dans la localité et fut reçue avec des marques bien apparentes de mécontentement, de telle sorte que pour éviter que l'ordre ne fût troublé, on fut obligé de prier M. le Dr Ferran de procéder à l'inoculation ; sur son acceptation, on annonça par voie d'affiches que les registres étaient ouverts pour les inscriptions, et l'inoculation fut pratiquée, en présence du président et du secrétaire de cette junte et du juge municipal, sur cinq cent trente individus de tout âge et de toutes conditions, par le Dr Ferran lui-même, aidé des docteurs Segarra et Clara, médecins de Castellon de la Plana.

En foi de quoi, ils délivrent le présent certificat, à Cervera, le vingt-quatre août mil huit cent quatre-vingt-cinq. — (*Sceau de la mairie*). — Suivent les signatures.

Pour copie conforme, — le premier adjoint, Pascual Sorli. — Le secrétaire de la mairie, José Cervera.

D. Pedro José Tomas Monferrer, médecin en exercice dans cette ville de Cervera, arrondissement judiciaire de San Mateo, province de Castellon,

Certifie : Que l'épidémie de choléra morbus asiatique se déclara le vingt-deux juillet dernier, dans ladite ville de Cervera, dont la population est, d'après le recensement officiel, de deux mille cent quatre-vingt-huit habitants (2.188), et qu'elle suivit la marche ci-après :

MOIS	JOUR	NOMBRE DE CAS	DÉCÈS
Juillet	22	1	»
»	23	3	2
»	24	»	»
»	25	1	»
»	26	1	»
»	27	3	»
»	28	2	1
»	29	2	»
»	30	1	3
»	31	3	1
Août	1	2	»
»	2	5	4
»	3	3	1
»	4	3	1
»	5	1	2
»	6	6	4
»	7	4	1
»	8	7	2
»	9	12	3
»	10	6	2
»	11	7	5
»	12	4	4
»	13	1	3
»	14	3	1
»	15	4	2
»	16	6	2
»	17	4	4
»	18	5	4
»	19	8	2
»	20	5	2
»	21	4	»
»	22	2	3
»	23	2	»
Totaux		121	60

Le 5 août, le conseil municipal et la junte de santé décidèrent d'inviter le Dr Ferran à se rendre à Cervera, afin d'y pratiquer son système prophylactique d'inoculation préventive ; ledit Docteur se présenta pour les effectuer, les 23, 24, et 25 dudit mois, et le nombre des inoculés s'éleva à *cinq cent trente* (530).

Voici la marche de l'épidémie après l'inoculation :

MOIS	JOUR	NOMBRE DE CAS — Inoculés — Avant le 5e jour.	NOMBRE DE CAS — Inoculés — Après le 5e jour.	NOMBRE DE CAS — Non inoculés.	DÉCÈS — Inoculés — Avant le 5e jour.	DÉCÈS — Inoculés — Après le 5e jour.	DÉCÈS — Non inoculés.
Août	24	»	»	4	»	»	»
»	25	»	»	3	»	»	3
»	26	»	»	»	»	»	2
»	27	1	»	2	»	»	1
»	28	»	»	1	»	»	1
»	29	»	»	4	»	»	2
»	30	»	»	2	»	»	»
»	31	»	»	»	»	»	1
Septembre	1	»	»	1	»	»	»
»	2	»	1	1	»	»	»
»	3	»	»	»	»	»	1
»	4	»	»	1	»	»	»
»	5	»	»	1	»	»	»
»	6	»	»	1	»	»	»
»	7	»	»	1	»	»	1
Totaux		1	1	22	»	»	12

Il n'est survenu aucune complication chez les inoculés, par suite de l'inoculation.

En foi de quoi, le soussigné délivre le présent certificat, à Cervera, le 1er novembre 1885 : — Pedro J. Tomas.

Vu et certifié conforme aux renseignements recueillis dans cette mairie : Cervera, le 1er novembre 1885. — Le maire, Sebastian Ballester. — (*Sceau de la mairie.*)

Vu et certifié conforme aux registres de l'Etat civil : Cervera, le 1er novembre 1885. — Le juge municipal, Juan Ramon Ayza. — (*Sceau municipal.*)

Vu et certifié conforme aux registres de la paroisse : Cervera, le 1er novembre 1885. — L'économe chargé de la paroisse, Higinio Ribera, prêtre. — (*Sceau de la paroisse.*)

Le soussigné, notaire du collège de Valence, à la résidence de la ville de San Mateo, certifie véritables les signatures et les paraphes apposés au bas du certificat qui précède, par D. Pedro José Tomas, médecin-chirurgien de Cervera, par le maire, le juge municipal et le curé régent de la paroisse. En foi de quoi, le soussigné délivre le présent, à San Mateo, le douze novembre mil huit cent quatre-vingt-cinq. — (*Il y a un signe.*) — Rafaël Peñalva.

Cheste.

Les soussignés, médecins en exercice dans la ville de Cheste,

Certifient : Que l'épidémie de choléra morbus asiatique se déclara, le 16 juin dernier, dans la ville de Cheste, dont la population est, d'après le recensement officiel, de cinq mille deux cent vingt-sept habitants (5.227), et que sa marche fut la suivante :

MOIS	JOUR	NOMBRE DE CAS	DÉCÈS
Juin..........................	16	6	2
»	17	1	2
»	18	6	»
»	19	5	1
»	20	8	8
»	21	3	1
»	22	10	5
»	23	9	3
»	24	5	4
»	25	16	3
»	26	21	5
»	27	14	11
»	28	18	9
»	29	28	6
»	30	16	5
Total..........................		175	65

A la vue des terribles progrès de l'épidémie, la junte de santé invita le Dr Ferran à se rendre à Cheste, afin d'y appliquer sa méthode prophylactique d'inoculations préventives ; elles furent pratiquées, en effet, les 30 juin, 1er et 2 juillet, et le nombre des inoculés s'éleva à trois mille cent trente-six (3.136).

Voici la marche de l'épidémie depuis les inoculations :

MOIS	JOUR	NOMBRE DE CAS — INOCULÉS — Dans les 5 premiers jours.	NOMBRE DE CAS — INOCULÉS — Après le 5e jour.	NOMBRE DE CAS — NON INOCULÉS.	DÉCÈS — INOCULÉS — Dans les 5 premiers jours.	DÉCÈS — INOCULÉS — Après le 5e jour.	DÉCÈS — NON INOCULÉS.
Juillet	1	1	»	6	1	»	1
»	2	4	»	8	2	»	3
»	3	3	»	7	2	»	1
»	4	5	»	8	2	»	5
»	5	»	»	9	»	»	3
»	6	»	»	6	»	»	6
»	7	»	»	4	»	»	3
»	8	»	»	»	»	»	»
»	9	»	»	2	»	»	2
»	10	»	»	»	»	»	1
»	11	»	»	»	»	»	»
»	12	»	»	»	»	»	»
»	13	»	»	»	»	»	»
»	14	»	»	»	»	»	»
»	15	»	»	»	»	»	»
»	16	»	»	»	»	»	»
»	17	»	»	»	»	»	»
»	18	»	»	»	»	»	»
»	19	»	»	6	»	»	3
»	20	»	»	»	»	»	»
»	21	»	»	»	»	»	»
»	22	»	»	»	»	»	»
»	23	»	»	»	»	»	»
»	24	»	»	»	»	»	»
»	25	»	»	4	»	»	1
»	26	»	»	3	»	»	1
»	27	»	»	3	»	»	»
»	28	»	»	»	»	»	»
»	29	»	»	1	»	»	»
»	30	»	»	2	»	»	1
»	31	»	»	2	»	»	1
Août	1	»	»	1	»	»	»
»	2	»	»	»	»	»	»
»	3	»	»	1	»	»	1
»	4	»	»	2	»	»	2
»	5	»	»	»	»	»	»
»	6	»	»	1	»	»	1
»	7	»	»	»	»	»	»
»	8	»	»	»	»	»	»
Total		13	»	76	7	»	33

En foi de quoi, les soussignés délivrent le présent, à Cheste, le 9 août 1885 : — Dr Rafaël Martinez Segui. — Genaro Sabater.

Vu et certifié conforme aux rapports de la junte de santé de cette ville :

Cheste, le 10 août 1885. — Le Maire, Antonio Lavarias. — (*Sceau de la Mairie.*)

Vu et certifié conforme aux Registres de l'État civil :

Cheste, le 11 août 1885. — Le Juge Municipal, José Marin. — (*Sceau de la Justice de Paix.*)

Vu et certifié conforme aux Registres de la Paroisse :

Cheste, le 13 août 1885. — Le Curé de la Paroisse, D. Eduardo Gil. — (*Sceau de la Paroisse.*)

D. Juan Bautista Margues y Fenollera, Notaire du collège de Valence, résidant à Cheste, district notarial de Chiva,

Certifie : Que les sieurs Genaro Sabater et le Dr D. Raphael Martinez Segui, qui ont délivré le certificat ci-dessus, sont médecins en exercice dans cette ville, et que les signatures et paraphes desdits médecins, ainsi que les signatures et paraphes de D. Antonio Lavarias, D. José Marin et D. Eduardo Gil, le premier, Maire de ladite ville, le deuxième, Juge Municipal, et le troisième, Curé de la Paroisse, lesquels ont visé ledit certificat, sont véritables. En foi de quoi, et de ce requis, le soussigné délivre le présent témoignage qu'il signe et paraphe, à Cheste, le dix-sept août mil huit cent quatre-vingt-cinq : — Juan Bautista Marques. — (*Il y a un signe.*)

Chiva.

D. Manuel Silvestre et D. Peregrin Lanuza, médecins en exercice dans la ville de Chiva,

Certifient : Que l'épidémie de choléra morbus asiatique se déclara, le 15 juin, dans cette ville, dont la population est, d'après le recensement officiel, de quatre mille trois cent quatre-vingt-six habitants (4.386), et que, de cette date au vingt-neuf du même mois, cent vingt-sept personnes se soumirent à l'inoculation anti-cholérique du Dr Ferran, s'étant transportées à cet effet à Valence. Du 15 au 25 dudit mois, il n'y eut que quatre cas suivis de mort, et la gravité inusitée que présentèrent ces divers cas décida un grand nombre d'habitants à prier le Dr Ferran de venir à Chiva, pour y pratiquer ses inoculations préventives. L'opération eut lieu les 29 et 30 juin, et le nombre des inoculés y fut de mille cent quatre-vingt-un, nombre qui, joint aux cent vingt-sept, porta le chiffre total à mille trois cent huit inoculés, au 30 juin.

Voici la marche de l'épidémie depuis cette date :

MOIS	JOUR	NOMBRE DE CAS		DÉCÈS	
		Non inoculés.	Inoculés.	Non inoculés.	Inoculés.
Juin	29	»	»	»	»
»	30	»	»	»	»
Juillet	1	»	»	»	»
»	2	»	»	»	»
»	3	2	2	1	1
»	4	»	»	»	1
»	5	»	»	»	»
»	6	»	»	»	»
»	7	»	»	»	»
»	8	»	»	»	»
»	9	»	»	»	»
»	10	»	»	»	»
»	11	2	»	»	»
»	12	2	»	»	»
»	13	»	»	»	»
»	14	1	»	»	»
»	15	»	»	1	»
»	16	»	»	»	»
»	17	»	»	»	»
»	18	3	»	1	»
»	19	4	»	1	»
»	20	1	»	2	»
»	21	2	»	1	»
»	22	1	»	1	»
»	23	1	»	1	»
»	24	2	»	1	»
»	25	6	»	4	»
»	26	5	»	2	»
»	27	6	»	1	»
»	28	11	»	2	»
»	29	4	»	2	»
»	30	7	1	3	»
»	31	11	»	1	»
Août	1	17	2	6	»
»	2	13	1	4	2
»	3	9	1	4	1
»	4	14	2	4	»
»	5	4	»	2	»
»	6	8	2	2	»
»	7	2	»	5	»
»	8	»	»	3	»
»	9	1	»	»	»
»	10	1	»	»	»
Total		110	11	54	5

Observations. — 1° Il reste 27 cholériques en traitement;

2° Les deux décès des inoculés, survenus les 3 et 4 juillet, eurent lieu avant l'expiration de la période de cinq jours, prévue par le Dr Ferran dans les observations insérées au verso des cartes d'inoculation, et jugée par lui nécessaire, tant pour le développement de la maladie qui pourrait déjà être en incubation, que pour l'évolution physiologique du liquide inoculé;

3° Les inoculations ayant été suspendues par ordre administratif, la réinoculation, que le Dr Ferran juge nécessaire pour que l'immunité soit complète, ne put avoir lieu.

En foi de quoi, ils signent le présent certificat, à Chiva, le dix août mil huit cent quatre-vingt-cinq : — Manuel Silvestre. — Peregrin Lanuza.

Vu et certifié conforme aux rapports de santé de la Mairie :

Chiva, le 10 août 1885. — Le Maire, Francisco Estala. — (*Sceau de la Mairie.*)

Vu et certifié conforme aux Registres de l'Etat civil : — Le Juge municipal, Severino Salvo. — (*Sceau de la Justice de Paix.*)

Vu et certifié conforme aux Registres de la Paroisse : — Le Curé de la Paroisse, Romualdo Delgado. — (*Sceau de la Paroisse.*)

D. José Redondo y Ferrer, Notaire de l'Illustre Collège de Valence, résidant dans cette ville de Chiva, chef-lieu de district notarial, où il demeure,

Certifie; Qu'il connait les signatures de D. Manuel Silvestre, D. Peregrin Lanuza, médecins-chirurgiens; D. Francisco Estala y Garcia, Maire; D. Severino Salvo y Garcia, Juge municipal, et D. Romualdo Delgado y Ruiz, Curé de la paroisse, tous de cette ville, et qu'il considère véritables celles apposées au bas du certificat qui précède.

En foi de quoi, il délivre la présente attestation, à Chiva, le quatorze août mil huit cent quatre-vingt-cinq : — José Redondo. — (*Il y a un signe*).

Cuevas de Vinromá.

Les soussignés, licenciés en médecine et chirurgie, résidant à Cuevas de Vinromá,

Certifient : Que se trouvant dans cette ville, le 8 septembre dernier, les auxiliaires du Dr Ferran pratiquèrent *trois cent quinze* inoculations, avec le liquide anti-cholérique dudit docteur; le seize du dit mois de septembre, les mêmes pratiquèrent *deux cent trente-deux* inoculations, et, le lendemain, *trois cent quatre-vingt-six* réinoculations, dans la forme suivante : *trois cent quatorze* sur des inoculés du seize septembre, et *soixante-douze* sur des personnes inoculées à Alcala de Chisvert, le trois juillet; et ils déclarent qu'ils n'ont pas eu connaissance qu'il soit survenu chez les inoculés, pas plus que chez les réinoculés, des accidents locaux ou généraux.

En foi de quoi, les soussignés, seuls Médecins et Chirurgiens de cette ville, délivrent le présent certificat, à Cuevas de Vinromá, le quinze octobre mil huit cent quatre-vingt-cinq : *Signé.* — Francisco Vaquer. — Francisco Granell.

D. José Lucia Mesquita, Notaire de l'Illustre collège de Valence, en résidence à Cuevas de Vinromá, où il habite,

Déclare et certifie : Que les signatures et paraphes apposés ci-dessus par D. Francisco Vaquer Abbella et D. Francisco Granell Marti, sont véritables. C'est pourquoi, de ce requis, je délivre le présent témoignage, à Cuevas de Vinromá, le seize octobre mil huit cent quatre-vingt-cinq : — (*Il y a un signe*). — José Lucia [1].

1. Le choléra ne se déclara dans cette localité, ni avant, ni après l'inoculation.

La Eliana.

Monsieur Jaime Ferran.

Répondant à la lettre par laquelle vous me demandez des renseignements au sujet de l'inoculation préventive du choléra morbus dans cette localité, je dois vous dire d'abord que cette colonie agricole se compose de *cent* feux, soit *cinq cents* habitants environ, et qu'elle est entourée des villages de Ribarroja, Burjasot, Villamarchante et la Puebla. Ces diverses localités avaient été envahies par le choléra, et nous avions eu, dans la colonie, *sept* cas et *trois* décès, lorsque nous eûmes recours à vous pour nous soumettre à vos inoculations prophylactiques. Celles-ci eurent lieu le 4 juillet, au nombre de *cinquante-et-une*, et ne produisirent pas le moindre accident.

Il y eut, après cette date, *sept* cas, suivis de *trois* décès, dont l'*un* chez une femme qui, lors de l'inoculation, était atteinte de diarrhée depuis déjà trois jours, comme elle le déclara ensuite, et comme la famille le savait également, et qui y recourut moins comme à un préservatif que comme à un remède. Aucun des six autres cas ne se déclara ni dans les familles des personnes inoculées, ni dans les maisons habitées par elles.

L'entrée et la sortie de La Eliana, et par conséquent le contact de ses habitants avec ceux des villages envahis dans le voisinage, furent complètement libres, avant et après la pratique des inoculations.

Je suis resté dans la colonie avec ma famille durant toute l'épidémie, ce qui m'a permis de suivre minutieusement tous les détails de sa marche, et je puis vous fournir à ce sujet tous les renseignements qui pourraient vous être nécessaires, si ceux que je vous adresse aujourd'hui ne vous suffisent pas.

Je profite avec plaisir de cette occasion pour vous offrir mes respectueux hommages : — Marquis de Casa Ramos. — Colonie agricole « La Eliana, » le 10 octobre 1885.

La Roda.

D. Enrique de la Hoz Fernandez, D. Antonio Escribano Moreno, D. Leopoldo Masso Pastor, et D. Manuel Marin Sevilla, médecins, le premier titulaire, tous quatre résidant et exerçant leur profession à La Roda, province d'Albacète,

Certifient : 1° Que l'épidémie de choléra morbus asiatique s'étant déclarée, en 1885, avec une certaine intensité dans plusieurs régions de la Péninsule, il fut établi à La Roda un rigoureux cordon sanitaire, pour diminuer, en évitant le contact, les probabilités de contagion, et éviter à la ville les funestes conséquences dont ses habitants eurent à souffrir, à cause de cette terrible maladie, durant les épidémies de 1834 et 1855 ;

2° Que, dès que les inoculations anti-cholériques Ferran furent déclarées inoffensives par l'éminente Commission officielle nommée à l'effet de les étudier, et tandis que le danger croissait de jour en jour pour cette population, par suite de l'invasion de la capitale et de plusieurs autres localités voisines, telles que La Gineta, Villarrobledo, Tarazona et autres, l'idée de se soumettre à l'inoculation se répandit parmi les habitants de la ville ; les liquides, avec toutes les instructions nécessaires, ayant été fournis par le Dr Ferran, il fut procédé à la cholérisation : *mille sept cent soixante-quatre* personnes furent inoculées, et *neuf cent soixante-quatre* réinoculées, appartenant à toutes les classes sociales, et à tous les âges, de moins de deux ans à plus de quatre-vingts ;

3° Qu'il ne survint dans aucune des *deux mille sept cent vingt-huit* opérations pratiquées, ni accidents, ni complications, autres que les malaises passagers, locaux et généraux, déjà connus, et que les *cinq mille quatre cent cinquante-six* injections ne déterminèrent qu'un seul phlegmon, d'ailleurs tellement circonscrit et bénin qu'il exigea des soins pendant une journée à peine ;

4° Que, contrairement à l'opinion émise par quelques-uns qui prétendent que, si les personnes inoculées suivant le système Ferran obtiennent l'immunité, ce n'est qu'au prix d'un plus grand danger pour celles qui ne le sont pas, parce que les premières sont converties en foyers de dissémination de l'infection cholérique, les soussignés affirment qu'il ne s'est pas produit un seul cas de choléra dans cette ville depuis la pratique des inoculations,

5° Que pour des affaires de famille ou autres, il sortit de cette localité absolument libre de l'épidémie, pour se rendre dans d'autres qui étaient infectées, *neuf* personnes inoculées et *huit* non inoculées; que pas une des neuf premières ne fut attaquée par la maladie, quoique *quatre* d'entre elles se fussent prêtées à donner des soins aux cholériques, tandis que des *huit* non inoculées, *six* furent attaquées, dont *deux* moururent. Voici, d'ailleurs, les noms de ces individus, demeurant tous dans cette ville, aux adresses indiquées ci-après :

Inoculés.

D. Jesus Herranz................................	Gare du chemin de fer.
» Marcelo Belmonte............................	Calle Grande, 2°.
» Bernardo Carbonell..........................	» Junco.
» José Joaquin Garcia Escribano...............	» Grande, 2°.
» Miguel Moratalla............................	» Plaza.
» Antonio Escribano...........................	» Grande, 2°.
» Manuel Marin................................	» Grande, 2°.
» Manuel Nunez................................	» Juzgado.
» Emilio Macablch.............................	» Virgen

Non inoculés.

D. José Gonzalez....................	Calle Nueva,	non attaqué.
» Enrique Picazo....................	» Juzgado,	non attaqué.
» José Maria Vento....................	» Grande, 2e	attaqué.
» Alphonso Martz....................	» Villa,	attaqué.
Dona Teresa Martz....................	» Villa,	attaquée.
» Leandra Cubas....................	» Villa,	attaquée.
» Isabel Tebar....................	» Nueva,	attaquée (décédée).
» Ana Maria Tebar....................	» Nueva,	attaquée (décédée).

En foi de quoi, les soussignés délivrent le présent, à La Roda, le deux janvier mil huit cent quatre-vingt-six : — Antonio Escribano. — Enrique de la Hoz. — Manuel Marin. — Léopoldo Masso.

Don Féderico Atienza Jimenez, avocat des tribunaux du royaume, juge municipal de cette ville de La Roda, et chargé du registre civil de la même,

Certifie : Qu'il résulte de l'examen minutieux du registre des décès, survenus dans cette ville durant l'année mil huit cent quatre-vingt-cinq, qu'il n'y en apparaît pas un seul produit par le choléra morbus asiatique.

En foi de quoi, je délivre le présent pour servir et valoir ce que de droit, à La Roda, le deux janvier mil huit cent quatre-vingt-six : — Fédérico Atienza. — Le greffier, Juan Toboz. — (*Sceau de la justice de paix.*)

La Union.

D. Pascual Molina Nuñez, licencié en médecine et chirurgie, titulaire de cette ville, sous-délégué de ce district, membre de l'Académie de médecine de Carthagène, etc.

Certifie : Que l'existence du choléra ayant été déclarée officiellement dans cette localité, le 27 juin dernier, et le Dr J. Ferran ayant été appelé à venir y pratiquer son système d'inoculations préventives contre cette maladie, ce dernier envoya, comme délégué, le Dr. D. Juan Torres y Babi, de Valence. Celui-ci et le soussigné inoculèrent, les 3, 4 et 5 juillet, *cinq cent soixante-douze* personnes (572), dont les noms, âge, sexe, domicile et autres qualités figurent sur le registre ouvert à cet effet.

On observa chez les inoculés les symptômes généraux déjà prévus, tels que douleur dans les bras, fièvre, abattement, etc., etc., plus ou moins accentués, présentant chez quelques-uns le syndrôme du choléra expérimental ou atténué, mais sans qu'il survînt chez aucun des 572 inoculés, ni phlegmons, ni complication morbide quelconque. Faits notables à enregistrer :

1° Plusieurs personnes atteintes d'autres maladies furent inoculées sans qu'il s'ensuivît la moindre recrudescence dans leurs manifestations ; tandis que, par contre, les trois cas suivants méritent d'être cités : D. Celestino Calderon Fructuoso, et D. Andres Teulon Hermosa, (nos 10 et 21 du registre des inoculés) étaient atteints, depuis cinq ou six ans, de dyspepsies rebelles ; et D_a Maria Mas Sor, n° 105 du registre, de dysménorrhée chronique très intense ; les deux premiers virent leurs fonctions digestives se régulariser comme par enchantement, et, chez la troisième, le flux cataménial se rétablit spontanément, trois ou quatre jours après son inoculation anti-cholérique ;

2° Les femmes enceintes qui se soumirent à l'inoculation furent nombreuses, et à diverses périodes de leur grossesse (quelques-unes à la fin du huitième mois) : il ne se produisit pas le moindre trouble chez aucune d'elles ;

3° Il ne se présenta pas, non plus, de phénomènes autres que les généraux, douleur, fièvre légère, etc., chez les femmes qui furent inoculées pendant la période de l'allaitement ; et l'on put observer chez les enfants allaités et non inoculés, les mêmes symptômes observés chez leurs mères ou nourrices.

Le total officiel des invasions durant l'épidémie, dans cette ville, dont la population est d'environ vingt-deux mille habitants, a été de 1081, produisant *cinq cent neuf* (509) décès, dont pas un à attribuer aux 572 inoculés, parmi lesquels se déclarèrent seulement les *six* cas suivants :

1er. D. José Teulon Viso (n° 108 du registre), âgé de 21 ans, employé, natif de Carthagène, demeurant à La Union, rue Mayor, fut attaqué le 15 août (quarante jours après l'inoculation) ; il eut de la diarrhée, des vomissements, des crampes légères, des frissons, de la soif et de la prostration ; au bout de quelques heures, et sans autre traitement que des infusions théiformes et quelques gouttes de laudanum, la réaction se fit, immédiatement suivie de la convalescence.

2me. Bartolomé Martinez Ruiz (n° 254 du registre), âgé de 25 ans, charpentier, natif de Huelcar, demeurant en cette ville, rue Royale, fut attaqué, le 24 juillet (21 jours après son inoculation) ; on observa chez celui-ci presque les mêmes symptômes que chez le précédent ; la réaction se fit au bout de quelques heures, sans qu'il fût besoin de recourir aux soins du médecin.

3me. Juan Correoso Garcia (n° 267 du registre), âgé de 28 ans, domestique, natif de Almeria, habitant en cette ville, à la station du Tramway, fut attaqué, le cinq août (un mois après son inoculation), avec une très forte diarrhée ; n'ayant pas de cabinets dans la maison, il sortait déshabillé à un ravin contigu, et, une fois, manquant de forces, il tomba et ne put rentrer ; on sortit le chercher au bout d'un moment (c'était à une heure avancée de la nuit), on le coucha, et il entra en réaction après avoir pris seulement des infusions de thé et quelques gouttes de laudanum, que lui administra son chef, celui-là même qui est en ce moment chef de la station ; au bout de quelques heures, lorsque le médecin se présenta, il déclara que ses soins n'étaient pas nécessaires.

4me. Pedro Diaz Montil (n° 441 du registre), âgé de 4 ans, habitant dans cette ville, rue de l'Angel, fut attaqué le 30 juillet (25 jours après l'inoculation) : la maladie se présenta avec la diarrhée, les vomissements et les autres symptômes qui lui sont propres; une franche réaction se fit au bout de quelques heures, sans autre remède que quelques infusions sudorifiques et de grandes précautions contre le froid.

5me. Francisco Canovas del Aguila (n° 448 du registre), âgé de 37 ans, mineur, demeurant rue de l'Education. Il fit des prodiges d'héroïsme auprès de 120 cholériques, et de plus de 60 cadavres, soignant les premiers, ensevelissant les seconds; il se sentit attaqué, le 24 juillet, au milieu des champs; il fut transporté chez lui par deux hommes qui présentaient eux-mêmes les symptômes prémonitoires, passa en quelques heures par les trois périodes du choléra, et entra en convalescence sans autre médication qu'un peu d'eau laudanisée et le soin de se tenir bien chaud;

6me. Isabel Martinez (n° 471 du registre), âgée de 40 ans, habitant en cette ville, à la fabrique de Roma; elle fut attaquée le 6 septembre, mais les symptômes n'acquirent pas de gravité; elle entra facilement en réaction; la petite fille qu'elle allaitait n'éprouva pas le moindre trouble, tandis qu'elle avait présenté les mêmes symptômes que sa mère lorsque celle-ci fut inoculée.

Le soussigné connaît personnellement tous les faits ci-dessus et peut, en raison même de sa charge, en garantir l'exactitude la plus absolue. Devant tout ce qui vient d'être exposé, et aussi en présence de nombreux détails que, pour être bref, il omet ici, il déclare que le système d'inoculations du Dr D. Jaime Ferran est, à son avis, réellement prophylactique. En foi de quoi, il délivre le présent certificat, à La Union, le 1er novembre 1885 : — Pascual Molina, licencié.

Les soussignés, habitants de cette ville, déclarent que tous les détails et renseignements consignés dans le document ci-dessus, signé par D. Pascual Molina Nuñez, médecin-chirurgien dans la même ville, sont véritables; en foi de quoi, et afin qu'on puisse contrôler les effets, qui n'ont jamais été bien connus, de l'inoculation anti-cholérique du Dr Ferran, dans cette localité, les soussignés délivrent la présente attestation, à La Union, le 3 novembre 1885 : — E. Charques. — José Jimenez. — Francisco Toma. — Bibiano Asensio. — Alfonso Ros. — J. Manuel Flores Orceto. — Tomas Manzanares. — Francisco Puyol. — D. Martinez.

D. José Maria Sanchez, prêtre et curé économe de la paroisse de Alumbres, résidant à La Union,

Certifie : Que, ayant parcouru le registre des décès de la paroisse, il n'y a vu figurer aucun des *cinq cent soixante-dix* individus qui ont été inoculés, dans cette ville, par le système Ferran, durant la dernière épidémie.

Il sait également que, d'après les renseignements recueillis à la mairie, il y eut, à La Union, durant cette même épidémie, *mille quatre-vingt-un* cas, et *cinq cent neuf* décès.

En foi de quoi, sur la demande de D. Pascual Molina, licencié en médecine et chirurgie, résidant en cette ville, le soussigné lui délivre le présent, à La Union, le dix novembre mil huit cent quatre-vingt-cinq : — José Maria Sanchez. — (*Sceau de la paroisse.*)

D. Andrés Lorente Valcárcel, avocat et juge municipal de cette ville,

Certifie : Que de l'examen par lui fait des registres de l'Etat civil, il résulte que, durant l'épidémie cholérique qui a sévi dans cette ville, il n'est pas décédé un seul des individus portés sur la liste présentée par D. Pascual Molina Nuñez.

En foi de quoi, et sur la demande dudit Sr. Molina, je rédige le présent, que je signe, à La Union, le onze novembre mil huit cent quatre-vingt-cinq : — Andrés Lorente. — Le greffier, José Maria Teuchaud. — (*Sceau de la justice de paix.*)

Le soussigné, notaire de l'illustre collège d'Albacète, résidant à La Union,

Déclare et certifie qu'il connaît les signatures de D. Andrés Lorente, et D. José Maria Teuchaud, juge et greffier de la justice de paix, celle de D. José Maria Sanchez, curé de la paroisse de Alumbres, résidant à La Union, ainsi que celle de D. Rafael Charques et autres habitants de ladite ville qui font la déclaration des faits exposés par D. Pascual Molina, et qu'il considère celles apposées au bas du document ci-dessus comme étant bien les signatures des susnommés. — A La Union, le onze novembre mil huit cent quatre-vingt-cinq : — Antonio Miralles. — (*Il y a un signe.*)

D. Ricardo Montez Helguero, juge de première instance de La Union et de son arrondissement,

Légalise le paraphe et la signature apposés ci-dessus, par le notaire de cette ville, D. Antonio Miralles. — A La Union, le douze novembre mil huit cent quatre-vingt-cinq. — Vu, Bon : — Ricardo Montes. — (*Sceau du tribunal.*) — (*Sceau de légalisation.*)

Liria.

Je, Marcos Cotanda y Oliver, juge municipal de la ville de Liria,

Certifie : Que de l'examen des registres de l'État civil de cette ville (section des décès), il résulte que, du vingt-trois juin dernier au vingt-cinq août courant, il a été enregistré *trois cent soixante et un* décès, dus à l'épidémie de choléra morbus asiatique. En foi de quoi, je délivre le présent certificat, sur la demande de D. Francisco Jiménez Marin, à Liria, le vingt-neuf août mil huit cent quatre-vingt-cinq : — *Signé et paraphé.* — Marcos Cotanda. — (*Sceau de la Justice de paix.*) — José Escrig, greffier.

D. Eduardo Daud Solano, D. Modesto Canto Arago, D. Miguel Maria Alama Torrijo, D. Ignacio Guillem Roig, et D. Antonio Artiga Aleixandre, médecins-chirurgiens de cette ville de Liria, les quatre premiers titulaires de la même, et ledit sieur Guillem, sous-délégué par intérim de ladite Faculté,

Certifient : Que, des rapports facultatifs journaliers parvenus à cette mairie, et des registres des individus inoculés suivant le système prophylactique du Dr Ferran, déposés dans ladite Mairie, il résulte :

1° Que l'épidémie cholérique se déclara dans cette ville le 23 juin dernier ;

2° Que *mille quatre cent dix-neuf* habitants se soumirent au système d'inoculation prophylactique du Dr Ferran ; dans ce nombre sont compris *cent vingt-cinq* journaliers et *quatre cent trente-quatre* pauvres qui furent inoculés gratuitement ;

3° Que les inoculations furent pratiquées aux dates et dans la forme suivantes :

Inoculés à Valence du 23 juin au 2 juillet, *trois cents* environ.

Inoculés dans cette ville, les 3 et 4 juillet, *mille cent dix-neuf.*

Réinoculés également dans cette ville, *cent cinquante* des *trois cents* premiers ;

4° Que la marche de l'épidémie, du 23 juin au 25 du courant, a été celle indiquée dans les tableaux statistiques ci-après :

Recensement officiel, 9400 habitants.

MOIS	JOUR	INVASIONS					DÉCÈS				
		NON INOCULÉS.	INOCULÉS		RÉINOCULÉS.	TOTAL	NON INOCULÉS.	INOCULÉS		RÉINOCULÉS.	TOTAL.
			Dans les 5 premiers jours.	Après le 5e jour				Dans les 5 premiers jours.	Après le 5e jour.		
Juin............	23	1	»	»	»	1	»	»	»	»	»
»	24	»	»	»	»	»	»	»	»	»	»
»	25	»	»	»	»	»	»	»	»	»	»
»	26	3	»	»	»	3	1	»	»	»	1
»	27	3	»	»	»	3	»	»	»	»	»
»	28	5	»	»	»	5	4	»	»	»	4
»	29	4	»	»	»	4	5	»	»	»	5
»	30	9	»	»	»	9	1	»	»	»	1
Juillet............	1	6	»	»	»	6	7	»	»	»	7
»	2	17	»	»	»	17	2	»	»	»	2
»	3	17	»	»	»	17	7	»	»	»	7
»	4	5	1	»	»	6	4	»	»	»	4
»	5	7	4	»	»	11	6	»	»	»	6
»	6	15	6	»	»	21	10	1	»	»	11
»	7	24	3	»	»	27	9	2	»	»	11
»	8	18	2	»	»	20	12	1	»	»	13
»	9	28	»	»	»	28	11	»	»	»	11
Total...........		162	16	»	»	178	79	4	»	»	83

MOIS	JOUR	INVASIONS — Non inoculés.	INVASIONS — Inoculés.	INVASIONS — Réinoculés.	INVASIONS — Total.	DÉCÈS — Non inoculés.	DÉCÈS — Inoculés.	DÉCÈS — Réinoculés.	DÉCÈS — Total.
Juillet	10	38	3	»	41	12	»	»	12
»	11	31	2	»	33	14	1	»	15
»	12	29	1	»	30	15	»	»	15
»	13	32	2	»	34	14	»	»	14
»	14	37	4	»	41	28	1	»	29
»	15	34	»	»	34	23	»	»	23
»	16	24	2	»	26	18	»	»	18
»	17	23	3	»	26	20	»	»	20
»	18	28	1	»	29	13	»	»	13
»	19	27	1	»	28	17	»	»	17
»	20	21	»	»	21	10	»	»	10
»	21	9	»	»	9	11	»	»	11
»	22	8	»	»	8	11	1	»	12
»	23	10	1	»	11	10	»	»	10
»	24	8	»	»	8	2	»	»	2
»	25	3	1	»	4	6	»	»	6
»	26	3	1	»	4	5	»	»	5
»	27	4	»	»	4	3	»	»	3
»	28	1	1	»	2	8	»	»	8
»	29	1	»	»	1	3	»	»	3
»	30	2	1	»	3	3	»	»	3
»	31	2	»	»	2	1	»	»	1
Août	1	3	»	»	3	4	»	»	4
»	2	1	»	»	1	»	»	»	»
»	3	1	»	»	1	1	»	»	1
»	4	»	»	»	»	1	»	»	1
»	5	1	»	»	1	2	»	»	2
»	6	»	»	»	»	»	»	»	»
»	7	3	»	»	3	3	»	»	3
»	8	4	»	»	4	1	»	»	1
»	9	2	»	»	2	1	»	»	1
»	10	2	»	»	2	1	»	»	1
»	11	»	»	»	»	»	»	»	»
»	12	1	»	»	1	2	»	»	2
»	13	»	»	»	»	1	»	»	1
»	14	»	»	»	»	1	»	»	1
»	15	»	»	»	»	»	»	»	»
»	16	1	»	»	1	1	»	»	1
»	17	»	»	»	»	»	»	»	»
»	18	»	»	»	»	»	»	»	»
»	19	2	»	»	2	»	»	»	»
»	20	1	»	»	1	2	»	»	2
»	21	»	»	»	»	»	»	»	»
»	22	»	»	»	»	»	»	»	»
»	23	»	»	»	»	»	»	»	»
»	24	2	»	»	2	»	»	»	»
»	25	»	»	»	»	1	»	»	1
Total		399	24	»	423	275	3	»	278

Résumé.

	INVASIONS					DÉCÈS					
		INOCULÉS					INOCULÉS				
	NON INOCULÉS.	Dans les 5 premiers jours.	Après le 5e jour.	RÉINOCULÉS.	TOTAL.	NON INOCULÉS.	Dans les 5 premiers jours.	Après le 5e jour.	PROVENANT d'individus attaqués dans les 5 premiers jours.	RÉINOCULÉS.	TOTAL.
Du 23 juin au 9 juillet	162	16	»	»	178	79	4	»	»	»	83
Du 10 juillet au 25 août	399	»	24	»	423	275	»	1	2	»	278
	561	16	24	»	601	354	4	1	2	»	361

Observations :

1° Des sept décès survenus parmi les inoculés, quatre eurent lieu dans les cinq premiers jours ;

2° Les cas survenus avant l'expiration du cinquième jour furent au nombre de *seize*, pour la plupart chez des personnes ayant déjà la diarrhée ; ceux survenus après le cinquième jour, au nombre de *vingt-quatre*, furent plus bénins ;

3° Pas un des cent cinquante réinoculés n'éprouve, en ce moment, le plus léger malaise, malgré que beaucoup d'entre eux, comme aussi ceux qui n'avaient été inoculés qu'une seule fois, aient été en contact avec les cholériques : les prêtres, par exemple, les médecins et les notaires;

4° Les cas ci-après méritent une mention :

Carmelo Terranegra Viu. Toute sa famille fut inoculée, à l'exception de son neveu, Matias Estevez, qui succomba ;

Genoveva Feller, inoculée, ainsi que sa fille, vit mourir son mari, Mariano Martinez, non inoculé;

Léonor et Pascuala Navarro Heredia, inoculées, perdirent leur mère et leur frère qui ne voulurent pas se soumettre à l'inoculation ;

José Antonio Marqués Martinez inocula toute sa famille, à l'exception d'une petite fille qui mourut ;

Le médecin Francisco Garriguez Falomir, qui ne se soumit pas à l'inoculation, mourut sans qu'il survint d'autres cas dans sa famille, dont tous les autres membres avaient été inoculés;

Et Félix Garriguez, frère du précédent, qui perdit une fille, la seule de la famille qui ne fût pas inoculée.

A Liria, le 26 août 1885. — Eduardo Daud. — Miguel Maria Alama. — Antonio Artiga. — Ignacio Guillem Roig. — Modesto Canto.

D. Salvador Lapiedra Navarro, maire constitutionnel de cette ville de Liria,

Certifie : Que le certificat ci-dessus est en tout conforme aux registres et autres documents conservés dans cette mairie. En foi de quoi, le soussigné délivre le présent, à Liria, le vingt-six août 1885. — Salvador Lapiedra. — (*Sceau de la mairie.*)

Le soussigné, notaire de l'illustre collège du district de l'audience de Valence, résidant à Liria,

Certifie : Qu'il connaît les signatures avec paraphes apposées au bas du document qui précède, savoir : celle de D. Marcos Golanda, juge municipal de cette ville ; celle de D. José Escrig, greffier de la justice de paix ; celles de D. Eduardo Daud Solano, Modesto Canto y Arago, Miguel Maria Alama Torrijo, Ignacio Guillem y Roig, et Antonio Artiga y Aleixandre, médecins-chirurgiens, et celle de D. Salvador Lapiedra, maire constitutionnel de cette ville, et qu'il considère comme véritables ces signatures et paraphes : Liria, le 29 août mil huit cent quatre-vingt-cinq. (*Il y a un signe.*) Francisco de Paula Ramirez.

Les soussignés, notaires de l'illustre collège de Valence, district notarial de Liria,

Légalisent les rubrique, signature et paraphe de leur collègue dans cette ville, le notaire D. Francisco de Paula Ramirez y Bonet. Liria, le 29 août mil huit cent quatre-vingt-cinq : — (*Signe.*) — Juan J. Porcar. — (*Signe.*) — Francisco Jiménez Marin. — (*Sceau de légalisation.*)

Les soussignés, licenciés en médecine et chirurgie, en résidence dans cette ville de Liria,

Certifient : Que dans les nombreuses inoculations et réinoculations préventives contre le choléra, méthode du Dr Ferran, pratiquées dans cette ville, et dont le nombre s'éleva à *mille quatre cents* environ pour les premières, et *cent cinquante* pour les secondes, ils n'ont remarqué d'autres accidents, locaux ou généraux, pouvant produire quelque altération dans la santé des inoculés, qu'un phlegmon circonscrit, dans chaque bras, sur la partie inoculée, et qui se termina par suppuration dans les dix jours, sans autres conséquences, chez Juana Vela Muedra, servante, âgée de trente-cinq ans. — En foi de quoi, et afin que l'on puisse former un jugement aussi exact que possible au sujet de l'innocuité de ladite méthode prophylactique du choléra morbus, ils délivrent le présent, qu'ils signent, à Liria, le 15 octobre mil huit cent quatre-vingt-cinq : — Signé et paraphé. — Ignacio Guillem Roig, délégué par intérim. — Eduardo Daud. — Modesto Canto. — Miguel Maria Alama.

D. Francisco Jiménez y Marin, notaire de l'illustre collège du district de Valence, domicilié dans cette ville, où il réside,

Certifie : Qu'il connaît les signatures et paraphes de MM. Ignacio Guillem y Roig, Eduardo Daud, Modesto Canto et Miguel Maria Alama, licenciés en médecine et chirurgie, lesquels ont délivré le certificat qui précède, et qu'il considère comme véritables ces signatures et paraphes. — Liria, le 22 octobre mil huit cent quatre-vingt-cinq : — (*Signe.*) — Signé et paraphé. — Francisco Jiménez Marin.

Légalisation. — Les soussignés, notaires de l'illustre collège de Valence, district notarial de Liria, légalisent les rubrique, signature et paraphe apposés ci-dessus par le notaire D. Francisco Jiménez. — Liria, le 22 octobre mil huit cent quatre-vingt-cinq : — (*Rubrique.*) Signé et paraphé. — Francisco de Paula Ramirez. — Juan J. Porcar. — (*Sceau de légalisation.*)

Linares.

Les soussignés, médecins-chirurgiens en exercice dans cette ville, Certifient : que la marche de l'épidémie cholérique dans cette localité et les résultats des inoculations préventives ont été ceux indiqués ci-après :

Période d'observation : Du 11 août au 13 octobre 1885.

TABLEAU DÉMOGRAPHIQUE DES RÉSULTATS PROPHYLACTIQUES DE L'INOCULATION ANTI-CHOLÉRIQUE DU Dr FERRAN

MOIS	JOUR	INVASIONS					DÉCÈS				
		Non inoculés.	Inoculés : Dans les premiers 5 jours.	Inoculés : Après le 5e jour.	Réinoculés.	Total.	Non inoculés.	Inoculés : Dans les premiers 5 jours.	Inoculés : Après le 5e jour.	Réinoculés.	Total.
Août	11	2	»	»	»	2	2	»	»	»	2
»	12	»	»	»	»	»	»	»	»	»	»
»	13	»	»	»	»	»	»	»	»	»	»
»	14	»	»	»	»	»	»	»	»	»	»
»	15	1	»	»	»	1	1	»	»	»	1
»	16	2	»	»	»	2	»	»	»	»	»
»	17	»	»	»	»	»	2	»	»	»	2
»	18	»	»	»	»	»	»	»	»	»	»
»	19	»	»	»	»	»	»	»	»	»	»
»	20	»	»	»	»	»	»	»	»	»	»
»	21	»	»	»	»	»	»	»	»	»	»
»	22	»	»	»	»	»	»	»	»	»	»
»	23	»	»	»	»	»	»	»	»	»	»
»	24	»	»	»	»	»	1	»	»	»	1
»	25	1	»	»	»	1	»	»	»	»	»
»	26	1	»	»	»	1	2	»	»	»	2
»	27	3	»	»	»	8	1	»	»	»	1
»	28	1	»	»	»	1	3	»	»	»	3
»	29	9	»	»	»	9	3	»	»	»	2
»	30	2	»	»	»	2	»	»	»	»	»
»	31	4	»	»	»	4	»	»	»	»	»
Septembre	1	2	»	»	»	2	»	»	»	»	»
»	2	7	»	»	»	7	»	»	»	»	»
»	3	»	»	»	»	»	1	»	»	»	1
»	4	1	»	»	»	1	1	»	»	»	1
		30	»	»	»	36	17	»	»	»	17

MOIS	JOUR	INVASIONS					DÉCÈS				
		NON INOCULÉS.	INOCULÉS		RÉINOCULÉS.	TOTAL.	NON INOCULÉS.	INOCULÉS		RÉINOCULÉS.	TOTAL.
			Dans les 15 premiers jours.	Après le 15e jour.				Dans les 15 premiers jours.	Après le 15e jour.		
Report.............		36	»	»	»	36	17	»	»	»	17
Septembre.......	5	1	»	»	»	1	1	»	»	»	1
»	6	4	»	»	»	4	4	»	»	»	4
»	7	»	»	»	»	»	»	»	»	»	»
»	8	4	»	»	»	4	»	»	»	»	»
»	9	5	»	»	»	5	2	»	»	»	2
»	10	6	»	»	»	6	5	»	»	»	5
»	11	7	»	»	»	7	6	»	»	»	6
»	12	2	»	»	»	2	4	»	»	»	4
»	13	2	»	»	»	2	»	»	»	»	»
»	14	5	»	»	»	5	2	»	»	»	2
»	15	3	»	»	»	3	3	»	»	»	3
»	16	11	»	»	»	11	5	»	»	»	5
»	17	13	»	1	»	14	2	»	»	»	2
»	18	10	»	»	»	10	4	»	»	»	4
»	19	12	»	»	»	12	1	»	»	»	1
»	20	8	»	»	»	8	5	»	»	»	5
»	21	10	»	»	»	10	2	»	»	»	2
»	22	5	»	»	»	5	2	»	»	»	2
»	23	3	»	»	»	3	4	»	»	»	4
»	24	3	»	»	»	3	2	»	»	»	2
»	25	13	»	»	»	13	6	»	»	»	6
»	26	10	»	»	»	10	6	»	»	»	6
»	27	4	»	»	»	4	4	»	»	»	4
»	28	2	»	»	»	2	1	»	»	»	1
»	29	12	»	»	»	12	3	»	»	»	3
»	30	5	»	»	»	5	4	»	»	»	4
Octobre.........	1	3	»	»	»	3	3	»	»	»	3
»	2	6	»	»	»	6	1	»	»	»	1
»	3	3	»	»	»	3	2	»	»	»	2
»	4	2	»	»	»	2	»	»	»	»	»
»	5	3	»	»	»	3	1	»	»	»	1
»	6	5	»	»	»	5	2	»	»	»	2
»	7	1	»	»	»	1	2	»	»	»	2
»	8	»	»	»	»	»	3	»	»	»	3
»	9	3	»	»	»	3	1	»	»	»	1
»	10	»	»	»	»	»	»	»	»	»	»
»	11	1	»	»	»	1	»	»	»	»	»
»	12	2	»	»	»	2	1	»	»	»	1
»	13	»	»	»	»	»	1	»	»	»	1
Total............		225	»	1	»	226	112	»	»	»	112

Résumé.

Recensement de la population : 36.526 habitants.

	NOMBRE DE CAS	DÉCÈS
Non inoculés......................	225	112
Inoculés..........................	1	»
Total............	226	112

Les médecins inoculateurs, J. Abellan. — Dr Antonio M. Ruiz. — J. Las Marias.

Conforme aux renseignements recueillis dans cette mairie : Linares, le 1er novembre 1885. — Le maire, Francisco Bautista. — Le secrétaire, Manuel Trillo. — (*Sceau de la mairie.*)

Conforme aux registres qui sont à la charge du juge municipal : Linares, le 26 novembre 1885. - Le juge municipal, Policarpo Roman. — Le secrétaire, Jeronimo Ortega.

D. Nicolas Lopez y Mizzi, notaire du collège territorial de Grenade et de celui de ce district, en résidence dans cette ville,

Déclare et certifie : que les signatures apposées au bas du document ci-dessus par les médecins José Abellan, Antonio Maria Ruiz et Joaquin Las-Marias, ainsi que par M. le maire, Francisco Bautista, le secrétaire de la mairie, Manuel Trillo, le juge municipal, Policarpo Roman, et le secrétaire de ce dernier, Jeronimo Ortega, sont bien les mêmes que les susnommés ont accoutumées, qu'elles paraissent être écrites de leur propre main, et qu'ils sont tous en plein exercice de leurs professions et charges. Et, à la requête de la partie intéressée, le soussigné délivre le présent, qu'il signe, à Linarès, le ving-neuf novembre mil huit cent quatre-vingt-cinq. — Nicolas Lopez, notaire.

Légalisation : Les soussignés, notaires du collège de Grenade, domiciliés dans cette ville où ils résident, légalisent les rubrique, signature et paraphe, apposés ci-dessus par leur collègue D. Nicolas Lopez Mizzi. Linares, le trente novembre mil huit cent quatre-vingt-cinq. (*Un signe.*) — Juan de la Cruz Huete. — (*Un signe.*) — Juan Manuel de Martos. — (*Sceau de légalisation.*)

Masanasa.

Je soussigné, José Ramon Calvo y Pelarda, notaire de cet illustre collège, résidant en cette ville : déclare et certifie que le sieur Fernando Angla y Garcia, demeurant à Valence, comme il résulte de la cédule personnelle, numéro soixante-onze mille cinq cent sept, délivrée à Valence, le onze juillet mil huit cent quatre-vingt-cinq, m'a présenté un document qui dit textuellement ce qui suit :

Nous soussignés, médecins résidant et en exercice à Masanasa, province de Valence.

Certifions : 1° Que cette localité fut envahie par le choléra morbus asiatique, le premier cas s'y étant produit le cinq mai dernier ; de cette date au dix-sept du même mois, il y eut huit cas et cinq décès ;

2° Que ledit jour, dix-sept mai, nous commençâmes à pratiquer les injections prophylactiques du Dr Ferran ; il y eut ce jour-là cent soixante-dix-sept personnes inoculées : ce nombre augmenta peu à peu, et, le trente juin, il s'élevait à quatre cent dix-huit ;

3° Que, durant cette période, du dix-sept mai au trente juin, ces deux dates incluses, il y eut quatre-vingt-douze cas et quarante deux décès, résultant de l'épidémie cholérique : trois de ces cas et deux décès, chez des personnes inoculées, mais dans les cinq jours ayant suivi l'inoculation ;

4° Que, en présence de la terrible extension de l'épidémie durant les derniers jours, le conseil municipal et la population demandèrent en masse que l'on donnât une plus grande impulsion aux inoculations anti-cholériques Ferran, en sorte que, les vingt-neuf et trente juin, mille cinq cent cinquante-cinq personnes (1555) s'y soumirent, lesquelles, jointes à celles précédemment inoculées, en portaient le nombre à mille neuf cent soixante-treize (1973). Le chiffre de la population, qui était de deux mille cinq cent quatre-vingt-seize, se répartissait, à cette date (30 juin), dans la forme ci-après :

Inoculés	1973
Non inoculés	576
Décédés précédemment	47
Total	2.596

5° Que durant la période de cinq jours, à dater de celui où eurent lieu les inoculations sur une grande échelle, soit du 1er au 5 juillet, ces deux dates incluses, il y eut trente-sept cas et vingt-huit décès, dont vingt-cinq cas et treize décès parmi les personnes inoculées, et douze cas et quinze décès parmi celles non inoculées;

6° Que du six juillet au dix-sept août inclusivement, il y eut :

Parmi les 576 non inoculés, 35 cas et 24 décès.

Parmi les 1.973 inoculés, 11 cas et 6 décès;

7° Que, par suite de l'ordre administratif qui décida que seul, M. Ferran en personne, à l'exclusion absolue de tout autre individu, pourrait pratiquer les inoculations, l'on ne put pratiquer la réinoculation qui complète la prophylaxie, suivant le système du Dr Ferran.

En foi de tout quoi, nous signons le présent, à Masanasa, le dix-sept août mil huit cent quatre-vingt-cinq : — Le médecin titulaire, José Llorca. — Cristobal Sanchis.

Je soussigné, Maire constitutionnel de Masanasa,

Certifie : Que le recensement officiel de la population de cette localité est de deux mille cinq cent quatre-vingt-seize âmes, et que le nombre de cas et décès porté sur le certificat qui précède est conforme aux rapports de santé de cette Mairie.

Masanasa, le dix-sept août mil huit cent quatre-vingt-cinq. — Le Maire, Pascual Nacher. — (*Sceau de la Mairie.*)

Le Juge Municipal soussigné, chargé du registre civil de Masanasa,

Certifie que les décès relatés dans le certificat qui précède sont en complète conformité, quant au nombre et aux dates, avec les inscriptions du registre des décès.

Masanasa, le dix-huit août mil huit cent quatre-vingt-cinq : — J. Bautista Bru. — (*Sceau de la Justice de Paix.*)

Le soussigné, curé paroissial de Masanasa,

Certifie : Que les renseignements, certifiés par les médecins José Llorca et Cristobal Sanchis, sont conformes aux inscriptions du livre paroissial des sépultures.

Masanasa, le dix-neuf août mil huit cent quatre-vingt-cinq : — Le curé paroissial, Ricardo Morte. — (*Sceau de la Paroisse.*)

Tout ce dessus est conforme au document qui m'a été présenté et que je remets à l'intéressé, après l'avair paraphé. En foi de quoi, j'établis le présent certificat, sur un timbre de dixième classe, numéro cinq cent vingt-neuf mille deux cent soixante-quatre ; j'y appose ma rubrique et ma signature, et je l'inscris sur mon répertoire, à Valence, le vingt-deux août mil huit cent quatre-vingt-cinq : — José Ramon Calvo. — (*Un signe.*)

Montaverner

Nous, Francisco Raga y Milla, et Frédéric Vano y Ortiz, médecins de la ville de Montaverner,

Certifions : 1° Que l'épidémie de choléra-morbus asiatique apparut dans cette ville le 20 juin, et se termina le 24 août ;

2° Que, du 20 juin au 8 juillet, il se produisit *cinquante-quatre* cas, et *treize* décès ;

3° Que, le 9 juillet, cent trente-sept individus au-dessus de sept ans, et presque tous de pauvres journaliers, furent inoculés par le système du Dr Ferran, sans qu'ils se produisît, à la suite de cette opération, le moindre accident local digne d'être mentionné ; il en fût de même, lorsque le 12 août, *quatre-vingt-treize* de ces individus se soumirent à la revaccination ;

4° A partir du 9 juillet, la marche de l'épidémie fut la suivante : *vingt-huit* cas, et *six* décès, parmi les non inoculés ; *un* cas dans les cinq jours, et *un autre* le 30 juillet, parmi les inoculés, tous les deux suivis d'une prompte et complète guérison ;

5° Le recensement de la population de cette ville est de neuf cent six âmes ; et, comme il résulte du registre municipal, cinq cent quarante-huit ont plus de sept ans ; nous devons, à notre avis, prendre ce chiffre comme point de départ (aucun cas n'étant survenu parmi les individus âgés de moins de sept ans), pour les conclusions à en tirer en vue d'une statistique sérieuse et vraie ;

6° Que, bien que tous les membres d'une même famille ne se soient pas soumis à l'inoculation, ceux non vaccinés n'ont pas souffert la moindre indisposition.

En foi de quoi, nous signons le présent, à Montaverner, le dix octobre mil huit cent quatre-vingt-cinq : — Francisco Raga. — Federico Vano.

Le présent certificat, vérifié, est reconnu conforme aux rapports et renseignements qui existent au Secrétariat de cette Mairie ; — Montaverner, le dix octobre mil huit cent quatre-vingt-cinq, — Vu Bon ; le Maire, Pascual Tormo. — Le secrétaire, Pedro Alcaide. — (*Sceau de la Mairie.*)

Vu et conforme aux registres de cette Justice de paix : — Montaverner, le onze octobre mil huit cent quatre-vingt-cinq. — Le Juge municipal, Jaime Vano. — (*Sceau de la Justice de Paix.*)

Vu et conforme aux registres de la Paroisse : — Montaverner, le treize octobre 1885. — J. Isidoro Juan, curé. — (*Sceau de la Paroisse.*)

Je soussigné, notaire du Collège du territoire de Valence, dans le district de Albaïda, dont fait partie la ville de Montaverner,

Certifie : Que je connais les signatures de Francisco Raga et Federico Vano, médecins-chirurgiens, domiciliés dans cette ville ; celles de Pascual Tormo, maire, et de Pedro Alcaide, secrétaire de Mairie de la même ville ; celles de Jaime Vano, juge municipal, et de Juan Isidoro Juan, curé paroissial ; et que je considère véritables celles à leur nom qui apparaissent au bas du présent certificat, ainsi que les sceaux de la Mairie, de la justice de paix et de l'église paroissiale de cette ville. Et, de ce requis par la partie intéressée, je délivre le présent, que je signe, à Albaïda, le quatorze octobre mil huit cent quatre-vingt-cinq. — (*Un signe.*) — Eduardo Lassala y Mercader.

Ondara.

Nous soussignés, Vicente Miralles Barber, et Enrique Grustau Perello, médecins titulaires, en exercice dans cette ville de Ondara,

Certifions : 1° Que, notre ville étant entourée des communes de Denia, Benidoleig, Teulada, Sagra, Rafol et Pego, distantes, la première de sept kilomètres, la seconde de dix, la troisième et la quatrième de cinq, la cinquième de sept, et la sixième de huit, toutes envahies par le choléra morbus asiatique, il fut établi un cordon sanitaire qui interrompit toute communication entre ladite ville et les communes ci-dessus mentionnées ;

2° Que, — le gouvernement ayant décidé qu'en vue des expériences qui devaient se faire, avec l'intervention et le caractère officiel, des inoculations prophylactiques du Dr Ferran, il y avait lieu de pratiquer ces inoculations dans une localité non envahie et entourée d'autres localités où régnerait déjà l'épidémie, — les habitants d'Ondara, dont deux cent soixante-quinze avaient été inoculés, le huit juillet précédent, qui possédaient déjà (quoique en petit), l'expérience de l'innocuité des inoculations anti-cholériques, et avaient eu, en quelque sorte, des preuves de leur action préservatrice, s'offrirent pour servir de champ à l'expérience officielle dont il vient d'être parlé;

3° Que, cette offre ayant été acceptée, le Dr Ferran avec la Commission officielle, composée des docteurs Florencio Castro, Sanz Bombin et Gonzalez de Segovia, ainsi que la section de statistique, se présentèrent dans ladite ville d'Ondara : *mille deux cent cinq* inoculations furent pratiquées, les 9 et 10 août derniers, par M. Ferran et ses auxiliaires, les docteurs Gimeno, Candela, Murga, Moreño, Pla et Aranda;

4° Que le cordon sanitaire fut ensuite levé et le contact rétabli entre les habitants d'Ondara et ceux des communes limitrophes, dans lesquelles, avons-nous dit, régnait l'épidémie, et où tout le monde était occupé à la récolte des raisins destinés à être séchés, fruit qui constitue la principale richesse du pays;

5° Que, malgré le contact continuel qui s'établit entre les habitants d'Ondara et ceux des villages voisins, par suite de l'enlèvement du cordon sanitaire, il n'est pas survenu un seul cas parmi les premiers;

6° Que, le 15 août, arriva dans cette ville, venant de Madrid, où il travaillait à la tuilerie de Varela, un de ses habitants, Francisco Mari Marti, et qu'au bout de trente-six heures, il présenta les symptômes caractéristiques du choléra morbus asiatique; il fut visité par un membre de la Commission officielle, le Dr Gonzalez de Segovia, et fut déclaré hors de danger, le 21 du même mois;

7° Que ce cas fut absolument isolé et ne constitua pas un foyer d'infection, attendu qu'il n'a pas été enregistré un seul autre cas jusqu'à cette date.

En foi de quoi, nous délivrons le présent, que nous signons, à Ondara, le sept septembre mil huit cent quatre-vingt-cinq : — Vicente Miralles. — Enrique Grustau.

Nous, L. José Bosch Oliver, Maire Constitutionnel de cette ville d'Ondara,

Certifions : Que le recensement officiel de la population de cette ville est de trois mille quatre-vingt-treize habitants, et que le contenu du certificat qui précède est en tout conforme aux rapports de santé de cette Mairie.

Ondara, le 7 septembre 1885. — Le Maire, L. José Bosch. — (*Sceau de la Mairie.*)

Nous, Vicente Giner Gadea, juge municipal de cette ville d'Ondara,

Certifions : Que, de l'examen des livres de la section des décès de ce registre civil, il résulte qu'il n'y a eu dans cette ville, du 8 août dernier à ce jour, que six décès, sans qu'aucun d'eux ait été occasionné par le choléra morbus asiatique. En foi de quoi, nous signons le présent, à Ondara, le 7 septembre 1885 : — Vicente Giner. — (*Sceau de la justice de paix.*)

Je soussigné, curé de la paroisse d'Ondara,

Certifie : Que, des inscriptions du livre des sépultures de cette paroisse, il résulte que du 8 août dernier à ce jour, il n'a été enseveli que six cadavres dans le cimetière de cette ville.

Ondara, le 7 septembre 1885. — Le curé de la Paroisse, D. Salvador Verdos. — (*Sceau de la paroisse.*)

Nous, Blas Flasquet, notaire de l'Illustre Collège territorial de Valence, résidant à Ondara,

Déclarons connaître les signatures et paraphes qui précèdent, de Vicente Miralles, Enrique Grustau, médecins, José Bosch, maire, Vicente Giner, Juge municipal, Salvador Verdos, curé paroissial, domiciliés dans cette ville d'Ondara, et les considérons comme véritables. En foi de quoi, nous délivrons le présent que nous signons, à Ondara, le sept septembre mil huit cent quatre-vingt-cinq. — (*Un signe.*) — Blas Frasquet.

Puebla de Rugat.

Nous, Francisco Climent Pons et Eduardo Vercher Mongrell, médecins-chirurgiens, le premier titulaire de cette ville de Puebla de

Rugat, et tous deux y résidant et y exerçant notre profession.

Certifions : que le recensement officiel de la population de cette ville est de mille huit cents habitants ; que l'épidémie cholérique s'y déclara le 24 juin dernier avec une grande intensité, attendu que, de cette date au 7 juillet, il s'y produisit *cent trente* cas et *soixante-huit* décès ; que la panique s'empara à tel point de la population de cette ville, que les deux tiers en sortirent pour s'en aller à la campagne et qu'il ne restait plus dans ses murs, le 7 juillet, que sept cents habitants environ. *Deux cent seize* d'entre ces derniers se soumirent, à cette date, à l'inoculation préventive du choléra, méthode Ferran, sans qu'il survînt chez aucun d'eux le moindre accident local ni général. De cette date au 20 juillet, jour où l'épidémie disparut, il y eut *quarante* cas, dont *trente-neuf* sur des personnes non-inoculées, et *un seul* sur une personne inoculée qui fut attaquée le troisième jour et bien promptement rétablie. Des *trente-neuf* autres cholériques, *douze* moururent. Parmi les habitants qui avaient quitté la ville, aucun ne fut attaqué.

En foi de quoi, nous signons le présent, à Puebla de Rugat, le quinze octobre mil huit cent quatre-vingt-cinq : — Francisco Climent. — Eduardo Vercher.

Le contenu du présent certificat est en tout conforme aux renseignements recueillis dans cette Mairie. — Puebla de Rugat, le 15 octobre 1885 : — le maire, Honorio Jornet. — (*Sceau de la mairie.*) Par son ordre, le secrétaire, Pascual Alonso.

Vu et certifié conforme aux registres de l'état civil : — Puebla de Rugat, le 15 octobre 1885. — (*Sceau de la justice de paix.*) — José Gomar.

Vu et certifié conforme aux registres de cette paroisse. En foi de quoi, je signe et scelle avec le sceau de la paroisse : — Puebla del Duque ou Rugat, le 15 octobre 1885. — (*Sceau de la paroisse.*) — Vicente Gabriel Climent, curé.

Je soussigné, notaire de l'Illustre Collège du territoire de Valence, dans le district de Albaïda, dont fait partie la ville de Puebla de Rugat,

Certifie connaître les signatures de Francisco Climent et Eduardo Vercher, médecins-chirurgiens, domiciliés dans ladite ville ; Honorio Jornet et Pascual Alonso, maire et secrétaire de la même ville ; José Gomer, juge municipal de la même ville, et Vicente Gabriel Climent, curé de l'église paroissiale de Puebla del Duque ou Rugat, et je considère comme légitimes celles apposées, à leurs noms respectifs, au bas du certificat qui précède ou des notes qui suivent, ainsi que les sceaux de la mairie, de la justice de paix et de l'église paroissiale de ladite ville.

En foi de quoi, et de ce requis par la partie intéressée, je délivre la présente attestation que je signe, à Castellon de Rugat, le 15 octobre 1885. — (*Signé.*) — Eduardo Todo y Soler.

Salsadella.

Je soussigné, licencié en médecine et chirurgie, résidant en cette ville,

Certifie : Que dans cette ville, dont la population, d'après le dernier recensement de 1877, est de mille quatre cent quatre-vingt-dix-huit habitants, *mille cinquante-sept* personnes furent inoculées, le 27 août, et *quatre cent quarante-six* d'entre elles réinoculées, les 7 et 8 septembre, sans que les inoculations aient déterminé d'autres maladies ou complications que deux phlegmons simples dus, l'un, chez un enfant de six ans, à ce que, ayant le bras nu, il se gratta fortement à cause de la démangeaison qu'il y ressentait, et l'autre chez un individu très âgé, marié, à ce que celui-ci se livra trop tôt à des travaux pénibles d'agriculture ; les deux furent complètement guéris au bout de quinze jours, et les deux individus purent ensuite se livrer à leurs occupations habituelles en rapport avec leur état et leur âge. Cette localité n'a pas été envahie par le choléra, malgré qu'elle fût entourée de villages épidémiés ou infestés, et que le cordon sanitaire eût été levé immédiatement après la pratique des inoculations. En foi de quoi, je délivre le présent, pour qu'il en soit fait tel usage qui conviendra, à Salsadella, le quinze octobre mil huit cent quatre-vingt-cinq : — Signé et paraphé. — Hermelio Miralles.

Je soussigné, notaire du Collège de Valence, demeurant et domicilié dans la ville de San Mateo,

Certifie : Que je considère comme véritables et hors de doute les signature et paraphe apposés ci-dessus par Hermelio Miralles, médecin de Salsadella. — En foi de quoi, je délivre la présente attestation, que je signe et paraphe, à San Mateo, le dix-huit octobre mil huit cent quatre-vingt-cinq : — (*Signé.*) — Rafael Peñalva.

Santapola.

Je soussigné, Antonio Erades Mas, licencié en médecine et chirurgie, médecin titulaire de cette ville,

Certifie : Que, depuis le jour où commencèrent dans cette ville les inoculations anti-cholériques du Dr Ferran jusqu'à ce que se termina l'épidémie, il survint *quarante-deux* cas, et *vingt-deux* décès, lesquels décès eurent lieu parmi les personnes non inoculées, à l'exception d'*un seul* sur un inoculé, qui mourut le troisième jour après l'inoculation [1].

Tous les cholériques demeuraient dans l'intérieur de la ville, au moment où ils furent attaqués. — En foi de quoi, je délivre le présent, pour qu'il en soit fait tel usage qui conviendra, à Santapola, le vingt-neuf septembre mil huit cent quatre-vingt-cinq : — (*Signé*). — Antonio Erades. — Vu Bon, Vicente Salinas. — (*Sceau de la mairie portant cette inscription* : « Alcaldia Constitucional de Santapola. »)

1. Le nombre des inoculés fut de 622.

Je soussigné, Vicente Salinas Galiana, maire constitutionnel de cette ville de Santapola,

Certifie : Que, la plus grande partie des habitants ayant quitté la ville à cause de l'invasion cholérique, il a été fait, ce jour, le recensement de ceux qui étaient demeurés dans ses murs, comme aussi celui de ceux qui s'étaient installés dans des baraques ou tentes sur la plage ou sur le rivage de la mer, à proximité de la ville, et que le chiffre en a été de mille deux cents habitants. En foi de quoi, et pour que le Dr Ferran puisse le faire constater où bon lui semblera, je lui délivre, sur sa demande, la présente attestation, à Santapola, le quinze août mil huit cent quatre-vingt-cinq : — Vicente Salinas. — (*Sceau de la mairie.*)

Villanueva de Castellon.

Nous soussignés, médecins-chirurgiens en exercice dans cette ville, province de Valence, où nous résidons,

Certifions : 1° Que, le 29 mars dernier, se présenta dans cette ville le premier cas de choléra morbus asiatique, et que le dernier y fut enregistré le 24 Juillet suivant;

2° Durant ce long espace de temps, il y eut *cent quatre-vingt-quatorze* personnes attaquées, comme il résulte des constatations du registre municipal, et *quatre-vingts décès* inscrits à la justice de paix;

3° Sous plusieurs dates, *quatre-vingt-douze* personnes appartenant à cette localité furent inoculées à Valence et Alcira;

4° Le six juillet, le Dr Navarro Gil, délégué par M. Ferran, inocula dans cette ville, *cent trente-huit* pauvres, et *cent quinze* personnes aisées, sans qu'il survînt chez aucune d'elles des accidents locaux pouvant exiger des soins médicaux;

5° Les *cent quatre-vingt-douze* personnes inoculées à Valence et Alcira furent réinoculées ; mais les autres ne purent l'être à cause des obstacles que le gouvernement opposa au procédé du Dr Ferran.

6° Tout ce qui vient d'être exposé se résume comme suit :

Recensement officiel de la population, 3.127 habitants.

Nombre de cas	194
Décès	80

Recensement des vaccinés, 445.

Inoculés attaqués	1
Réinoculés attaqués	0
Décès	0

Nota. — Le cholérique inoculé fut attaqué le troisième jour après l'inoculation.

Nous devons mentionner, comme tout à fait remarquable, le cas de la famille de Pascual Beneto Caldes, propriétaire, habitant rue Mayor, numéro 40. Toute la famille avait été vaccinée, à l'exception de l'épouse, Elisa Martinez Ferrando ; celle-ci fut seule attaquée par le choléra et mourut des suites de cette maladie.

En foi de quoi, nous signons le présent, à Villanueva de Castellon, le 10 octobre 1885 : — José Perez. — Dr Victor Mancho.

Vu et certifié conforme aux registres statistiques de cette Mairie : — Villanueva de Castillon, le 10 octobre 1885. — Pour le maire, Eusebio Franco, premier adjoint. — (*Sceau de la mairie.*)

Vu et certifié conforme au registre de l'état civil : — Villanueva de Castellon, le 11 octobre 1885. — Le juge municipal, Silverio Llagaria. — (*Sceau de la justice de paix.*)

Vu et certifié conforme aux registres des décès de cette paroisse : — Villanueva de Castellon, le 12 octobre 1885. — Antonio Carrasco, prêtre, curé régent. — (*Sceau de la paroisse.*)

Je soussigné, notaire de l'Illustre collège de Valence, district de Albérique, résidant à Villanueva de Castellon,

Déclare et certifie connaître les signatures de José Perez et du Dr Victor Mancho, médecins-chirurgiens, en exercice dans cette ville et y résidant ; de Eusebio Franco, premier adjoint au maire, Silverio Llagaria, juge municipal, et Antonio Carrasco, curé régent de cette paroisse, et les considère comme véritables. Villanueva de Castellon, le douze octobre 1885 : — (*Un signe.*) — Antonio Bataller. — (*Sceau.*)

Observation.

Outre les statistiques qui précèdent, et que nous avons déjà publiées en opuscules, il existe d'autres localités, que nous ne pouvons insérer ici, parce qu'elles ne nous sont pas encore parvenues, et que nous n'avons pas voulu retarder l'édition de ce livre.

Depuis la publication de nos statistiques, et après que l'on en eut pris connaissance, beaucoup de ceux qui conservaient des doutes considérèrent comme véritablement résolu le problème de la cholérisation préventive ; d'autres, tout en acceptant l'exactitude des renseignements que nous donnons dans cet ouvrage, croient qu'il ne manque plus que de voir les faits confirmés ailleurs, c'est-à-dire qu'ils exigent des données plus nombreuses. Ceux qui s'expriment ainsi supposent probablement que l'homme et le virgule sont susceptibles de varier dans chaque localité, au point que, de leurs rapports réciproques, il surgisse des conditions prophylactiques ou pathogéniques différentes, ce qui est absurde ; ou bien, ils ignorent que la note caractéristique de tous les phénomènes naturels autorise à formuler une loi, déduite d'un seul cas bien observé, sans crainte de voir cette loi contrariée par d'autres faits, tant que les rapports entre la cause et l'objet sur lequel s'exerce l'action, se développent dans des conditions identiques. Comme les faits disent que, pour la cause du choléra, l'homme d'Alcira et celui de Calcutta, l'homme de Bangkog et ceux de tous les pays sont égaux, il suffit que l'efficacité de notre vaccin ait été prouvée dans une localité quelconque, si petite qu'elle soit, pour que l'on puisse formuler cette loi : « Par suite des rapports réciproques entre le microbe du choléra, injecté dans le tissu cellulaire, et l'homme, il se produit dans celui-ci des conditions telles, que, tant qu'elles existent, elles le rendent réfractaire contre le choléra. » Ceci est pour l'homme la résultante obligée et nécessaire de deux actions dont la constance à se produire se retournera toujours contre l'opposition qui nous sera faite par la passion, quels qu'en soient le mobile et la provenance. Lorsque nous vîmes le résultat de l'expérience faite à Alcira, nous acquîmes une si profonde conviction de la vérité de notre découverte, que les faits postérieurs ne la fortifièrent en rien, pas plus que ne l'auraient diminuée cent échecs successifs. Dans ce dernier cas, nous aurions pensé ce que logiquement nous devions penser, c'est-à-dire que nous manquions à quelqu'une des conditions remplies dans la première expérience. Et, à ce propos, nous pouvons citer un fait analogue et récent qui s'est passé pendant l'essai d'un vaccin artificiel dont l'efficacité ne saurait être un doute que pour les ignorants.

Le 10 juin dernier, commença à Figueras un essai de vaccination contre le charbon, avec du vaccin provenant du laboratoire de M. Boutroux ; cet essai fut dirigé par une personne des plus entendues, le président de l'Association des vétérinaires de la province de Gérone, M. Jean Ardérius.

Voici le résultat obtenu : 15 agneaux vaccinés deux fois furent soumis à l'inoculation de contrôle avec du virus mortel, et il en mourut 11. En revanche, trois autres agneaux non vaccinés, soumis au virus de contrôle, lui résistèrent. Cinq chèvres furent soumise au premier vaccin et résistèrent ; dix jours plus tard, elles reçurent le second vaccin, et l'une d'elles mourut par suite d'une infection bactéridique déterminée par ce vaccin : trois moururent sous l'action du virus de contrôle. Eh bien, cet échec complet prouve-t-il quelque chose contre la méthode ? — Absolument rien. D'abord, de ce que les bêtes vaccinées moururent sous l'action des germes virulents expérimentalement absorbés, il ne s'ensuit pas le moins du monde que ces bêtes ne fussent pas parfaitement bien vaccinées contre l'infection spontanée, car l'on sait très bien qu'un degré peu élevé d'immunité suffit à garantir contre les dangers de cette infection, tandis qu'il faut une immunité extraordinaire pour résister aux effets d'une infection provoquée dans un but expérimental. Que peut, contre la bonté du système, le fait de n'avoir pas obtenu, dans l'expérience de Figueras, le résultat que l'on espérait, si cela est dû à la petite quantité de spores contenus dans le vaccin ? Est-ce que le résultat on ne peut plus favorable de l'expérience, faite quelques jours auparavant, à Gérone, avec des vaccins de même provenance, ne devrait pas suffire pour démontrer pleinement l'efficacité des inoculations préventives contre le charbon ? Cependant, si la méthode Pasteur était soumise à des juges ignorants ou passionnés, elle n'échapperait pas, dans leur rapport, à des conclusions comme celles qui suivent et que repousserait d'ailleurs le sens commun scientifique :

1° L'inoculation préventive contre le charbon ne confère pas l'immunité ;

2° L'inoculation préventive contre le charbon diminue la résistance des animaux pour supporter une infection virulente ;

3° L'inoculation des cultures prophylactiques occasionne quelquefois la mort.

C'est pourquoi nous répétons que les statistiques présentées par nous sont suffisantes relativement à l'inoculation cholérique, et nous affirmons que les faits négatifs que l'on pourrait nous opposer, en se basant sur la mauvaise qualité du vaccin ou sur son impureté, ne signifieraient rien contre leur efficacité, tant que resteront debout nos statistiques, que nul n'est capable de combattre sérieusement.

QUELQUES OPINIONS D'IMPORTANCE

Pour convaincre ceux qui ont cru que des personnes compétentes, comme les médecins, n'apprécièrent pas notre méthode prophylactique, nous allons publier la liste nominale des médecins qui se soumirent volontairement à l'inoculation. Ces médecins déclarent implicitement, pour le moins, qu'il considèrent l'expérience comme rationnelle, et qu'ils jugent l'opération sans danger.

Il est bon d'ajouter que cette liste de médecins vaccinés, nous pourrions la faire suivre d'une autre, d'ingénieurs, d'avocats, de militaires et d'artistes qui se soumirent à la vaccination.

MÉDECINS DE VALENCE

Professeurs titulaires et agrégés de la Faculté de Médecine: — MM. le Doyen, D. Francisco de P. Campá, D. Juan Aguilar y Lara, D. Rogelio Laffaya, D. Julio Magraner, D. Francisco Orts, D. José Crous y Casellas, D. Constantino Gomez Reig — inspecteur, en outre, d'hygiène municipale, — D. Manuel Candela, D. Amalio Gimeno, D. Pascual Garín, D. Rafael Pastor, D. Vicente Navarro, D. Rufino Ferrando, D. Santiago Ramon Cajal, D. Nicolás Ferrer y Julve, D. Félix Guzman Andrés. — Total, 16.

Médecins de l'Hôpital Provincial: D. Pedro Lechon, D. Francisco Cantó. — Total, 2.

Médecins de la Maison de secours et du Corps d'hygiène : D. Felipe Farinós, D. Ciriaco Giner, D. José Sanchiz Bergon, D. Nicolás Sanchiz, D. Pablo Tomás Barrachina. — Total, 5.

Médecins militaires et de la Marine : D. José Fortea, D. Miguel Villalonga, D. Benito Ariño, D. Ricardo Gonsalez Arau, D. José Aparici Puig, D. José Monserrat Hernandez, D. Francisco Monserrat Hernandez. — Total, 7.

Médecins de la Capitale : D. Pablo Colvée, D. Arturo Artigosa, D. Enrique Lopez, D. Tomás Blanco, D. Federico Vaño, D. José Aparicio, D. Mauro Comin, D. Eduardo Ginés, D. Ramon Villafañé, D. Julio Oltra, D. Rafael Vilar, D. Eduardo Bosca, D. Mateo Péris, D. Francisco Bolinches, D. Julio Nuñez, D. Ramon Beltran, D. Nicasio Benlloch, D. Félix Pizcueta, D. Juan Torres Lopez, D. José M. Alfonso, D. Agustin Mayor, D. Domingo Orozco, D. Fernando Martinez, D. Ceferino Rives, D. José Ferrer, D. José Romero, D. Terencio Villalobos, D. Vicente Marti, D. Manuel Vives, D. Antonio B. Descalzo.

D. Juan A. Campillos, D. Luis Perez, D. Manuel Alonso Tello, D. Vicente Perez, D. Arturo Villarroya, D. Narciso Loras, D. Maximino Planells, D. Filiberto Berted, D. Vicente Gonzalez, D. Estéban Lajara, D. Francisco Aguilar, D. Amado Ballester, D. Mariano Granell, D. Fernando Benimeli, D. Joaquin Salazar, D. Rafael Dechent, D. Francisco Yago, D. Lorenzo Colomer, D. Peregrin Bayarri, D. Felipe Balbona, D. Miguel Martinez, D. Mateo M. Ginés, D. José Gomez Mauri, D. Pascual Marti, D. Juan Bartual Moret, D. Vicente Serrano, D. Pedro Pablo Arnau, D. Ràmon Gomez Ferrer, D. José Fernandez Salvador, D. Juan Beltran Obiol, D. Francisco Lopez Vicent, D. Enrique Albalat, D. Enrique Niño, D. Juan Torres Babi, D. Julio Cebolla, D. Estéban Segarra Castro, D. Juan Antonio Campillos, D. José Lluzar Calabuig, D. Alfredo Caralt Cenzat, D. Vicente Torija Marco, D. Jaime Mur, D. Enrique Alabern Saez, D. Salvador Sastre Nadal, D. Alvaro Arnau Clemente, D. José Cerbera Feo, D. Blas Novella, D. Jaime Eced, D. Pedro Raja Fernandez, D. Luis Cebrian Mezquita, D. Francisco Grancha Aleixandre, D. José Lluzar Rodrigo, D. Pedro Ballester Marin, D. José Serra, D. Tadeo Fajarnés, D. Ricardo Fajarnés, D. Enrique Malbuysson Martinez, D. Domingo Garcia Vera, D. Joaquin Palomar, D. Francisco Moros, D. Miguel Moros, D. José Wiedeu Portillo, D. Agustin Alós Crespo, D. Joaquin Serrano Cañete, D. Manuel Olmos Moreno, D. Isidro Lorenes Gonzalez Albezú, D. Juan Izquierdo Gil, D. Vicente Guillen Marco, D. José Rodrigo, D. Arcadio Tudela Climent, D. José Barreda Pascual, D. Rafael Comenge, D. Francisco Dechent Puchades, D. Enrique Pertegás Magbet, D. Emilio Albiol, D. Antonio Ambrós Denis, D. Recaredo Velazquez, D. Juan José Amores, D. Tomás Babiera Marti, D. Antonio Mustieles Cano, D. Joaquin Gonzalvez Silvestre, D. Nemesio Montes Sanz, D. Enrique Calvo de la Puerta, D. Mariano Palos Antoli, D. José Lanuza Silvestre, D. Eduardo Herrero Desfilis, D. Enrique Cebrian Montañana, D. Valero Sanz, D. Ramon Mencheta Serrano, D. José Corzanego, D. Manuel Soriano Placent, D. Octavio Jarque, D. Miguel Serrador Moreno, D. José Ortells Arnau, D. Vicente Jiménez Taberner, D. Carmelo Aranda Martinez, D. Emilio Simó Llovat, D. Leandro Gascó, D. Juan Gilabert Burriell, D. Dionisio Perez de Tudela, D. Miguel Orduña, D. José M. Quilis Cortell. — Total, 131.

MÉDECINS DES PROVINCES DE VALENCE ET DE CASTELLON

Albal : D Rafael Escolano. — *Albérique* : D. Antonio Ferrer, D. José Devis. — *Albuixech* : D. José Valls. — *Alcantara* : D. José Alegre. — *Alcira* : D. Francisco Sociats Arricaut, D. Juan Mizzi, D. Severiano Goig, D. José Estruch Crespo, D. José Ballester, D. Nemesio Peris, D. Bernardo Marco, D. Antonio Serra, D. Ramon Marco. — *Alcudia de Carlet* : D. Juan Francisco Martinez. — *Alfafar* : D. Pedro Antonio Llosca Benimeli, D Antonio Muñoz. — *Algar* : D. Ricardo Marin. *Alginet* : D. Paulino Valiento. — *Almusafes* : D. Antonio Sanchez Donoso. — *Ayelo de Malferit* : D. Enrique Herraez Aguirre, D. José Oller Boix. — *Bellreguart* : D. Manuel Bordas Gironés. — *Benifayo* :

D. Vicente Hernandez. — *Bétera* : D. Daniel Torres, D. Angel Manzanera. — *Beniarrés :* D. Domingo Orero Bayo. — *Campanar :* D. José Blay. — *Carcagente:* D. Francisco Pascual, D. Vicente Gomez, D. Ricardo Escribá. — *Castellon* : D. Artidio Dubertrand, D. Félix Roig, D. José Clari, D. Agustin Segura Roso. — *Catarroja* : D. Francisco Sanchiz Fabra. — *Cuart de Poblet :* D. Vicente Moreno. — *Chilches* : D. Enrique Almar. — *Chiva* : don Peregrin Lanuza. — *Foyos :* D. Joaquin Marcos Peiró. — *Grao :* D. José Maria Boscá, D. Anastasio Plannells, D. Domingo Fabregat, D. Antonio Puchol, D. Ramon Muñoz. — *Godolleta:* D. Juan Molina Roca. — *Játiva:* D. Alfredo Plá. — *Liria:* D. Eduardo Dano Solano, D. Modesto Cantó. — *Masanasa:* D. Juan Vicente Llorca, D. Gregorio Llorca, D. Cristóbal Sanchiz, D. Ramon Muñoz, D. José Llorca Palomero. — *Masamagrell :* D. Cipriano Suria. — *Mogente:* D. Vicente Ferrando. — *Moncada:* D. Francisco Chapa Sanchis. — *Nules :* D. Abel Garcia. — *Oliva :* D. Juan Ramon Arnau. — *Onda :* D. Salvador Sansano Vives. — *Onteniente:* D. Ignacio Sanz Comenge. — *Puebla de Farnals:* D. Fernando Gomez. — *Puig:* D. José Dávalos. — *Puzol :* D. Francisco Roca. — *Rafelbuñol :* D. Antonio Rives. — *Rafelcofer:* D. Miguel Pastor. — *Requena :* D. José Garcia Sisternes, D. Heliodoro Montés Gil, D. Fermin Urdapilleta, directeur des bains de Fuente Podrida. — *Silla* : D. José Miñana Giner. — *Sagunto :* D. Antonio Chavres. — *Sedavi :* D. Faustino Barberá. — *Sueca :* D. Sebastian Ramon. — *Tabernes de Balldigna :* D. German Boned, D. Miguel Vila Feliú. — *Torrente :* D. Tomas Miquel. — *Tous :* D. José Vanaclocha. — *Turis :* D. José Soler Soler, D. Sebastian Muñoz. — *Utiel :* D. Higinio Garcio Valle. — *Villanueva de Castellon :* D. José Perez. — *Villareal :* D. José R. Latorre Batalla. — *Yátova :* D. Julio Ferrando Mora. — Total, 83.

DÉLÉGUÉS D'ESPAGNE

Albacete : D. Francisco Romero. — *Alcira :* D. Pedro Plá. — *Alicante :* D Silvio Escolano, D. Juan Dagnino. — *Almeria :* D. Francisco Cordero, D. Miguel Mesa Martinez. — *Avilés :* D. José Plaza Castaños. — *Badajoz :* D. Rafael G. Orduña, D. Narciso Vazquez, D. Regino de Miguel. — *Cartagena :* D. Ricardo Marin, D. Carmelo Más, D. Antonio Oliver, D. Arturo Masoti. — *Casas-Ibanez* : D. Francisco Iñiguez. — *Cordoba* : D. Pedro Angel Osuna, D. Cristóbal Garcia. — *Daimiel:* D. Gaspar Fisach Orovio. — *Hellin :* D. Manuel Furió. — *Linares:* D. Francisco B. Arista, D. José Avellan, D. Antonio M. Ruiz Muñoz. — *Logroño :* D. Peregrin Gonzalez del Castillo, D. Donato Hernandez Doñate. — *La Union :* D. Pascual Molina, D. Enrique Chinestá. — *Madrid :* D. Angel Pulido (de l'Académie royale de Médecine de Madrid) y D. Ramon Serret, rédacteurs de *El Siglo Médico ;* D. Eduardo Moreno, de la *Revista Hidrológica ;* D. Vicente Cabello, agrégé à la Commission officielle du ministère de la Marine, y D. Luis Comenge, D. Federico Rubio, D. Manuel Tolosa Latour, directeur du journal *La Madre y el Niño*, D. Luis Lopez Borreguero, D. Manuel Carreras Sanchis. — *Málaga :* D. Mariano Garcia Rubio. — *Murcia :* D. José M. Castillo. —

Pamplona : D. Manuel Jimeno Itúrbide. — *Son Sebastian :* Sr. Michelena. — *Sevilla :* D. Leopoldo Murga Torrox, D. Tomás Navas. — *Zaragoza :* Professeurs de la Faculté de Médecine, D. Salustiano Fernandez de Vega, D. Joaquin Jimeno, D. Félix Aramendia, D. Gregorio Arbuniez, D. Anacleto Cabeza, médecin militaire agrégé à la Commission officielle du ministère de la Guerre, D. Juan Sili Aza. — *Villena :* D. Alicio Caravaca. — *Santander :* D. José Argumosa Gutierrez. — Total, 53.

DÉLÉGUÉS ET MÉDECINS ÉTRANGERS

Coimbra : D. Filomeno Da Camara. — *Paris :* M. Jules Respaut. — *New-York :* Van Bredenbourgh. — *Rio Janeiro :* D. Alfredo Bastos. — Total, 4.

MÉDECINS DE BARCELONE

D. Eduardo Bertrán, membre de l'Académie royale de Médecine et de Chirurgie, — D. N. Formica Corsi, — D. N. Cahiz Balmanya, — D. Luis Claramunt, — D. Eugenio Jaqués, — D. N. Net y Cardona, — D. M. Ramonell y Miralles, — D. M. Nebot y Mesquida, — D. Juan Espadaler, — D. J. Farriols, — D. M. Llorens, — D. Pelegrin Giralt, — D. Prudencio Sereñana, — D. Rafael Tallade, — D. Antonio Cebrian, — D. Enrique Serra y Febrer. — Total, 16.

MÉDECINS VACCINÉS A PALMA DE MAJORQUE :

D. Julian Alvarez, — D. Rafael Ribas, — D. José Malberti. — Total, 3.

RÉSUMÉ TOTAL DES MÉDECINS CI-DESSUS INOCULÉS :

Professeurs	16
Médecins de l'hôpital provincial	7
Militaires et de la Marine	7
De la Capitale (Valence)	131
Provinces de Valence et de Castellon	85
Délégués d'Espagne	51
Médecins étrangers	4
Médecins de Barcelone	16
Médecins de Palma de Majorque	3
Total	320

Nous pourrions sans peine, en complétant cette liste, arriver au nombre de 400.

MUNICIPALITÉS, CORPORATIONS ET MÉDECINS QUI SOLLICITÈRENT DU Dr J. FERRAN DES CULTURES POUR FAIRE DES INOCULATIONS DANS LEURS LOCALITÉS RESPECTIVES.

Drs D. Manuel Ollor Fociños, Toledo ; — Manuel Marin, La Roda ; — Tomas Martinez y Lopez, Tomellose ; — Cogollos, Carcagente ;

— Agustin Garcia, Argelita; — Ignacio Llecha, Flix; — Adolfo Mestre, Estella; — Antonio Rodriguez Gil, Alhama; — Gaspar Fisac, Daimel; — Emilio Sacanella, Barcelona; — Francisco Piñol, Mora Nueva; — Alicio Caravaca, Villena; — Emilio de Mollinedo, Madrid; — Angel Pocymirau, Castellport; — Domingo Puerta, Sacedon; — Cleto Ybañez, Silos; — Florestau Neverter, Valdecona; — Augusto Garcia Barrio, Luel; — José Llistar Chiva, Montanejos; — Joaquin Borras, Tarragona; — Gaspar Sacanelles, Villajoyosa; — Martin Vallejo, Pradoluengo; — Enrique Roca, Useras; — Manuel Gonzalez de Jonte, Santa Cruz; — Andrés Casado, médecin militaire, Valladolid; — Manuel de Soto, Cenicientos; — Antonio Peinado Torres, Frailes; — Manuel Furió, Albacete; — Eladio Calero, Valverde de Merida; — R. Martin Gil, Malaga; — Pascual Martinez, Almansa; — Agustin Roca, Hoya Gonzalo; — Alberto Langa, Baguena; — Diego Pelayo, Gijon; — Juan Aparicio, Amion; — Tomas Martinez Bretos, Biel; — Felipe Truillet, Barcelona; — Roman Vizcarro, Vinaroz; — Eloy J. Pardo, Tardienta; — Enrique Areilza, Gallarta; — Joaquin Marti Puig, Barcelona; — Federico N., Montaverner; — Ramon Antonio Marti, Constanti; — Enrique Herraez, Ayelo de Malferit; — Venancio Ruano, Toledo; — Federico Rubio, Moratalla; — Juan Pinteño, Galera; — Antonio Gil, Sacedon; — Antonio Blarria, Lérida; — Joaquin Bañeres, Lérida; — Manuel Palmes, Lérida; — Antonio Mª Ruiz, Linares; — Francisco Bautista, Linares; — J. Abellan, Linares; — Juan Latorre, Ibros; — Lorenzo Rayado, Minaya; — Eduardo Lope, Villa del Rio; — José Gonzalez Reiz, Alanis; — Antonio Ribes, Rafelbuñol; — Manuel Romero, Molina; — Victoriano Guzman, Palencia; — J. G. Rubio, Malaga; — Vicente Sansano, Artana; — Braulio Talon, Enguera; — Miguel Sanchez, Enguera; — José Mª Albiñana, Enguera; — Vicente Blasco, Jativa; — Bernabé Malo, Quintanar del Rey; — Gomez de la Mata, Madrid; — Enrique Roca, Useras; — Fernando Hernandez, Benifayo de Valldigna; — José Soler, Turis; — Mariano Navarro, Bugarra; — Elias Sancho Barbera, Alcoy; — José Benitez, Moron; — Manuel Campello, Elche; — Dionisio Sabater, Rosell; — Pascual Olleta, Nules; — V. Moltó, Concentaina; — Alejandro Sancho, Mora de Rubielos; — Federico Ballester Millau, Cardenete; — Pedro Saez, Albarracin; — Crisogono Saez Sagredo, Villanasur Rio de Oca; — Emilio Anobres, Villalgordo del Jucar; — Luis Elviro, Saloriño; — Anselmo Ruiz, Valladolid; — Andres Torralva, Herrera del Duque; — Martin Bellod, Villena; — Eusebio Grau, Barcelona; — Corps médical de Villanueva y Gueltrú; — Raimundo Ferré, Santa Barbara; — Daniel Lorau, Pla del Panades; — Joaquin Mestre, Barcelona; — Felix Loaiza, Montroig; — Andres Garcia Arevalo, Dos Torres; — Francisco Calleja, Santisteban del Puerto; — Mariano Garque, Fresnedo; — Simon y Nietó, Palencia; — Cristobal Campoy, Santisteban del Puerto; — José Perez Garcia, Bilbao; — Rafael Loyser, Bilbao; — Anselmo Peligro, Bilbao; — Mariano de la Santa, Trujillo; — Juan Pina, Monforte; — Joaquin Garcia Plaza, Bribuеza; — Joaquin Mª Cuadre, Ubeda; — Modesto Foural, Lerida; — Claudio Piera, médecin militaire, Barcelona ; — Santiago Garcia Alvarez, Gordo (Caceres) ; — Venceslao Lopez Rubio, Sorbas ; — Manuel Ortiz, Tomellosa ; — José Nyra Sanz, Villarta de San Juan ; — José Palma, Guadix ; — Pablo Perez Lopez, Valencia de Alcantara ; — Manuel Santa Maria, Santo Domingo de la Calzada ; — Juan Salva, Cervia (Gerona) ; — Primitivo Tomas, Santibanez el alto ; — Dionisio Sanchez, Santibanez el alto ; — Antonio Reguillo, Bedmar (Jaen) ; — Eduardo Ozores, Zaméra ; — José Alvarez Janariz, Val de Santo Domingo ; — Anjel Alvarez, Grado (Oviedo) ; — Salvador Ballesteros, Ecija ; — Manuel Gutierrez, Ubeda.

Municipalité de Seros (Lérida) ; — Médecin municipal de Marbella ; – Municipalité de Estella ; — Municipalité de Yecla ; — Municipalité de Enguera ; — Commission provinciale de Castellon ; — Alcalde président de Huelva ; — Maire de Requena ; — Maire de Puebla de Rugat ; — Maire de Villar de l'Arzobispo ; Société de prévoyance de Onteniente ; — Gouverneur d'Alicante, par l'entremise du médecin municipal, demandant qu'on inocule ceux qui le désireront ; — Loge « Lumière de la Terre » ; — Municipalité de Benifayo ; — Municipalité de Villalgordo del Jucar ; — Municipalité et Alcalde de Rosell ; — Municipalité de Ubrique (Cadix) ; — Municipalité de Sorbas ; — Munipalité de Seros (Lérida) ; — Municipalité de Valencia d'Alcantara ; — Municipalité de Mérida ; — M. César Alba, député provincial (conseiller général) de Valladolid ; — Municipalité de Artana (Castellon) ; — Municipalité de Paterna ; — Société de Secours mutuel « l'Atelier », de Valence.

STATISTIQUE PROFESSIONNELLE

Si les circonstances ne nous obligeaient à être brefs, nous pourrions augmenter extraordinairement ce volume avec des faits curieux, comme celui que nous allons exposer, et celui rapporté à la page 162, tous d'une force probante qui résiste à toute opposition.

Dans le but de former une statistique professionnelle, à la fin de l'épidémie, nous adressâmes à nos confrères la circulaire suivante :

Valence, 25 septembre 1885.

INOCULATION
ANTI-CHOLÉRIQUE-FERRAN
Valence

Au Dr A. Ferrer, ALBÉRIQUE.

Très cher et estimé Confrère,

Dans le but d'élucider la question de la vaccination anti-cholérique, je viens solliciter de votre bienveillance comme de votre amour pour la science et la médecine que vous professez dignement, une réponse aux questions qui suivent :

1° Combien de médecins ont exercé dans votre localité durant la dernière épidémie cholérique ; — leurs noms ;

2° Lesquels d'entre eux étaient inoculés par le procédé Ferran ;

3° Combien de ces praticiens, inoculés ou non, ont été atteints du choléra ; — et combien sont morts ;

4° Comment peut être qualifiée l'épidémie dans votre localité, eu égard à son intensité ;

5° Fixer, s'il ne vous en coûte pas trop de réunir les données, le nombre d'invasions, celui des morts, et la durée de l'épidémie.

Vous remerciant à l'avance et vous priant d'excuser le dérangement que je vous cause, je me dis votre dévoué serviteur,

JAIME FERRAN.

Nombre de réponses nous furent adressées par les médecins titulaires[1] ou non, ayant exercé dans des localités atteintes, et pas une seule de ces réponses ne fut sans nous apporter des renseignements favorables. Voici celle du district d'Albérique que nous avons choisie au hasard, entre beaucoup d'autres.

MÉDECINS QUI ONT EXERCÉ DURANT LE CHOLÉRA

De l'an 1885, dans le District de

Albérique

DÉLÉGATION DE MÉDECINE ET CHIRURGIE Du District de *ALBÉRIQUE*	Titulaire (1)	Inoculé	Envahi	Terminai-on	Résidences.
Docteur Ramon Garcia. .	oui	non	non	»	Albérique
— Leopold Gomez.	oui	oui	non	»	Albérique
— José Debis. . . .	oui	oui	non	»	Albérique
— Antonio Ferrer .	oui	oui	non	»	Albérique
— Vicente Albiñana	oui	oui	non	»	Antella
— Vicente Garcia. .	oui	oui	non	»	Masalavès
— José Lanuza . . .	oui	non	non	»	Puebla Larga
— Mariano Gasco. .	non	non	oui	mort	Puebla Larga
— Andrés Gasco. .	oui	non	oui	mort	Puebla Larga
— Ricardo Mariana.	oui	non	non	»	Sumacarcer
— José Vanacloclia.	oui	oui	non	»	Tous
— José Perez . . .	non	oui	non	»	Villanueva de Castellon
— Victor Mancho .	oui	non	non	»	Villanueva de Castéllon

Albérique, 26 octobre 1885.

Le Délégué — *A. Ferrer.*

RÉSUMÉ

	MÉDECINS	ENVAHIS	MORTS
Inoculés..................	7	0	0
Non-inoculés..............	6	2	2
Total..............	13	2	2

1. On nomme, en Espagne, médecins *titulaires*, ceux qui sont chargés des ervices médicaux pour le compte des municipalités.

UN DOCUMENT

Il y a peu de temps, un illustre savant dont le nom a été rendu célèbre par ses intéressants travaux de cytophagie, nous demandait pour quel motif nous n'avions pas repris nos vaccinations quand, en 1890, le choléra reparut dans la banlieue de Valence ; cette demande, beaucoup l'auront faite sans doute à d'autres ou à eux-mêmes, et qui sait si quelqu'un, croyant par erreur que nous n'avons rien fait, cette année-là, n'est pas venu à penser que nous avions abandonné le champ de bataille, en nous déclarant tacitement vaincus ? Pour dissiper pareil soupçon, s'il avait germé dans quelque esprit, nous publions le document suivant, qui explique notre attitude prudente au sujet de la dernière épidémie survenue en Espagne, l'an 1890 !

Adresse au Gouvernement.

Excellence,

Vous ne devez assurément pas être surpris que, à l'occasion de l'épidémie de choléra qui afflige notre pays, nous sollicitions de V. E. l'intervention du Gouvernement de Sa Majesté dans le contrôle d'une vérité scientifique qui, si elle est démontrée pour tous comme elle l'est pour nos esprits convaincus depuis longtemps, devra faire un extraordinaire progrès.

Nos noms sont si étroitements liés à l'histoire de l'inoculation contre le choléra, que la manifestation de nos projets est plus que justifiée dans les circonstances actuelles.

Si nous ne nous sommes pas encore adressés à V. E., et si nous n'avons pas porté sur le terrain de la pratique la suite de l'application de notre moyen hygiénique, qui donna de si brillants résultats pendant l'épidémie de 1885, à plus de cinquante mille personnes inoculées, c'est par une prudence peut-être exagérée de notre part.

Instruits par l'expérience acquise au prix de contrariétés sans fin, nous avons résolu, dès le début de l'épidémie actuelle, de ne pas donner le moindre prétexte à ce que notre initiative, tout à fait licite dans les premiers moments, fût qualifiée de précipitation blâmable par ceux qui, puisant leur force dans d'anciennes rivalités, n'hésitèrent pas à se servir contre nous d'armes de mauvais aloi. Nous tenions surtout à ce que notre bon désir se traduisit sans impatience, et nous désirions mettre à l'abri de la malice notre noble aspiration, en même temps que nous défendions nos premiers pas de calomnies redoutables, dont, malgré notre réserve prudente, nous avons été menacés dès le début de cette épidémie. Pour ce motif, nous avons attendu en silence plus de deux mois, au risque de voir notre réserve interprétée comme un manque de foi dans nos croyances, ou comme un découragement qui jamais n'a été plus impossible qu'aujourd'hui, étant donnée la fermeté de nos convictions scientifiques. Mais le terme que nous avons fixé à notre prudence est arrivé à sa limite. L'épidémie cholérique s'étend lentement, avec la force extensive amoindrie qu'il lui est donné d'atteindre à cause de l'immunité relative laissée par le terrible mal de 1885 ; et bien que, précisément à cause de sa faible intensité épidémique, le choléra d'aujourd'hui n'offre plus les conditions et les facilités voulues pour une expérimentation décisive, nous ne voulons pas laisser passer l'occasion de soumettre de nouveau à la pratique un procédé qui, appuyé sur les fondements solides présentés par la microbiologie moderne, est pour nous le moyen indiscutable et puissant d'une prophylaxie assurée.

Nous ne demandons pas à V. E. une autorisation ou une aide pour la pratique des inoculations. Nous sommes protégés par les lois qui garantissent l'exercice de notre profession, pour suivre les procédés et les méthodes que nous croyons convenables en vue d'éviter les maladies, de les guérir ou de les soulager, à condition que ces procédés se renferment dans les limites connues de la prudence et de l'art. Quant à l'inoculation anti-cholérique, V. E. sait bien qu'il n'y a pas eu et qu'il n'y pas de disposition officielle qui la prohibe. Notre désir en ce moment est tout autre.

Nous sollicitons de V. E. l'intervention officielle, non pour assurer la liberté de la pratique de notre procédé, ni pour examiner sa technique et les fondements scientifiques sur lesquels il s'appuie, car tout cela a été du reste examiné et exposé dans les rapports des Commissions nommées par le Gouvernement de S. M. en 1885, et dans l'avis émis par l'Académie royale de médecine. Nous désirons seulement que V. E. veuille bien nous prêter son appui afin que les résultats des inoculations pouvant être pratiquées dans la suite soient garantis par les formalités d'un registre officiel consacré aux statistiques qui devront se faire. C'est seulement ainsi qu'ils pourront avoir pour tous un cachet de véracité nécessaire.

En 1885, le procédé d'inoculation contre le choléra était complètement nouveau : il fallait exposer publiquement ce qu'étaient et en quoi consistaient le liquide inoculable et les détails de l'opération. Il fallait prouver aussi si l'inoculation, dans la pratique, était, ou non, inoffensive, et enfin il fallait s'assurer de sa vertu préservatrice.

La première Commission nommée par le Gouvernement de S. M., et les délégués de plusieurs conseils ou municipalités venus à Valence firent une enquête sur les deux premiers points ; mais ils ne purent résoudre complètement le dernier, faute d'une statistique qui ne pouvait pas, au début de l'épidémie, être aussi éloquente qu'elle le fut plus tard.

La technique de notre procédé fut alors connue de tout le monde et son innocuité reconnue par tous. Que V. E. nous permette de lui citer à ce propos les conclusions les plus importantes de ces rapports, relatives à ces deux points.

Le Dr D. Francisco Alonso Rubio, président du Conseil royal de santé, les Drs D. Aureliano Maestre de San Juan et D. Alejandro San Martin, professeurs de la Faculté de médecine à l'Université centrale, désignés, avec le délégué de l'Université de Grenade, Dr D. Eduardo Garcia Solá, et le Dr Antonio Mendoza, comme médecins de la première

Commission nommée par le Gouvernement, disaient, dans leurs conclusions :

«..... 3° Le liquide préparé au moyen des cultures du Dr Ferran contient des bacilles virgules, comme l'a démontré le microscope ;

» 4° L'inoculation est inoffensive pour la santé publique, puisque les accidents, locaux ou généraux, qu'elle amène, sont légers, et disparaissent généralement en quarante-huit heures ;

» 5° Les statistiques dressées jusqu'à présent par les inoculateurs paraissent favorables au procédé ; mais elles sont encore en trop petit nombre, et ne sont pas officiellement reconnues, pour pouvoir de servir base à un jugement définitif sur l'efficacité préservatrice des inoculations.

» Finalement, la Commission ne peut qu'adresser une respectueuse requête au Gouvernement de S. M., en déclarant que le Dr Ferran est un homme de science, de probité et de bonne foi, qui pourrait s'être trompé, mais dont on ne saurait mettre en doute les bonnes intentions; il étudie cette question avec une constance et un zèle si admirables qu'il a acquis tout droit à la protection du Gouvernement et à la reconnaissance de l'humanité. »

De son côté, le Dr Garcia Solà assurait ce qui suit, dans son rapport à la Députation provinciale de Grenade :

«... 2° Le liquide prophylactique employé pour l'inoculation contient des bacilles virgules, et la technique de l'inoculation est fort simple ;

» 3°... Je ne juge pas l'inoculation comme dangereuse, dans ce sens que les selles des individus vaccinés pourraient propager le choléra ;

» 4° Les troubles qui suivent l'inoculation n'offrent pas de gravité, et ne durent pas, d'habitude, plus de trente-six heures, ce pourquoi je la considère comme inoffensive, sans que mon jugement puisse être affaibli par suite des rares phlegmons ou abcès observés quelquefois... »

L'Académie royale de médecine, consultée au sujet du rapport de la Commission officielle, émit peu de jours après, à la majorité, son avis dans lequel abondent les mêmes idées, comme on peut le voir dans la conclusion suivante ;

«... 3° Le Dr Ferran mérite, par ses conditions scientifiques, d'être promptement et pleinement réintégré dans ses droits professionnels, et d'avoir liberté complète d'utiliser ses travaux conformément aux lois. »

Nous devons avertir V. E. que nous copions de ces rapports seulement ce qui a trait au liquide inoculable et à son innocuité. Cela suffira à faire comprendre à V. E. que, sur ces deux points, il ne pouvait ni ne peut y avoir de doute sur la respectabilité et la compétence des personnes qui firent ces rapports, et qu'il serait superflu de nommer de nouvelles Commissions techniques, chargées d'émettre un avis sur des choses déjà connues.

Il s'agit seulement aujourd'hui de contrôler, dans la mesure du possible, la vertu préservatrice du procédé, vu que tout le monde n'a pas trouvé aussi éloquentes qu'elles l'étaient réellement, les statistiques formées dans les localités, sur nos instances, durant la dernière épidémie. Le résultat qui établit l'efficacité de l'inoculation ne peut avoir une véritable force qu'en s'appuyant sur les chiffres ; V. E. sait très bien le rôle que la statistique joue dans les sciences d'observation, et quelles conditions elle doit offrir pour inspirer confiance. Connaissant l'intelligence élevée qui distingue V. E., nous espérons qu'elle lui dictera la résolution que sollicitent les soussignés,

Jaime Ferran, directeur du laboratoire microbiologique de Barcelone.

Amalio Gimeno, professeur d'hygiène à l'Université centrale.

Madrid, 4 septembre 1890.

A S. E. M. le Ministre de l'Intérieur. »

Certainement, l'épidémie d'il y a trois ans n'offrit ni la diffusion, ni l'intensité nécessaires pour permettre une expérience démonstrative; cependant, nombreuses furent les populations qui, devant la possibilité de se voir envahies, sollicitèrent la vaccination anti-cholérique; nous n'y pûmes consentir, parce que nous désirions, comme toujours, une intervention officielle dans la confection de la statistique, intervention que nous n'obtînmes pas, parce que, précisément peu de jours avant d'envoyer notre adresse au Gouvernement, il y eut un changement de ministère, et dans le nouveau entra le même ministre qui nous avait combattus si rudement durant la précédente épidémie, cela sans doute parce que notre méthode s'opposait au développement du plan sanitaire que lui avaient si maladroitement conseillé ses inspirations, ou bien parce que, les crédits nécessaires pour combattre une calamité de ce caractère représentant un chiffre considérable, il fallait, de façon ou d'autre, justifier leur dépense; or, les vaccinations anti-cholériques étant efficaces et économiques, elles ne se prêtaient pas à des combinaisons bâtardes!

Notre requête fut renvoyée à l'examen du Conseil royal de santé; celui-ci, grâce aux lenteurs bureaucratiques, donna à l'épidémie le temps de s'éteindre avec la venue de l'hiver, et laissa passer le moment convenable pour réaliser les essais officiellement contrôlés que nous sollicitions. Ce malgré, nombre de personnes se firent vacciner, et si le Gouvernement avait répondu à notre demande en temps opportun pour vacciner, en dépit de son refus, fort de notre droit, nous aurions commencé une nouvelle campagne, sûrs de pratiquer des milliers de vaccinations, comme nous le ferions si, par malheur, le choléra venait à reparaître en Espagne!

TABLE DES MATIÈRES

CINQUIÈME PARTIE

SIXIÈME PARTIE

APPENDICE

STATISTIQUES DE L'INOCULATION ANTI-CHOLÉRIQUE

QUELQUES OPINIONS D'IMPORTANCE

Châteauroux. — Typ. et Stéréotyp. A. MAJESTÉ et L. BOUCHARDEAU.

A LA MÊME SOCIÉTÉ

Les Sciences biologiques à la fin du XIXe siècle. (*Médecine, Hygiène, Anthropologie, Sciences naturelles*, etc.), publiées sous la direction de MM. Charcot, Léon Colin, V. Cornil, Duclaux, Dujardin-Beaumetz, Gabriel, Marey, Mathias-Duval, Panchon, Trélat, Drs H. Labonne et Egasse, secrétaires de la rédaction. — Cette publication forme un magnifique volume in-8 grand-jésus, imprimé à deux colonnes, de plus de 1.000 pages, orné d'un nombre considérable de gravures dans le texte.

Broché.. **32** fr. »
Cartonné.. **35** fr. »

Guide pratique d'accouchement, par le Dr Bureau, professeur agrégé d'accouchement. Conduite à tenir pendant la grossesse, l'accouchement et les suites de couche. Bel in-8 de 420 pages avec figures........... **6** fr. »

Guide pratique des Sciences médicales, publié sous la direction de M. le Dr Letulle, professeur agrégé à la Faculté de médecine de Paris, médecin des hôpitaux, Encyclopédie de poche pour le praticien. Ouvrage in-8 de 1.500 pages environ, cartonné à l'anglaise................ **12** fr. »

Formulaire de médecine pratique, par le Dr Monin (préface de M. le professeur Peter). Un vol. in-8o de 600 pages, cart. à l'anglaise...... **5** fr. »

Thérapeutique clinique et expérimentale, par le Dr Quinquaud, médecin des hôpitaux, professeur agrégé à la Faculté de médecine de Paris. In-8 raisin de 350 pages environ... **10** fr. »

Guide pratique pour le choix des Lunettes, par le Dr A. Trousseau, médecin à la Clinique nationale des Quinze-Vingts. In-18 raisin de 80 pages environ, cartonné simili-cuir..................................... **1** fr. **50**

Travaux d'opthalmologie, par le Dr A. Trousseau. In-8 de 160 p. **3** fr. »

Manuel du Candidat, aux divers grades et emplois de médecins et pharmaciens de la réserve et de l'armée territoriale, par le Dr Boulouмié, officier de la Légion d'honneur. In-12 de 385 pages........................... **5** fr. »

L'assistance maritime des enfants et les hôpitaux marins, par le Dr Charles Leroux, médecin en chef du dispensaire Furtado-Heine, secrétaire de l'Œuvre nationale des hôpitaux marins. Préface par le professeur Verneuil, membre de l'Académie des sciences, chirurgien de l'Hôtel-Dieu. Un volume grand in-8 de 278 pages, gravures et plans........................ **10** fr. »

De la valeur et des effets du lait bouilli dans l'allaitement artificiel, par le Dr Henri Drouet, ancien interne des hôpitaux de Paris et de la Maternité de l'hôpital Beaujon. *Ouvrage couronné par l'Académie de médecine.* — In-8 de 136 pages.. **3** fr. »

Hygiène infantile ancienne et moderne. Maillot, berceau et biberon à travers les âges. Auvard, accoucheur des hôpitaux, et Pingat, externe des hôpitaux. — Un volume in-18 jésus, illustré de 85 figures dans le texte. **1** fr. **50**
Cartonné avec dorures spéciales................................ **2** fr. **50**

Le Bactérium coli commune. Son rôle dans la pathologie, par le Dr Maxime Macaigne, ancien interne des hôpitaux de Paris. — In-8 de 170 p. **4** fr. »

Traité élémentaire de Physiologie, d'après les leçons pratiques de démonstration, précédé d'une introduction technique à l'usage des élèves, par J.-V. Laborde, Directeur des Travaux pratiques de Physiologie à la Faculté, membre de l'Académie de médecine. Avec 130 figures dans le texte et 25 planches dans l'introduction. — In-8o de 450 pages.

Broché.. **10** fr. »
Cartonné à l'anglaise, fer spécial............................ **12** fr. »

Chateauroux. — Typ. et stéréotyp. A. Majesté et L. Bouchardeau.

www.ingramcontent.com/pod-product-compliance
Ingram Content Group UK Ltd.
Pitfield, Milton Keynes, MK11 3LW, UK
UKHW020126220726
13923UKWH00001B/27